JN275082

急性中毒診療
レジデントマニュアル

第2版

監修 相馬一亥 北里大学名誉教授
執筆 上條吉人 埼玉医科大学教授・救急科,同大学病院救急センター・中毒センター

医学書院

【監修者紹介】相馬一亥（そうま・かずい）

北里大学名誉教授．1972年横浜市立大学医学部卒．母校などで内科，小児科，麻酔科を研修した後，1973年北里大学医学部内科学に入局．主に呼吸器疾患の治療と研究に取り組む．1980年同大内科講師，1986年同大救命救急医学助教授，2000年同教授．専門は集中治療，急性中毒など．日本救急医学会指導医，日本集中治療医学会指導医，日本呼吸器学会指導医．

【著者紹介】上條吉人（かみじょう・よしと）

埼玉医科大学教授・救急科，同大学病院救急センター・中毒センター．1982年東京工業大学理学部化学科卒，1988年東京医科歯科大学医学部卒．得意分野は急性中毒で，「体も心も救える救急医」が身上（日本救急医学会指導医，精神保健指定医）．著書に『精神障害のある救急患者対応マニュアル』（医学書院，2007），『臨床中毒学』（同，2009）．休日は毒のある生物を求めて，釣りやキノコ狩りなどのアウトドアに興じている．

急性中毒診療レジデントマニュアル

発　　行	2005年10月15日　第1版第1刷
	2010年12月1日　第1版第5刷
	2012年8月1日　第2版第1刷Ⓒ
	2022年5月15日　第2版第3刷

監修者　相馬一亥
著　者　上條吉人
発行者　株式会社　医学書院
　　　　代表取締役　金原　俊
　　　　〒113-8719　東京都文京区本郷1-28-23
　　　　電話　03-3817-5600（社内案内）

印刷・製本　アイワード

本書の複製権・翻訳権・上映権・譲渡権・貸与権・公衆送信権（送信可能化権を含む）は株式会社医学書院が保有します．

ISBN978-4-260-01553-0

本書を無断で複製する行為（複写，スキャン，デジタルデータ化など）は，「私的使用のための複製」など著作権法上の限られた例外を除き禁じられています．大学，病院，診療所，企業などにおいて，業務上使用する目的（診療，研究活動を含む）で上記の行為を行うことは，その使用範囲が内部的であっても，私的使用には該当せず，違法です．また私的使用に該当する場合であっても，代行業者等の第三者に依頼して上記の行為を行うことは違法となります．

JCOPY〈出版者著作権管理機構　委託出版物〉
本書の無断複製は著作権法上での例外を除き禁じられています．複製される場合は，そのつど事前に，出版者著作権管理機構（電話 03-5244-5088，FAX 03-5244-5089，info@jcopy.or.jp）の許諾を得てください．

監修にあたって

　本書初版は『イラスト&チャートでみる急性中毒診療ハンドブック』として 2005 年に刊行され，臨床救急の医療従事者である医師，看護師，救急救命士はもとより学生にも広く親しまれてきました．
　今回，多くの読者からの要望を受け第 2 版を企画することにしました．題名を『急性中毒診療レジデントマニュアル』に改めて医学書院のレジデントマニュアルシリーズの 1 冊に加わり，これに伴って判型も白衣のポケットに入れやすい大きさに変更しました．内容面での改訂のポイントおよび本書の特徴は，主に以下の 4 点です．

- 総論では重要ポイントのみを記載し，「急性中毒診療の現場でハンディに使える本」との特徴を明確にしました．同一著者による成書『臨床中毒学』(医学書院刊)との連携を意識し，さらに詳しい解説はそちらに譲ることとしました．
- 各論で取り上げる中毒物質を初版の 40 から 52 に増やしました．急性中毒物の中で最も頻度の多い向精神薬は，巻末付録に医薬品識別コードを掲載しています．
- 著者は精神科をサブスペシャルティとする救急医であり，その本領が今回特に，第 1 章-F「『死へのエネルギー』の評価とトリアージ──中毒治療の 5 大原則(5)」，第 2 章「医薬品」で発揮されています．
- 本文各所に挿入されるコラム「ミステリ散歩」では，薬毒物が登場する推理小説(アガサ・クリスティ，エラリー・クイーン，宮部みゆきら)について，臨床中毒の専門家の視点から真摯に検討しています．

　以上，改訂された本書が救急医療での急性中毒診療の必須のツールとして，初版以上にお役に立てることを監修者として確信しています．

2012 年 5 月

北里大学教授・救命救急医学
相馬一亥

序

　本書は 2005 年に上梓した『イラスト&チャートでみる急性中毒診療ハンドブック』の改訂版ですが，医学書院の御厚意で人気シリーズの『レジデントマニュアル』に加えていただくという幸運に恵まれました．前作の A5 判からコンパクトな B6 変型判に変えて，救急医療現場ですばやく白衣のポケットから取り出して必要最低限の情報が得られるようにしました．また，本書は 2009 年に上梓した『臨床中毒学』のポケット版という位置づけでもあります．詳細な知識が必要であれば，多忙な仕事の合間に『臨床中毒学』を一読していただければ幸いです．

　改訂にあたり，新たに試みたことがいくつかあります．まず，「初期治療のポイント」を容易に記憶するために，前作の語呂合わせを洗練しました．例えば，「血液灌流法および血液透析法の適応のある薬毒物」を記憶するための語呂合わせを「青魚入りの CAT-MEAL（猫の食事）で血がサラサラ（浄化）」としてみました．遊び心で楽しみながら覚えてくれれば筆者として「してやったり」の思いです．

　次に，「ミステリ散歩」の中で毒殺や中毒事故を扱った推理小説を紹介しました．通勤を自動車から電車に変えて，10 代の頃に一度は読んだ懐かしいアガサ・クリスティ，エラリー・クイーン，ディクスン・カーの作品だけでなく，日本の新進推理作家の作品などを次々と読破しました．自室には付箋やアンダーラインのある単行本が山積みです．

　『臨床中毒学』ではいずれもイニシャルが M の 3 人娘（3M's）と一緒に，釣り，山菜狩り，キノコ狩りとアウトドアを楽しみながら毒性生物の写真を撮影したのですが，本書では絵画教室に通っている妻に毒性生物の水彩画を依頼しました（その後，3M's は 4M's になりました．新しく加わった末娘と海山の毒性生物を探し回る日が来るのを楽しみにしています）．

　改訂まで 7 年もの年月が過ぎ去ってしまいましたが，この間に急性中毒患者など精神科的背景のある救急患者の受け入れ拒否や長時間の現場滞在が大きな社会問題となりました．急性中毒患者に限って言えば，精神科的背景があるだけでなく，この分野の医学教育がプアであるために救急医に苦手意識が強いことが原因にあげられます．

そこで，北里大学医学部に神奈川県寄附講座「中毒・心身総合救急医学」が開設され，筆者がその運営を任されることになりました．「中毒中毒」である私を行政が「もっと頑張れ！」と後押ししてくれるのですから，こんな幸運はありません．新講座の最大の目的は，急性中毒患者など精神科的背景のある身体救急患者を精神面および身体面から診療できる若手の医師，すなわち「心身総合救急医」の育成です．本書の上梓のタイミングがこの講座の開設と重なったことに大きな因縁を感じざるを得ません．この講座が急性中毒患者の受け入れ拒否や長時間の現場滞在の解決のためのモデルケースとなって社会に貢献することが私の夢ですが，本書もその夢に大きく寄与してくれればと願っています．

　最後に，長年にわたって急性中毒診療や研究への御指導をたまわった上に本書の監修をお引き受けいただいた北里大学医学部救命救急医学講座の相馬一亥教授，および企画，構成，執筆に多大なる御尽力をたまわりました医学書院医学書籍編集部の西村僚一氏に感謝を捧げたいと思います．

　2012年6月　海山に誘われる日に

上條吉人

初版の監修にあたって

　急性中毒症例はいつの時代も減ることはなく，むしろ原因物質は増加し，複雑化しているのが現状です．化学物質によるテロの発生や毒物混入事件も後を絶ちません．

　これまで，急性中毒治療にあたっては経験則が重視されてきました．理由は急性中毒の原因物質が数多くあり，それぞれの服用時間，服用量，体内への吸収量などがさまざまで，EBM の集積が困難であったことが考えられます．しかし，治療の標準化を目指して 1997 年に欧米諸国からステートメントが出され，わが国でも 2003 年に日本中毒学会より「急性中毒の標準治療」が出されました．今後，急性中毒治療の適応や手技が標準化されるとともに，また検証されなければなりません．

　このような流れの中で，日常臨床での急性中毒診療時には迅速な初期対応と論理的に裏付けされた治療を同時進行で進めなければなりません．このような目的のために救急医療の現場で指針となる満足すべき書物はなかったといえます．そこで今回，以下に示す方針で本書を監修しました．

1．迅速な初期対応が可能となるわかりやすい解説
2．理解を容易にするためにイラストを豊富に挿入
3．重要事項の記憶を容易にする方策
4．治療のマニュアルとして使えること

　著者が中毒治療に関わった経緯は「序」で述べられていますが，まさに本書は急性中毒に携わっておられるすべての先生方のよき道しるべとなり，結果的に患者さんの利益に結びつくように，上條吉人医学博士が誠意を込めて執筆されたものです．本書が広く先生方の日常臨床の場で参考となり，急性中毒の分野でお役に立てば，監修者としてこの上ない幸せです．

2005 年 10 月

　　　　　　　　　　　　　　　北里大学医学部救命救急医学主任教授
　　　　　　　　　　　　　　　　　　　　　　　相馬一亥

初版の序

　筆者は理学部化学科で分析化学などを学んだ後に医学部を卒業し，出身大学の附属病院精神神経科を出発点として精神医学を研鑽していました．ところが少しは診療能力に自信が芽生え始めた頃，出向先の某総合病院で受け持ちの入院患者が7階から飛び降り自殺を図ってしまいました．患者はただちに救急室に運ばれましたが即死の状態でした．外来診療中に呼ばれて救急室に駆けつけた私は何もできずに立ちすくむのみでした．私はこの患者さんの心も体も救うことができなかったのです．

　この痛恨極まりない体験をきっかけに新たに救急医を志した私を，現在の職場に快く迎えてくださったのが，本書の監修者である相馬教授(当時の助教授)でした．当初は集中治療を中心に研鑽していたのですが，やがて相馬教授から「急性中毒を専門分野にしてみないか」と勧められました．そこで腎センターおよび腎臓内科をローテートして急性血液浄化法を学んだ後，相馬教授の指導を仰ぎながら急性中毒の診療に本格的に関わるようになりました．

　急性中毒では生体試料を分析して診断や重症度の評価に利用する必要があります．また，血液透析法や血液灌流法などの急性血液浄化法を含めた集中治療の必要もあります．さらに，精神疾患を背景とした自殺企図によるものが多いため，患者を精神科的に評価して身体状況が回復した後に適切にトリアージする必要もあります．すなわち急性中毒は，私のこれまでの理学部「化学科」，急性血液浄化学を含めた「集中治療」，および「精神科」の経験がすべて活かされる領域であり，やりがいを感じることができました．

　中毒の原因物質は数多くあります．それらすべての急性中毒に対する適切な治療法を頭の中に入れておくことは不可能です．当然ながら参考図書が必要になります．しかし，文字による情報量が多すぎると，救急医療の現場での限られた時間では把握が困難です．逆に，ただ必要な治療法が羅列されていても，理論的に理解することなく利用していては医学的治療とはいえません．そこで筆者は，実際に最前線の治療に携わっている救急医として「こんな本があったら…」という立場で本書を執筆する決意をしました．

　第1章「初期対応の考え方」では，極力イラストを駆使してわかり

やすく解説するとともに，語呂合わせを数多く考案して重要事項を楽しく暗記できるようにしました．第2章「中毒物質マスト40」では，イラストのみならずフローチャートも作成して，現場で診療依頼がきて患者が到着するまでの数分から数十分の間に，最低限治療に必要な情報を抵抗なく得られる工夫をしました．また，筆者が実際に経験した急性中毒症例が残してくれた貴重な知見などを「ひとくちメモ」として紹介してみました．「初期対応の考え方」は授業などの参考図書に，「中毒物質マスト40」は診療現場でのよきマニュアルになることを確信しています．

最後に，筆者の本書に対する熱意に共感して監修をお引き受けいただいた北里大学医学部救命救急医学講座の相馬一亥教授，および企画，構成，執筆にわたって多大なるご尽力をたまわりました医学書院医学書籍編集部の西村僚一氏，制作部の佐藤博氏に心からの感謝を捧げたいと思います．

2005年10月

北里大学医学部救命救急医学講師
上條吉人

ご注意

- 本書は急性中毒患者の診断・対応・治療などに携わる医療関係者に向けて執筆されたものです．それ以外の目的で本書に記載された情報を利用して不利益が生じたとしても，筆者，監修者ならびに出版社はその責任を負いかねます．
- 本書に記載されている診断・対応・治療などに関して，筆者，監修者ならびに出版社は，発行時点の最新の情報に基づいて正確を期するように最善の努力を払っています．しかし，医学，医療の進歩によって，記載された内容があらゆる点において正確かつ完全であると保証するものではありません．
- したがって本書に記載されている診断・対応・治療などを個々の患者に適用する時には，読者ご自身の責任で判断されるようお願いいたします．本書に記載されている診断・対応・治療などによる不測の事故に対して，筆者，監修者ならびに出版社はその責任を負いかねます．
- 「ひとことメモ」では『臨床中毒学』初版(2009年刊)の参照頁を示しています．
- 本書『急性中毒診療レジデントマニュアル』第2版は，『イラスト＆チャートでみる 急性中毒診療ハンドブック』初版(2005年)を改題し，版数を引き継いだものです．

株式会社　医学書院

目次

I 総論

第1章 語呂合わせで覚える初期対応のポイント 2

A 原因薬毒物の推定 ……2
- 意識障害の鑑別 2
- 検査所見による推定 5
- 臨床症状による推定 8
- 特徴的な臭い 13
- 尿のスクリーニング検査 13

B 全身管理と情報収集 ……18
- 気道の管理 18
- 呼吸の管理 18
- 循環の管理 20
- 中枢神経系の管理 22
- 合併症の管理 23
- 情報収集 30

C 吸収の阻害 ……31
- 胃洗浄 31
- 活性炭の投与 35
- 腸洗浄 36
- 吐根シロップによる催吐 38
- 下剤の投与 39

D 排泄の促進 ……40
- 尿のアルカリ化 40
- 活性炭の繰り返し投与 42
- 血液浄化法 44

E 解毒薬・拮抗薬 ……54
- 受容体で薬毒物などと競合的に拮抗する薬物 54
- 薬毒物により失活した酵素の活性を回復させる薬物 56
- 薬毒物または毒性代謝物と結合して毒性を弱めて排泄を促す薬物 59
- 薬毒物の毒性代謝物の産生を抑える薬物 60
- 薬毒物または毒性代謝物との化学反応により毒性の低い化学物質へ変化させる薬物 61
- 補因子として薬毒物または毒性代謝物の代謝を促す薬物 62
- 薬毒物または毒性代謝物の排泄を促す薬物 63

F 「死へのエネルギー」の評価とトリアージ ... 64
- 「死へのエネルギー」の評価　65
- 後方施設へのトリアージ　67

II 各論

第2章 医薬品　72

A 向精神薬 ... 72
1. フェノチアジン誘導体　72
2. ブチロフェノン誘導体　77
3. 代表的な非定型抗精神病薬　81
4. 第1世代三環系抗うつ薬　87
5. 第2世代三環系抗うつ薬　93
6. 第3世代抗うつ薬　98
7. カルバマゼピン　102
8. リチウム　106
9. ベンゾジアゼピン類　112
10. バルビツール酸類　120

B OTC薬 ... 127
11. アセトアミノフェン　127
12. アスピリン　136
13. ブロムワレリル尿素　142
14. ジフェンヒドラミン　147

C 循環器用薬 ... 152
15. ジギタリス　152
16. β遮断薬　159
17. カルシウム拮抗薬　168

D その他の医薬品 ... 176
18. テオフィリン　176

E 覚醒剤・麻薬 ... 182
19. メタンフェタミン, メチレンジオキシメタンフェタミン　182
20. オピオイド類　189

21. セロトニン類似物質　196
22. コカイン　200
23. 大麻　207

第3章 農薬　212

A 殺虫剤　212

24. 有機リン　212
25. カーバメート　220

B 除草剤　226

26. グルホシネート含有除草剤　226
27. グリホサート・界面活性剤含有除草剤　231
28. パラコート　236
29. アニリン系除草剤　242

C 殺鼠剤　246

30. 4-ヒドロキシクマリン誘導体　246

第4章 家庭用品　252

A 洗浄剤など　252

31. 酸・塩基性家庭用品　252

B その他　258

32. タバコ　258

第5章 化学用品・工業用品　263

A 炭化水素および芳香族化合物　263

33. 天然ガス成分・石油製品　263
34. シンナー　267
35. フェノール，クレゾール　274

B アルコール類・グリコール類　278

36. メタノール　278

37. エチレングリコール　284

C 金属　292

38. 鉄化合物　292
39. 水銀元素，無機水銀化合物　297
40. 無機ヒ素化合物　305
41. 鉛　312

D ガス　319

42. 一酸化炭素　319
43. 硫化水素　327
44. 水溶性の高い刺激性ガス　333
45. 水溶性の中等度の刺激性ガス　339
46. 水溶性の低い刺激性ガス　343

E その他　348

47. シアン化合物　348
48. フッ化水素酸　358

第6章 生物毒　368

A 植物　368

49. ドクツルタケ類　368
50. トリカブト　375

B 動物　382

51. フグ　382
52. 毒ヘビ咬傷　388

付録1. ミステリ散歩　393
付録2. 向精神薬の識別コード一覧　401
欧文索引　410
和文索引　412

コラム目次

ひとことメモ

- チオリダジンの製造中止　76
- ペロスピロン塩酸塩と糖尿病性ケトアシドーシス　86
- 第1世代TCAと処方量　91
- アモキサピンと難治性痙攣重積発作　96
- SSRI, SNRIとセロトニン症候群　101
- フルボキサミンと痙攣重積発作　101
- タイレノールのリコールと対応　135
- アセトアミノフェンの用量拡大　135
- テオフィリンとカフェイン　182
- マイケル・ジャクソンの死因は？　194
- アルバート・ホフマン博士とLSD　200
- 有機リン中毒による循環不全　220
- ラウンドアップハイロードによる心肺停止　234
- GlySHと無菌性髄膜炎　235
- スーパーワルファリンと尿や便の着色　250
- 酢酸と肝障害　257
- 三酸化ヒ素中毒と大量の飲水　310
- 遅発性脳症とIL-6　325
- 遅発性脳症と低体温　325

＊この目次に記載しているのは，本書のための書き下ろしコラムのみです．
本文では，同じ著者の『臨床中毒学』に収載している関連コラムのタイトルと掲載頁も紹介しています．

ミステリ散歩

- アガサ・クリスティ『エッジウェア卿の死』　126
- 桐野夏生『水の眠り 灰の夢』　126
- ホートン・マーフィー『毒殺はランチライムに』　157
- アガサ・クリスティ『毒草』　158
- アガサ・クリスティ『杉の柩』　194
- アガサ・クリスティ『ディオメーデスの馬』　206
- アガサ・クリスティ『邪悪の家』　206

ミステリ散歩 つづき

- アガサ・クリスティ『ゲリュオンの牛たち』 210
- エラリー・クイーン『Yの悲劇』 226
- アガサ・クリスティ『メソポタミアの殺人』 257
- アガサ・クリスティ『三幕の殺人』 262
- エラリー・クイーン『Xの悲劇』 262
- アガサ・クリスティ『葬儀を終えて』 311
- エラリー・クイーン『ローマ劇場毒殺事件』 318
- バーバラ・ポール『気ままなプリマドンナ』 338
- アガサ・クリスティ『そして誰もいなくなった』 356
- アガサ・クリスティ『秘密機関』 357
- 柴田よしき『ゆきの山荘の悲劇』 373
- アガサ・クリスティ『パディントン発4時50分』 375
- 二階堂黎人『吸血の家』 380
- エリス・ピーターズ『修道士の頭巾』 380
- 今野敏『ST警視庁科学特捜班　毒物殺人』 386
- アガサ・クリスティ『ヒッコリー・ロードの殺人』 393
- アガサ・クリスティ『満潮に乗って』 393
- アガサ・クリスティ『アクロイド殺し』 394
- エラリー・クイーン『災厄の町』 394
- ドロシー・L・セイヤーズ『毒を食らわば』 394
- ジョン・ディクスン・カー『火刑法廷』 395
- ドロシー・L・セイヤーズ『疑惑』 395
- 雫井脩介『犯罪小説家』 396
- 今野敏『ST警視庁科学特捜班　黄の調査ファイル』 396
- FWクロフツ『クロイドン発12時30分』 397
- ジョン・ディクスン・カー『緑のカプセルの謎』 397
- ヘレン・マクロイ『幽霊の2/3』 397
- アントニイ・バークリー『ピカデリーの殺人』 398
- シャーロット・マクラウド『水の中の何か』 398
- 宮部みゆき『名もなき毒』 399
- 小林久三『五万人の死角』 399
- 津村秀介『毒殺連鎖』 400
- ピーター・ラヴゼイ『ポメラニアン毒殺事件』 400

I 総論

語呂合わせで覚える
初期対応のポイント

1

第1章 語呂合わせで覚える初期対応のポイント

A 原因薬毒物の推定

意識障害の鑑別

　臨床現場では，原因不明の意識障害の患者が最終的に急性中毒と診断されることがよくある．したがって，原因不明の意識障害をみたら，急性中毒も念頭に入れて対応することが重要である．

1) AIUEO TIPS の "O" は？：原因不明の意識障害をみたら急性中毒も念頭に入れる

　意識障害の鑑別疾患を記憶するために，以前より用いられている語呂合わせが "AIUEO TIPS" である．

- A：alcoholism（アルコール関連疾患）➡ 急性アルコール中毒，ウェルニッケ脳症などのアルコール関連疾患による意識障害．
- I：insulin（インスリン）➡ 糖尿病性ケトアシドーシス，低血糖などの糖尿病関連疾患による意識障害．
- U：uremia（尿毒症）➡ 尿毒症，肝性昏睡，低ナトリウム血症などの代謝・内分泌異常による意識障害．
- E：encephalopathy, epilepsy（脳症，てんかん）➡ 急性脳血管障害，てんかんなどの脳疾患による意識障害．
- O：opiates, overdose（オピオイド類，過量服用）➡ オピオイド類などの中枢神経抑制作用のある薬毒物の摂取，または，薬毒物の過量服薬による意識障害．
- T：trauma（外傷）➡ 脳挫傷，急性硬膜下出血などの中枢神経系の外傷による意識障害．
- I：infection（感染症）➡ 髄膜炎，脳炎，敗血症などの感染症による意識障害．
- P：psychiatric（精神障害）➡ 精神障害による意識障害．ただし，昏迷状態（緊張病性昏迷，解離性昏迷，うつ病性昏迷）は，意識は保たれているが，内的緊張が強いために，外界の刺激に反応できず，意思の発動も不能な状態なので，本当の

意味の意識障害とは異なる．
S：syncope（失神）➡ 洞不全症候群，血管迷走神経性失神などの心拍出量の低下による意識障害．

初期対応のポイント 1　AIUEO TIPS の O は？

opiates（オピオイド類）
➡ オピオイド類をはじめとする中枢神経抑制作用のある薬毒物の摂取

overdose（過量服用）
➡ 薬毒物の過量服用

　初期対応のポイント 1 に示すように，"O" は opiates（オピオイド類）＝「モルヒネなどのオピオイド類のみならず，バルビツール酸類，ベンゾジアゼピン類，アルコールなどの中枢神経抑制作用のある薬毒物の摂取」，および overdose（過量服用）＝「さまざまな薬毒物の過量服用による意識障害」である．したがって "O" は，急性中毒を含んでいる．

2）薬物投与による意識障害の鑑別：THIN FOG（もや）

　意識障害の鑑別に用いられる薬物を記憶するために，以前より用いられている語呂合わせが "DON'T" である．

D：dextrose（ブドウ糖）➡ 低血糖
O：oxygen（酸素）➡ 一酸化炭素中毒
N：naloxone（ナロキソン）➡ オピオイド類中毒
T：thiamine（チアミン，vitamin B$_1$）➡ ウェルニッケ脳症

　ところが，この語呂合わせには，1980年代に登場し，ベンゾジアゼピン類中毒の鑑別に用いられるベンゾジアゼピン受容体拮抗薬であるフルマゼニル（flumazenil）が含まれていない．そこで筆者は，フルマゼニルを加えた THIN FOG（もや）という語呂合わせを考案してみた（初期対応のポイント 2）．これらの薬物を投与することによって，「THIN FOG（もや）が晴れるように意識障害の原因が明らかに」と覚えるとよい．内科領域では，ウェルニッケ脳症または低血糖による意識障害を疑えば，それぞれチアミンまたはグルコースを静注して意識が改善するかどうかを観察する．中毒領域では，オピオイド類中毒，ベンゾジアゼピン類中毒，または，一酸化炭素中毒による意識障害を疑えば，それぞれナロキソン，フルマゼニル，または，酸素を投与して意識が改善するかどうかを観察する．

初期対応のポイント 2　意識障害の鑑別に用いられる薬物

語呂合わせ「**THIN FOG**(もや)が晴れるように意識障害の原因が明らかに」

- Thi：thiamine（チアミン，vitamin B_1）➡ ウェルニッケ脳症
- N：naloxone（ナロキソン）➡ オピオイド類中毒
- F：flumazenil（フルマゼニル）➡ ベンゾジアゼピン類中毒
- O：oxygen（酸素）➡ 一酸化炭素中毒
- G：glucose（ブドウ糖）➡ 低血糖

- Thi：**thiamine（チアミン，vitamin B_1）の投与** ➡ ビタミン B_1 欠乏症によって生じるウェルニッケ脳症による意識障害が疑われれば，チアミン注（アリナミンF®注，メタボリン®注など）100 mg を 5 分以上かけて静注．

- N：**naloxone（ナロキソン）の投与** ➡ オピオイド類中毒による意識障害が疑われれば，ナロキソン塩酸塩（塩酸ナロキソン®注）0.4〜2.0 mg の静注を中毒症状が消失するまで 2〜3 分ごとに繰り返す．総投与量が 10 mg に達しても反応がなければ他の薬毒物による中毒や他の意識障害の原因を考える（☞ p189 オピオイド類）．

- F：**flumazenil（フルマゼニル）の投与** ➡ ベンゾジアゼピン類中毒による意識障害が疑われれば，フルマゼニル（アネキセート®注）0.2〜0.3 mg の静注を覚醒が得られるまで繰り返す．総投与量が 3 mg に達しても反応が得られなければ他の薬毒物による中毒や他の意識障害の原因を考える．ただし，痙攣発作の既往やアモキサピンなどの痙攣発作を生じる可能性のある薬毒物も同時に服用している可能性があれば禁忌（☞ p112 ベンゾジアゼピン類）．

- O：**oxygen（酸素）の投与** ➡ 一酸化炭素中毒による意識障害が疑われれば，非再呼吸式リザーバーバッグ付きフェイスマスクで 100％酸素を投与（☞ p319 一酸化炭素）．

- G：**glucose（ブドウ糖）の投与** ➡ 低血糖による意識障害が疑われれば 50％グルコース（50％ブドウ糖®注など）50〜100 mL を静注．ただし，グルコースの投与は神経損傷を悪化させる可能性があるので，低血糖を確認してから投与．

| 初期対応のポイント 3 | アニオンギャップの計算式 |

$Na^+ - (Cl^- + HCO_3^-)$
正常値：10 ± 2 mEq/L

| 初期対応のポイント 4 | アニオンギャップ開大性代謝性アシドーシスを生じる薬毒物 |

語呂合わせ「アニオンギャップは CHEMIST（化学者）にお任せ」

- C：carbon monoxide（一酸化炭素），cyanide（シアン化合物）
- H：hydrogen sulfide（硫化水素）
- E：ethanol（エタノール），ethylene glycol（エチレングリコール）
- M：methanol（メタノール）
- I：iron（鉄），isoniazide（イソニアジド）
- S：salicylates（サリチル酸塩），seizure（痙攣発作）
- T：theophylline（テオフィリン）

検査所見による推定：2 gaps & rhabdomyolysis

急性中毒の原因薬毒物を推定するうえで，検査所見がヒントになることがある．なかでも，2つのギャップ（アニオンギャップ，浸透圧ギャップ）と横紋筋融解症が重要である．

1）anion gap（アニオンギャップ）：CHEMIST（化学者）

初期対応のポイント3に，アニオンギャップの計算式を示す．正常値は 10 ± 2 mEq/L で，この値は血漿中のリン酸イオンや硫酸イオンなどの酸性陰イオンに相当する．筆者は，アニオンギャップ開大性代謝性アシドーシスを生じる薬毒物などを記憶するためにCHEMIST（化学者）という語呂合わせを考案してみた（初期対応のポイント4）．アニオンギャップは化学の知識があれば理解できるので，「アニオンギャップは CHEMIST（化学者）にお任せ」と覚えるとよい．

なかでも，乳酸イオンの蓄積による乳酸アシドーシスを生じるものが最も多い．例えば，一酸化炭素中毒では，組織での酸素供給が減少して，シアン化合物中毒や硫化水素中毒では，チトクローム・オキシダーゼが失活して，好気性代謝が阻害される代わりに嫌気性代謝が促進されて乳酸イオンが産生される．原因薬毒物の代謝によって産生された酸性陰イオンの蓄積によるものもある．例えば，メタノール中毒ではギ酸イオンが，エチレングリコール中毒ではグリコール酸イオン，グリオキシル酸イオン，シュウ酸イオンが産生

> **初期対応のポイント 5** 浸透圧ギャップ＝実測値－計算値
>
> 計算値：$2Na^+ + glucose/18 + BUN/2.8$

> **初期対応のポイント 6** 浸透圧ギャップ開大を生じる薬毒物
>
> 語呂合わせ「浸透圧ギャップから血中濃度を推定する **GAME**(ゲーム)」
>
> **G**：glycols(グリコール類) ➡ エチレングリコール，プロピレングリコールなど
> glycerol(グリセロール)
> **A**：alcohols(アルコール類) ➡ メタノール，エタノール，イソプロパノールなど
> acetone(アセトン)
> **M**：magnesium(マグネシウム)，mannitol(マンニトール)
> **E**：ethyl ether(エチルエーテル)

される．

2) osmolal gap（浸透圧ギャップ）：GAME（ゲーム）

　血漿浸透圧の正常値は 290 mOsm/kg 前後である．血漿浸透圧は，血漿 1 kg 中の溶質粒子の数によって決まるため，主として電解質，グルコース，尿素窒素などの蛋白と結合しない低分子物質の寄与をうける．したがって，血漿浸透圧は，血清ナトリウム，血糖値，および BUN を用いた計算値で近似できる．**初期対応のポイント 5** に示すように，実測値からこの計算値を引いたものが浸透圧ギャップである．

　筆者は，浸透圧ギャップ開大を生じる薬毒物を記憶するために GAME（ゲーム）という語呂合わせを考案してみた（**初期対応のポイント 6**）．「**浸透圧ギャップから血中濃度を推定する GAME（ゲーム）**」と覚えるとよい．筆者は，アルコールの摂取が疑われる患者を診察するたびに，研修医をつかまえて，浸透圧ギャップからエタノールの血中濃度を推定させる GAME を楽しんでいる．

　浸透圧ギャップ開大を生じる薬毒物は，いずれも蛋白と結合しない低分子の薬毒物である．臨床現場では，グリコール類，およびアルコール類が重要である．

　ところで，これらの薬毒物による中毒が疑われれば，浸透圧ギャップと分子量から血中濃度を推定することができる．**初期対応のポイント 7** に，エタノール中毒の例を示す．同様に，浸透圧ギャップに**初期対応のポイント 8** に示す分子量の 1/10 である変換係数をかけた値が，それぞれの薬毒物の血中濃度の推定値である．

初期対応のポイント 7　グリコール類，アルコール類，アセトンでは浸透圧ギャップから薬毒物の血中濃度が推定できる．

例)エタノールの場合
分子量 46(g/mol=mg/mmol)のエタノールの血中濃度が Eth(mg/dL)とすると
Eth(mg/dL)
　　　=Eth×10(mg/L)
　　　≒Eth×10(mg/kg)
エタノールによって生じる浸透圧ギャップは

$$(浸透圧ギャップ) = \frac{Eth \times 10}{46} \text{(mmol/kg)}$$

$$= \frac{Eth}{4.6} \text{(mOsmol/kg)}$$

（浸透圧ギャップ）×4.6=Eth となる
（浸透圧ギャップ）×（分子量の1/10）≒血中濃度

血中でエタノールは蛋白と結合せずすべて遊離体で存在する

初期対応のポイント 8　浸透圧ギャップによる血中濃度の推定に用いる変換係数

薬毒物		分子量(g/mol, mg/mmol)	変換係数
グリコール類	エチレングリコール	62	6.2
	プロピレングリコール	72	7.2
アルコール類	メタノール	32	3.2
	エタノール	46	4.6
	イソプロパノール	60	6.0
その他	アセトン	58	5.8

3) 横紋筋融解症：CASH（現金）

　横紋筋融解症(rhabdomvolysis)とは，筋細胞の崩壊によってクレアチンキナーゼ(CK)などの筋原性の酵素やミオグロビンが漏出する現象である．赤褐色尿，または，尿潜血が陽性なのに尿沈渣で赤血球を認めないミオグロビン尿を示唆する尿所見，高CK血症，高ミオグロビン血症などによって診断される．筆者は，横紋筋融解症を生じる薬毒物などを記憶するためにCASH（現金）という語呂合わせを考案してみた（初期対応のポイント9）．横紋筋融解症を合併していると急性中毒患者の入院期間が延びて費用がかかることから「横紋筋融解症はCASH（現金）がかかる」と覚えるとよい．カフェインなどの薬毒物の直接的な筋細胞障害によるもの，痙攣発作

初期対応のポイント 9　横紋筋融解症を生じる薬毒物

語呂合わせ「横紋筋融解症は **CASH**(現金)がかかる」

- C：cocaine(コカイン)，caffeine(カフェイン)，
  carbon monoxide(一酸化炭素)
  (crush syndrome〔挫滅症候群〕)
  (compartment syndrome〔コンパートメント症候群〕)
- A：amphetamines(アンフェタミン類)
  atraumatic crush syndrome/compartment syndrome(非外傷性挫滅症候群／コンパートメント症候群)
- S：seizure(痙攣発作)
- H：hyperthermia(高体温)

などの筋肉の過剰運動によるもの，高体温によるもの，非外傷性挫滅症候群／コンパートメント症候群によるものなどがある．

臨床症状による推定：症状で疑う薬毒物

急性中毒の原因薬毒物を推定するうえで，臨床症状がヒントになることがある．なかでも，特徴的なものを初期対応のポイント10〜22で示す．重要な薬毒物は赤字で強調した．

1) 呼吸(breathing)の異常
① 頻呼吸・過呼吸：初期対応のポイント10
② 徐呼吸・無呼吸：初期対応のポイント11
③ ALI/ARDS：初期対応のポイント12

2) 循環(circulation)の異常
① 高血圧・頻脈：初期対応のポイント13
② 低血圧・徐脈または房室ブロック：初期対応のポイント14
③ 心室性不整脈：初期対応のポイント15

3) 中枢神経系(CNS)の異常
① 不穏・興奮：初期対応のポイント16
② 傾眠・昏睡：初期対応のポイント17
③ 痙攣発作：初期対応のポイント18

4) その他
① 高体温：初期対応のポイント19
② 著しい発汗：初期対応のポイント20
③ 散瞳：初期対応のポイント21
④ 縮瞳：初期対応のポイント22

初期対応のポイント 10　頻呼吸・過呼吸で疑う薬毒物

交感神経系↑
- テオフィリン
- カフェイン
- アンフェタミン類
- コカイン
- 離脱症状

代謝性アシドーシスを生じる薬毒物
- CHEMIST（☞ 初期対応のポイント 4）など

その他
- SSRI，SNRI（セロトニン症候群）
- アスピリン

初期対応のポイント 11　徐呼吸・無呼吸で疑う薬毒物

呼吸中枢↓
- バルビツール酸類（短時間型～中時間型）
- ベンゾジアゼピン類（急速静注など）
- ブロムワレリル尿素
- オピオイド類
- γ-ヒドロキシ酪酸
- 有機リン（急性コリン作動性症候群）
- カーバメート（急性コリン作動性症候群）
- グルホシネート・含有除草剤（遅発性）
- アルコール類
- カンフル（樟脳）
- 炭化水素および芳香族化合物（吸入）
- 低体温

呼吸筋麻痺
- 有機リン（中間症候群）
- テトロドトキシン（フグなど）
- アコニチン類（トリカブト）

初期対応のポイント 12　ALI/ARDSで疑う薬毒物

刺激性ガスの吸入
- 二酸化硫黄（亜硫酸ガス）
- 塩化水素（塩酸ガス）
- アンモニア
- 塩素
- 窒素酸化物
- ホスゲン

その他のガスの吸入
- 炭化水素および芳香族化合物
- 水銀元素
- 硫化水素

その他
- 誤嚥性肺炎
- 炭化水素および芳香族化合物の誤嚥
- アスピリン
- グリホサート・界面活性剤含有除草剤

初期対応のポイント 13 　高血圧・頻脈で疑う薬毒物

交感神経系 ↑
- テオフィリン
- カフェイン
- アンフェタミン類
- コカイン
- 5-MeO-DIPT
- LSD
- 幻覚性キノコ
- 大麻
- 離脱症状

副交感神経系 ↓
- 抗コリン薬
- 抗ヒスタミン薬
- 環系抗うつ薬

ニコチン様作用
- ニコチン

初期対応のポイント 14 　低血圧・徐脈または房室ブロックで疑う薬毒物

交感神経系 ↓
- α 遮断薬
- β 遮断薬

膜興奮抑制作用
- 第1世代三環系抗うつ薬
- カルバマゼピン
- Ia群抗不整脈薬(プロカインアミドなど)

副交感神経系 ↑
- 有機リン
- カーバメート

その他
- ジギタリス
- Ca拮抗薬
- 局所麻酔薬
- 低体温

初期対応のポイント 15 　心室性不整脈で疑う薬毒物

- フェノチアジン誘導体(トルサード・ド・ポアンツなど)
- ブチロフェノン誘導体
- 第1世代三環系抗うつ薬(VTなど)
- 抗ヒスタミン薬
- ジギタリス
- Ia群抗不整脈薬(プロカインアミドなど)
- テオフィリン
- カフェイン
- アンフェタミン類
- コカイン
- カリウム
- パラコート
- 有機リン
- グリホサート・界面活性剤含有除草剤
- (高カリウム血症)
- 炭化水素および芳香族化合物(吸入)
- ヒ素
- アコニチン類(トリカブト)
- 重症低体温(VFなど)

初期対応のポイント 16　不穏・興奮で疑う薬毒物

- テオフィリン
- カフェイン
- アンフェタミン類
- コカイン
- 5-MeO-DIPT
- LSD
- 幻覚性キノコ
- 大麻
- 離脱症状
- リチウム
- 抗コリン薬
- 抗ヒスタミン薬(特に小児)
- 一酸化炭素

初期対応のポイント 17　傾眠・昏睡で疑う薬毒物

中枢神経系↓
- フェノチアジン誘導体
- 環系抗うつ薬
- リチウム
- カルバマゼピン
- ベンゾジアゼピン類
- バルビツール酸類
- ブロムワレリル尿素
- 抗コリン薬
- 抗ヒスタミン薬(特に成人)
- オピオイド類
- γ-ヒドロキシ酪酸
- アルコール類
- 低体温

組織低酸素
- 一酸化炭素
- 硫化水素
- シアン化合物
- メトヘモグロビン血症

初期対応のポイント 18　痙攣発作で疑う薬毒物

- フェノチアジン誘導体
- ブチロフェノン誘導体
- アモキサピン
- 四環系抗うつ薬（特にマプロチリン）
- リチウム
- カルバマゼピン
- フェニトイン
- アスピリン
- 抗ヒスタミン薬（特に小児）
- テオフィリン
- カフェイン
- β遮断薬
- リドカイン
- イソニアジド
- 離脱症状
- 有機リン
- カーバメート
- グルホシネート・含有除草剤（遅発性）
- ニコチン
- カンフル（樟脳）
- フェノール
- メタノール
- エチレングリコール
- 鉛
- 一酸化炭素
- シアン化合物

初期対応のポイント 19　高体温で疑う薬毒物

交感神経系↑
- テオフィリン
- カフェイン
- アンフェタミン類
- コカイン
- 5-MeO-DIPT
- 幻覚性キノコ
- 離脱症状

副交感神経系↓
- 抗コリン薬
- 抗ヒスタミン薬
- 環系抗うつ薬

その他
- フェノチアジン誘導体（悪性症候群）
- ブチロフェノン誘導体（悪性症候群）
- リチウム
- アスピリン

初期対応のポイント 20　著しい発汗で疑う薬毒物

交感神経系↑
- アンフェタミン類
- コカイン
- 離脱症状

副交感神経系↑
- 有機リン
- カーバメート
- ニコチン

その他
- フェノチアジン誘導体（悪性症候群）
- ブチロフェノン誘導体（悪性症候群）
- SSRI，SNRI（セロトニン症候群）
- 糖尿病治療薬（低血糖）

初期対応のポイント 21　散瞳で疑う薬毒物

交感神経系↑
・アンフェタミン類
・コカイン
・離脱症状

副交感神経系↓
・抗コリン薬
・抗ヒスタミン薬
・環系抗うつ薬

初期対応のポイント 22　縮瞳で疑う薬毒物

交感神経系↓
・フェノチアジン誘導体
・α遮断薬

副交感神経系↑
・有機リン
・カーバメート
・ニコチン

その他
・ベンゾジアゼピン類
　バルビツール酸類
・オピオイド類
・エタノール

初期対応のポイント 23　臭いで疑う薬毒物

・ニンニク臭 ➡ ヒ素，有機リン
・アセトン臭 ➡ アセトン，エタノール，イソプロパノール
・苦いアーモンド臭 ➡ シアン化合物
・焼けたロープ臭 ➡ 大麻
・靴墨臭 ➡ ニトロベンゼン
・防虫剤の臭い ➡ ナフタレン，パラジクロロベンゼン
・ヨウナシの臭い ➡ 抱水クロラール
・腐った卵の臭い ➡ 硫化水素

特徴的な臭い：臭いで疑う薬毒物

　初期対応のポイント 23 に特徴的な臭いのある薬毒物を示す．ただし，臭いは主観の影響を受けやすく，嗅ぎ分けられる能力に個人差があり，吐物や周囲の臭いによって影響を受けるので，臭いを過度に信頼しない，または，臭いがしないからといって否定しないことが重要である．例えば，シアン化合物中毒では，呼気や胃内容物は「苦いアーモンド臭」を発する．しかしながら，この臭いを知覚するのに必要な遺伝子の欠損があると，この臭いに気づかない（☞p348 シアン化合物）．

尿のスクリーニング検査

1）Triage DOA®

　乱用薬物のスクリーニング検査キットであるTriageDOA®は，

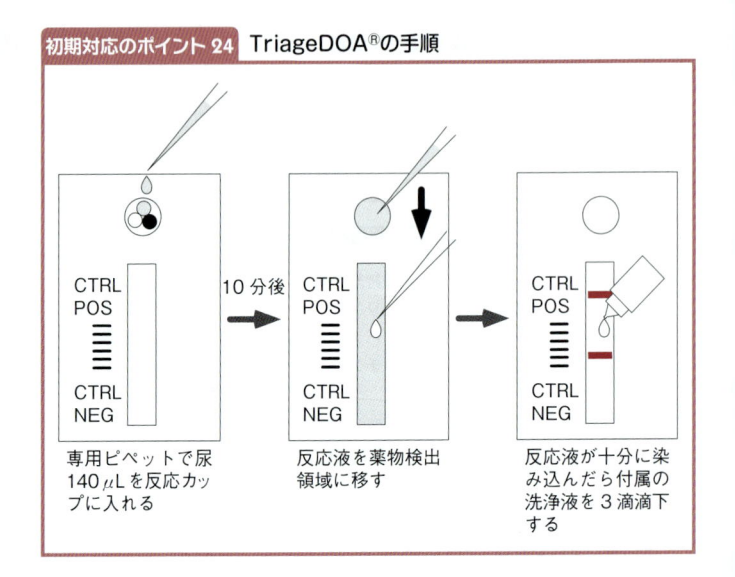

初期対応のポイント 24　TriageDOA®の手順

専用ピペットで尿140μLを反応カップに入れる	反応液を薬物検出領域に移す	反応液が十分に染み込んだら付属の洗浄液を3滴滴下する

（図：CTRL POS / CTRL NEG の判定窓、10分後→反応液移し→洗浄液滴下の3ステップ）

比較的低侵襲で得られ，かつ，色の変化の観察が容易な尿を生体試料として用い，誰でもが施行できる簡便な操作によって，乱用薬物やその代謝物を11分という短い時間で定性的に検出することができる．競合的結合免疫学的測定により，尿中に一定以上の濃度で薬物やその代謝物が存在すれば赤紫色のバンドが出現する（陽性）ので判定が簡便である．**初期対応のポイント 24** に，TriageDOA®の手順を示す．まず患者より尿を採取し，専用ピペットで尿140μLを反応カップに入れて10分間室温で放置する．次に，チップをかえて同じピペットで反応液を薬物検出領域に移す．最後に，反応液が十分に染み込んだら付属の洗浄液を3滴滴下する．薬物検出領域に陽性コントロール（CTRL POS）と同様の赤紫色のバンドが出現するかどうか判定する．

このキットにより，**初期対応のポイント 25** に示すように，フェンシクリジン（PCP），コカイン系麻薬（COC），アンフェタミン類（AMP），大麻（THC），オピオイド類（OPI），バルビツール酸類（BAR），ベンゾジアゼピン類（BZO），三環系抗うつ薬類（TCA）を一斉に簡易分析することができる．ただし，検出限界以下の濃度であれば検出できない．

本書ではベンゾジアゼピン受容体作動薬をベンゾジアゼピン類と

初期対応のポイント 25　Triage DOA®によって検出できる薬物

PCP：フェンシクリジン
BZO：ベンゾジアゼピン類
　　　チエノジアゼピン誘導体や非ベンゾジアゼピン系睡眠薬などは検出できない．
　　　☞ p112 ベンゾジアゼピン類
COC：コカイン系麻薬
AMP：アンフェタミン類
　　　感冒薬などに配合されている *dl*-メチルエフェドリン塩酸塩でも陽性になる．
THC：大麻
OPI：オピオイド類
　　　感冒薬などに配合されているジヒドロコデインリン酸塩でも陽性になる．
BAR：バルビツール酸類
TCA：三環系抗うつ薬類
　　　第2世代のアモキサピンは検出できない．

定義しているが，ベンゾジアゼピン類の中でも，**初期対応のポイント 26** に示すように，ジアゼパムなどのベンゾジアゼピン誘導体と一部構造が異なるエチゾラム（デパス®）やブロチゾラム（レンドルミン®）などのチエノジアゼピン誘導体，または，ゾピクロン（アモバン®）やゾルピデム（マイスリー®）などの非ベンゾジアゼピン系睡眠薬などは検出できない（☞ p112 ベンゾジアゼピン類）．このキットで検出できなくてもなおベンゾジアゼピン類中毒が疑われれば，フルマゼニルの静注による鑑別を追加するとよい（☞ p4 初期対応のポイント 2）．また，**初期対応のポイント 27** に示すように，第2世代三環系抗うつ薬であるアモキサピン（アモキサン®）はわが国でけいまだに広く処方されているが，イミプラミン（トフラニール®，イミドール®），クロミプラミン（アナフラニール®），アミトリプチリン（トリプタノール®）などの第1世代三環系抗うつ薬と構造が異なるために検出できない．一方で，**初期対応のポイント 28 および 29** に示すように，感冒薬などに含まれている *dl*-メチルエフェドリン塩酸塩は，メタンフェタミンなどのアンフェタミン類として，ジヒドロコデインリン酸塩は，モルヒネなどのオピオイド類として検出される（☞ p182 アンフェタミン類，☞ p189 オピオイド類）．

初期対応のポイント 26　Triage DOA®による検出の可否①

検出できる	検出できない
ベンゾジアゼピン誘導体	チエノジアゼピン誘導体

基本構造／ジアゼパム

エチゾラム／ブロチゾラム

非ベンゾジアゼピン系睡眠薬

ゾピクロン／ゾルピデム

初期対応のポイント 27　Triage DOA®による検出の可否②

検出できる	検出できない
第1世代 三環系抗うつ薬	第2世代 三環系抗うつ薬

イミプラミン／アミトリプチリン

クロミプラミン

アモキサピン

初期対応のポイント 28　Triage DOA®による検出の注意点①

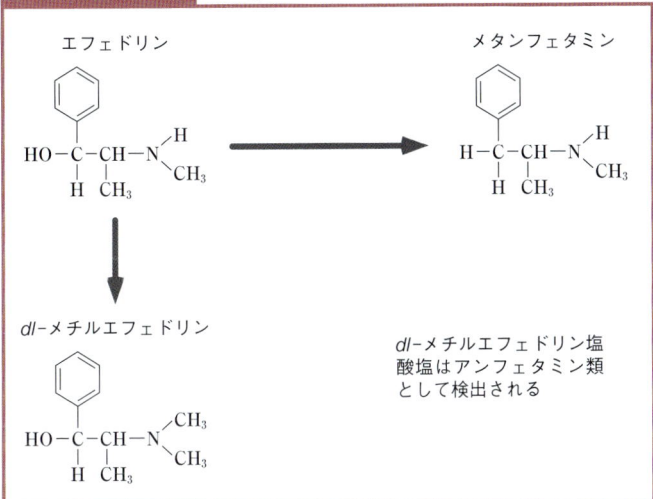

エフェドリン → メタンフェタミン

↓

dl-メチルエフェドリン

dl-メチルエフェドリン塩酸塩はアンフェタミン類として検出される

初期対応のポイント 29　Triage DOA®による検出の注意点②

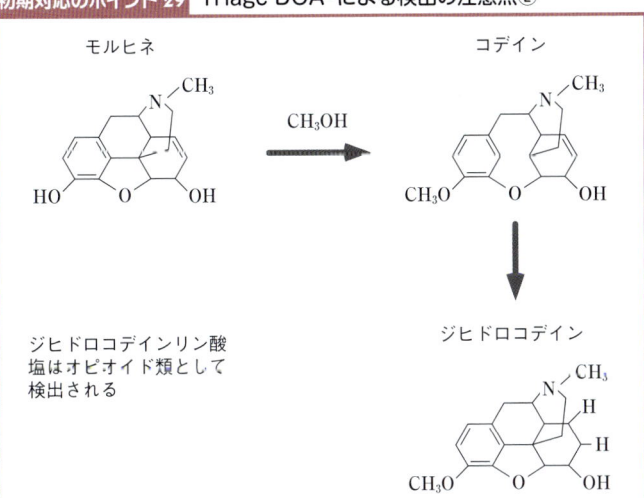

モルヒネ —CH_3OH→ コデイン

↓

ジヒドロコデイン

ジヒドロコデインリン酸塩はオピオイド類として検出される

参考文献

1) 上條吉人(執筆),相馬一亥(監修):臨床中毒学.医学書院,2009.
2) 広島大学法医学講座:薬毒物の簡易検査法―呈色反応を中心として.じほう,2001.
3) Hoffman J, Schriger D, Luo JS:The empiric use of naloxone in patients with altered mental status:a reappraisal. Ann Emerg Med 20:246-252, 1991.
4) Kamijo Y, Masuda T, Nishikawa T, et al:Cardiovascular response and stress reaction to flumazenil injection in patients under infusion with midazolam. Crit Care Med 28:318-323, 2000.
5) Kulka PJ, Lauven PM:Benzodiazepine antagonists. An update of their role in the emergency care of overdose patients. Drug Saf 7:381-386, 1992.

B 全身管理と情報収集
──急性中毒の治療の5大原則(1)

　全身管理のポイントは,基本的には気道(airway)の管理,呼吸(breathing)の管理,循環(circulation)の管理,中枢神経系(CNS)の管理である.急性中毒においては,とりわけ合併症(complications)の管理は重要である.筆者は,急性中毒における全身管理のポイントを記憶するために AB & 3Cs という語呂合わせを考案してみた(**初期対応のポイント 30**).外傷初期診療のトレーニング・コースである JATEC コースの primary survey は "ABCDE" であるのと同様に,「**急性中毒の全身管理は AB & 3Cs**」と覚えるとよい.

気道(airway)の管理

① 意識障害による舌根沈下などの気道の異常を認めたら,気管挿管により確実に気道を確保.
② 意識障害による咽頭反射の減弱,または,消失を認めたら,胃内容物の逆流や嘔吐の際の誤嚥のリスクを低下させるために気管挿管により気道を確保.
③ 刺激性ガスや腐食性物質などによる咽頭攣縮,喉頭浮腫,喉頭蓋浮腫,喉頭攣縮,上気道浮腫,上気道閉塞を認めたら,気管挿管により気道を確保.気管挿管が困難であれば輪状甲状靱帯切開術(外科的気道確保)を施行.

呼吸(breathing)の管理

1) 準備

① パルスオキシメーターにより酸素飽和度を持続モニター.

初期対応のポイント 30　全身管理のポイント

語呂合わせ「急性中毒の全身管理は **AB & 3Cs**」

- A：気道(airway)の管理
- B：呼吸(breathing)の管理
- C：循環(circulation)の管理
- C：中枢神経系(CNS)の管理
- C：合併症(complications)の管理

② 動脈血ガスにより換気，および，酸素化の状態を頻回にチェック．

2) 換気不全

初期対応のポイント 11 (☞ p9) にある薬毒物による呼吸中枢抑制作用や呼吸筋麻痺などが原因となる．

① 気管挿管および人工呼吸器管理．
② 人工呼吸器の呼吸回数を 12〜15 回/分，1 回換気量を 12 mL/kg 以下になるように設定．

3) 低酸素血症

初期対応のポイント 12 (☞ p9) にある薬毒物による ALI/ARDS などが原因となる．

① 酸素を投与して $PaO_2 \geq 60$ Torr ($SpO_2 \geq 90\%$) とする．
② 非再吸収式リザーバーバッグ付きフェイスマスクを用いて高濃度酸素を投与しても低酸素血症が改善しなければ気管挿管および人工呼吸器管理．
③ 頻回に動脈血ガス分析を行い PaO_2 が 60 Torr 以上になるように人工呼吸器の至適な条件を設定するが，必要であれば PEEP を加える．
④ 人工呼吸器管理でも低酸素血症が改善しない場合は，経皮的心肺補助法(PCPS)を考慮．

4) 経皮的心肺補助法(PCPS)による呼吸の管理

① 従来の方法では呼吸機能が維持できない，かつ，病態が可逆的で，薬毒物の代謝・排泄や治療により短期間(長くても 1〜2 週間)で呼吸機能が回復することが期待できれば考慮．
② 症例報告では，炭化水素の誤嚥や刺激性ガスによる ARDS に PCPS が有効であった．

循環(circulation)の管理

1) 準備
① 必要な輸液や薬物を投与できる静脈路を確保.
② 自動血圧計または動脈内留置カテーテルによって血圧をモニター.
③ 心電図モニターによって心拍数およびリズムを持続モニター.
④ 必要に応じて中心静脈路またはSwan-Ganzカテーテルを挿入し,循環動態を持続モニター.

2) 高血圧
　初期対応のポイント13(☞p10)にある薬毒物による交感神経興奮作用や副交感神経抑制作用などが原因となる.急性中毒における高血圧は,一過性で薬物療法が不要であることがほとんどである.たとえ,持続性であっても,ミダゾラムまたはプロポフォールによる鎮静でコントロールできることが多い.
① ミダゾラムを持続静注し,反応しなければ,循環抑制作用もあるプロポフォールを持続静注する.

- ミダゾラム(ドルミカム®注)　3~20 mg/時で持続静注.
- プロポフォール(1%ディプリバン®注)　4 mLをボーラスで投与し,その後5~25 mL/時で持続静注.

② 高血圧が重症,または鎮静薬によりコントロールできなければ降圧薬を投与する.

【頻脈がない場合】
- ニフェジピン(アダラート®)　10 mgカプセルに穴をあけて成分を吸わせる.
- ニカルジピン(ペルジピン®注)　0.5~1.5 mgを静注.
- フェントラミン(レギチーン®)　1~5 mgを静注.

【頻脈がある場合】
- プロプラノロール(インデラル®注)　0.5~3 mgを静注.

3) 低血圧
　初期対応のポイント14(☞p10)にある薬毒物による交感神経抑制作用や副交感神経興奮作用,その他の薬毒物による循環血液量の低下などが原因となる.
① トレンデレンブルグ体位をとる.
② 細胞外液または生理食塩水10~20 mL/kgを急速に輸液する.

③ 輸液療法に反応しなければドパミンまたはノルエピネフリンを持続静注する．

- ドパミン（イノバン®注など）を5～20 μg/kg/min で持続静注．
- ノルエピネフリン（ノルアドレナリン®注など）を0.3～1 μg/kg/min で持続静注．

④ 解毒薬・拮抗薬および以上の処置にも反応しなければPCPSの導入を考慮する．

4) 徐脈，房室ブロック

初期対応のポイント14にある薬毒物による交感神経抑制作用，副交感神経興奮作用，膜興奮抑制作用などが原因となる．

① 徐脈や房室ブロックに失神や低血圧などの症状が伴わなければ治療の必要はない．
② 症状が伴えば，アトロピン硫酸塩を投与する．

- アトロピン硫酸塩（アトロピン硫酸塩®注） 0.01～0.03 mg/kg を静注．

③ アトロピン硫酸塩が無効であればイソプロテレノールを投与するか経静脈的ペースメーカーを挿入する．

- イソプロテレノール塩酸塩（プロタノール®注） 1～10 μg/分で持続静注．

5) 心室性不整脈

初期対応のポイント15（☞p10）にある薬毒物などが原因となる．

① 心室細動または脈なし心室頻拍を認めたら，ACLS（advanced cardiac life support）に準じて治療する．
② ACLSに反応しなければPCPSの導入を考慮する．
③ 脈あり心室頻拍を認めたら，リドカインやフェニトインなどの抗不整脈薬を投与する．

- リドカイン（キシロカイン®注など） 1～3 mg/kg を静注．
- フェニトイン（アレビアチン®注） 5～15 mg/kg を静注．

④ トルサード・ド・ポアンツ（torsade de pointes）を認めたら，オーバードライブペーシング，または，硫酸マグネシウムやイソプロテレノール塩酸塩などの抗不整脈薬を投与する．

- イソプロテレノール塩酸塩(プロタノール®注)　1~10 μg/分で持続静注.
- 硫酸マグネシウム(マグネゾール®注)　1~2 g 静注後 3~20 mg/分で持続静注.

6) 経皮的心肺補助法(PCPS)による循環の管理
① 従来の方法では循環動態が維持できない，かつ，病態が可逆的で，薬毒物の代謝・排泄や治療により短期間(長くても1~2週間)で循環動態が回復することが期待できれば考慮する．
② 症例報告では，ジゴキシンやカルシウム拮抗薬などによる心筋抑制，第1世代三環系抗うつ薬，アコニチン類(トリカブト毒)，重症低体温などによる致死性不整脈に PCPS が有効であった．

中枢神経系(CNS)の管理

1) 準備
① 必要な輸液や薬物を投与できる静脈路を確保する．
② CT，血液検査，髄液検査などを施行して，急性中毒以外で中枢神経系の異常を生じる疾患を除外する．

2) 不穏・興奮
初期対応のポイント 16 (☞ p11) にある薬毒物などが原因となる．
① 必要であれば抑制を施行する．
② ミダゾラムまたはプロポフォールの持続静注により鎮静する．

- ミダゾラム(ドルミカム®注)　3~20 mg/時で持続静注.
- プロポフォール(1%ディプリバン®注)　4 mL をボーラスで投与し，その後 5~25 mL/時で持続静注.

③ ハロペリドールなどの抗精神病薬を投与する．

- ハロペリドール(セレネース®注)　5~10 mg の静注または筋注を適宜繰り返す.
- レボメプロマジン(レボトミン®注)　25 mg の筋注を適宜繰り返す.

3) 昏睡・傾眠
初期対応のポイント 17 (☞ p11) にある薬毒物などが原因である．
① 必要に応じて気管挿管および人工呼吸器管理をする．
② 脱水を生じないように輸液する．

③ 解毒薬・拮抗薬がなければ,薬毒物の代謝・排泄や治療による回復を待つ.

4) 痙攣

初期対応のポイント 18 (☞p12) にある薬毒物などが原因となる.

① 痙攣発作が持続していたら,ただちにジアゼパムの静注,または,ミダゾラムの静注または筋注により発作をとめる.

- ジアゼパム(セルシン®注,ホリゾン®注) 5～10 mg を静注.
- ミダゾラム(ドルミカム®注) 2.5～15 mg を静注または筋注.

② 痙攣重積発作では,ミダゾラム,または,プロポフォールの持続静注により痙攣発作をコントロールした上で,予防的にフェノバルビタールを筋注する.

- ミダゾラム(ドルミカム®注) 3～40 mg/時で持続静注.
- プロポフォール(1%ディプリバン®注) 5～50 mL/時で持続静注.
- フェノバルビタール(フェノバール®注) 10～20 mg/kg を筋注.

合併症(complications)の管理:3As

急性中毒の合併症の中では,誤嚥性肺炎,異常体温,非外傷性挫滅症候群/コンパートメント症候群は,頻度が高く,生命を脅かし,重篤な後遺症を生じることがある.筆者は,**初期対応のポイント 31** に示すように,これら重要な合併症を記憶するために 3As という語呂合わせを考案してみた.これらは急性中毒の三大合併症と呼ぶのにふさわしいので「**急性中毒の三大合併症は 3As**」と覚えるとよい.

1) 誤嚥性肺炎(acpiration pneumonitis)

急性中毒では,ほとんどが,意識障害のために咽頭反射が減弱,または,消失している状態で,胃内容物の逆流や嘔吐が生じた際に,誤って気管・気管支より肺に吸引された酸性胃内容物による急性化学性肺炎である.初診時に合併していることもあれば,気管挿管や胃洗浄などの際に医原性に生じることもある.気管挿管によって気道が確保されていても,意識が清明であっても生じることがある.誤嚥性肺炎が生じる部位は,胃内容物の逆流や嘔吐が生じた際の体位の影響も受けるが,**初期対応のポイント 32** に示すように,好発部位は,気管支分岐角の関係から胃内容物が吸引されやすい右

初期対応のポイント 31　急性中毒の重要な合併症

語呂合わせ「急性中毒の三大合併症は **3As**」

- A：aspiration pneumonitis（誤嚥性肺炎）
- A：abnormal body temperature（異常体温）
- A：atraumatic crush syndrome/compartment syndrome（非外傷性挫滅症候群／コンパートメント症候群）

初期対応のポイント 32　誤嚥性肺炎の好発部位は右下肺野

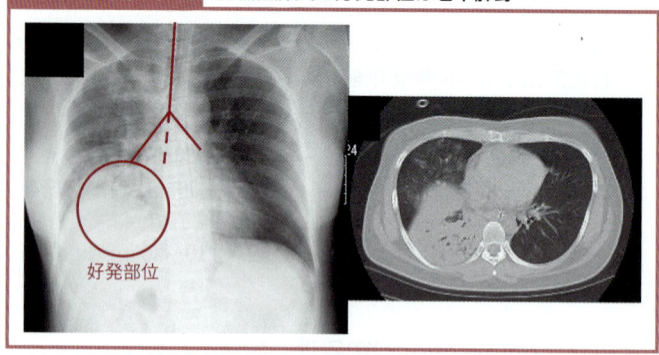

好発部位

下肺野である．合併頻度は，発見時の体位が，胃内容物がドレナージされにくい仰臥位＞側臥位＞腹臥位の順で高い．経過は，無症状のものから，自然軽快するもの，重症で2次的な細菌感染が生じるもの，さらには，急速にARDSに進行するものまである．

① 誤嚥性肺炎は細菌性肺炎ではないので，抗菌薬は不要である．ただし，2次的な細菌感染への抗菌薬の予防投与については賛否両論がある．

② CRPの再上昇が認められたら細菌感染を疑い，喀痰の塗抹検査を行い，培養を提出した上で抗菌薬を投与し，培養の結果により変更する，または，デエスカレーションを考慮する．

2）異常体温（abnormal body temperature）

a. 高体温

初期対応のポイント19（☞p12）にある薬毒物などが原因となる．

① 気道を確保し，必要であれば換気を補助する．
② 脳障害や多臓器不全を防ぐために，以下の方法で，急速冷却して体温を39℃以下にする．

初期対応のポイント 33　生理学的変化に基づいた低体温の重症度分類

重症度	深部体温	神経系	心循環系	呼吸	その他
軽症	>32℃	運動失調 構音障害 腱反射亢進	高血圧 頻脈	頻呼吸	悪寒 寒冷利尿, 脱水
中等症	28〜32℃	意識障害 腱反射低下	徐脈性心房細動 Osborn（J）波	徐呼吸	
重症	<28℃	昏睡 腱反射消失	低血圧 心筋収縮不全 心室細動	徐呼吸 呼吸停止	

③ ミダゾラム,または,プロポフォールの持続静注により鎮静と筋弛緩が促されると冷却は容易になる.

- **ミダゾラム**（ドルミカム®注）　3〜20 mg/時で持続静注.
- **プロポフォール**（1%ディプリバン®注）　4 mL をボーラスで投与し,その後 5〜25 mL/時で持続静注射.

④ 室温の乳酸加リンゲル液を急速輸液する.
⑤ 体幹にエタノールを塗布し扇風機を用いて送風することによって気化熱を奪う.
⑥ 氷水で胃洗浄または大腸洗浄する.
⑦ クーリングマットを用いる.

b. 低体温

向精神薬やアルコールなどが原因となる.向精神薬の中でも,抗精神病薬による急性中毒では,常温でも低体温を生じる.このメカニズムとしては,末梢性 α_1 アドレナリン受容体遮断作用による悪寒（shivering）の阻害や,中枢性ドパミン D_2 受容体遮断作用,および,中枢性セロトニン 5-HT_2 受容体遮断作用による中枢性体温調節機能への影響が関与している.また,バルビツール酸類,ベンゾジアゼピン類,アルコールなど中枢神経抑制作用のある薬毒物の急性中毒では,寒冷な環境からの避難が妨げられることも関与している.

初期対応のポイント 33 に示すように,生理学的な変化に基づいた重症度分類では,深部体温が>32℃は軽症低体温,28〜32℃は中等症低体温,<28℃は重症低体温と定義されている.中等症では,意識障害,腱反射の低下,**初期対応のポイント 34** に示す,Osborn

| 初期対応のポイント34 | 中等症低体温で生じるOsborn(J)波を伴う徐脈性心房細動 |

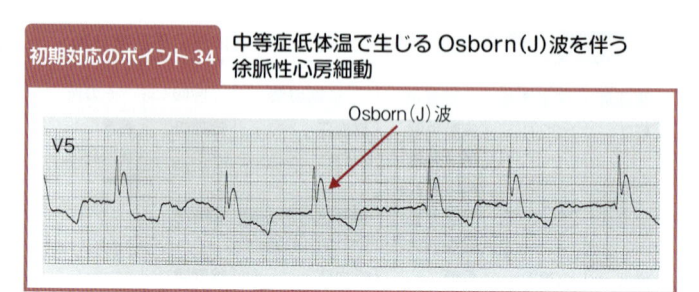

Osborn(J)波

V5

| 初期対応のポイント35 | 低体温の治療のフローチャート |

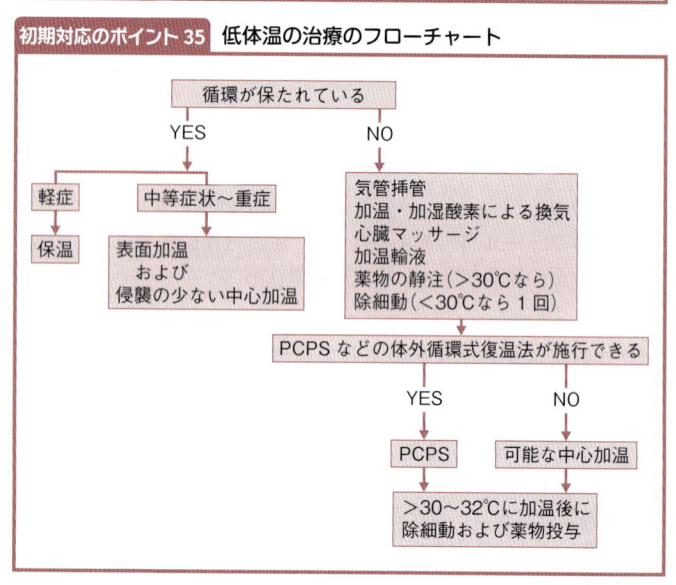

```
                    循環が保たれている
              YES ─────────┬───────── NO
               │                      │
       ┌───────┴───────┐      気管挿管
     軽症      中等症状〜重症   加温・加湿酸素による換気
       │          │           心臓マッサージ
     保温      表面加温        加温輸液
               および         薬物の静注（>30℃なら）
            侵襲の少ない中心加温 除細動（<30℃なら1回）
                                      │
                         PCPSなどの体外循環式復温法が施行できる
                              YES ─────────── NO
                               │               │
                             PCPS          可能な中心加温
                               │
                         >30〜32℃に加温後に
                         除細動および薬物投与
```

(J)波を伴う徐脈性心房細動，徐呼吸が生じる．また，熱を産生して体温上昇を促すメカニズムである悪寒が消失する．重症では，昏睡，腱反射の消失，心筋収縮不全や心室細動による心停止，徐呼吸または呼吸停止が生じる．

初期対応のポイント35に低体温の治療のフローチャートを示すが，治療戦略に基づいた重症度分類では，深部体温が>34℃は軽症低体温，30〜34℃は中等症低体温，<30℃は重症低体温と定義されている．

① 静脈路を確保し，加温した5%グルコース加生理食塩水を輸液

する．寒冷利尿(cold diuresis)により脱水しているため大量輸液が必要なことが多い．
② 復温は，重症度に応じて保温(passive rewarming)，表面加温(active external rewarming)および中心加温(active core rewarming)より選択し，深部体温が35℃に回復し，循環動態が安定することを目標とする．

【循環が保たれている場合】

③ 呼吸数が4/分以下，または，意識障害による咽頭反射の減弱または消失を認めたら，気管挿管および人工呼吸器管理する．ただし，致死性不整脈の誘発を避けるために気管挿管は十分に酸素化して愛護的に行う．
④ 呼吸回数は過換気にならないように8〜12/分とする．
⑤ 軽症低体温では，暖かい毛布などで体を被い，部屋を暖かくすることによって保温する．
⑥ 中等症低体温では，加温マット，湯たんぽなどによる表面加温，および，加温・加湿酸素(42〜46℃)の投与，加温輸液(43℃の生理食塩水)などによる侵襲の少ない中心加温を施行する．これらの手段を用いる際には，表面から加わる熱による組織の障害に注意し，循環動態の変化を注意深くモニターする．
⑦ 表面加温では，末梢の冷たい血液が中心循環に移動することによって深部体温が低下するafter drop現象および末梢の血管が拡張することによる加温ショック(rewarming shock)に注意する．
⑧ 重症低体温では，加温・加湿酸素(42〜46℃)の投与，加温輸液(43℃の生理食塩水)を施行する．

【心停止の場合】

⑨ 気管挿管によって気道を確保する．
⑩ 加温・加湿酸素を投与しながら換気する．呼吸回数は過換気にならないように8〜12/分とする．
⑪ 心臓マッサージを施行するが，回数は40〜50回/分とする．
⑫ 重症低体温(深部体温<30℃)では，心臓は循環器用薬，ペースメーカー，除細動に反応しない．また，薬物代謝は減弱しているため，薬物を繰り返し静注すると蓄積によって中毒レベルに達することがある．したがって，薬物の静注は施行しない．
⑬ 心室頻拍(VT)または心室細動(VF)であれば除細動を一度だ

け試みる．もし患者が最初の除細動に反応しなければ，その後の除細動は深部体温が＞30℃になるまで待つ．
⑭ 深部体温が＞30℃であれば，薬物の静注を施行してもよいが間隔をあける．
⑮ 心停止にある重症低体温（深部体温＜30℃）では，加温・加湿酸素（42〜46℃）の投与，加温輸液（43℃の生理食塩水），加温された透析液による腹腔内洗浄，加温生理食塩水による胸腔内洗浄，PCPSなどを利用した体外循環式復温法などにより速やかな中心加温を行う．特にPCPSは，心停止や致死性不整脈が生じていても，酸素化された血液をすべての臓器に灌流しながら，速やかに（3〜5分で1〜2℃上昇）復温できる．

3）非外傷性挫滅症候群／非外傷性コンパートメント症候群（Atraumatic crush syndrome/compartment syndrome）

急性中毒患者は，昏睡状態のために寝返りせずに同じ姿勢のままで放置されて，自らの体重で四肢を長時間圧迫されると，非外傷性挫滅症候群／コンパートメント症候群を合併することがある．速やかに診断・治療されれば，予後は良好であるが，受診までに長時間が経過していたり，受診時に意識障害があるために見落とされて診断・治療が遅れると，生命を脅かしたり，重篤な後遺症が生じる．

a. 非外傷性挫滅症候群

初期対応のポイント36に示すように，自らの体重で長時間の圧迫を受けた部位の筋肉が挫滅し，ミオグロビンやカリウムが大量に漏出すると，高ミオグロビン血症から急性尿細管壊死による急性腎不全が生じる，または，高カリウム血症から血圧低下や不整脈が生じる．

① 輸液療法を施行し，必要であればカリウムなどの電解質を補正する．
② 急性腎不全が生じる，または，高カリウム血症から血圧低下や不整脈が生じれば血液透析法を施行する．

b. 非外傷性コンパートメント症候群

初期対応のポイント36に示すように，挫滅した筋肉が，筋膜，骨間膜，骨などで囲まれたコンパートメント（筋区画）内で腫脹するとコンパートメント内圧が上昇して，血行障害から虚血による神経・筋障害が生じる．さらに，虚血により軟部組織に浮腫が生じて虚血が増悪する．この虚血および浮腫の悪循環によって，結果として非可逆的な神経・筋壊死が生じる．特に，急性中毒で昏睡状態になってから発見が遅れたと考えられる患者では注意する．

初期対応のポイント 36 — 非外傷性挫滅症候群と非外傷性コンパートメント症候群の発症メカニズム

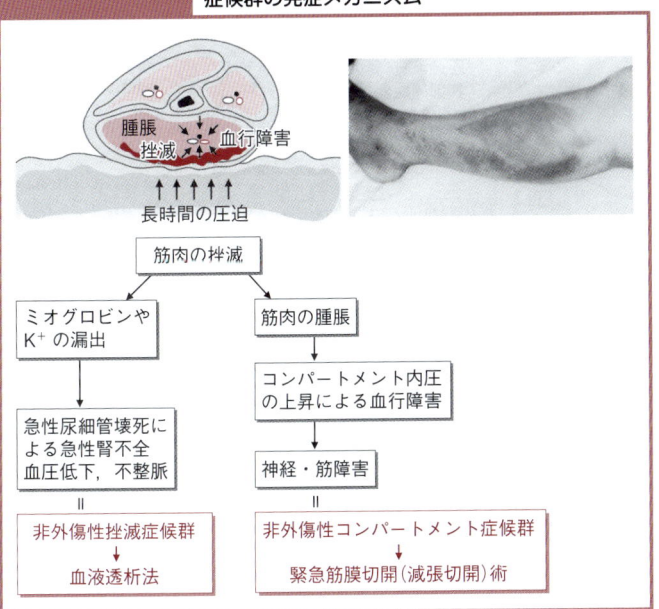

```
長時間の圧迫
   ↓
筋肉の挫滅
 ├─ ミオグロビンやK⁺の漏出
 │    ↓
 │  急性尿細管壊死による急性腎不全
 │  血圧低下，不整脈
 │    ＝
 │  非外傷性挫滅症候群
 │    ↓
 │  血液透析法
 │
 └─ 筋肉の腫脹
      ↓
    コンパートメント内圧の上昇による血行障害
      ↓
    神経・筋障害
      ＝
    非外傷性コンパートメント症候群
      ↓
    緊急筋膜切開（減張切開）術
```

① 発見時の患者の体位から，圧迫を受けている可能性のある部分を重点的に検索し，**初期対応のポイント 36** に示すような変色や水疱形成などの圧迫痕，軟部組織の腫脹や硬化の有無を確認する．

② 意識が回復していれば，障害部の疼痛，運動障害，異常感覚，他動的なコンパートメント内の筋肉の伸展（passive stretch test）による疼痛の増強（陽性）の有無も確認する．

③ コンパートメント症候群が疑われれば，整形外科専門医にコンサルトして，ただちに，コンパートメント内圧を測定する．

④ 拡張期血圧とコンパートメント内圧の差が 30 mm Hg 以下，または，（意識が回復していれば）passive stretch test による激痛を認めれば，コンパートメント内圧を下げて，虚血の進行を妨げるために緊急筋膜切開（減張切開）術を施行する．

初期対応のポイント 37 に診療のフローチャートを示す．

初期対応のポイント 37　非外傷性コンパートメント症候群の治療フローチャート

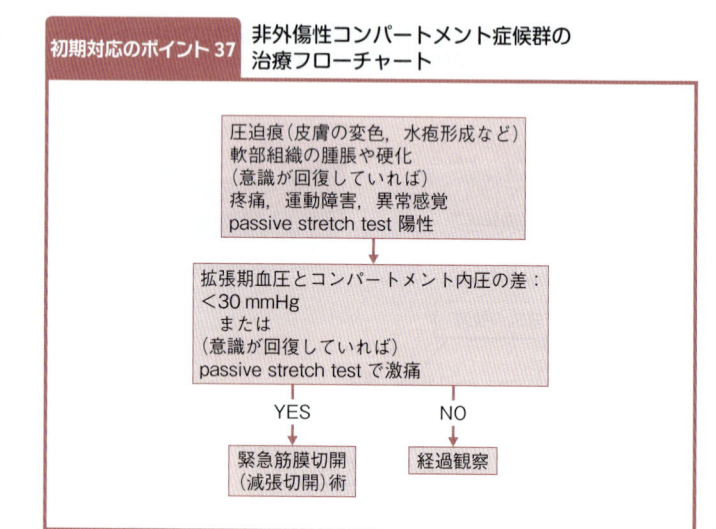

```
┌─────────────────────────────┐
│ 圧迫痕（皮膚の変色，水疱形成など） │
│ 軟部組織の腫脹や硬化              │
│ （意識が回復していれば）           │
│ 疼痛，運動障害，異常感覚           │
│ passive stretch test 陽性        │
└─────────────────────────────┘
              ↓
┌─────────────────────────────┐
│ 拡張期血圧とコンパートメント内圧の差： │
│ ＜30 mmHg                       │
│   または                        │
│ （意識が回復していれば）           │
│ passive stretch test で激痛     │
└─────────────────────────────┘
      YES ↙        ↘ NO
┌──────────┐   ┌──────────┐
│ 緊急筋膜切開 │   │ 経過観察  │
│ （減張切開）術│   └──────────┘
└──────────┘
```

情報収集：5Ws & past history

　急性中毒では，全身管理と並行して，患者本人，患者の家族や知人，救急隊員などから，情報収集に努めることも重要である．必要な情報のポイントを記憶するために，以前から用いられている語呂合わせが以下に示す 5Ws & past history である．

W：Who？（誰が）➡ 年齢，性別，体重など
W：What？（何を）➡ 薬毒物の名称，薬毒物の摂取量
W：When？（いつ）➡ 薬毒物を摂取した時間
W：Where？（どこから）➡ （経口，経皮，吸入など）薬毒物を摂取した経路
W：Why？（なぜ）➡ 自傷行為や自殺企図など意図的か事故か

past history（既往歴）➡ 肝・腎障害などの有無，服用薬，中毒の既往歴，薬物の乱用歴，精神科既往歴

参考文献

1) 上條吉人(執筆), 相馬一亥(監修):臨床中毒学. 医学書院, 2009.
2) Baud FJ, Megarbane B, Deye N, et al:Clinical review;aggressive management and extracorporeal support for drug-induced cardiotoxicity. Crit Care 11:207, 2007.
3) Christ A, Arranto CA, Schindler C, et al:Incidence, risk factors, and outcome of aspiration pneumonitis in ICU overdose patient. Intensive Care Med 32:1423-1427, 2006.
4) Franc-Law JM, Rossignol M, Vernec A, et al:Poisoning-induced acute atraumatic compartment syndrome. Am J Emerg Med 18:616-612, 2000.
5) Liisanantti J, Kaukoranta P, Martikainen M, et al:Aspiration pneumonia following severe self-poisoning. Resuscitation 56:49-53, 2003.
6) Mccullough L, Arora S:Diagnosis and treatment of hypothermia. Am Fam Physician 70:2325-2332, 2004.
7) Purkayastha S, Bhangoo P, Athanasiou T, et al:Treatment of poisoning induced cardiac impairment using cardiopulmonary bypass:a review. Emerg Med J 23:246-250, 2006.
8) Shaw AD, Sjolin SU, McQueen MM:Crush syndrome following unconsciousness;need for urgent orthopaedic referral. BMJ 309:857-859, 1994.
9) Zimmerman JL:Poisonings and overdoses in the intensive care unit;general and specific management issues. Crit Care Med 31:2794-2801, 2003.

C 吸収の阻害
──急性中毒治療の5大原則(2)

　以前は，消化管からの薬毒物の吸収を阻害すれば，患者の症状はやわらぎ，予後は改善するはずだと直感的に信じられ，催吐，胃洗浄，下剤の投与などの消化管除染法が慣例的に施行されていた．ところが現在では，EBM(evidence based medicine)の普及によって適応がかなり限られている．消化管除染法としては，第1選択が活性炭の投与で，いくつかの適応のあるものには腸洗浄を施行するが，吐根シロップによる催吐，胃洗浄，下剤の投与は推奨されていない．

胃洗浄

1) 胃洗浄の適応

● 胃洗浄は，生命を脅かす可能性のある量の薬毒物を服用してから1時間以内に施行できなければ考慮すべきではない．

　胃洗浄が有効であるエビデンスはないのに，後述するような合併症が有意に増加する．したがって，胃洗浄を慣例的に施行してはな

> **初期対応のポイント 38　活性炭に吸着されない薬毒物**
>
> 語呂合わせ「Activated charcoal is **A FICKLE** agent.（活性炭は気まぐれ者）」
>
> A：alcohols（アルコール類），alkalis（アルカリ類）
> F：fluorides（フッ化物）
> I：iron（鉄），iodide（ヨウ化物），inorganic acids（無機酸類）
> C：cyanides（シアン化合物）
> K：kalium（カリウム）
> L：lithium（リチウム）
> E：ethylene glycol（エチレングリコール）

らない．活性炭に吸着される薬毒物であれば，たとえ生命を脅かす可能性のある量を服用していても，活性炭の投与だけで十分である．ただし，**初期対応のポイント 38** に示すような，活性炭に吸着されにくい薬毒物には，胃洗浄は有効な可能性がある．

2）胃洗浄の禁忌

- 意識状態が不安定，または咽頭反射が消失しているのに気管挿管などの確実な気道確保が施行されず，誤嚥による窒息や肺炎をきたす可能性がある場合．
- 石油製品などの炭化水素のように，粘度が低く揮発性があるため気道に入りやすいうえに，粘膜刺激作用が強く化学性肺炎を生じる可能性がある薬毒物を服用した場合．
- 酸やアルカリのように腐食作用が強く，胃内容物の逆流や嘔吐によって喉・咽頭，食道粘膜が再度曝露されると，腐食性病変が進行する可能性がある薬毒物を服用した場合．
- 基礎疾患や最近の手術などによって消化管出血や穿孔のリスクのある場合．

3）胃洗浄の合併症

発生頻度は 3％程度であるが，生命を脅かす重篤なものが含まれている．

① 誤嚥：最も頻度の高い合併症．主として胃内容物の逆流や嘔吐による．胃洗浄を施行する前に気管挿管によって気道が確保されていても，意識が清明であっても生じることがある．
② 咽頭攣縮および続発する低酸素血症
③ 喉・咽頭，食道，胃粘膜への機械的損傷：太くて腰のある胃管の挿入による．

④ その他：食道穿孔，大量の水による小児の低ナトリウム血症や水中毒，胃管の機械的刺激や自律神経反射などによって誘発された不整脈・低血圧・心停止，気管内への胃管の迷入による死亡などの報告がある．

4）胃洗浄の方法
a．施行前の準備
① パルスオキシメーター，心電図モニター，自動血圧計などを装着する．
② 静脈路を確保する．
③ 意識状態が不安定な患者や咽頭反射が消失している患者には気管挿管によって気道を確保する．
④ 患者を左側臥位にし，気管挿管されていなければ頭部を約20°下げる．これらの操作によって誤嚥のリスクが減少し，幽門部が高い位置になるため胃内容物の幽門より先への流出が妨げられる．

b．胃管
胃洗浄の効率を上げるためには内径が大きい経口胃管を用いる．ただし，液剤を経口摂取後に速やかに除去するには，経鼻胃管でも有用な可能性がある．
① 成人では内径が36〜40Fの経口胃管を用いる．
② 小児では内径が24F以上の経口胃管を用いる．
③ 胃管の位置は，空気を胃に送りこんで聴診，吸引物のpH，X線で確認する．

c．洗浄液の選択
洗浄液が冷たいと，胃壁の収縮が誘発されて胃洗浄の効率が下がる．また，低体温を合併していると低体温が遷延する．したがって，洗浄液を38℃程度に加温する．小児では，大量の水による低ナトリウム血症や水中毒の報告があるので生理食塩水を用いる．
① 成人では38℃程度に加温した水または生理食塩水を用いる．
② 小児では38℃程度に加温した生理食塩水を用いる．

d．手技
① 胃洗浄を開始する前に胃内容物をできるだけ吸引する．
② 1回あたり，成人では200〜300 mL，小児では10 mL/kgの洗浄液を注入し，洗浄液を排液する．この操作を，排液がきれいになるまで繰り返す．胃管の流れを改善するためには，必要に応じてチューブの位置を直す，または，腹部をマッサージする．

初期対応のポイント 39　胃洗浄の方法

体位
左側臥位(幽門部が高い位置)

気管挿管されていなければ頭部をおよそ20°下げる

経口胃管の内径
成人：36～40 F
小児：内径が24 F 以上

洗浄液
成人：38℃程度に加温した水または生理食塩水
小児：38℃程度に加温した生理食塩水

1回あたりの注入量
成人：200～300 mL，
小児：10 mL/kg

鉗子
廃液用バケツ

洗浄液の注入・排液を排液がきれいになるまで繰り返す．

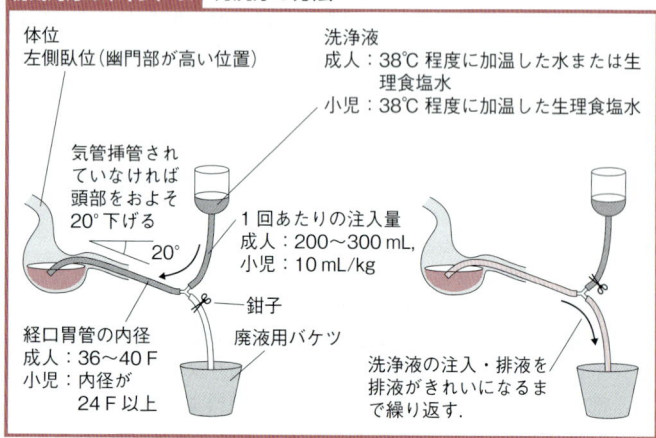

初期対応のポイント 40　閉鎖回路による胃洗浄キット(イージー・ラボ®)

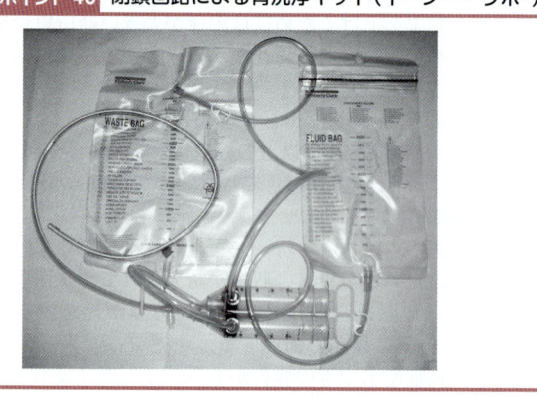

③ 洗浄液の総量は成人では 2～4 L，小児では 1～2 L 程度を目安とする．
④ 胃洗浄が終了したら，必要であれば活性炭を注入し，胃管の先から液体が滴るのを防ぐために胃管を鉗子でクランプしてから抜去する．この操作によって誤嚥のリスクが減少する．

初期対応のポイント 39 に一般的に行われている方法を示す．このように，鉗子を用いて，洗浄液の注入および洗浄液の排液を，排

液がきれいになるまで繰り返す．また，洗浄液の排液による医療従事者の2次被害を防止するために，**初期対応のポイント40**に示すように，閉鎖回路による胃洗浄キット（イージー・ラボ®）も市販されている．

活性炭の投与：A FICKLE

1) 活性炭の投与の適応

- 活性炭の投与は，中毒を生じる可能性のある量の，活性炭に吸着される薬毒物を服用してから1時間以内に施行することができれば考慮する．

活性炭は，非常に吸着力が強く表面積が大きいため，ほとんどの薬毒物を高率に吸着することができる．しかも，活性炭は，不活性物質で，吸収されずに消化管内にとどまる．ただし，**初期対応のポイント38**（☞p32）に示すような活性炭に吸着されにくい薬毒物には，活性炭の投与は無効である．筆者は，活性炭に吸着されにくい薬毒物を記憶するためにA FICKLE（気まぐれな）という語呂合わせを考案してみた．活性炭はほとんどの薬毒物を吸着するが，かといってすべての薬毒物を吸着するわけではないので，気まぐれ者のイメージとだぶらせて，「Activated charcoal is A FICKLE agent.（活性炭は気まぐれ者）」と覚えるとよい．

活性炭の投与による比較的重篤な合併症の報告が少ない上に，受診時には服用時間が曖昧であることから，実際には，多くの施設で服用後1時間以上経過していても活性炭の投与は施行されている．

2) 活性炭の投与の禁忌

- 意識状態が不安定，または咽頭反射が消失しているのに気管挿管などの確実な気道確保が施行されず，誤嚥による窒息や肺炎をきたす可能性がある場合．
- イレウスや消化管の通過障害がある場合．

3) 活性炭の投与の方法

a. 施行前の準備

① 意識状態が不安定な患者や咽頭反射が消失している患者には気管挿管によって気道を確保する．
② 内径が18F程度の経鼻胃管を挿入して十分に胃内容物を吸引する．
③ 患者を45°にベッドアップする．

初期対応のポイント 41　活性炭の投与の方法

図中の文字：
- 薬用ポリ容器（500 mL）
- 活性炭（1 g/kg）
- 微温湯（300 mL 程度）
- キャップをして十分に懸濁する
- ボールに空けてカテーテルチップにとるまたは紙コップに注ぐ
- 意識がよければ経口投与する
- 経鼻胃管を挿入し十分に胃内容物を吸引する
- 経鼻胃管（18 F 程度）
- 45°にベッドアップする
- 経鼻胃管より注入する

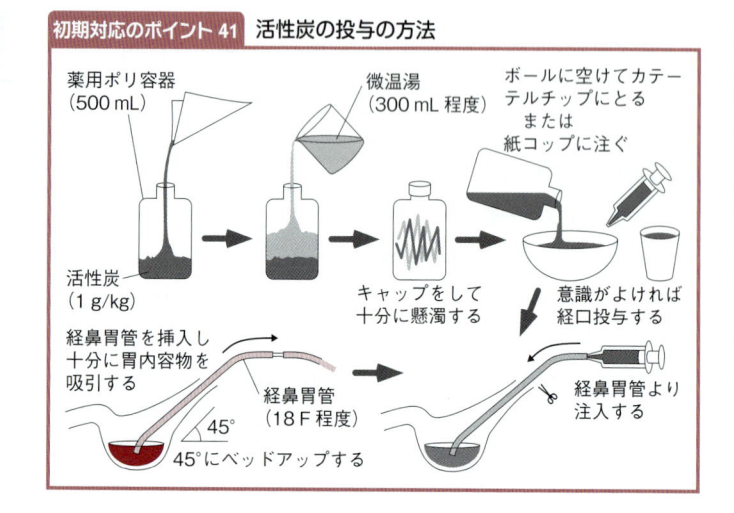

これらの操作によって，嘔吐や誤嚥のリスクが減少する．

b.　手技

① 1 g/kg（または服用量の10倍）の活性炭を300 mL程度（200～400 mL）の微温湯に懸濁して，経鼻胃管より注入する．意識がよければ，経口投与してもよい．

② 活性炭の投与が終了したら，胃管の先から液体がしたたるのを防ぐために胃管を鉗子でクランプしてから抜去する．この操作によって誤嚥のリスクが減少する．

初期対応のポイント 41 に筆者の施設で行われている方法を示す．このように，500 mLの薬用ポリ容器に，1 g/kg（または服用量の10倍）の活性炭を入れて，300 mL程度の微温湯を注いで，キャップをして十分に懸濁する．実際には，50 kgの成人を想定して，あらかじめ50 gの活性炭を入れてあるポリ容器が救急外来に備え置かれている．

腸洗浄：SIP

1）腸洗浄の適応

- 腸洗浄は，中毒を生じる可能性のある量の徐放剤または腸溶剤，鉄，（ボディパッカーまたはボディスタファーによる）違法薬物の包みや詰め物の服用であれば考慮する．

C 吸収の阻害——急性中毒治療の5大原則(2)

> **初期対応のポイント 42** 腸洗浄の適応のある薬毒物
>
> 語呂合わせ「腸洗浄液を SIP せよ(ちびちび飲め)」
>
> S：sustained-release or enteric-coated drugs（徐放剤または腸溶剤）
> I：iron（鉄）
> P：packets of illicit drugs（違法薬物の包みや詰め物）

　腸洗浄は，徐放剤または腸溶剤のように胃洗浄では除去できないものを腸管から除去するのに有効な可能性がある．また，鉄などの活性炭に吸着されにくいものを腸管から除去するのに有効な可能性がある．さらに，違法薬物の包みや詰め物のように本来は腸管からは吸収されないが破れると危険なものを腸管から除去するのに有効な可能性がある．活性炭の投与の適応のある場合は，活性炭の投与を優先する．活性炭と腸洗浄液を同時に投与すると活性炭の吸着能を減弱させるが，腸洗浄液を遅れて投与すれば活性炭の吸着能に影響しない．

　筆者は，腸洗浄の適応のある薬毒物などを記憶するためにSIP(ちびちび飲む)という語呂合わせを考案してみた(**初期対応のポイント 42**)．後述するように意識がよければポリエチレングリコール電解質液を1～2L/時の速度で飲んで腸洗浄するが，そのイメージをだぶらせて「**腸洗浄液を SIP せよ(ちびちび飲め)**」と覚えるとよい．ただし，1～2L/時の速度が「ちびちび」かといわれると少し困る．

2) 腸洗浄の禁忌

- 意識状態が不安定，または咽頭反射が消失しているのに気管挿管などの確実な気道確保が施行されず，誤嚥による窒息や肺炎をきたす可能性がある場合．
- イレウス，消化管の通過障害，消化管穿孔，消化管出血，不安定な循環動態，難治性の嘔吐がある場合．

3) 腸洗浄の方法

a. 施行前の準備

① 意識状態が不安定な患者や咽頭反射が消失している患者には気管挿管によって気道を確保する．
② 18F程度の太さの経鼻胃管を挿入して十分に胃内容物を吸引する．
③ 患者を45°にベッドアップする．

これらの操作によって，嘔吐や誤嚥のリスクが減少する．

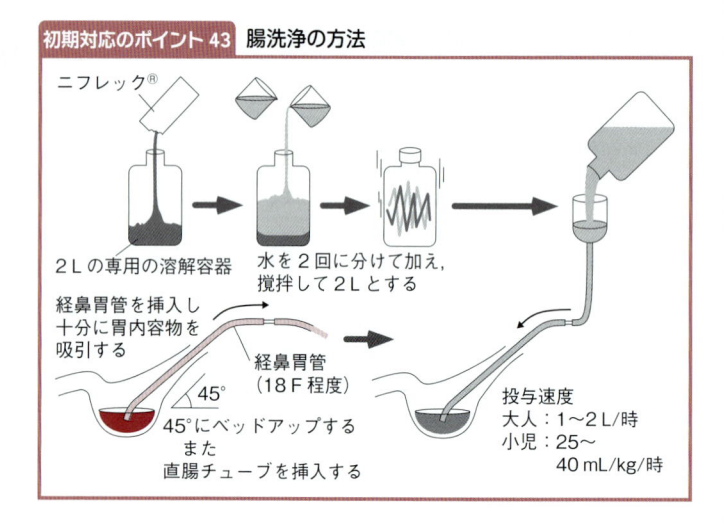

初期対応のポイント 43　腸洗浄の方法

図中テキスト:
- ニフレック®
- 2Lの専用の溶解容器
- 水を2回に分けて加え，撹拌して2Lとする
- 経鼻胃管を挿入し十分に胃内容物を吸引する
- 経鼻胃管（18F程度）
- 45°にベッドアップするまた直腸チューブを挿入する
- 投与速度　大人：1〜2L/時　小児：25〜40 mL/kg/時

④ 直腸チューブを挿入する．

b. **手技**

① 消化管より吸収されず，著しい電解質異常や体液の喪失を生じないポリエチレングリコール電解質液を，成人では1〜2L/時の速度で，小児では25〜40 mL/kg/時の速度で，直腸からの排液がきれいになるか，違法薬物の包みや詰め物などの排出が確認されるまで経鼻胃管より注入する．意識がよければ経口投与してもよいが，実際には有効に投与するために経鼻胃管が必要となることが多い．

② 腸洗浄が終了したら，胃管の先から液体がしたたるのを防ぐために胃管を鉗子でクランプしてから抜去する．この操作によって誤嚥のリスクが減少する．

初期対応のポイント 43 に一般に行われている方法を示す．このように，2Lの専用の溶解容器の中でニフレック® 1袋を2Lの微温湯に溶かして調製されたポリエチレングリコール電解質液を投与する．

吐根シロップによる催吐

1）吐根シロップによる催吐の適応など

- 医療施設では吐根シロップを投与しない．

吐根シロップの投与による催吐は，現場で，薬毒物の服用直後であれば有効な可能性はあるが，医療施設では無効である．

下剤の投与

1）下剤の投与の適応など

- 下剤を投与しない．

単独での下剤の投与は無効である．活性炭と懸濁して投与することが有効であるエビデンスはない．

参考文献
1) 上條吉人（執筆），相馬一亥（監修）：臨床中毒学．医学書院，2009．
2) American Academy of Clinical Toxicology and European Association of Poisons Centres and Clinical Toxicologists：Gastric lavage. J Toxicol Clin Toxicol 35：711-719, 1997.
3) American Academy of Clinical Toxicology and European Association of Poisons Centres and Clinical Toxicologists：Single-dose activated charcoal. J Toxicol Clin Toxicol 35：721-741, 1997.
4) American Academy of Clinical Toxicology and European Association of Poisons Centres and Clinical Toxicologists：Whole bowel irrigation. J Toxicol Clin Toxicol 35：753-762, 1997.
5) American Academy of Clinical Toxicology and European Association of Poisons Centres and Clinical Toxicologists：Ipecac syrup. J Toxicol Clin Toxicol 35：699-709, 1997.
6) American Academy of Clinical Toxicology and European Association of Poisons Centres and Clinical Toxicologists：Cathartics. J Toxicol Clin Toxicol 35：743-752, 1997.
7) Bond GR：The role of activated charcoal and gastric emptying in gastrointestinal decontamination：a state-of-the-art review. Ann Emerg Med 39：273-286, 2002.
8) Christophersen AB, Levin D, Hoegberg LC, et al：Activated charcoal alone or after gastric lavage；a simulated large paracetamol intoxication. Br J Clin Pharmacol 53：312-317, 2002.
9) Henry JA, Hoffman JR：Continuing controversy on gut decontamination. Lancet 352：420-421, 1998.
10) LoVecchio F, Shriki J, Innes K, et al：The feasibility of administration of activated charcoal with respect to current practice guidelines in emergency department patients. J Med Toxicol 3：100-102, 2007.
11) Seger D：Single-dose activated charcoal-backup and reassess. J Toxicol Clin Toxicol 42：101-110, 2004.

D 排泄の促進
──急性中毒治療の5大原則(3)

以前は，時間あたり2L以上の大量輸液をしつつ，必要に応じて利尿薬を投与するといった強制利尿が慣例的に行われていたが，現在では推奨されていない．また，以前は，さまざまな薬毒物による急性中毒で血液灌流法や血液透析法などの急性血液浄化法が施行されていたが，現在では，EBM(evidence-based medicine)の普及によって適応とされる薬毒物はほんのわずかである．

尿のアルカリ化：Alkaline Piss

尿のpHを操作してアルカリ化して，弱酸性の薬毒物の腎排泄を促す方法である．尿のアルカリ化と大量輸液を組み合わせたアルカリ強制利尿は，現在では推奨されていない．

1) イオン・トラッピング(ion trapping)

初期対応のポイント44に示すように，血液によって腎臓に運ばれてきた薬毒物は，糸球体でろ過される，または，尿細管腔内に分泌される．しかし，尿細管腔内から水が再吸収されると，尿細管腔内で薬毒物の濃度が上昇して血液との濃度勾配によって尿細管から再吸収される．ところが，尿のpHを操作してアルカリ化すると，弱酸性の薬毒物は，尿細管腔内では陰イオン型の割合が増加する．陰イオン型は尿細管細胞を通過しにくいため，尿細管から再吸収されずに尿細管腔内にとどまるため排泄が促進される．これをイオン・トラッピング(ion trapping)という．

以前は，尿のアルカリ化に，時間あたり2L以上の大量輸液を組み合わせたアルカリ強制利尿が施行されていたが，尿のアルカリ化に比べて，肺水腫や電解質異常などの合併症は有意に増加するのに，クリアランスは有意差がないために，現在では推奨されていない．

同様に，メタンフェタミンなどの弱塩基性の薬毒物は，酸性の尿中では陽イオン型の割合が増加して排泄が促進されるが，尿は本来酸性であるので，あえて酸性化する必要がない場合がほとんどである．

2) 尿のアルカリ化の方法

a. 初期投与量

炭酸水素ナトリウム200 mEq(メイロン84® 200 mL)を1時間以

初期対応のポイント 44　尿のアルカリ化

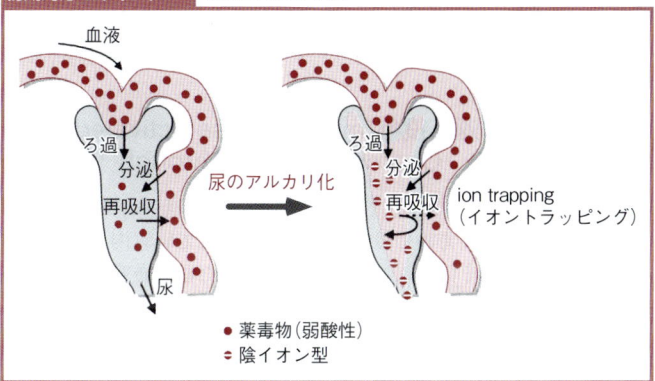

- 薬毒物（弱酸性）
- 陰イオン型

初期対応のポイント 45　尿のアルカリ化の適応のある薬毒物

語呂合わせ「尿のアルカリ化で，**A**lkaline **P**iss（アルカリ性のおしっこ）」

A：aspirin（アスピリン）／salicylates（サリチル酸塩）
　➡血液透析法の適応のない中等症～重症中毒では第1選択

P：phenobarbital（フェノバルビタール）／primidone（プリミドン）
　➡活性炭の繰り返し投与が第1選択

上かけて静注する．先行する代謝性アシドーシスがあれば投与時間を短縮するか投与量を増やす．

b. 維持量

炭酸水素ナトリウムを必要に応じて静注して尿のpHを7.5～8.5に維持する．低カリウム血症を認めたらただちに補正する．

3) 尿のアルカリ化の適応

尿のアルカリ化が有効な可能性のある薬毒物は，弱酸性で，かつ，主として腎排泄されるものである．これまでのところ尿のアルカリ化の適応があるとされている薬毒物はアスピリン（サリチル酸塩）およびフェノバルビタール（プリミドン）である．ただし，エビデンスのレベルは高くない．

アスピリン（サリチル酸塩）中毒では，血液透析法の適応のない中等症～重症では第1選択の治療として考慮する．フェノバルビタール（プリミドン）中毒では，活性炭の繰り返し投与の方が有効である．ところで，尿はpiss（おしっこ）であるが，筆者は，尿のアルカ

リ化の適応のある薬毒物を記憶するために Alkaline Piss（アルカリ性のおしっこ）という語呂合わせを考案してみた（初期対応のポイント 45）．「尿のアルカリ化で Alkaline Piss（アルカリ性のおしっこ）」と覚えるとよい．

活性炭の繰り返し投与（multiple-dose activated charcoal, MDAC）：Charcoal Passes through Tubes.

活性炭を繰り返し投与して，薬毒物の排泄を促進する方法である．腸肝循環する薬毒物では，肝臓で代謝されて腸管内に分泌される薬毒物や代謝物を活性炭に吸着させる．または分布容積の小さい薬毒物では，血中の薬毒物や代謝物を，腸管粘膜を介した拡散のメカニズムによって腸管内の活性炭に吸着させる（腸管透析）．これらによって排泄を促す．

1）腸肝循環

初期対応のポイント 46 に示すように，薬毒物のなかには，①経口摂取された後に腸管から吸収され，②肝臓でグルクロン酸抱合され，③胆汁中に分泌されて腸管内に排泄された後に，④大腸で腸内細菌のもつ β-グルクロニダーゼによって分解され，⑤再び腸管より吸収されるものがある．これが腸肝循環の一例である．腸肝循環する薬毒物による急性中毒では，なかなか薬毒物の血中濃度が下がらずに中毒症状が遷延する．このように腸肝循環する薬毒物の排泄を促すのに活性炭の繰り返し投与（MDAC）が有効な可能性がある．

2）活性炭の繰り返し投与の方法

a. 施行前の準備

① 意識状態が不安定な患者や咽頭反射が消失している患者には気管挿管によって気道を確保する．
② 内径が 18 F 程度の経鼻胃管を挿入して十分に胃内容物を吸引する．
③ 患者を 45°にベッドアップする．

これらの操作によって，嘔吐や誤嚥のリスクが減少する．

b. 手技

① 1 g/kg（または服用量の 10 倍）の活性炭を 300 mL 程度（200〜400 mL）の微温湯に懸濁して，経鼻胃管より注入する．意識がよければ，経口投与してもよい．
② その後 4 時間ごとに 0.5〜1 g/kg の活性炭と微温湯との懸濁液を経鼻胃管より注入するか，経口投与する．または，12.5 g/

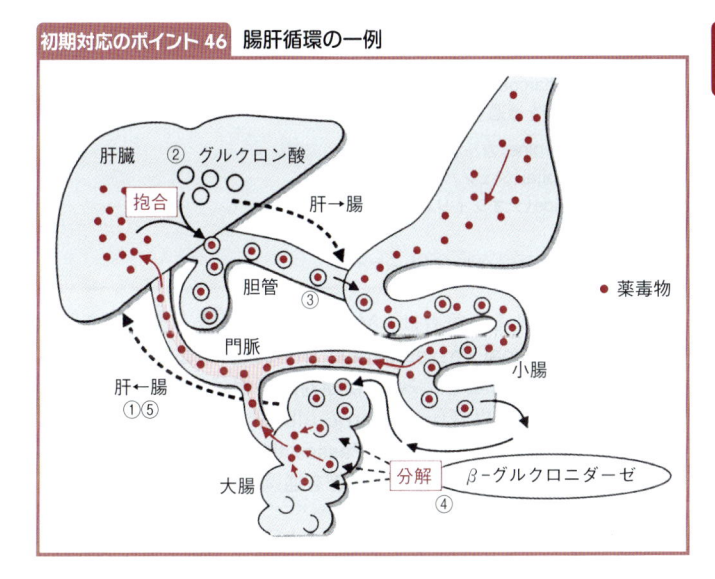

D 排泄の促進——急性中毒治療の5大原則(3)

初期対応のポイント46 腸肝循環の一例

図中ラベル: 肝臓、②グルクロン酸、抱合、肝→腸、胆管③、門脈、肝←腸①⑤、小腸、大腸、分解、β-グルクロニダーゼ、●薬毒物

時以上の速度で持続投与する．

③ 活性炭の投与が終了したら，胃管の先から液体がしたたるのを防ぐために胃管を鉗子でクランプしてから抜去する．この操作によって誤嚥のリスクが減少する．

c. 参考

1回あたりの投与量を減らして，投与回数を増やすと嘔吐のリスクが減少する可能性がある．活性炭を下剤と懸濁すると，持続性の下痢，電解質異常や体液の喪失，腹部不快感を生じる可能性があるので下剤とは懸濁しない．

3) 活性炭の繰り返し投与の適応

これまでのところ，MDACの適応がある薬毒物は，腸肝循環するダプソン，カルバマゼピン，フェノバルビタール，キニーネ，および分布容積の小さいテオフィリンである．臨床研究では，MDACは，ダプソン，カルバマゼピン，フェノバルビタール，キニーネ，テオフィリンの排泄を促進した．ただし，無作為比較試験では，MDACは，これらの薬毒物による中毒の臨床症状，または，予後を改善しなかった．ところで，これらの薬毒物のうちダプソンおよびキニーネは，現在ではほとんど処方されていない．したがって，カルバマゼピン，フェノバルビタール，テオフィリンを記憶す

> **初期対応のポイント 47　活性炭の繰り返し投与の適応のある薬毒物**
>
> 語呂合わせ「Charcoal Passes through Tubes in MDAC（MDAC では炭は経鼻胃管や消化管を通過する）」
>
> C：carbamazepine（カルバマゼピン）
> P：phenobarbital（フェノバルビタール）
> T：theophylline（テオフィリン）
> その他
> dapsone（ダプソン），quinine（キニーネ）

るだけで十分である．筆者は，MDAC の適応のある薬毒物を記憶するために Charcoal Passes through Tubes（炭は管を通過する）という語呂合わせを考案してみた（初期対応のポイント 47）．ここでいう"tubes"は経鼻胃管（nasogastric tube），および消化管（digestive tube）である．「Charcoal Passes through Tubes in MDAC（MDAC では，炭は経鼻胃管や消化管を通過する）」と覚えればよい．

4）活性炭の繰り返し投与の禁忌

- 意識状態が不安定な患者や咽頭反射が消失しているのに気管挿管などの確実な気道確保が施行されていない場合．
- イレウスや消化管の通過障害がある場合．

血液浄化法：CAT-MEAL

急性中毒における血液浄化法は，患者の血液をポンプによって抜き出し（脱血），特殊なカラムを含めた回路の中に体外循環させながら薬毒物を除去し（浄化），再び患者に戻す（返血）方法である．

急性中毒では，吸着のメカニズムを用いて薬毒物を除去する血液灌流法（血液吸着法）か，拡散のメカニズムを用いて薬毒物を除去する血液透析法のいずれかを用いる．

1）FDL カテーテル（flexible double lumen catheter）

血液浄化法を有効に施行するためには，なるべく大きな流量で脱血すると同時に，返血する必要がある．そのためには，太い静脈に，「バスキュラーアクセス」として，血液の出入口となる特殊な太いカテーテルを挿入・留置しなくてはならない．バスキュラーアクセスとしては，通常は FDL カテーテルが用いられている．**初期対応のポイント 48** に示すように，FDL カテーテルは，柔らかい材質でできていて，血液の入り口につながる管と出口につながる管が 1 本の管にまとめられた二重構造をしている．実際に，FDL カテー

初期対応のポイント 48 FDL カテーテル

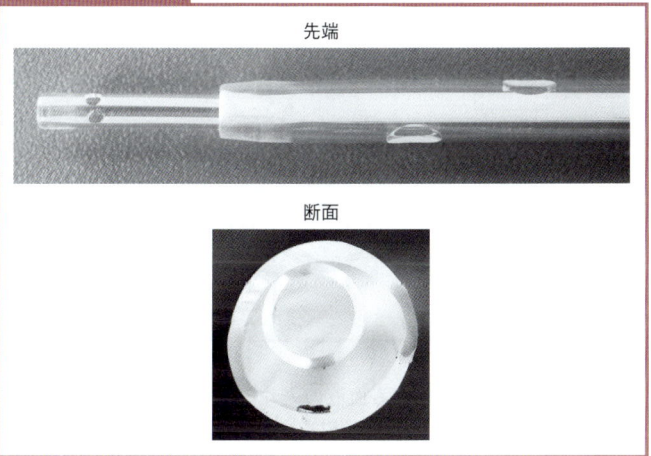

先端

断面

初期対応のポイント 49 FDL カテーテルの脱血と返血

■ 脱血　■ 返血

正しく FDL カテーテルに接続した場合.

誤って逆に接続すると浄化の効率は低下する.

テルの切断面をみると内腔が2つに分かれているのがわかる.

　局所麻酔薬を用いて太い静脈を穿刺し,静脈血の流れる方向に向かって FDL カテーテルを挿入・留置する.左右の内頸静脈を穿刺する場合は,先端を上大静脈に留置する.また,左右の大腿静脈を穿刺する場合は,先端を外腸骨静脈から総腸骨静脈に留置する.**初期対応のポイント 49** に示すように,このカテーテルによって,先

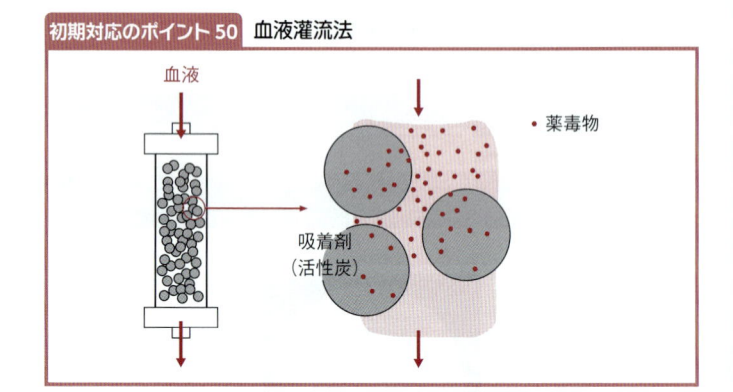

初期対応のポイント 50　血液灌流法

端より 2 cm ほど手前にある血液の入り口に相当する穴(①)から脱血し,先端にある血液の出口に相当する穴(②)から浄化された血液を返血する.たいてい脱血側には赤い目印が,返血側には青い目印がついている.誤って逆に接続すると,先端にある穴から脱血し,先端より 2 cm ほど手前にある穴から返血するので,静脈血ばかりでなく,浄化された血液の一部を再び脱血することになり浄化の効率は低下してしまう.この現象をミキシングという.

2) 血液灌流法(血液吸着法)のメカニズム

初期対応のポイント 50 に示すように,血液灌流法(血液吸着法)とは,ビーズ状になっている吸着剤の詰まった全血灌流カラムに血液を灌流させて,薬毒物を吸着剤に接触・吸着させて除去(浄化)する方法である.急性中毒ではほとんどの場合,吸着剤として活性炭が用いられるので,初期対応のポイント 51 に示すように,専用の全血灌流カラムは,外側からは黒っぽく見える(Hemosorba CH 350®,DHP-1®など).

3) 血液透析法のメカニズム

初期対応のポイント 52 に示すように,血液透析法とは,中空糸となっている透析膜(中空糸膜)の内側に血液を,外側に透析液を灌流させることによって,透析膜を介して血液と透析液を接触させて,両者の濃度勾配に従った拡散のメカニズムによって薬毒物を透析液の側に移動させて除去(浄化)する方法である.初期対応のポイント 53 に示すように,専用の血液透析カラムの中には,白い糸のような中空糸膜がぎっしり詰まっているのが見える.

初期対応のポイント 51　全血灌流カラム

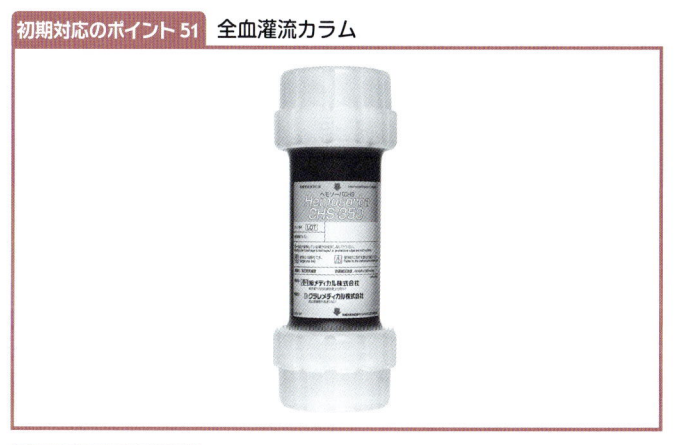

初期対応のポイント 52　血液透析法

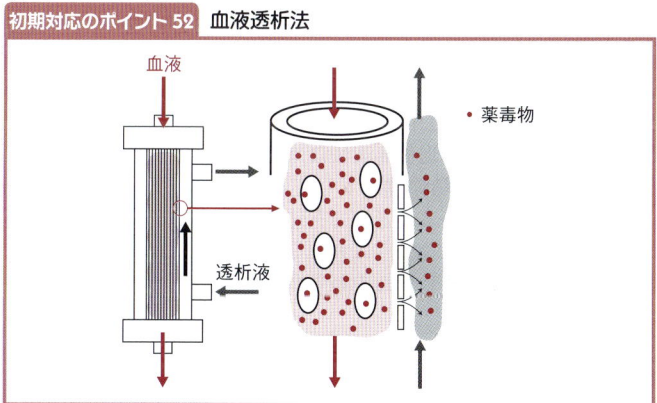

4）抗凝固薬の選択

　血液浄化法では，回路内で血液凝固するのを予防するために抗凝固薬を持続投与する必要がある．活性炭を吸着剤として用いる血液灌流法では，全血灌流カラム内で血液凝固が生じやすく，いったん凝固するとカラムを交換せざるを得ないうえに，血小板減少も生じる．したがって，ヘパリン5,000単位を加えた生理食塩水でプライミングし，開始時に脱血側より3,000～5,000単位のヘパリンを投与した後に2,000単位/時で持続注入する．

　血液透析法では，患者に出血傾向や出血のリスクがない場合は，抗凝固薬としてヘパリンを用いる．開始時に脱血側より1,000～

初期対応のポイント 53　血液透析カラム

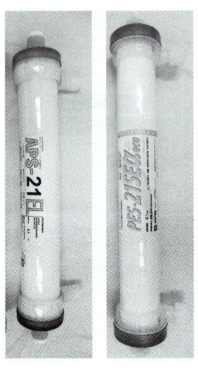

3,000単位のヘパリンを投与した後に，500～1,500単位/時で持続注入する．患者に出血傾向や出血のリスクがある場合は，ナファモスタットメシル酸塩（フサン®）を用いる．開始時より20～40 mg/時で持続注入する．ただし，ナファモスタットメシル酸塩は活性炭に吸着されてしまうので血液灌流法には用いない．

5）血液浄化法と薬毒物動態

血液浄化法はあらゆる薬毒物に有効なわけではない．血液浄化法が有効か否かは，薬毒物動態に大きく左右される．実際には，血液浄化法が有効な薬毒物はほんのわずかである．

a．半減期

急性中毒の治療において血液浄化法は，たいてい3～5時間かけて施行されるか，血液透析法は，ときに持続的に施行される．したがって，半減期が短い薬毒物には有効ではない．例えば，半減期が数分の薬毒物を除去するために，数時間かけて血液浄化法を施行しても有効ではないことは明らかである．「新幹線を自転車で追いかけるようなもの」と揶揄されることもある．

b．分布容積

薬毒物は消化管より吸収され，血流に入り，体内に分布する．血液浄化法は，血液を脱血・浄化・返血するので，組織内よりも血液内または細胞外液中に分布する薬毒物でなければ血液浄化法を施行しても有効ではない．**初期対応のポイント 54**に示すように，体重あたりの体内の薬物総量（mg/kg）を薬物の血中濃度（mg/L）で割った値を分布容積（distribution volume；Vd）と定義している．**初期**

初期対応のポイント 54　分布容積(Vd)の計算式

分布容積(Vd)(L/kg)
＝体重あたりの体内の薬物総量(mg/kg)/薬物の血中濃度(mg/L)

初期対応のポイント 55　分布容積

| Vd<1 | Vd=1 | Vd>1 |
| より血液内または細胞外液中に分布 | 均等に分布 | より組織内に分布 |

対応のポイント55に示すように，薬毒物が組織内よりも血液内または細胞外液中に分布していれば相対的に分母が大きくなり，Vd<1となる．薬毒物が組織内にも血液内または細胞外液中にも均等に分布していればVd=1となる．薬毒物が血液内または細胞外液中より組織内に分布していれば相対的に分子が大きくなりVd>1となる．したがって，分布容積が小さければ小さい薬毒物ほど，より血液内または細胞外液中に分布しているので血液浄化法が有効である可能性がある．

c. 血液灌流法(血液吸着法)と薬毒物動態

血液灌流法では，薬毒物は分子量が大きくても小さくても，吸着剤と直接に接触・吸着されれば除去される．したがって，分子量にはあまり影響を受けない．初期対応のポイント56に示すように，蛋白と結合していてもいなくても，吸着剤と直接に接触・吸着されれば除去される．したがって，蛋白結合率にもあまり影響を受けない．これまでの研究によれば，血液灌流法は，蛋白結合率が95％以下であれば有効な可能性がある．ただし，急性中毒ではたいてい吸着剤として活性炭が用いられるので，初期対応のポイント38(☞p32)に示すような，活性炭に吸着されにくい薬毒物には無効である．

初期対応のポイント 56　血液灌流法と蛋白結合率

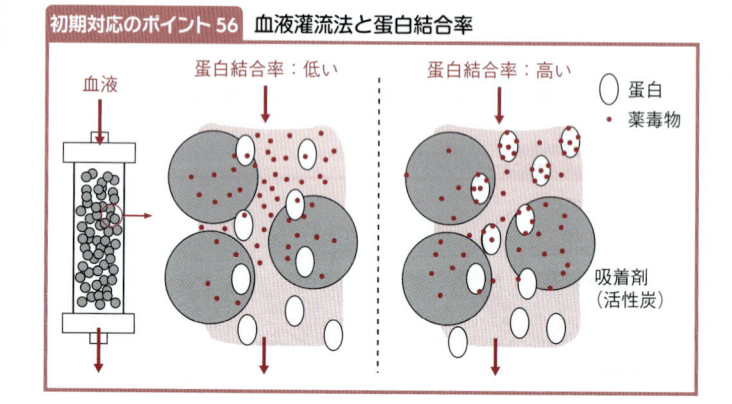

（図：血液／蛋白結合率：低い／蛋白結合率：高い／蛋白／薬毒物／吸着剤（活性炭））

d. 血液透析法と薬毒物動態

　血液透析法では，薬毒物は分子量が小さく透析膜を通過できなくては有効ではない．通常は分子量が1,000以下でなくてはならない．**初期対応のポイント 57**に示すように，多くの薬毒物は血中で蛋白と結合しているが，蛋白は透析膜を通過できないので，蛋白結合率が低く遊離型の割合が多いものでなくては有効ではない．

6) 血液灌流法(血液吸着法)の適応：CAT

　前述した薬毒物動態を総合すると，**初期対応のポイント 58**に示すように，活性炭を吸着剤として用いている血液灌流法(血液吸着法)が有効な可能性がある薬毒物は，分子量に関わらず，半減期がある程度長く，分布容積が小さく，蛋白結合率が95％以下で，活性炭に吸着されるものである．

　これまでのところ，血液灌流法の適応があるとされている薬毒物は，カルバマゼピン，フェノバルビタール，フェニトイン，テオフィリンである．**初期対応のポイント 59**に示すように，これらの薬毒物の薬毒物動態はいずれも上記の条件をみたしている．ただし，無作為比較試験はないので，エビデンスのレベルは高くない．急性中毒では症例数が限られているので，有効であるエビデンスを示すことが困難である．したがって，実際にはこれ以外の薬毒物にも有効な可能性がある．例えば，テオフィリンと同様にキサンチン誘導体であり，薬毒物動態が類似しているカフェインにも適応があると考えられる．そこで筆者は，血液灌流法の適応のある薬毒物を記憶するためにCAT(猫)という語呂合わせを考案してみた(**初期対応のポイント 60**)．

初期対応のポイント 57　血液透析法と蛋白結合率

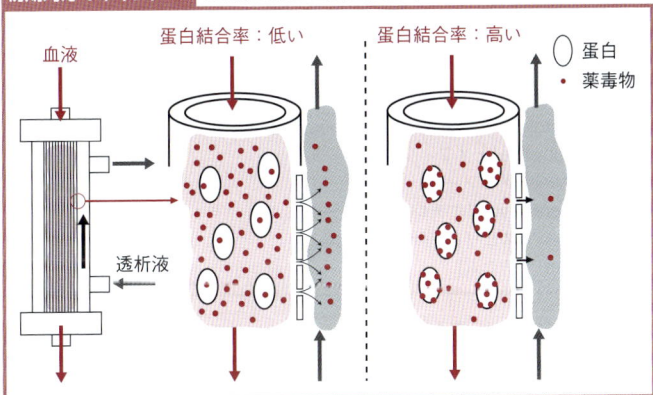

蛋白結合率：低い　　蛋白結合率：高い　　○ 蛋白　● 薬毒物

初期対応のポイント 58　血液灌流法（血液吸着法）が有効な可能性がある薬毒物の条件

- 分子量にはあまり影響を受けない.
- 半減期がある程度長い.
- 分布容積が小さい.
- 蛋白結合率が95%以下である.
- 活性炭に吸着される.

初期対応のポイント 59　血液灌流法の適応のある薬毒物

	カルバマゼピン	フェノバルビタール	フェニトイン	テオフィリン
分子量	236	232	252	180
半減期	18～65時間	2～6日	8～60時間	3～11時間
分布容積（L/kg）	0.8～1.8	0.5～0.6	0.5～0.8	0.3～0.7
蛋白結合率（%）	75	50	90	60
活性炭への吸着	◎	◎	◎	◎

初期対応のポイント 60 　血液灌流法および血液透析法の適応のある薬毒物

語呂合わせ「青魚入りの **CAT-MEAL**(猫の食事)で血がサラサラ(浄化)」

- C：carbamazepine(カルバマゼピン)，caffeine(カフェイン)
- A：anticonvulsants；phenobarbital(フェノバルビタール)
  phenytoin(フェニトイン)，(carbamazepine)
- T：theophylline(テオフィリン)
- M：methanol(メタノール)
- E：ethylene glycol(エチレングリコール)
- A：aspirin(アスピリン／サリチル酸塩)
- L：lithium(リチウム)

7）血液透析法の適応：MEAL

　前述した薬毒物動態を総合すると，**初期対応のポイント61**に示すように，血液透析法が有効な可能性がある薬毒物は，分子量が小さく，半減期がある程度長く，分布容積が小さく，蛋白結合率が小さいものである．当然のことながら活性炭に吸着されなくてもよい．

　これまでのところ，血液透析法の適応があるとされている薬毒物は，メタノール，エチレングリコール，アスピリン／サリチル酸塩，リチウムである．アスピリン／サリチル酸中毒では，血液透析法は，呼吸性アルカローシスや代謝性アシドーシスによる酸塩基平衡異常を補正するメリットもある．**初期対応のポイント62**に示すように，これらの薬毒物の薬毒物動態は，いずれも上記の条件をみたしている．ただし，アスピリンは吸収されるとただちに加水分解されてサリチル酸となるのでサリチル酸の薬毒物動態を示している．ただし，血液灌流法と同様に，無作為比較試験はないので，エビデンスのレベルは高くないし，実際にはこれ以外の薬毒物にも有効な可能性がある．

　筆者は，血液透析法の適応のある薬毒物を記憶するために **MEAL**(食事)という語呂合わせを考案してみた(**初期対応のポイント60**)．ところで，血液灌流法と血液透析法の適応のある薬毒物とあわせると **CAT-MEAL**(猫の食事)となり，覚えやすい．猫はEPA(エイコサペンタエン酸)やDHA(ドコサヘキサエン酸)といった血液をサラサラ(浄化)にしてくれる成分の多いイワシなどの青魚が大好きなので「青魚入りの **CAT-MEAL**(猫の食事)で血がサラサラ(浄化)」と覚えるとよい．

初期対応のポイント 61　血液透析法が有効な可能性がある薬毒物の条件

・分子量が小さい（＜1,000）．
・半減期がある程度長い．
・分布容積が小さい．
・蛋白結合率が小さい．
・活性炭に吸着されなくてもよい．

初期対応のポイント 62　血液透析法の適応のある薬毒物

	メタノール	エチレングリコール	アスピリン（サリチル酸）	リチウム
分子量	32	62	(138)	7
半減期	2〜24時間	2〜5時間	(3〜20時間)	17〜58時間
分布容積（L/kg）	0.4〜0.6	0.5〜0.8	(0.13)	0.4〜1.4
蛋白結合率（％）	0	0	(40〜80)	0
活性炭への吸着	×	×	(○)	×

参考文献

1) 上條吉人（執筆），相馬一亥（監修）：臨床中毒学．医学書院，2009．
2) American Academy of Clinical Toxicology, European Association of Poisons Centres and Clinical Toxicologists. Position statement and practical guidelines on the use of multi-dose activated charcoal in the treatment of acute poisoning. J Toxicol Clin Toxicol 37：731-751, 1999.
3) Bradberry SM, Vale JA：Multiple-dose activated charcoal：A review of relevant clinical studies. J Toxicol Clin Toxicol 33：407-416, 1995.
4) Eddleston M, Juszczak E, Buckley NA, et al：Multiple-dose activated charcoal in acute self-poisoning：a randomized controlled trial. Lancet 371：579-587, 2008.
5) Prescott LF, Balali-Mood M, Critchley JA, et al：Diuresis or urinary alkalinisation for salicylate poisoning? BMJ 286：1383-1386, 1982.
6) Satar S, Alpay NR, Sebe A, et al：Emergency hemodialysis in the management of intoxication. Am J Ther 13：404-410, 2006.
7) Trafford JA, Jones RH, Evans R, et al：Haemoperfusion with R-004 Amberlite resin for treating acute poisoning. BMJ 2：1453-1456, 1977.
8) Woo OF, Pond SM, Benowitz NL, et al：Benefit of hemoperfusion in acute theophylline intoxication. J Toxicol Clin Toxicol 22：411-424, 1984.

E 解毒薬・拮抗薬
──急性中毒治療の5大原則(4)

　解毒薬・拮抗薬とは，薬毒物または毒性代謝物の毒性を減弱させる薬物である．適切な全身管理とあわせて解毒薬・拮抗薬を投与すれば，臨床症状および予後が改善する可能性がある．ここでは，現在用いられている代表的な解毒薬・拮抗薬をとりあげる．

受容体で薬毒物などと競合的に拮抗する薬物

1）フルマゼニル（アネキセート®注）
a. 作用機序

　フルマゼニルは$GABA_A$受容体・複合体にあるベンゾジアゼピン受容体でベンゾジアゼピン類と競合的に拮抗する（**初期対応のポイント63**）．

b. 投与法

　ベンゾジアゼピン類中毒：フルマゼニル（アネキセート®注）0.2～0.3 mgの静注を覚醒が得られるまで繰り返す．総投与量が3 mgに達しても反応が得られなければ，他の薬毒物による中毒や他の意識障害の原因を考える（☞ p112 ベンゾジアゼピン類）．

2）ナロキソン塩酸塩（ナロキソン塩酸塩®注）
a. 作用機序

　ナロキソンはオピオイド受容体でモルヒネやヘロインなどのオピオイド類と競合的に拮抗する（**初期対応のポイント64**）．

b. 投与法

　オピオイド類中毒：ナロキソン塩酸塩（塩酸ナロキソン®注）0.4～2.0 mgの静注を中毒症状が消失するまで2～3分ごとに繰り返す．総投与量が10 mgに達しても反応がなければ，他の薬毒物による中毒や他の意識障害の原因を考える（☞ p189 オピオイド類）．

3）アトロピン硫酸塩（アトロピン硫酸塩®注）
a. 作用機序

　アトロピンは，ムスカリン受容体で，アセチルコリンと競合的に拮抗する．

b. 投与法

　有機リン中毒：気管支分泌物の増加や気管支攣縮による喘鳴をみとめたら，重症度に応じてアトロピン硫酸塩（アトロピン硫酸塩®注）1～3 mgを静注する．その後は気管支分泌物の量や喘鳴が改善

E 解毒薬・拮抗薬——急性中毒治療の5大原則(4)

初期対応のポイント 63　フルマゼニルはベンゾジアゼピン類と競合的に拮抗

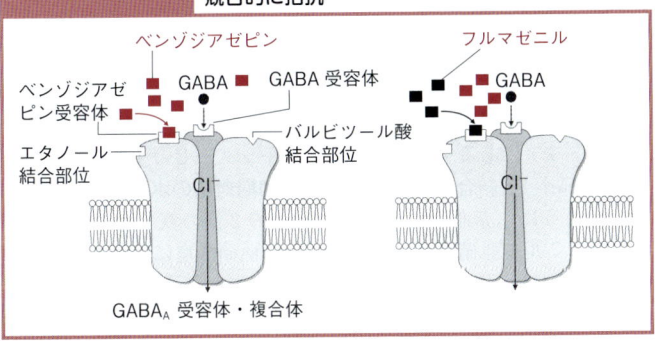

- ベンゾジアゼピン
- フルマゼニル
- ベンゾジアゼピン受容体
- GABA
- GABA受容体
- エタノール結合部位
- バルビツール酸結合部位
- Cl⁻
- GABA$_A$受容体・複合体

初期対応のポイント 64　ナロキソンはオピオイド類と競合的に拮抗

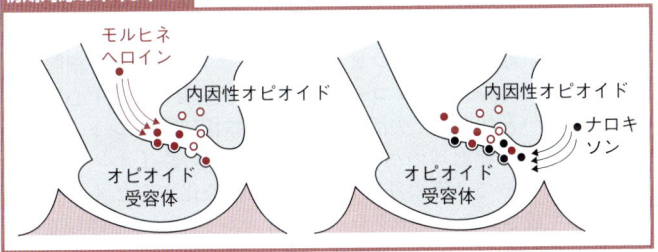

- モルヒネ / ヘロイン
- 内因性オピオイド
- ナロキソン
- オピオイド受容体

するまで2〜5分ごとに繰り返し投与する．または，アトロピン硫酸塩(アトロピン硫酸塩®注)の持続静注を0.05 mg/kg/時で開始し，適宜増減する．症状が安定したら，気管支分泌物の量を厳重にモニターしながら漸減する(☞p212 有機リン).

カーバメート中毒：気管支分泌物の増加や気管支攣縮による喘鳴をみとめたら，重症度に応じてアトロピン硫酸塩(アトロピン硫酸塩®注)2〜4 mg(小児では0.05〜0.10 mg/kg)を静注する．その後は気管支分泌物量や喘鳴が改善するまで15分ごとに繰り返し投与する(☞p220 カーバメート).

薬毒物により失活した酵素の活性を回復させる薬物

1）亜硝酸アミル（亜硝酸アミル®アンプル），亜硝酸ナトリウム〔3%亜硝酸ナトリウム注（院内調製）〕

a. 作用機序

シアン化合物中毒では，シアン化物イオン（CN^-）は，細胞内ミトコンドリアにあるチトクローム・オキシダーゼの活性中心にあるヘム鉄（Fe^{3+}）と結合して失活させる．**初期対応のポイント 65（左）**に示すように，赤血球のヘモグロビンの2価の鉄イオン（Fe^{2+}）を亜硝酸アミルや亜硝酸ナトリウムなどの亜硝酸塩によって3価の鉄イオン（Fe^{3+}）に酸化すると，メトヘモグロビンが生成される．チトクローム・オキシダーゼと結合していた CN^- は解離して，より親和性の高いメトヘモグロビンと結合してシアノメトヘモグロビンを生成する．この結果，チトクローム・オキシダーゼは活性を取り戻す．

硫化水素中毒では，スルフヒドリル・イオン（HS^-）は，細胞内ミトコンドリアにあるチトクローム・オキシダーゼの活性中心にあるヘム鉄（Fe^{3+}）と結合して失活させる．**初期対応のポイント 65（右）**に示すように，赤血球のヘモグロビンの2価の鉄イオン（Fe^{2+}）を亜硝酸塩によって3価の鉄イオン（Fe^{3+}）に酸化するとメトヘモグロビンが生成される．チトクローム・オキシダーゼと結合していた HS^- は解離して，より親和性の高いメトヘモグロビンと結合してスルフメトヘモグロビンを生成する．この結果，チトクローム・オキシダーゼは活性を取り戻す．

b. 投与法

① 亜硝酸アミル

シアン化合物中毒または硫化水素中毒：亜硝酸ナトリウムの静注が可能になるまでの間，アンプルの内容物を専用の布に湿らせて，マスクの中，または，鼻や口の前において15秒間吸入させて，15秒間中断して酸素を投与する．この操作を繰り返し，3分ごとに新しいアンプルを用いる．

② 亜硝酸ナトリウム

シアン化合物中毒または硫化水素中毒：3%亜硝酸ナトリウム注（院内調製）300 mg（10 mL），小児では 6 mg/kg（0.2 mL/kg）（ただし 10 mL を超えない）を5分かけて静注する．メトヘモグロビン濃度を適宜測定して 20〜25% にする．効果が十分でなければ，30分ごとに半量ずつ追加投与する．ただし，

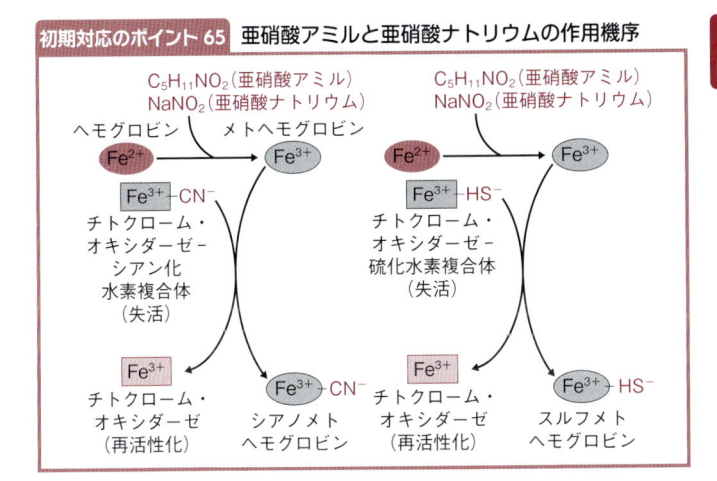

初期対応のポイント 65　亜硝酸アミルと亜硝酸ナトリウムの作用機序

左図（シアン化合物中毒）:
- $C_5H_{11}NO_2$（亜硝酸アミル）、$NaNO_2$（亜硝酸ナトリウム）
- ヘモグロビン（Fe^{2+}）→ メトヘモグロビン（Fe^{3+}）
- $Fe^{3+}-CN^-$ チトクローム・オキシダーゼ-シアン化水素複合体（失活）
- → Fe^{3+} チトクローム・オキシダーゼ（再活性化）＋ $Fe^{3+}-CN^-$ シアノメトヘモグロビン

右図（硫化水素中毒）:
- $C_5H_{11}NO_2$（亜硝酸アミル）、$NaNO_2$（亜硝酸ナトリウム）
- ヘモグロビン（Fe^{2+}）→ メトヘモグロビン（Fe^{3+}）
- $Fe^{3+}-HS^-$ チトクローム・オキシダーゼ-硫化水素複合体（失活）
- → Fe^{3+} チトクローム・オキシダーゼ（再活性化）＋ $Fe^{3+}-HS^-$ スルフメトヘモグロビン

30％以上にならないように注意する（☞ p348 シアン化合物，☞ p327 硫化水素）．

2）ヒドロキソコバラミン（シアノキット®注射用セット）

a. 作用機序

シアン化合物中毒では，シアン化物イオン（CN^-）は，細胞内ミトコンドリアにあるチトクローム・オキシダーゼの活性中心にあるヘム鉄（Fe^{3+}）と結合して失活させる．**初期対応のポイント 66** に示すように，ヒドロキソコバラミン分子中のコバルトイオン（Co^+）は，ヘム鉄（Fe^{3+}）よりも CN^- に対する親和性が高い．したがって，ヒドロキソコバラミンは，ヘム鉄（Fe^{3+}）と結合している CN^- と，Co^+ と結合している水酸イオン（OH^-）を置換して結合し，無毒なシアノコバラミン（ビタミン B_{12}）となって尿中に排泄される．この結果，チトクローム・オキシダーゼは活性を取り戻す．

b. 投与法

シアン化合物中毒：シアノキット®注射用セットを利用して，ヒドロキソコバラミン・バイアル（2.5 g）2 バイアルを生理食塩水 200 mL に溶解して，15 分以上かけて点滴静注する（☞ p348 シアン化合物）．

3）プラリドキシムヨウ化物（パム®注）

a. 作用機序

有機リン中毒では，有機リンはアセチルコリン・エステラーゼ（AChE）をリン酸化して失活させる．**初期対応のポイント 67** に示

初期対応のポイント 66　ヒドロキソコバラミン分子中のコバルトイオン（Co^+）は CN^- に対する親和性が高い

ヒドロキソコバラミン

シアノコバラミン（ビタミンB_{12}）

初期対応のポイント 67　プラリドキシムにより AChE は活性を取り戻す

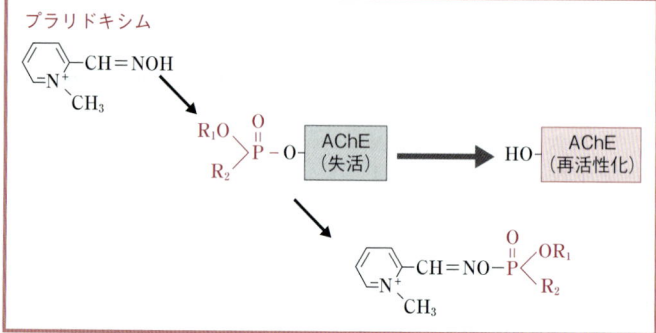

プラリドキシム

AChE（失活）→ AChE（再活性化）

すように，プラリドキシムは，リン酸化 AChE からリン酸基を奪い，自らがリン酸化される．この結果，AChE は活性を取り戻す．

b. 投与法

有機リン中毒：無効，または，有害であったとする研究がある一方で，大量投与がアトロピンの投与量を減少させ，呼吸器管理の時間を短縮したとする研究がある．したがって，投与するのであれば PAM（パム®注）2 g を 10〜20 分かけて静注し，1 g/時の速度で 48

初期対応のポイント 68　ジメルカプロールによる尿中排泄

ジメルカプロール

$$\begin{array}{c}\text{OH}\\ \text{H}-\text{C}-\text{H}\\ \text{H}-\text{C}-\text{SH}\\ \text{H}-\text{C}-\text{SH}\\ \text{H}\end{array} \quad Hg^{2+} \quad \longrightarrow \quad \begin{array}{c}\text{OH}\\ \text{H}-\text{C}-\text{H}\\ \text{H}-\text{C}-\text{S}\\ \text{H}-\text{C}-\text{S}\\ \text{H}\end{array}\!\!\!\Big\rangle Hg^{2+}$$

時間持続静注する（☞p212 有機リン）．

薬毒物または毒性代謝物と結合して毒性を弱めて排泄を促す薬物

1）デフェロキサミンメシル酸塩（デスフェラール®注）

a. 作用機序
鉄に特異的なキレート剤であるデフェロキサミンは，鉄と強固に結合して尿中排泄を促す．

b. 投与法
鉄中毒：デフェロキサミンメシル酸塩（デスフェラール®注）を10〜15 mg/kg/時で持続静注する．尿が，デフェロキサミン・鉄複合体による特徴的なオレンジ色または紅赤色になることを確認し，尿の色が正常に戻るか，血清鉄濃度が正常値まで減少したら投与を中止する（☞p292 鉄剤）．

2）ジメルカプロール（バル®注）

a. 作用機序
初期対応のポイント68に示すように，キレート剤であるジメルカプロールは，3価のヒ素（As^{3+}）や2価の水銀（Hg^{2+}）と強固に結合して尿中排泄を促す．

b. 投与法
ヒ素中毒：重症度に応じてジメルカプロール（バル®注）150〜250 mgを4〜12時間ごとに筋注する（☞p305 ヒ素）．

水銀中毒：最初の48時間はジメルカプロール（バル®注）3〜5 mg/kgを4時間ごとに筋注し，次の48時間は2.5〜3 mg/kgを6時間ごとに筋注し，次の7日間は2.5〜3 mg/kgを12時間ごとに筋注する（☞p297 水銀）．

初期対応のポイント 69 アセチルシステインによる尿中排泄

3) アセチルシステイン
（アセチルシステイン内用液 17.6%「ショーワ」®）

a. 作用機序
　初期対応のポイント 69 に示すように，アセチルシステイン（①）は，経口摂取後に腸管より吸収された後に肝臓で代謝されてシステインとなり（②），アセトアミノフェンの毒性代謝物である N-acetyl-p-benzoquinone imine（NAPQI）（③）と結合して（④）尿中排泄を促す．

b. 投与法
　アセトアミノフェン中毒：初回はアセチルシステイン（アセチルシステイン内用液 17.6%「ショーワ」®）140 mg/kg を，以後は 70 mg/kg を 4 時間ごとに 72 時間経口投与する．（☞ p127 アセトアミノフェン）．

薬毒物の毒性代謝物の産生を抑える薬物

1) エタノール

a. 作用機序
　初期対応のポイント 70 に示すように，エタノールは，アルコー

E 解毒薬・拮抗薬——急性中毒治療の5大原則(4)

| 初期対応のポイント70 | エタノールは，アルコール脱水素酵素との親和性がはるかに高い |

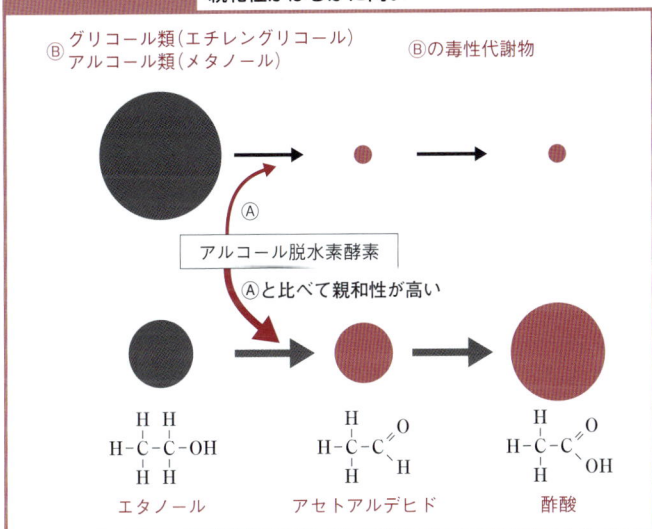

Ⓑ グリコール類（エチレングリコール）
Ⓑ アルコール類（メタノール）
Ⓑの毒性代謝物

Ⓐ アルコール脱水素酵素
Ⓐと比べて親和性が高い

エタノール　アセトアルデヒド　酢酸

ル脱水素酵素との親和性がメタノールやエチレングリコールに比べてはるかに高いので，競合基質であるメタノールやエチレングリコールの毒性代謝物の産生を抑える．

b. 投与法

メタノールまたはエチレングリコール中毒：血中エタノール濃度100～150 mg/dLに維持することが目標となる．経口投与では50%液で1.5 mL/kgを初期投与し，0.2～0.4 mL/kg/時で維持する．ただし，血液透析中は0.4～0.7 mL/kg/時に増量する．静注では5または10%液で750 mg/kgを初期投与し，100～200 mg/kg/時で維持する．ただし，血液透析中は200～350 mg/kg/時に増量する（☞p278 メタノール，☞p284 エチレングリコール）．

薬毒物または毒性代謝物との化学反応により毒性の低い化学物質へ変化させる薬物

1）10%チオ硫酸ナトリウム（デトキソール®注）

a. 作用機序

シアン化合物中毒では，シアン化物イオン（CN^-）は，細胞内ミ

初期対応のポイント71　チオ硫酸ナトリウム

CN^-（シアンイオン） + $Na_2S_2O_3$（チオ硫酸ナトリウム）
↓
SCN^-（チオシアン酸イオン） + Na_2SO_3
↓
腎臓

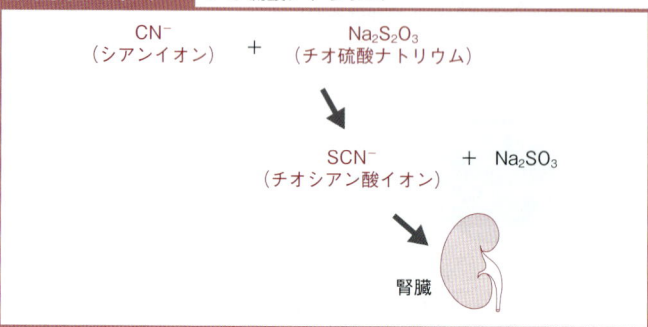

トコンドリアにあるチトクローム・オキシダーゼの活性中心にあるヘム鉄（Fe^{3+}）と結合して失活させる．**初期対応のポイント71**に示すように，CN^-は，ロダネーゼ（rhodanese）の作用でチオ硫酸ナトリウムと反応して，ほとんど毒性のないチオシアン酸イオン（SCN^-）に変換され，速やかに尿中に排泄される．

b．投与法

10％チオ硫酸ナトリウム注（デトキソール注®）125 mL（12.5 g）を静注する．効果がみられなければ30分ごとに半量ずつ追加投与する．

補因子として薬毒物または毒性代謝物の代謝を促す薬物

1）メチレンブルー

a．作用機序

生体内では，ヘモグロビンのFe^{2+}が自己酸化（auto-oxidation）してFe^{3+}になることによって，常にヘモグロビンからメトヘモグロビンが産生されているが，メトヘモグロビンをヘモグロビンに還元する過程を，NADH-メトヘモグロビン還元酵素（NADH-methemoglobin reductase）やNADPH-メトヘモグロビン還元酵素（NADPH-methemoglobin reductase）などが触媒して，メトヘモグロビン濃度を1％未満に維持している．アニリン誘導体などの酸化作用のある薬毒物は，ヘモグロビンのFe^{2+}を酸化してFe^{3+}として，ヘモグロビンからメトヘモグロビンを産生する．**初期対応のポイント72**に示すように，メチレンブルー（還元型）は，メトヘモグロビンからヘモグロビンへの変換を促進してメチレンブルー（酸化型）となるが，NADPH-メトヘモグロビン還元酵素によって再びメチレンブルー（還元型）となる．

初期対応のポイント 72　メチレンブルー

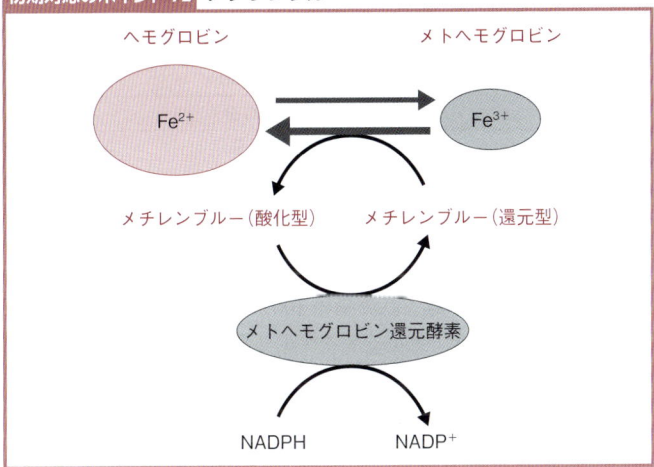

```
ヘモグロビン                    メトヘモグロビン
   Fe²⁺  ⇄  Fe³⁺
        ↘   ↗
  メチレンブルー(酸化型)   メチレンブルー(還元型)
          ↓       ↑
      メトヘモグロビン還元酵素
          ↓       ↑
        NADPH   NADP⁺
```

b. 投与法

メトヘモグロビン血症：メトヘモグロビン濃度＞30％であれば，1％メチレンブルー溶液 0.1～0.2 mL/kg（1～2 mg/kg）を5分以上かけて静注する（☞p242 アニリン系除草剤）．

薬毒物または毒性代謝物の排泄を促す薬物

1）酸素

a. 作用機序

一酸化炭素（CO）中毒では，肺胞よりとりこまれるCOのヘモグロビン（以下Hb）に対する親和性は酸素の200～250倍であるため，COはHbに結合している酸素と容易に置換してカルボキシヘモグロビン（CO-Hb）を形成する．動脈血中の溶解酸素含量は，酸素分圧に比例して増加する．したがって，常圧（環境）下の動脈血中の溶解酸素含量は，100％酸素を投与すると5倍となる．さらに，3気圧（ATA）の高気圧下で100％酸素を投与すると15倍となる．**初期対応のポイント73**に示すように，酸素療法によって血中の溶解酸素含量が増加するとHbからのCOの解離が促されるためCO-Hbの半減期が短縮される．その結果，酸素は空いたHbの結合部位に結合できる．

初期対応のポイント73　酸素投与条件と CO-Hb の半減期

酸素投与条件	CO-Hb の半減期
室内気	平均 5 時間（2〜7 時間）
NBO	平均 1 時間（40〜80 分）
HBO	平均 20 分（15〜30 分）

b．投与法

① 常圧酸素（normobaric oxygen；NBO）

　一酸化炭素中毒：高流量の 100％酸素を非再呼吸式リザーバーバッグ付きフェイスマスクより投与する．CO-Hb の半減期は，室内気の平均 5 時間（2〜7 時間）から平均 1 時間（40〜80 分）に短縮される．

② 高気圧酸素（hyperbaric oxygen；HBO）

　一酸化炭素中毒：3 ATA 前後で 100％酸素を投与する．CO-Hb の半減期は，平均 20 分（15〜30 分）に短縮される（☞ p319 一酸化炭素）．

参考文献

1) 上條吉人（執筆），相馬一亥（監修）：臨床中毒学．医学書院，2009．
2) Betten DP, Vohra RB, Cook MD, et al：Antidote use in the critically ill poisoned patient. J Intensive Care Med 21：255-277, 2006.
3) Larsen LC, Cummings DM：Oral poisonings：guidelines for initial evaluation and treatment. Am Fam Physician 57：85-92, 1998.
4) Vernon DD, Gleich MC：Poisoning and drug overdose. Crit Care Clinics 13：647-667, 1997.
5) Zimmerman JL：Poisonings and overdoses in the intensive care unit：general and specific management issues. Crit Care Med 31：2794-2801, 2003.

F 「死へのエネルギー」の評価とトリアージ
―― 急性中毒治療の 5 大原則（5）

　自らの意思で薬毒物を摂取して救急医療を受診する急性中毒患者に対しては，身体治療と並行して，「死へのエネルギー」を適切に評価し，適切に後方施設にトリアージしなくてはならない．

初期対応のポイント 74　救急医療と関係の深い精神障害(ICD-10)

F0	症状性または器質性精神障害，認知症
F1	アルコール，精神作用物質による精神障害 アルコール依存症
F2	統合失調症，統合失調型障害および妄想性障害 統合失調症
F3	気分(感情)障害 うつ病(軽症，中等症，重症)
F4	神経症性障害，ストレス関連障害および身体表現性障害 適応障害，解離性障害
F5	生理的障害および身体的要因に関連した行動症候群
F6	成人のパーソナリティ障害 境界性パーソナリティ障害(BPD)

「死へのエネルギー」の評価

1) 精神障害と「死へのエネルギー」

　初期対応のポイント 74 に，国際疾病分類第 10 版(ICD-10)によって分類されている精神障害のうち救急医療との関係が深いものを示す．なかでも，急性中毒患者に合併することの多い精神障害を赤字で示す．

　合併している精神障害によって，自傷行為や自殺企図によって救急医療を受診する患者の「死へのエネルギー」は異なる．F1 に属するアルコール依存症，F2 に属する統合失調症，F3 に属する重症うつ病などを合併している患者の死へのエネルギーは比較的高い．心理的剖検による研究では，これらは自殺既遂者に合併していた精神障害の大部分を占め，自殺の3大精神障害と呼ばれている．一方，F3 に属する軽症うつ病，F4 に属する適応障害や解離性障害，F6 に属する境界性パーソナリティ障害などを合併している患者の死へのエネルギーは比較的低い．

2) 自傷行為や自殺企図の手段と「死へのエネルギー」：「硬い手段」と「軟らかい手段」

　自傷行為や自殺企図の手段はさまざまであるが，なかでも救命率が低く確実性が高い手段は「硬い手段」，救命率が高く確実性が低い手段は「軟らかい手段」といわれている．初期対応のポイント 75 に示すように，縊首や高所からの飛び降りは硬い手段といえるが，急

初期対応のポイント 75　自殺の硬い手段と軟らかい手段

死へのエネルギー　高い／低い

救命率　低い（硬い手段）：縊首、飛び降り
救命率　高い（軟らかい手段）：急性中毒、手首切創

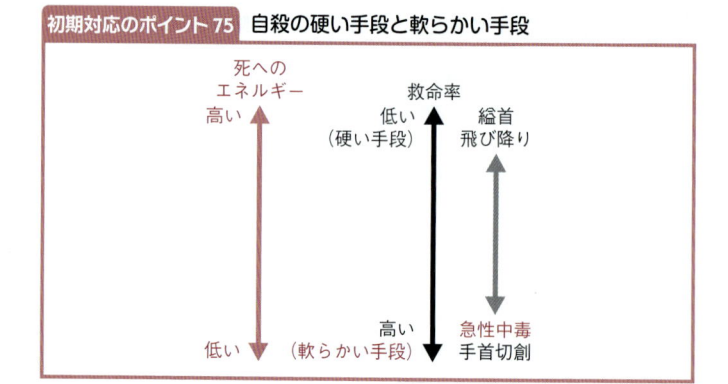

性中毒は総合的にみれば軟らかい手段といえる．一般に，「死へのエネルギー」が高い患者は硬い手段を，「死へのエネルギー」が低い患者は軟らかい手段をとる傾向にある．

3) 急性中毒と「死へのエネルギー」：薬毒物の毒性と摂取量

同じ急性中毒であっても，薬毒物の毒性や摂取量によって救命率は異なる．薬毒物のなかでもパラコートや有機リンなどの農薬や一酸化炭素や硫化水素などの有毒ガスといった毒性の強いものによる急性中毒は，救命率が比較的低く，「より硬い手段」といえるが，向精神薬などの処方薬や感冒薬などの市販薬といった毒性の低いものによる急性中毒は，救命率が比較的高く，「より軟らかい手段」といえる．また，同一の薬毒物でも摂取量が多ければ救命率は比較的低く，より硬い手段といえるが，摂取量が少なければ救命率は比較的高く，より軟らかい手段といえる．

初期対応のポイント 76 に，精神障害と薬毒物の毒性および摂取量の関係をまとめた．F1 に属するアルコール依存症，F2 に属する統合失調症，F3 に属する重症うつ病などを合併している患者の「死へのエネルギー」は比較的高く，患者は，農薬や有毒ガスなどの毒性が強い薬毒物を摂取する，または，摂取量が多い，より硬い手段を選ぶ傾向がある．この場合は，真剣に死をめざしている確信的な自殺企図であることが多い．

一方で，F3 に属する軽症うつ病，F4 に属する適応障害や解離性障害，F6 に属する境界性パーソナリティ障害などを合併している患者の「死へのエネルギー」は比較的低く，患者は，処方薬や市販薬などの毒性が弱い薬毒物を摂取する，または，摂取量が少ない，よ

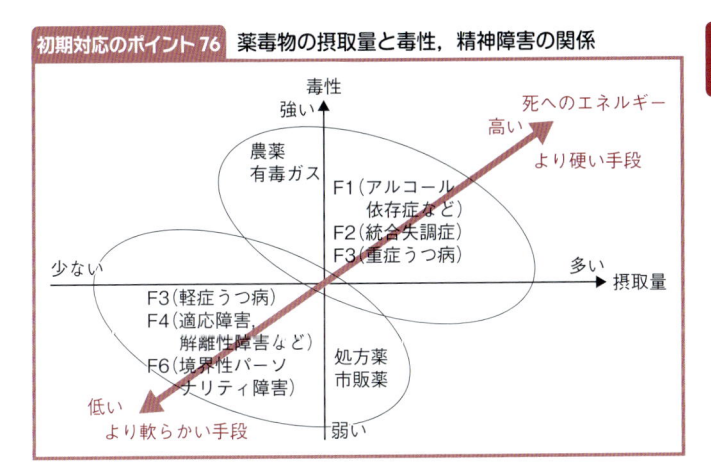

初期対応のポイント 76　薬毒物の摂取量と毒性, 精神障害の関係

```
           毒性
           強い
                            死へのエネルギー
                           高い
     農薬                ↗
     有毒ガス            より硬い手段
              F1(アルコール
                 依存症など)
              F2(統合失調症)
              F3(重症うつ病)
少ない                              多い
─────────────────────────────────→ 摂取量
     F3(軽症うつ病)
     F4(適応障害,
        解離性障害など)   処方薬
     F6(境界性パーソ     市販薬
        ナリティ障害)
  ↙
 低い
 より軟らかい手段      弱い
```

り軟らかい手段を選ぶ傾向がある．この場合は，両価的(アンビバレンツ)な自殺企図，または，そもそも自殺企図ではない自傷行為やパラ自殺であることが多い．「両価的な自殺企図」は，「死をめざしながらも，同時に，死ぬことに迷いを持っている自殺企図」である．パラ自殺は，最近ではあまり用いられなくなった用語であるが，「自殺に類似し，それを模倣した行為」，または「無意識のうちに演じられた自殺」である．

例えば，農薬中毒は，重症うつ病を合併している中高年の男性患者に多く，確信的な自殺企図であることが多い．一方，処方薬や市販薬中毒は，軽症うつ病や境界性パーソナリティ障害を合併している若い女性患者に多く，自傷行為，または，パラ自殺であることが多い．

後方施設へのトリアージ

1) 精神科施設へのトリアージ

初期対応のポイント 77 に，精神科施設へのトリアージのポイントを示す．最も大切なことは急性中毒患者の「死へのエネルギー」を適切に評価することである．つまり，急性中毒は確信的な自殺企図によるものであって，患者の「死へのエネルギー」は高いのか，それとも，急性中毒は両価的な自殺企図，自傷行為，パラ自殺によるものであって，患者の「死へのエネルギー」は低いのか適切に評価することである．

初期対応のポイント 77　精神科施設へのトリアージ

```
死へのエネルギー     確信的な自殺企図
 ↑
 高い              F1（アルコール依存症）
                  F2（統合失調症）
                  F3（重症うつ病）
                  ┬──────────────→ 精神科病床での入院
        精神症状の改善 └──────────────→ 精神科外来での通院


                  両価的な自殺企図，自傷行為，パラ自殺

                  F3（軽症うつ病）
                  F4（適応障害，解離性障害など）
 ↓                F6（境界性パーソナリティ障害）
 低い                          ──────────→ 精神科外来での通院
```

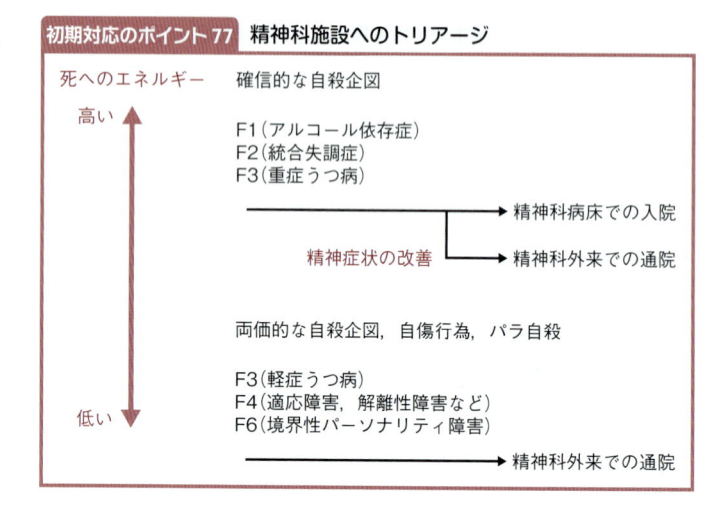

「死へのエネルギー」が高い患者は，基本的には，できるだけ速やかに精神科病床での入院とする．元々精神科治療を受けていた施設に精神科病床があればそこに戻すことが原則である．ただし，身体的にも入院の継続が必要であれば，総合病院の精神科病床での入院とすることが望ましい．もちろん，救急医療施設での入院中に精神科的診断・治療が行われて精神症状が改善していれば精神科外来での通院でも可能なことがある．

「死へのエネルギー」が低い患者は，基本的には，精神科外来での通院とする．元々精神科治療を受けていた施設があればそこに戻すことが原則である．ただし，身体的には入院の継続が必要であれば，精神科のコンサルトが可能な総合病院での入院とすることが望ましい．

いずれの場合も，判断に迷った場合は元々精神科治療を受けていた施設があれば主治医にコンサルトするとよい．ただし，自傷行為，パラ自殺による急性中毒患者は，早期の退院を要求することが多く，週末や夜間などではコンサルトが待てず，通院中の施設に紹介状をもたせて退院とせざるをえないことが多い．

2）精神科病床でのトリアージ

初期対応のポイント 78 に，精神科病床でのトリアージのポイントを示す．精神科病床の入院形態はいくつかあるが，救急医療施設から精神科病床への入院形態は，ほとんどの場合，任意入院，また

初期対応のポイント 78　精神科病床でのトリアージのポイント

```
            入院の必要性が理解でき，入院に同意している．
                    │                    │
                   YES                   NO
                    ↓                    ↓
                ┌────────┐         ┌──────────┐
                │ 任意入院 │         │ 医療保護入院 │
                └────────┘         └──────────┘


            希死念慮があり，再企図の可能性がある．
                    │                    │
                   YES                   NO
                    ↓                    ↓
                ┌────────┐         ┌────────┐
                │ 閉鎖病棟 │         │ 開放病棟 │
                └────────┘         └────────┘
```

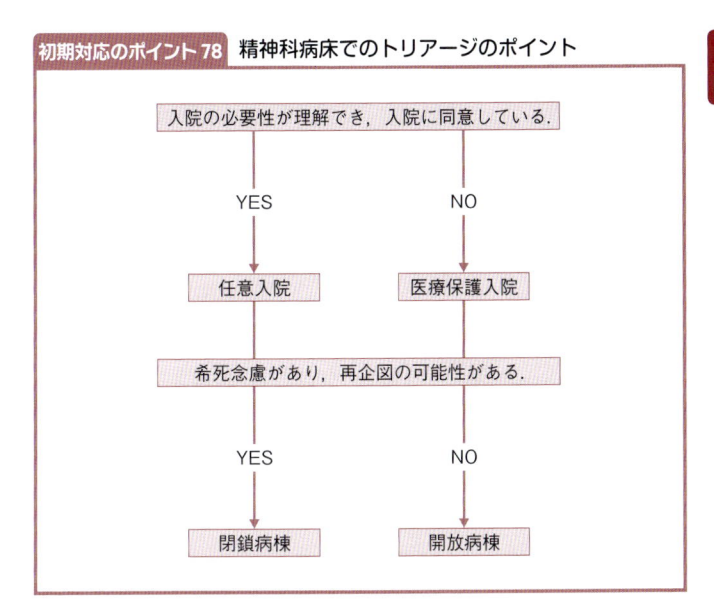

は医療保護入院のいずれかである．患者が入院の必要性を理解し，入院に同意できれば，患者本人の同意による任意入院となる．患者が入院を拒否しても，精神保健指定医が入院の必要があると判断すれば，保護義務者または市区町村長の同意のもとで医療保護入院となる．いずれの入院形態であっても，患者に希死念慮があり，自殺の再企図の可能性があると判断されれば，基本的には，鍵のかかる閉鎖病棟での入院となる．

参考文献
1) 上條吉人(執筆)，相馬一亥(監修)：臨床中毒学．医学書院，2009．
2) 上條吉人(執筆)，宮岡等(監修)：精神障害のある救急患者対応マニュアル．医学書院，2007．
3) 上條吉人：特集，大量服薬・服毒患者の精神科的問題．中毒研究 18：119-122，2005．

II 各論

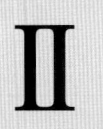

- 医薬品
- 農薬
- 家庭用品
- 化学用品・工業用品
- 生物毒

- 付録
- 索引

第 2 章 医薬品

A 向精神薬

1 フェノチアジン誘導体

最初の 10 分メモ

含有する製品
- クロルプロマジン(コントミン®,ウインタミン®,塩酸クロルプロマジン®)
- クロルプロマジン含有合剤:フェノバルビタール,プロメタジン(ベゲタミンA®,ベゲタミンB®)
- トリフロペラジン(トリフロペラジン®)
- フルフェナジン(フルメジン®)
- プロペリシアジン(ニューレプチル®)
- ペルフェナジン(トリラホン®,ピーゼットシー PZC®)
- レボメプロマジン(ソフミン®,ヒルナミン®,レボトミン®,レボホルテ®)

診断のポイント
- 統合失調症などの病歴またはフェノチアジン誘導体の服用歴のある患者に,昏睡,低血圧,QTc時間の延長などを認める.

治療のポイント
- トルサード・ド・ポアンツには,循環動態が不安定であれば電気的除細動を施行.循環動態が安定していれば硫酸マグネシウムかイソプロテレノール塩酸塩を静注,または,オーバードライブペーシングを施行.

Do & Don't
- QTc時間の延長を認めたら,トルサード・ド・ポアンツなどの心室性不整脈の発現に注意.
- プロカインアミドなどの Class 1a 抗不整脈薬は膜興奮抑制(キニジン様)作用を増強するので禁忌.

概説

クロルプロマジンをはじめとしたフェノチアジン誘導体は,ブチ

クロルプロマジン

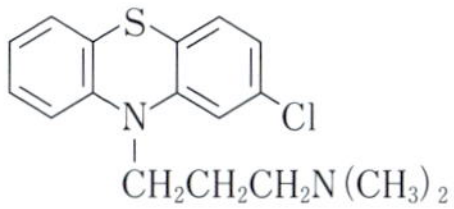

プロペリシアジン

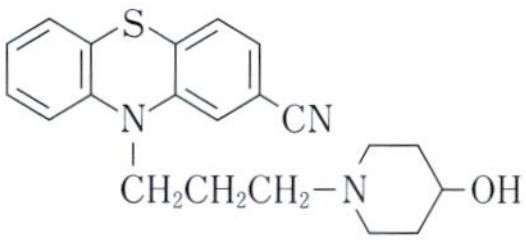

レボメプロマジン

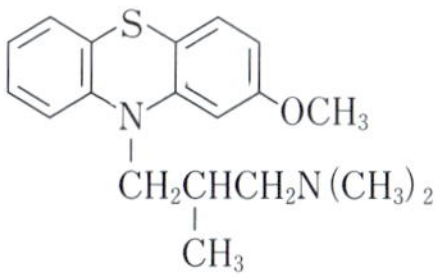

基本構造は，2つのベンゼン環を硫黄原子と窒素原子が橋渡しした三環構造である.

図 1　フェノチアジン誘導体の化学構造

ロフェノン誘導体とともに従来型抗精神病薬に分類されている.

フェノチアジン誘導体は，統合失調症をはじめとした精神障害の治療に用いられてきた．近年，抗精神病薬は，錐体外路症状などの副作用の少ない非定型抗精神病薬が主流となっているが，フェノチアジン誘導体は，抗精神病作用が弱い一方で，鎮静作用が強く，不穏・興奮には有効であるという特徴があるため，いまだに処方されている(化学構造：図 1).

薬物動態

薬物	クロルプロマジン
半減期(時間)	20～30
分布容積(L/kg)	10～30
蛋白結合率(%)	98

- **分布容積が大きい ➡ 血液浄化法は無効.**
- 大部分は肝臓で代謝されて胆汁中または尿中に排泄される.
- 一部分は未変化体として尿中に排泄される.

毒性のメカニズム

- フェノチアジン誘導体は，弱いドパミン D_2 受容体遮断作用によって抗精神病作用を発揮するだけでなく，いずれも比較的強いヒスタミン H_1 受容体遮断作用，ムスカリン受容体遮断作用，α_1

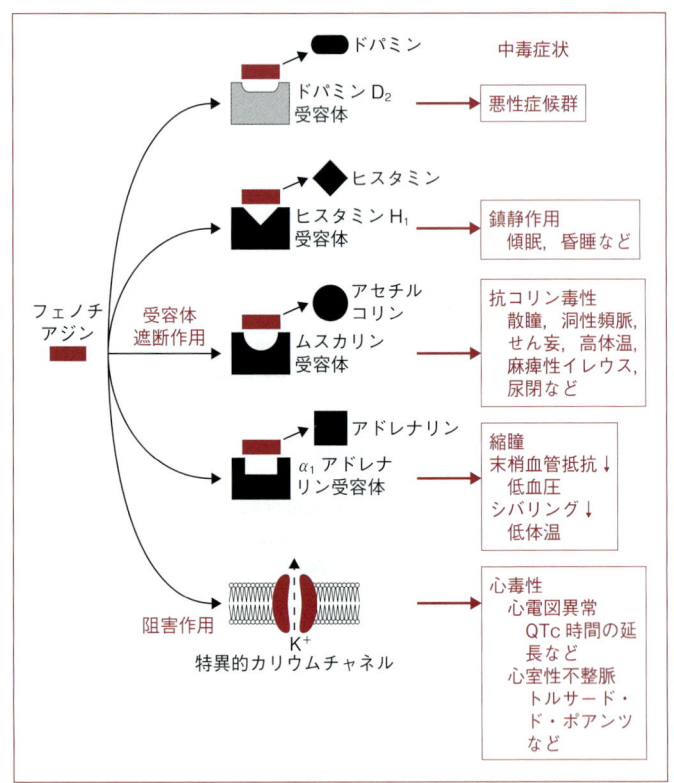

図2 フェノチアジン誘導体の毒性のメカニズム

図中:
- フェノチアジン
- 受容体遮断作用
  - ドパミン / ドパミン D_2 受容体 → 中毒症状: 悪性症候群
  - ヒスタミン / ヒスタミン H_1 受容体 → 鎮静作用 傾眠, 昏睡など
  - アセチルコリン / ムスカリン受容体 → 抗コリン毒性 散瞳, 洞性頻脈, せん妄, 高体温, 麻痺性イレウス, 尿閉など
  - アドレナリン / $α_1$ アドレナリン受容体 → 縮瞳 末梢血管抵抗↓ 低血圧 シバリング↓ 低体温
- 阻害作用
  - 特異的カリウムチャネル (K^+) → 心毒性 心電図異常 QTc時間の延長など 心室性不整脈 トルサード・ド・ポアンツなど

アドレナリン受容体遮断作用をもつ(図2).

- キニジンなどの Class 1a 抗不整脈薬と同様に,心筋細胞膜にある特異的カリウムチャネル(specific K^+ channel)を阻害して,細胞外へのカリウムの流出を抑制し,心筋細胞の不応期(プラトー相)を増大させる作用,すなわち,膜興奮抑制(キニジン様)作用をもつ.
- 過量服薬では,これらの薬理作用が増強されてさまざまな毒性を発揮する.なかでも,膜興奮抑制(キニジン様)作用による心毒性は重要である.

症状

- メカニズムは不明であるが,痙攣発作が生じる.
- ドパミン D_2 受容体遮断作用の関与が疑われている悪性症候群が生じる.
- ヒスタミン H_1 受容体遮断作用が増強されて,鎮静作用による傾眠,昏睡などが生じる.
- ムスカリン受容体遮断作用が増強されて,抗コリン毒性による散瞳,洞性頻脈,せん妄,高体温,麻痺性イレウス,尿閉などが生じる.
- $α_1$ アドレナリン受容体遮断作用が増強されて,縮瞳,末梢血管抵抗の低下による低血圧が生じる.また,生理的な復温のメカニズムであるシバリングの抑制による低体温が生じる.
- 膜興奮抑制(キニジン様)作用が増強されて,QTc 時間の延長などの心電図異常やトルサード・ド・ポアンツなどの心室性不整脈が生じる.

【中枢神経症状】 鎮静,傾眠,昏睡,せん妄,痙攣発作,悪性症候群

【循環器症状】 洞性頻脈,QTc 時間の延長などの心電図異常,トルサード・ド・ポアンツなどの心室性不整脈,低血圧,心停止

【その他】 散瞳または縮瞳,低体温,高体温,口渇,腸蠕動運動の低下,便秘,麻痺性イレウス,排尿障害,尿閉

治療

- **全身管理** 昏睡には輸液を施行し,必要であれば気管挿管および人工呼吸器管理を施行する(☞p22).痙攣発作が持続していたらジアゼパムの静注,または,ミダゾラムの静注または筋注を施行する.痙攣発作の予防にはフェノバルビタールを筋注する(☞p23).低血圧には急速輸液を施行する.低血圧が難治性で輸液に反応しなければ,ノルエピネフリンやドパミンの持続静注を施行する(**治療フローチャート**,☞p20).トルサード・ド・ポアンツには,循環動態が不安定であれば電気的除細動を施行する.循環動態が安定していれば硫酸マグネシウム 2 g を静注した後に 0.5〜1 g/時で持続静注する,または,塩酸イソプロテレノール 2〜10 μg/分で持続静注,または,オーバードライブペーシングを施行する.
- **吸収の阻害** 活性炭を投与する.

- **排泄の促進** 有効な方法はない．
- **解毒薬・拮抗薬** なし．
- **予後** 全身管理が適切であれば予後は良好である．

治療フローチャート

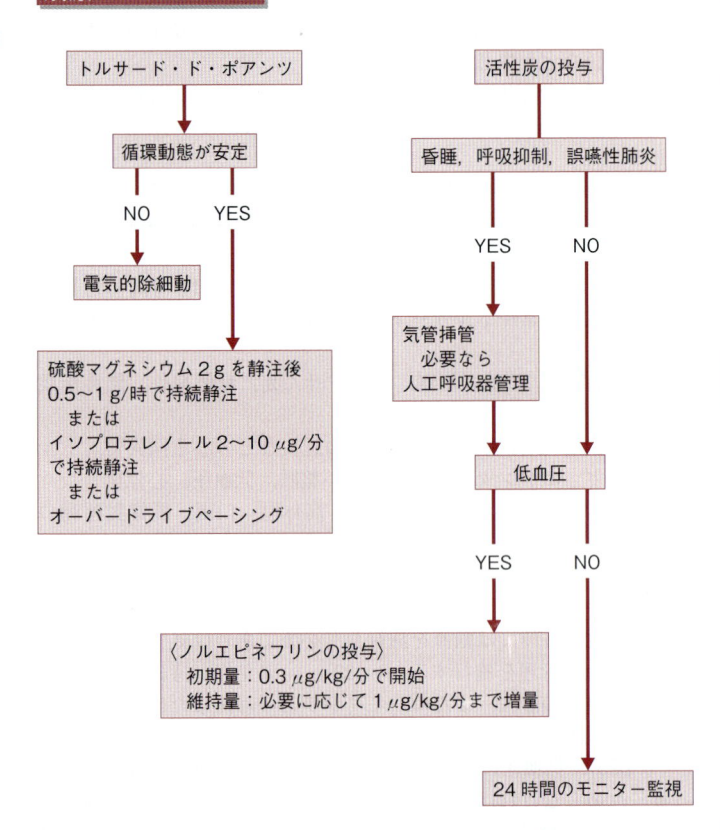

```
トルサード・ド・ポアンツ
        ↓
  循環動態が安定
   NO ／   ＼ YES
      ↓        ↓
  電気的除細動   硫酸マグネシウム2gを静注後
                0.5～1g/時で持続静注
                  または
                イソプロテレノール2～10μg/分
                で持続静注
                  または
                オーバードライブペーシング
```

```
活性炭の投与
        ↓
昏睡，呼吸抑制，誤嚥性肺炎
   YES ／   ＼ NO
      ↓
  気管挿管
  必要なら
  人工呼吸器管理
      ↓
   低血圧
  YES ／   ＼ NO
      ↓
〈ノルエピネフリンの投与〉
  初期量：0.3μg/kg/分で開始
  維持量：必要に応じて1μg/kg/分まで増量
      ↓
24時間のモニター監視
```

> **ひとことメモ ❶ チオリダジンの製造中止**
>
> フェノチアジン誘導体のなかでも心毒性が強く，トルサード・ド・ポアンツなどの心室性不整脈の発現頻度が高かったチオリダジン（メレリル®）は，2005年11月に製造中止となりました．

参考文献

心毒性

1) Thomas D, Wu K, Kathofer S, et al：The antipsychotic drug chlorpromazine inhibits HERG potassium channels. Br J Pharmacol 139：567-574, 2003.

心電図異常と心室性不整脈

2) Haddad PM, Anderson IM：Antipsychotic-related QTc prolongation, torsade de pointes and sudden death. Drugs 62：1649-1671, 2002.
3) Hennessy S, Bilker WB, Knauss JS, et al：Cardiac arrest and ventricular arrhythmia in patients taking antipsychotic drugs：cohort study using administrative data. BMJ 325：1070-1074, 2002.
4) Hoehns JD, Stanford RH, Geraets DR, et al：Torsade de pointes associated with chlorpromazine：case report and review of associated ventricular arrhythmias. Pharmacotherapy 21：871-883, 2001.
5) Reilly JG, Ayis SA, Ferrier IN, et al：QTc-interval abnormalities and psychotropic drug therapy in psychiatric patients. Lancet 355：1048-1052, 2000.

2 ブチロフェノン誘導体

最初の 10 分メモ

含有する製品

- チミペロン(セルマニル®, トロペロン®)
- ハロペリドール(セレネース®, ハロステン®, ハロペリドール®, リントン®, レモナミン®)
- ブロムペリドール(インプロメン®, プリンドリル®, ルナプロン®)

診断のポイント

- 統合失調症などの病歴またはブチロフェノン誘導体の服用歴のある患者に,急性ジストニアなどの錐体外路症状,QTc 時間の延長などを認める.

治療のポイント

- 急性ジストニア,アカシジアにはビペリデンを筋注.無効であれば,ジアゼパムを静注.
- トルサード・ド・ポアンツには,循環動態が不安定であれば電気的除細動を施行.循環動態が安定していれば硫酸マグネシウムかイソプロテレノール塩酸塩を静注,または,オーバードライブペーシングを施行

Do & Don't

- QTc 時間の延長を認めたら,トルサード・ド・ポアンツなど

- の心室性不整脈の発現に注意.
- プロカインアミドなどの Class 1a 抗不整脈薬は膜興奮抑制(キニジン様)作用を増強するので禁忌.

概説

ハロペリドールをはじめとしたブチロフェノン誘導体は, フェノチアジン誘導体とともに従来型抗精神病薬に分類されている. ブチロフェノン誘導体は, 統合失調症をはじめとした精神障害の治療に用いられてきた. 近年, 抗精神病薬は, 錐体外路症状などの副作用の少ない非定型抗精神病薬が主流となっているため, ブチロフェノン誘導体の処方量は激減している(化学構造:図1).

薬物動態

薬物	ハロペリドール
半減期(時間)	14〜41
分布容積(L/kg)	20〜30
蛋白結合率(%)	90

- **分布容積が大きい ➡ 血液浄化法は無効.**
- 大部分は肝臓でチトクローム P450 酵素系によって代謝されて胆汁中または尿中に排泄される.
- 一部分は未変化体として尿中に排泄される.

毒性のメカニズム

- ブチロフェノン誘導体は, 強いドパミン D_2 受容体遮断作用に

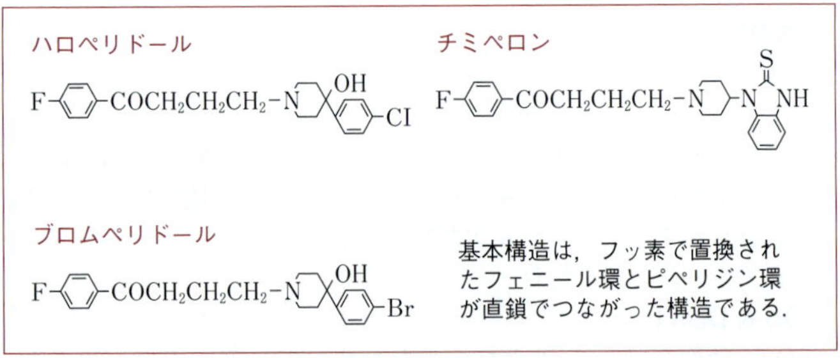

基本構造は, フッ素で置換されたフェニール環とピペリジン環が直鎖でつながった構造である.

図1 ブチロフェノン誘導体の化学構造

よって抗精神病作用を発揮するが，フェノチアジン誘導体とは異なり，ヒスタミン H_1 受容体遮断作用，ムスカリン受容体遮断作用，$α_1$ アドレナリン受容体遮断作用がないか，弱い（図2）.
- キニジンなどの Class 1a 抗不整脈薬と同様に，心筋細胞膜にある特異的カリウムチャネル（specific K^+ channel）を阻害して，細胞外へのカリウムの流出を抑制し，心筋細胞の不応期（プラトー相）を増大させる作用，すなわち，膜興奮抑制（キニジン様）作用をもつ.
- 薬理学的選択性が高く，過量服薬による毒性は弱いが，ドパミン D_2 受容体遮断作用の増強による錐体外路症状，および，膜興奮抑制（キニジン様）作用の増強による心毒性は重要である.

症状

- ドパミン D_2 受容体遮断作用が増強されて，急性ジストニアやアカシジアなどの錐体外路症状が生じる.
- ドパミン D_2 受容体遮断作用の関与が疑われている悪性症候群が生じる.
- 膜興奮抑制（キニジン様）作用が増強されて，QTc 時間の延長などの心電図異常やトルサード・ド・ポアンツなどの心室性不整脈が生じる.

【中枢神経症状】構音障害，イライラ，不穏・興奮，錯乱，傾眠，

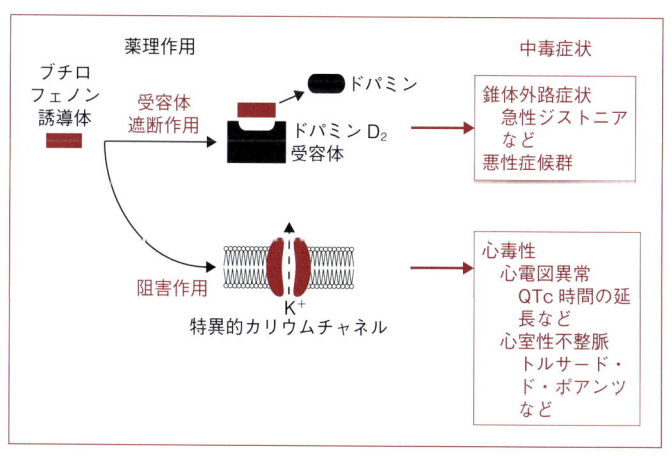

図2 ブチロフェノン誘導体の毒性のメカニズム

昏睡，昏迷，無言・無動，流涎，四肢の振戦，筋強剛，急性ジストニア，アカシジア，悪性症候群
【循環器症状】QTc 時間の延長などの心電図異常，トルサード・ド・ポアンツなどの心室性不整脈
【その他】高体温，低体温

治療

- **全身管理**　急性ジストニアやアカシジアにはビペリデン 5〜10 mg を筋注する．無効であれば，ジアゼパム 5〜10 mg を緩徐に静注する．トルサード・ド・ポアンツには，循環動態が不安定であれば電気的除細動を施行する．循環動態が安定していれば硫酸マグネシウム 2 g を静注した後に 0.5〜1 g/時で持続静注，または，イソプロテレノール塩酸塩 2〜10 μg/分で持続静注，または，オーバードライブペーシングを施行する．
- **吸収の阻害**　活性炭を投与する．
- **排泄の促進**　有効な方法はない．
- **解毒薬・拮抗薬**　なし．
- **予後**　全身管理が適切であれば予後は良好である．

治療フローチャート

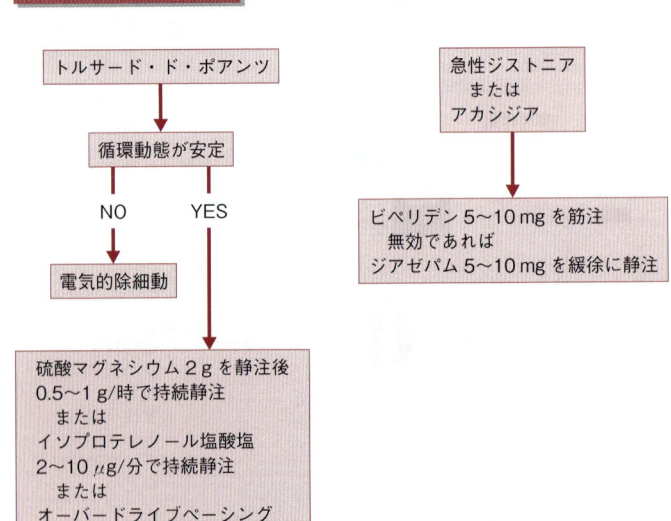

```
トルサード・ド・ポアンツ
        ↓
   循環動態が安定
   NO     YES
   ↓       ↓
 電気的除細動
         ↓
   硫酸マグネシウム 2 g を静注後
   0.5〜1 g/時で持続静注
       または
   イソプロテレノール塩酸塩
   2〜10 μg/分で持続静注
       または
   オーバードライブペーシング
```

```
急性ジストニア
  または
 アカシジア
     ↓
ビペリデン 5〜10 mg を筋注
    無効であれば
ジアゼパム 5〜10 mg を緩徐に静注
```

> **ひとことメモ ❷** 減少したブチロフェノン誘導体中毒
> (☞『臨床中毒学』p64)

参考文献

悪性症候群
1) Strawn JR, Keck PE, Caroff SN：Neuroleptic malignant syndrome. Am J Psychiatry 164：870-876, 2007.
2) Woodbury MM, Woodbury MA：Neuroleptic-induced catatonia as a stage in the progression toward neuroleptic malignant syndrome. J Am Acad Child Adolesc Psychiatry 31：1161-1164, 1992.

トルサード・ド・ポアンツ
3) Henderson RA, Lane S, Henry JA：Life-threatening ventricular arrhythmia (torsades de pointes) after haloperidol overdose. Hum Exp Toxicol 10：59-62, 1991.
4) Fayer SA：Torsades de pointes ventricular tachyarrhythmia associated with haloperidol. J Clin Psychopharmacol 6：375-376, 1986.
5) Zee-Cheng CS, Mueller CE, Seifert CF, et al：Haloperidol and torsades de pointes. Ann Intern Med 102：418, 1985.

3 代表的な非定型抗精神病薬（SDAとMARTA）

最初の 10 分メモ

含有する製品

【SDA】
- パリペリドン（インヴェガ®）
- ブロナンセリン（ロナセン®）
- ペロスピロン（ルーラン®）
- リスペリドン（リスパダール®，リスペリドン®）

【MARTA】
- オランザピン（ジプレキサ®，ジプレキサザイディス®）
- クエチアピン（セロクエル®）
- クロザピン（クロザリル®）

診断のポイント
- 統合失調症などの病歴または非定型抗精神病薬の服用歴のある患者に，昏睡などを認める．

治療のポイント
- 適切な全身管理が重要.

Do & Don't
- プロカインアミドなどの Class 1a 抗不整脈薬は膜興奮抑制(キニジン様)作用を増強するので禁忌.

概説

非定型抗精神病薬は,リスペリドンをはじめとするセロトニン・ドパミン拮抗薬(serotonin-dopamine antagonist;SDA),オランザピンをはじめとする多元受容体作用抗精神病薬(multi-acting receptor targeted antipsychotic;MARTA)などに分類される.非定型抗精神病薬は,陽性症状のみならず陰性症状にも有効だとされる上に,錐体外路症状などの副作用が少ないため,フェノチアジン誘導体やブチロフェノン誘導体などの従来型抗精神病薬に置き換わり,処方量は激増している(化学構造:SDA は図1,MARTA は図2).

薬物動態

薬物	リスペリドン	オランザピン
半減期(時間)	20〜25	20〜55
分布容積(L/kg)	0.7〜2.1	10〜20
蛋白結合率(%)	90	93

- **リスペリドンは分布容積が比較的小さいが,蛋白結合率は高い**
  ➡ 血液灌流法は有効な可能性がある.
- 大部分は肝臓でチトクローム P450 酵素系によって代謝される.
- リスペリドンには活性代謝物である 9-hydroxyrisperidone があるが,他の薬物には活性代謝物はない.

毒性のメカニズム

- SDA は,強いドパミン D_2 受容体遮断作用,および,強いセロトニン 5-HT_2 受容体遮断作用によって抗精神病作用を発揮するだけでなく,いずれも比較的弱いヒスタミン H_1 受容体遮断作用,アドレナリン α_1 受容体遮断作用をもつ(図3).
- MARTA は,ドパミン D_2, D_4, D_6, D_7 受容体遮断作用,および,セロトニン 5-HT_2 受容体遮断作用によって抗精神病作用を発揮するだけでなく,いずれも比較的弱いセロトニン 5-HT_1 受容体

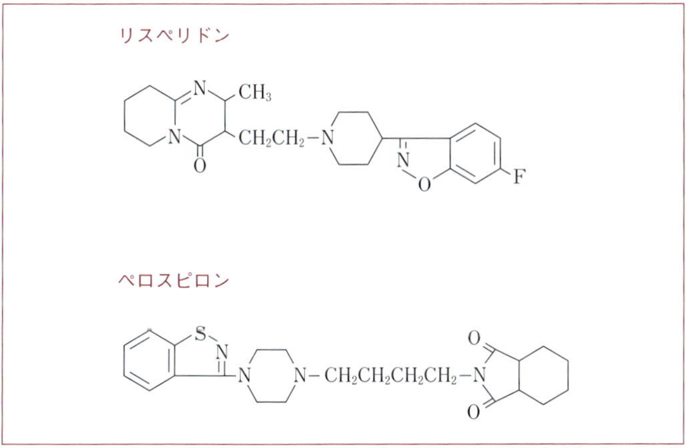

図1　セロトニン・ドパミン受容体拮抗薬(SDA)の化学構造

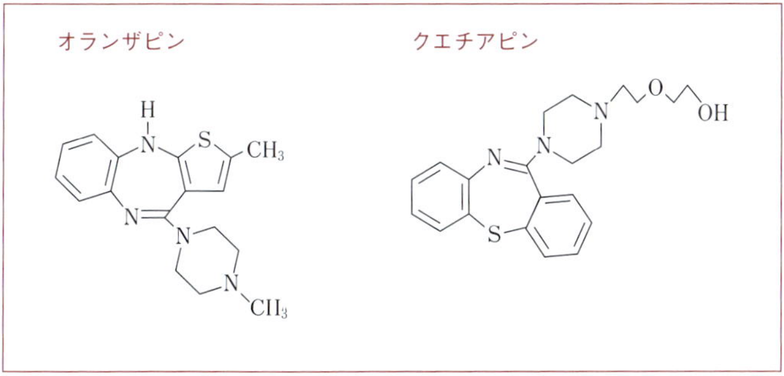

リスペリドン

ペロスピロン

図2　多元受容体作用抗精神病薬(MARTA)の化学構造

オランザピン

クエチアピン

遮断作用，ヒスタミン H_1 受容体遮断作用，ムスカリン受容体遮断作用，α_1 アドレナリン受容体遮断作用をもつ．また，膜興奮抑制(キニジン様)作用をもつと考えられている(図4)．
- 過量服薬では，これらの薬理作用が増強されて毒性を発揮する．

症状

- ドパミン D_2 受容体遮断作用が増強されて，錐体外路症状が生じる．
- ヒスタミン H_1 受容体遮断作用が増強されて，鎮静作用による傾眠，昏睡などが生じる．
- ムスカリン受容体遮断作用が増強されて，抗コリン毒性による散

瞳, かすみ目, 洞性頻脈, 腸蠕動運動の低下, 排尿障害などが生じる.
- $α_1$ アドレナリン受容体遮断作用が増強されて, 末梢血管抵抗の低下による低血圧, および, 低血圧に対する反射性頻脈が生じる.
- 膜興奮抑制 (キニジン様) 作用が増強されて, 心電図異常が生じたとする報告もある.

【中枢神経症状】 感情の平板化, イライラ, 不穏・興奮, 錯乱, 異常行動, 言語不明瞭, 傾眠, 嗜眠, 昏睡, 意識レベルの変動, 昏迷, 運動失調, 痙攣発作, 戦振, 筋強剛, 急性ジストニア, 悪性症候群

【心循環器症状】 反射性頻脈, 起立性低血圧, QRS時間の延長やQTc時間の延長などの心電図異常

【その他】 腸蠕動運動の低下, 便秘, 排尿障害, 高血糖, 横紋筋融解症, 白血球増多

治療

- **全身管理** 昏睡には輸液を施行し, 必要であれば気管挿管および人工呼吸器管理を施行する (☞p22). 急性ジストニアやアカシジ

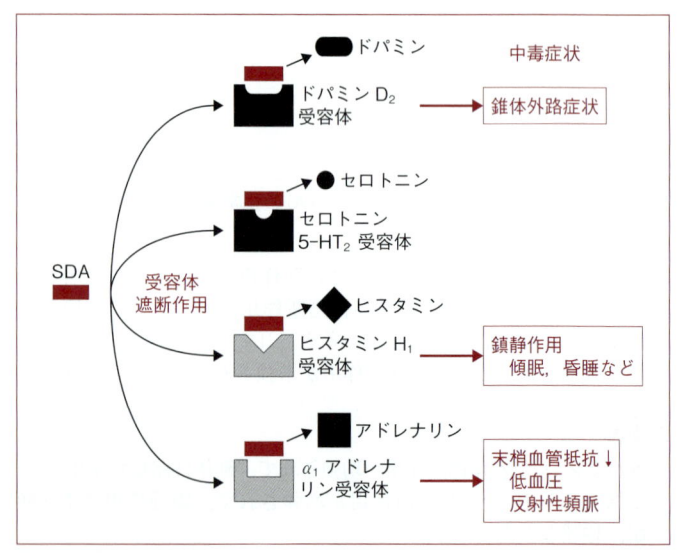

図3 SDAの毒性のメカニズム

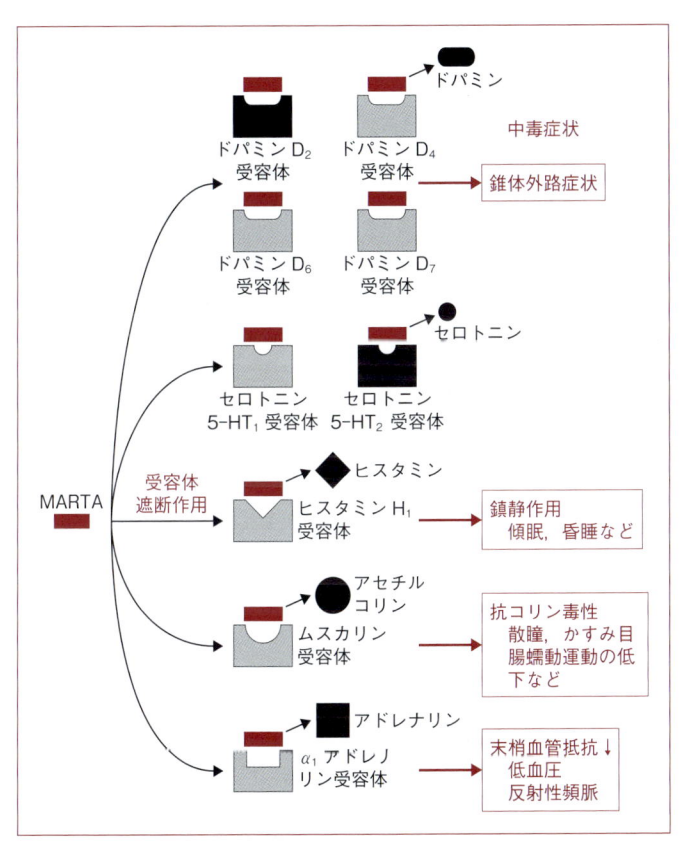

図4 MARTAの毒性のメカニズム

アにはビペリデン 5〜10 mg を筋注する．無効であれば，ジアゼパム 5〜10 mg を緩徐に静注する．低血圧には急速輸液を施行する．低血圧が難治性で輸液に反応しなければ，ノルエピネフリンやドパミンの持続静注を施行する（☞p20）．
- **吸収の阻害** 活性炭を投与する．
- **排泄の促進** リスペリドンには血液灌流法が有効な可能性がある．
- **解毒薬・拮抗薬** オランザピンとクエチアピン中毒で QRS 時間の延長を認めた症例に炭酸水素ナトリウムを投与したところ QRS 時間が短縮したとする報告がある．

- **予後** 全身管理が適切であれば予後は良好である．

治療フローチャート

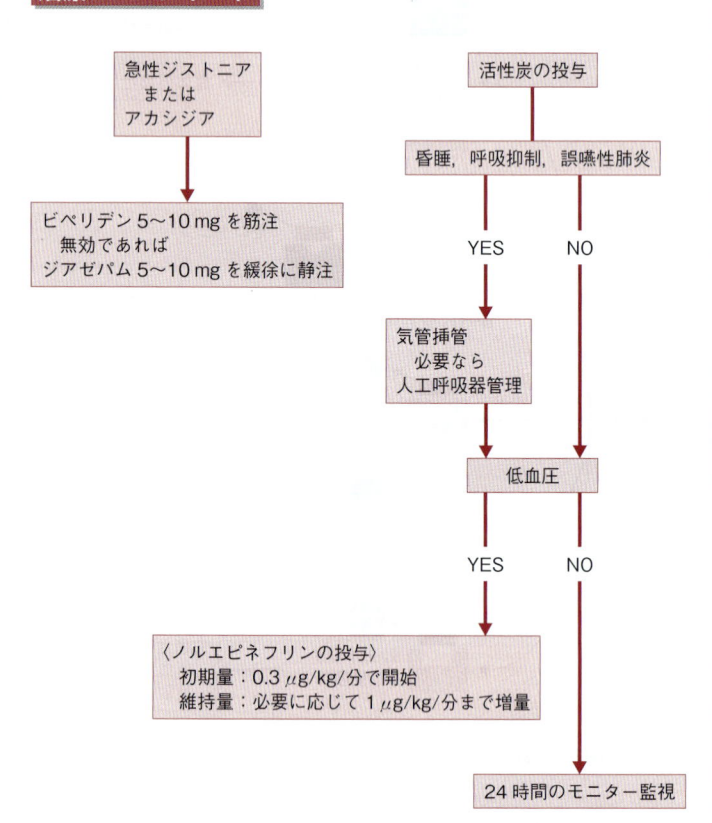

```
急性ジストニア                          活性炭の投与
または
アカシジア                                  ↓
    ↓                              昏睡，呼吸抑制，誤嚥性肺炎
                                      YES ↓    ↓ NO
ビペリデン 5～10 mg を筋注
  無効であれば                          気管挿管
ジアゼパム 5～10 mg を緩徐に静注         必要なら
                                    人工呼吸器管理
                                          ↓
                                        低血圧
                                      YES ↓    ↓ NO
                            〈ノルエピネフリンの投与〉
                            初期量：0.3 μg/kg/分で開始
                            維持量：必要に応じて 1 μg/kg/分まで増量
                                              ↓
                                      24 時間のモニター監視
```

> **ひとことメモ ❸ ペロスピロン塩酸塩と糖尿病性ケトアシドーシス**
>
> 非定型抗精神病薬の副作用として高血糖が知られています．筆者らはペロスピロン塩酸塩が主な原因となって糖尿病性ケトアシドーシスが生じた症例を経験しました．

参考文献

錐体外路症状
1) Shrestha M, Hendrickson RG, Henretig FM：Striking extrapyramidal movements seen in large olanzapine overdose. J Toxicol Clin Toxicol 39：282, 2001.

低血圧
2) Bajaj V, Comyn DJ：Norepinephrine in the treatment of olanzapine overdose. Anaesthesia 57：1040-1041, 2002.

心電図異常
3) Rivera W, Gracia R, Roth B, et al：Quinidine-like effects from quetiapine overdose with documented serum level [abstract]. J Toxicol Clin Toxicol 41：508, 2003.

高血糖
4) Hamanaka S & Kamijo Y：New-onset diabetic ketoacidosis induced by the addition of perospirone hydrochloride in a patient treated with risperidone. Internal Medicine 46：199-200, 2007.

4 第1世代三環系抗うつ薬

最初の 10 分メモ

含有する製品
- アミトリプチリン(アミプリン®, トリプタノール®, ノーマルン®)
- イミプラミン(イミドール®, トフラニール®)
- クロミプラミン(アナフラニール®)
- トリミプラミン(スルモンチール®)
- ノルトリプチリン(ノリトレン®)

診断のポイント
- うつ病などの気分(感情)障害の病歴または第1世代 TCA の服用歴のある患者に, 昏睡, QRS 時間の延長などの心電図異常, 心室頻拍などの不整脈, 低血圧を認める.
- Triage® DOA で TCA(三環系抗うつ薬類)が陽性となる.

治療のポイント
- QRS 時間の延長, 心室性不整脈, 低血圧には炭酸水素ナトリウムを静注して血液のアルカリ化およびナトリウム負荷を行う.

Do & Don't
- 初診時には中毒症状が乏しくても, 急激な臨床症状の悪化が見られることに注意.
- Class 1a や Class 1c 抗不整脈薬は, 膜興奮抑制(キニジン様)作用によって, 心室内伝導速度をさらに遅延させ, 心筋収縮力をさらに減弱させるので禁忌.

- Class II 抗不整脈薬（βアドレナリン受容体遮断薬）は，低血圧や心停止を促す可能性があるので禁忌．

体重 50 kg の実践投与量

- 解毒薬・拮抗薬：QRS＞0.10 秒，心室性不整脈，低血圧には炭酸水素ナトリウム 50〜100 mEq のボーラスによる静注を適宜繰り返し，血液をアルカリ化して pH を 7.45〜7.55 とする．炭酸水素ナトリウムのボーラス投与の後は，4〜6 時間持続静注し，漸減する．

概説

　第 1 世代三環系抗うつ薬（以下 TCA）は，うつ病を中心とした精神障害の治療薬として広く用いられてきた．しかしながら，第 1 世代 TCA は，副作用が多いだけでなく，過量服薬による心毒性が強く，これまでに数多くの犠牲者を出した．近年，抗うつ薬は，抗コリン作用による口渇や便秘などの副作用が少なく，心毒性や中枢神経毒性の弱い SSRI や SNRI が主流となっているが，第 1 世代 TCA は，治療効果が優れているため，難治性うつ病などにはいまだに処方されている（化学構造：図1）．

イミノベンジル系

イミプラミン

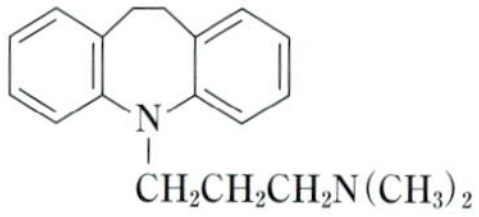

クロミプラミン

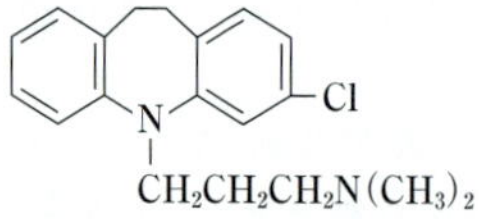

ジベンゾシクロヘプタジエン誘導体

アミトリプチリン

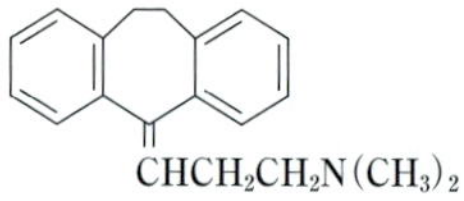

第 1 世代 TCA は，イミプラミンやクロミプラミンをはじめとするイミノベンジル系薬物とアミトリプチリンをはじめとするジベンゾシクロヘプタジエン誘導体に分けられる．

図1　代表的な第 1 世代 TCA の化学構造

薬物動態

薬物	イミプラミン	アミトリプチリン
半減期(時間)	6〜20	8〜50
分布容積(L/kg)	20〜40	6〜10
蛋白結合率(%)	80〜95	94

- いずれも分布容積が大きい ➡ 血液浄化法は無効.
- 大部分は肝臓でチトクローム P450 酵素系によって代謝される.

毒性のメカニズム

- 第1世代 TCA は,中枢性セロトニン再取り込み阻害作用,中枢性ノルアドレナリン再取り込み阻害作用などによって抗うつ作用を発揮するだけでなく,いずれも弱いヒスタミン H_1 受容体遮断作用,ムスカリン受容体遮断作用,$α_1$ アドレナリン受容体遮断作用をもつ(図2).

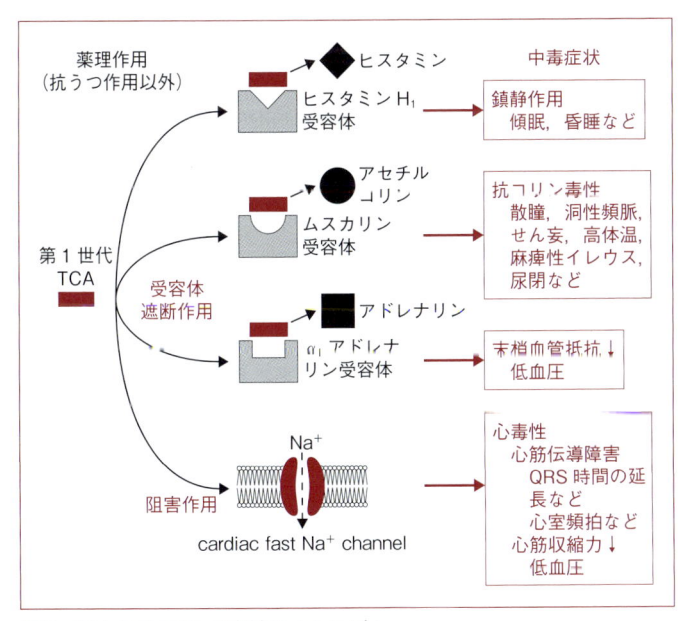

図2 第1世代 TCA の毒性のメカニズム

- 心筋の速いナトリウムチャネル(cardiac fast Na⁺ channel)阻害作用をもつ.
- 過量服薬では,これらの作用が増強されて毒性を発揮する.なかでも,心筋の速いナトリウムチャネル阻害作用による心毒性は重要である.

    致死量:20 mg/kg 以上
    中毒量:10 mg/kg 以上

症状

- 主症状は,昏睡,QRS 時間の延長などの心電図異常,心室頻拍などの不整脈,低血圧である.
- 中枢性セロトニン再取り込み阻害作用が増強されて,セロトニン症候群が生じる.
- ヒスタミン H_1 受容体遮断作用が増強されて,鎮静作用による傾眠,昏睡などが生じる.
- ムスカリン受容体遮断作用が増強されて,抗コリン毒性による散瞳,洞性頻脈,せん妄,高体温,麻痺性イレウス,尿閉などが生じる.
- $α_1$ アドレナリン受容体遮断作用が増強されて,末梢血管抵抗の低下による低血圧が生じる.
- 心筋の速いナトリウムチャネル阻害作用が増強されて,心筋伝導障害による PR 時間の延長,QRS 時間の延長,QTc 時間の延長,房室ブロック,リエントリー性心室性不整脈(reentry ventricular arrhythmias)が生じる.また,心筋収縮力の低下による低血圧が生じる.

【中枢神経症状】傾眠,昏睡,せん妄,痙攣発作,セロトニン症候群
【循環器症状】PR 時間の延長,QRS 時間の延長,QTc 時間の延長,非特異的 ST 変化,非特異的 T 波の変化,Brugada 様変化(V_1〜V_3 の saddle 様の ST 上昇),房室ブロック,徐脈性不整脈,洞性頻脈,上室性頻脈,心室頻拍,トルサード・ド・ポアンツ,低血圧
【その他】高体温,腸蠕動運動の低下,便秘,麻痺性イレウス,排尿障害,尿閉,皮膚の乾燥

治療

- **全身管理** 昏睡には輸液を施行し,必要であれば気管挿管および人工呼吸器管理を施行する(☞p22).低血圧には急速輸液を施行する.低血圧が難治性で輸液および(後述する)炭酸水素ナトリウ

ムにも反応しなければ，ノルエピネフリンやドパミンの持続静注を施行する．それでも，低血圧が改善しなければPCPSを施行する（☞p20）．心室性不整脈が難治性で後述する炭酸水素ナトリウムに反応しなければ，抗不整脈薬を投与する．脈あり心室頻拍にはフェニトイン（Class 1b抗不整脈薬）を投与する．トルサード・ド・ポアンツには硫酸マグネシウムを投与する．それでも，心室性不整脈が改善せず，循環動態が保たれなければPCPSを施行する（☞p22）．

- **吸収の阻害** 活性炭を投与する．
- **排泄の促進** 有効な方法はない．
- **解毒薬・拮抗薬** QRS＞0.10秒，心室性不整脈，低血圧には炭酸水素ナトリウム1〜2 mEq/kgのボーラスによる静注を適宜繰り返し，血液をアルカリ化してpHを7.45〜7.55とする．至適pHはQRS時間の短縮や不整脈の消失といった臨床効果によって決定する．炭酸水素ナトリウムのボーラス投与の後は，4〜6時間持続静注し，漸減する（☞p20，p21）．
- **予後** 死因の多くは心室性不整脈か低血圧である．致死的な症状は服用6時間以内に生じることが多い．

ひとことメモ ④ 第1世代TCAと処方量

第1世代TCAは，心毒性が強く，20 mg/kg以上の過量服薬による死亡例の報告があります．体重が50 kgであれば1 gに相当します．1日の服用量が100 mgであれば，30日処方だと1回の処方量は3 gとなり致死量に十分達します．筆者は，過量服薬などの自殺企図歴があり，過量服薬の可能性のある患者さんにこのような処方は問題だと考えています．

参考文献

心室性不整脈の予測にQRS時間が有用
1) Boehnert M, Lovejoy FH Jr：Value of the QRS duration versus the serum drug level in predicting seizure and ventricular arrhythmia after an acute overdose of tricyclic antidepressants. N Engl J Med 313：474-479, 1985.

炭酸水素ナトリウムの有効性
2) Bradberry SM, Thanacoody HK, Watt BE, et al：Management of the cardiovascular complications of tricyclic antidepressant poisoning：role of sodium bicarbonate. Toxicol Rev 24：195-204, 2005.

高張ナトリウム液の有効性
3) McKinney PE, Rasmussen R：Reversal of severe tricyclic antidepressant-induced cardiotoxicity with intravenous hypertonic saline solution. Ann Emerg Med 42：20-24, 2003.

治療のフローチャート

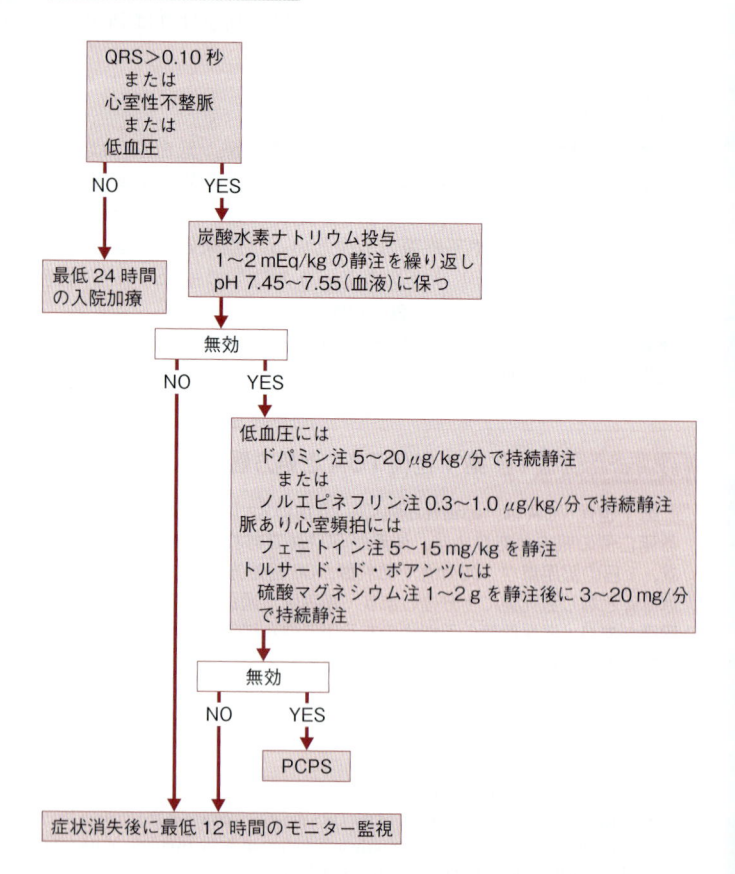

```
         ┌─────────────┐
         │ QRS>0.10秒  │
         │   または    │
         │ 心室性不整脈 │
         │   または    │
         │   低血圧    │
         └─────────────┘
          NO        YES
           │         │
           │         ▼
           │  ┌──────────────────────────────┐
           │  │ 炭酸水素ナトリウム投与       │
           │  │ 1～2 mEq/kgの静注を繰り返し  │
           │  │ pH 7.45～7.55（血液）に保つ  │
           │  └──────────────────────────────┘
           │         │
           │       ┌───┐
           │       │無効│
           │       └───┘
           │    NO    YES
           │    │      │
  ┌────────┐  │      ▼
  │最低24時間│  │  ┌────────────────────────────────────┐
  │の入院加療│  │  │低血圧には                          │
  └────────┘  │  │  ドパミン注5～20μg/kg/分で持続静注│
           │    │  │    または                          │
           │    │  │  ノルエピネフリン注0.3～1.0μg/kg/分で持続静注│
           │    │  │脈あり心室頻拍には                  │
           │    │  │  フェニトイン注5～15 mg/kgを静注  │
           │    │  │トルサード・ド・ポアンツには        │
           │    │  │  硫酸マグネシウム注1～2gを静注後に3～20 mg/分│
           │    │  │  で持続静注                        │
           │    │  └────────────────────────────────────┘
           │    │              │
           │    │            ┌───┐
           │    │            │無効│
           │    │            └───┘
           │    │         NO    YES
           │    │          │     │
           │    │          │     ▼
           │    │          │  ┌─────┐
           │    │          │  │PCPS │
           │    │          │  └─────┘
           ▼    ▼          ▼
       ┌──────────────────────────────────────┐
       │症状消失後に最低12時間のモニター監視  │
       └──────────────────────────────────────┘
```

5 第2世代三環系抗うつ薬（アモキサピン）

最初の 10 分メモ

含有する製品
- アモキサピン（アモキサン®）

診断のポイント
- うつ病などの感情（気分）障害の病歴またはアモキサピンの服用歴のある患者に，意識障害，痙攣発作を認める．

治療のポイント
- 痙攣重積発作にはミダゾラムまたはプロポフォールを持続静注．

Do & Don't
- アモキサピン中毒では，Triage DOA® で TCA（三環系抗うつ薬類）が陽性とならないことに注意．
- 初診時には中毒症状が乏しくても，急激な臨床症状の悪化が見られることに注意．
- 痙攣発作，痙攣重積発作などの中枢神経症状に注意．

概説

　第2世代三環系抗うつ薬（以下 TCA）であるアモキサピンは，第1世代 TCA より治療効果が優れ，副作用が少なく，過量服薬しても安全な薬物を開発する経緯のなかで誕生した．しかしながら，アモキサピンは，過量服薬による心毒性は弱いが，その一方で中枢神経毒性が強く，これまでに数多くの犠牲者を出した．近年，抗うつ薬は，抗コリン作用による口渇や便秘などの副作用が少なく，心毒性や中枢神経毒性の弱い SSRI や SNRI が主流となっているが，アモキサピンは比較的速効性であるうえに，精神病症状のあるうつ病

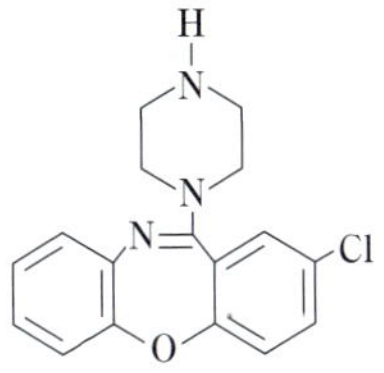

アモキサピンは，ジベンゾオキサゼピン誘導体に属し，側鎖に四番目の環をもつが，中核構造は三環構造である．

図1　アモキサピンの化学構造

に有効であるという特徴があるため，難治性うつ病などにはいまだに処方されている(化学構造：**図1**).

薬物動態

薬物	アモキサピン
半減期(時間)	8(33*，7**)
分布容積(L/kg)	?(大きい)
蛋白結合率(%)	90

*8-hydroxyamoxiapine の半減期
**7-hydroxyamoxiapine の半減期

- **分布容積が大きい ➡ 血液浄化法は無効.**
- 大部分は肝臓で代謝されて8-ヒドロキシアモキサピンおよび7-ヒドロキシアモキサピンとなり，グルクロン酸抱合されて胆汁中または尿中に排泄される.

毒性のメカニズム

- アモキサピンは，中枢性セロトニン再取り込み阻害作用，中枢性ノルアドレナリン再取り込み阻害作用などによって抗うつ作用を発揮するだけでなく，いずれも弱いヒスタミン H_1 受容体遮断作用，ムスカリン受容体遮断作用，$α_1$ アドレナリン受容体遮断作用をもつ(**図2**).
- アモキサピンおよびその代謝物である8-ヒドロキシアモキサピンは，抗精神病薬と同様にドパミン D_2 受容体遮断作用をもつ.
- アモキサピンは，ミトコンドリアの電子伝達系を障害すると考えられている.
- 過量服薬ではこれらの薬理作用が増強されて毒性を発揮する.
- アモキサピンは，第1世代 TCA とは異なり，心筋の速いナトリウムチャネル(cardiac fast Na^+ channel)阻害作用をもたないため心毒性は弱いが，詳細なメカニズムは不明である中枢神経毒性を発揮する.
  中毒濃度：3,000 ng/mL 以上
  致死濃度：5,000 ng/mL 以上

症状

- 中枢神経毒性による痙攣発作，痙攣重積発作が生じる.
- ドパミン D_2 受容体遮断作用の関与が疑われている悪性症候群が

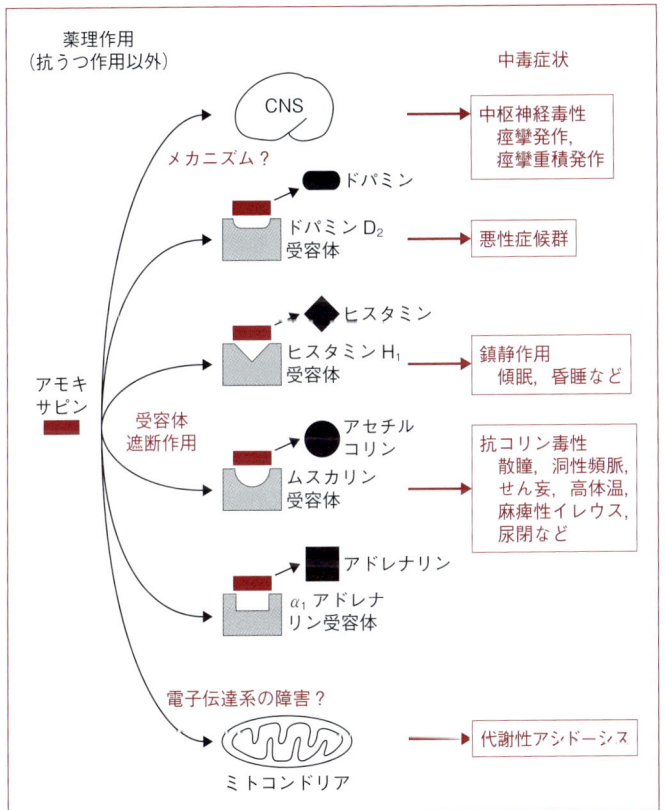

図2 アモキサピンの毒性のメカニズム

生じる．
- ヒスタミン H_1 受容体遮断作用が増強されて，鎮静作用による傾眠，昏睡などが生じる．
- ムスカリン受容体遮断作用が増強されて，抗コリン毒性による散瞳，洞性頻脈，麻痺性イレウス，尿閉などが生じる．
- 第1世代 TCA に比べて心循環器症状は乏しい．
- ミトコンドリアの電子伝達系が障害されて，好気性エネルギー代謝が障害される代わりに嫌気性エネルギー代謝が促進されて，代謝性アシドーシスが生じる．
- その他に横紋筋融解症，および，続発する急性腎不全が生じる．

【中枢神経症状】 傾眠，昏睡，せん妄，痙攣発作，痙攣重積発作，悪性症候群

【その他】 散瞳，洞性頻脈，高体温，皮膚の乾燥，麻痺性イレウス，尿閉，横紋筋融解症，急性腎不全，代謝性アシドーシス

治療

- **全身管理** 昏睡には輸液を施行し，必要であれば気管挿管および人工呼吸器管理を施行する（☞ p22）．痙攣発作が持続していたらジアゼパムの静注，または，ミダゾラムの静注または筋注によって痙攣発作を止める．痙攣重積発作にはミダゾラムまたはプロポフォールの持続静注を施行する．痙攣発作の予防にはフェノバルビタールを筋注する（☞ p23）．
- **吸収の阻害** 活性炭を投与する．
- **排泄の促進** 有効な方法はない．
- **解毒薬・拮抗薬** なし．
- **予後** アモキサピンによる痙攣重積発作は難治性で，死亡例も散見される．過量服薬の重症度や予後は第1世代 TCA と変わらない．

ひとことメモ ⑤ アモキサピンと難治性痙攣重積発作

アモキサピンの過量服薬による痙攣重積発作は難治性ですが，プロポフォールは比較的有効なようです．筆者らも，ミダゾラムの持続静注ではコントロールできなかったのにプロポフォールの持続静注でコントロール可能であった症例に遭遇しました．

参考文献

電子伝達系の障害

1) Robertson AM, Ferguson LR, Cooper GJS：Biochemical evidence that high concentrations of the antidepressant amoxapine may cause inhibition of mitochondrial electron transport. Toxicol Appl Pharmacol 93：118-126, 1988.

プロポフォールの有効性

2) 井出文子，上條吉人，相馬一亥：急性アモキサピン中毒による難治性けいれん重積にプロポフォールが有効であった1例．中毒研究 19：407-408, 2006.

3) Merigian KS, Browning RG, Leeper KV：Successful treatment of amoxapine-induced refractory status epilepticus with propofol (diprivan). Acad Emerg Med 2：128-133, 1995.

治療フローチャート

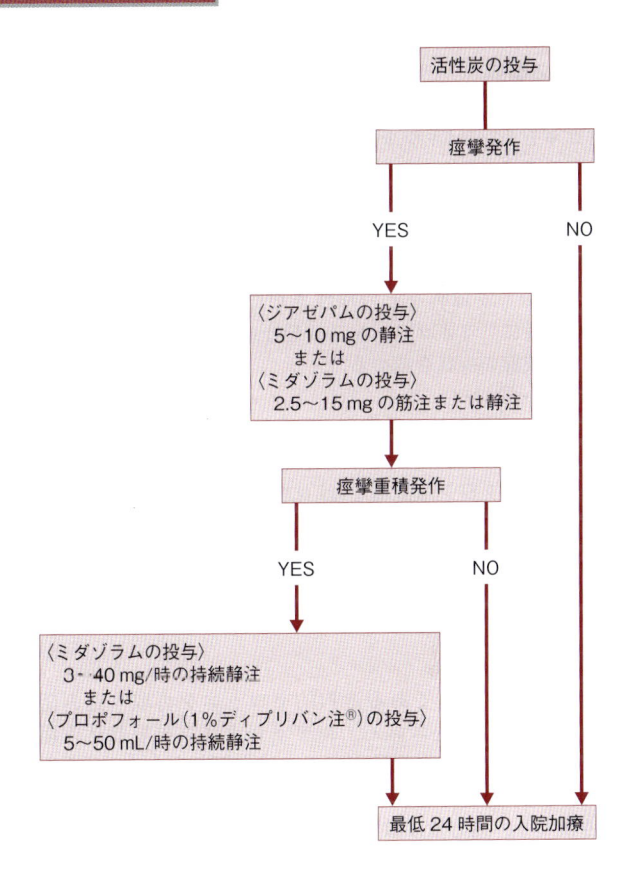

```
活性炭の投与
    ↓
痙攣発作
 ├─ YES ↓
 │   〈ジアゼパムの投与〉
 │     5〜10 mg の静注
 │       または
 │   〈ミダゾラムの投与〉
 │     2.5〜15 mg の筋注または静注
 │     ↓
 │   痙攣重積発作
 │    ├─ YES ↓
 │    │   〈ミダゾラムの投与〉
 │    │     3〜40 mg/時の持続静注
 │    │       または
 │    │   〈プロポフォール(1%ディプリバン注®)の投与〉
 │    │     5〜50 mL/時の持続静注
 │    │     ↓
 │    └─ NO ↓
 └─ NO ↓
最低 24 時間の入院加療
```

悪性症候群

4) Madakasira S：Amoxapine-induced neuroleptic malignant syndrome. DICP 23：50-51, 1989.
5) Taylor NE, Schwartz HI：Neuroleptic malignant syndrome following amoxapine overdose. J Nerv Ment Dis 176：249-251, 1988.

6 第3世代抗うつ薬(SSRI, SNRI)

最初の10分メモ

含有する製品
- フルボキサミン(ルボックス®, デプロメール®)
- パロキセチン(パキシル®)
- セルトラリン(ジェイゾロフト®)
- ミルナシプラン(トレドミン®)
- デュロキセチン(サインバルタ®)

診断のポイント
- うつ病や不安障害などの病歴またはSSRI, SNRIの服用歴がある患者に, ミオクローヌス, 発汗, 振戦, 発熱などのセロトニン症候群の症状を認める.

治療のポイント
- ほとんどの症状は24時間以内に自然消退する.
- セロトニン症候群には非特異的セロトニン受容体拮抗薬であるシプロヘプタジン塩酸塩を経口投与.

Do & Don't
- 稀にセロトニン症候群が重症化して集中治療を要することがあるので注意.

概説

第3世代抗うつ薬である選択的セロトニン再取り込み阻害薬(SSRI)およびセロトニン・ノルアドレナリン再取り込み阻害薬(SNRI)は, 薬理学的選択性が高く, 副作用が少なく, 過量服薬による毒性が弱いため, 古くからある三環系抗うつ薬などの抗うつ薬に置き換わり, 処方量は激増している(化学構造:図1).

薬物動態

薬物	パロキセチン	セルトラリン
半減期(時間)	7〜37	22〜36
分布容積(L/kg)	3〜28	76
蛋白結合率(%)	95	99

- いずれも分布容積が大きい ➡ 血液浄化法は無効.
- SSRIは, 肝臓でチトクロームP450酵素系によって代謝される.

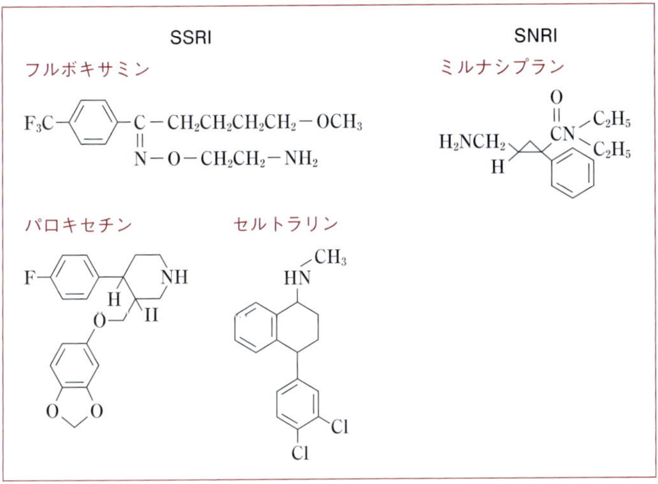

SSRI

フルボキサミン

ミルナシプラン (SNRI)

パロキセチン

セルトラリン

図1 SSRI, SNRI の化学構造

- SNRI であるミルナシプラン塩酸塩は,ほとんどが腎排泄される.

毒性のメカニズム

- SSRI は,セロトニン再取り込み阻害作用によってシナプス間隙のセロトニンの量を増加させる.セロトニンの遊離を促進する作用もあるとされている(図2).
- SNRI はセロトニンのみならずノルエピネフリン再取り込み阻害作用によってシナプス間隙のセロトニンおよびノルエピネフリンの量を増加させる(図2).
- これらの薬物は,第1世代または第2世代三環系抗うつ薬とは異なり,ヒスタミン H_1 受容体遮断作用,ムスカリン受容体遮断作用,α_1 アドレナリン受容体遮断作用,心筋の速い Na チャネル(cardiac fast Na^+ channel)阻害作用がない.または,弱い.
- 薬理学的選択性が高く,過量服薬による毒性は弱いが,セロトニン再取り込み阻害作用によるセロトニン症候群は重要である.

症状

- 過量服薬しても無症状で経過することが多い.
- セロトニンの再取り込み阻害作用が増強されて,中枢および末梢のセロトニン受容体,とりわけセロトニン 5-HT_{1A} およびセロト

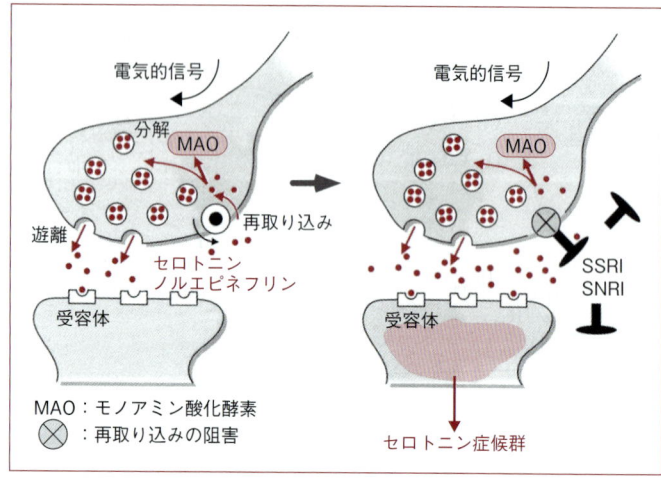

図2 SSRI, SNRI の毒性のメカニズム

表1 Sternbach によるセロトニン症候群の診断基準

A)	セロトニン作動性薬物を追加ないし増量後に精神状態の変化(錯乱ないし軽躁), 焦燥, ミオクローヌス, 腱反射亢進, 発汗, 悪寒, 振戦, 下痢, 運動失調, 発熱のうち少なくとも3つが生じる.
B)	このような症状を起こしうる他の原因(感染症, 代謝性疾患, 物質乱用あるいは離脱症状)が否定できる.
C)	このような症状が生じる前に抗精神病薬を開始ないし増量していない.

ニン 5-HT$_{2A}$ 受容体が過剰興奮するとセロトニン症候群が生じる. セロトニン症候群は最もよくみられる症状の1つであるが, 重症は稀である(表1).

- 昏睡, 痙攣発作, 痙攣重積発作などの中枢神経症状, または, QRS 時間, QTc 時間の延長などの心電図異常, 心停止の報告もある.

【中枢神経症状】傾眠, 昏睡, 痙攣発作, 痙攣重積発作, セロトニン症候群

【心循環器異常】QRS 時間の延長, QTc 時間の延長, 洞性徐脈, 洞性頻脈, 心停止

【その他】振戦, 悪心・嘔吐

治療

- **全身管理** 昏睡には輸液を施行し，必要であれば気管挿管および人工呼吸器管理を施行する（☞p22）．痙攣発作が持続していたらジアゼパムを静注，または，ミダゾラムを静注または筋注する（☞p23）．
- **吸収の阻害** 活性炭を投与する．
- **排泄の促進** 有効な方法はない．
- **解毒薬・拮抗薬** セロトニン症候群には非特異的セロトニン受容体拮抗薬であるシプロヘプタジン塩酸塩（ペリアクチン®）4〜24 mg/日を4時間ごとに経口投与する．
- **予後** ほとんどの症状は24時間以内に自然消退する．治療の必要があっても，通常の治療に反応することがほとんどである．ただし，稀にセロトニン症候群が重症化して集中治療を要することがある．

ひとことメモ 6　SSRI，SNRIとセロトニン症候群

臨床研究ではSSRI，SNRIの過量服薬患者のおよそ20%にセロトニン症候群が生じたとする報告があります．ところが，筆者の施設ではSSRI，SNRIの過量服薬患者にセロトニン症候群が生じることは稀です．SSRI，SNRIの単独中毒は稀で，多くの場合はベンゾジアゼピン類などとの複合中毒で，セロトニン症候群がマスクされているのではないかと考えています．

ひとことメモ 7　フルボキサミンと痙攣重積発作

筆者らは，21.75 gのフルボキサミンを大量服用し，痙攣重積発作および昏睡状態が生じて搬送された症例を経験しました．来院直後に心肺停止となり心肺蘇生術にて心拍再開しましたが循環不全状態が持続し，さらに誤嚥が原因と思われるARDSが生じたため経皮的心肺補助法（PCPS）を導入しました．痙攣重積発作のコントロールには極量のプロポフォールを要しましたが，循環不全およびARDSは次第に回復し，後遺症を生じることなく救命することができました．文献的には9 gを超えるフルボキサミンの過量服薬では痙攣重積発作や低血圧などの重篤な症状が生じるようです．

治療フローチャート

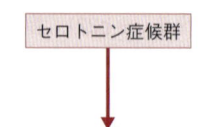

```
┌─────────────────────┐
│ セロトニン症候群      │
└──────────┬──────────┘
           ↓
┌─────────────────────────────────────────────┐
│ シプロヘプタジン塩酸塩 4〜24 mg/日を4時間ごとに経口投与 │
└─────────────────────────────────────────────┘
```

参考文献

セロトニン症候群

1) Isbister GK, Bowe SJ, Dawson A, et al：Relative toxicity of selective serotonin reuptake inhibitors (SSRIs) in overdose. J Toxicol Clin Toxicol 42：277-285, 2004.
2) Sarko J：Antidepressants, old and new. A review of their adverse effects and toxicity in overdose. Emerg Med Clin North Am 18：637-654, 2000.
3) Sternbach H：The serotonin syndrome. Am J Psychiatry 148：705-713, 1991.

7 カルバマゼピン

最初の10分メモ

含有する製品
- カルバマゼピン（カルバマゼピン®，テグレトール®，テレスミン®，レキシン®）

診断のポイント
- 側頭葉てんかん，三叉神経痛，双極性感情障害などの病歴またはカルバマゼピンの服用歴がある患者に，昏睡，腸蠕動運動の低下，QRS時間の延長などの心電図異常，低ナトリウム血症などを認める．
- カルバマゼピンの血中濃度が高値である（>12 μg/mL）．
- 第1世代三環系抗うつ薬と化学構造が類似しているため，Triage DOA®で三環系抗うつ薬類（TCA）が陽性となることがある．

治療のポイント
- 活性炭の繰り返し投与を施行．
- 重症患者には血液灌流法を施行．

Do & Don't
- 遅延性に症状が出現することがあるので，無症状でも最低6時

間は観察.
- 活性炭の繰り返し投与を施行しないと中毒症状が遷延することに注意.

概説

カルバマゼピンは抗痙攣作用,感情安定作用などの薬理作用をもち,側頭葉てんかん,三叉神経痛,双極性感情障害などの神経内科疾患や精神障害の治療に広く用いられている(化学構造:図1).

薬物動態

薬物	カルバマゼピン
半減期(時間)	18～65
分布容積(L/kg)	0.8～1.8
蛋白結合率(%)	75

- 末梢性ムスカリン受容体遮断作用(抗コリン作用)によって腸蠕動運動が低下するため腸管からの吸収が緩徐かつ不安定である.
- **分布容積は比較的小さいが,蛋白結合率は比較的高い ➡ 血液灌流法は有効.**
- ほとんどが肝臓で代謝されて胆汁中に分泌され,その一部分は腸肝循環する ➡ 活性炭の繰り返し投与が有効.

毒性のメカニズム

- カルバマゼピンは,弱いヒスタミン H_1 受容体遮断作用,比較的強いムスカリン受容体遮断作用,弱い α_1 アドレナリン受容体遮

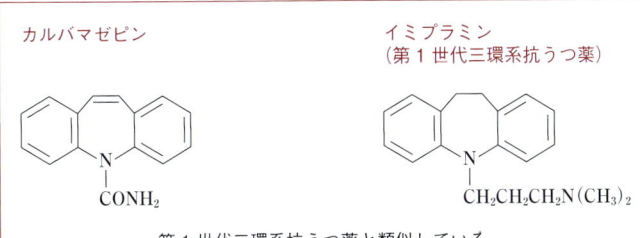

第1世代三環系抗うつ薬と類似している.

図1　カルバマゼピンの構造式

断作用,ナトリウムチャネル(Na⁺ channel)阻害作用,抗利尿作用をもつ(図2).

- 過量服薬では,これらの作用が増強されて毒性を発揮する.
- 血中濃度が有効血中濃度より上昇するほど中毒症状は重症となる.
  有効血中濃度(治療域):4〜12 μg/mL
  軽症〜中等症:12〜30 μg/mL
  重症:30 μg/mL 以上

症状

- 腸管からの吸収が緩徐かつ不安定で,一部は腸肝循環するため,昏睡などの症状が遅延性に生じる,または,繰り返されることがある.
- ヒスタミン H_1 受容体遮断作用が増強されて,鎮静作用による傾眠,昏睡などが生じる.

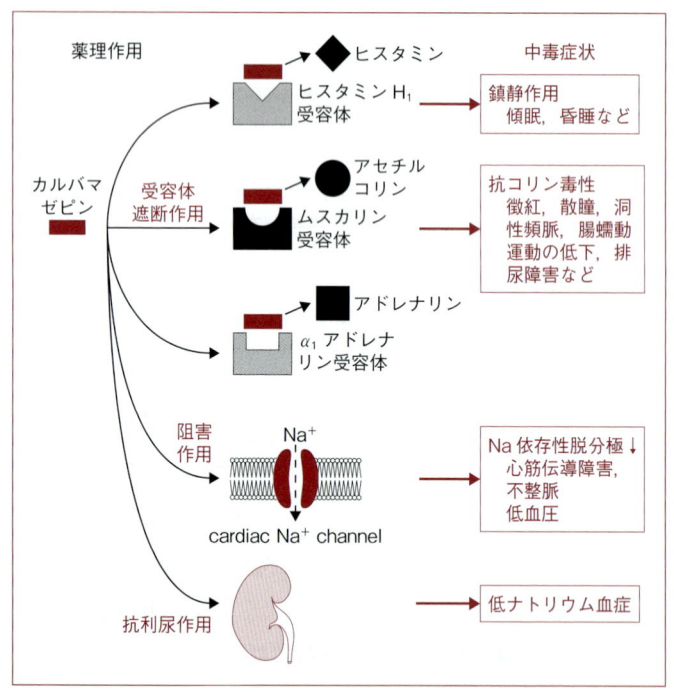

図2 カルバマゼピンの毒性のメカニズム

- ムスカリン受容体遮断作用が増強されて,抗コリン毒性による散瞳,洞性頻脈,腸蠕動運動の低下,便秘,排尿障害などが生じる.
- 心筋ナトリウムチャネル阻害作用が増強されて,ナトリウム依存性脱分極の抑制による心筋伝導障害,不整脈,および,心筋収縮力低下による低血圧が生じる.
- 抗利尿作用が増強されて,低ナトリウム血症が生じる.

【軽症から中等症】言語不明瞭,傾眠,イライラ,不穏・興奮,幻覚,散瞳,めまい,眼振,眼筋麻痺,運動失調,ジストニア,洞性頻脈,QRS時間の延長,QTc時間の延長,悪心・嘔吐,腸蠕動運動の低下,便秘,排尿障害,徴紅,低ナトリウム血症

【重症】昏睡,昏迷,ミオクローヌス,痙攣発作,呼吸抑制・呼吸停止,ALI/ARDS,徐脈,房室ブロック,低血圧,麻痺性イレウス,尿閉,高体温

治療

- **全身管理** 昏睡には輸液を施行する(☞p22).痙攣発作が持続していたらジアゼパムの静注,または,ミダゾラムの静注または筋注を施行する.痙攣発作の予防にはフェノバルビタールを筋注する(☞p23).呼吸抑制または呼吸停止には速やかに気管挿管および人工呼吸器管理を施行する(☞p18).低血圧には急速輸液を施行する.低血圧が輸液に反応しなければ,ノルエピネフリンやドパミンの持続静注を施行する(☞p20).
- **吸収の阻害** 活性炭を投与する.
- **排泄の促進** 活性炭の繰り返し投与を施行する.重症患者には血液灌流法を施行する.臨床研究では,血液透析法は,血小板減少や凝固異常などの合併症が血液灌流法より少なく血液灌流法と同等に有効だった.
- **解毒薬・拮抗薬** なし.
- **予後** 全身管理が適切であれば予後は良好であるが,重症では昏睡,痙攣発作などによって死亡することがある.

ひとことメモ 8 **カルバマゼピンによる徐脈,房室ブロック**(☞『臨床中毒学』p94)

治療フローチャート

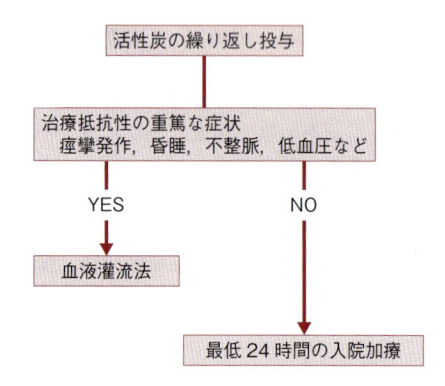

```
活性炭の繰り返し投与
        ↓
治療抵抗性の重篤な症状
痙攣発作,昏睡,不整脈,低血圧など
   ↓YES        ↓NO
 血液灌流法    最低24時間の入院加療
```

参考文献

活性炭の繰り返し投与の有効性
1) Montoya-Cabrera MA, Sauceda-Garcia JM, Escalante-Galindo P, et al：Carbamazepine poisoning in adolescent suicide attempters. Effectiveness of multiple-dose activated charcoal in enhancing carbamazepine elimination. Arch Med Res 27：485-489, 1996.

血液浄化法の有効性
2) Bek K, Kocak S, Ozkaya O, et al：Carbamazepine poisoning managed with haemodialysis and haemoperfusion in three adolescents. Nephrology 12：33-55, 2007.
3) Cameron RJ, Hungerford P, Dawson AH：Efficacy of charcoal hemoperfusion in massive carbamazepine poisoning. J Toxicol Clin Toxicol 40：507-512, 2002.

常用量での完全房室ブロック
4) Ide A, Kamijo Y：Intermittent complete atrioventricular block after long term low-dose carbamazepine therapy with a serum concentration less than the therapeutic level. Intern Med 46：627-629, 2007.

8 リチウム

最初の10分メモ

含有する製品
- 炭酸リチウム(リーマス®, 炭酸リチウム®, リチオマール®)

診断のポイント

- 双極性感情障害などの気分(感情)障害の病歴または炭酸リチウムの服用歴のある患者に,痙攣発作,運動失調,振戦などを認める.
- リチウム中毒を疑ったら,Li^+の血中濃度をただちに測定する.ただし,以下のことに注意.
- 急性中毒では,Li^+の血中濃度が治療域よりかなり高くても中枢神経症状が生じないことがある.
- 慢性中毒では,Li^+の血中濃度が治療域よりわずかに高い程度である,または,治療域であっても中枢神経症状が生じることがある.

治療のポイント

- 輸液療法により尿量を維持し,Li^+の排泄を促す.
- 重症患者には血液透析法を施行する.ただし,以下のように急性中毒と慢性中毒では意味が異なる.
- 急性中毒では,血液中のLi^+を速やかに除去して,Li^+の中枢神経への移行を妨げ,重篤な中枢神経症状が生じるリスクを減少させる意味がある.
- 慢性中毒では,中枢神経からのLi^+の除去を促進する意味がある.

Do & Don't

- 急性中毒では,中枢神経症状が遅延性に生じることに注意.
- 慢性中毒では,Li^+の血中濃度が治療域であっても否定しない.
- 利尿薬は水と塩分を共に喪失させて,Li^+の再吸収を増加させて,Li^+の蓄積を促進するので投与しない.
- Li^+は活性炭に吸着されないので,他の薬物との複合中毒でなければ活性炭の投与や血液灌流法は施行しない.

概説

リチウムイオン(以下Li^+)を含むリチウム塩は,双極性感情障害をはじめとした気分(感情)障害の治療に広く用いられている.リチウム塩のなかでは,最も化学的に安定な炭酸リチウムが一般的に用いられている.

薬物動態

薬物	リチウムイオン(Li$^+$)
半減期(時間)	13〜50
分布容積(L/kg)	0.4〜0.9
蛋白結合率(%)	0

- 徐放剤では，長時間にわたって吸収が持続する．
- 分布容積は小さく，蛋白に結合しない ➡ 血液透析法は有効．
- Li$^+$は最初のうちは細胞外液に分布するが，次第にゆっくりとした速度で細胞内に侵入して，組織に蓄積する ➡ Li$^+$は中枢神経をはじめとした組織に入りにくいが，いったん入ったら出にくい．
- 未変化体としてほぼ完全に尿中に排泄される．

毒性のメカニズム

- Li$^+$が細胞内に蓄積されると，ナトリウムイオン(Na$^+$)，カリウムイオン(K$^+$)，マグネシウムイオン(Mg^{2+})などの1価または2価の陽イオンの細胞膜を介した移動が干渉されて，細胞膜の状態が変化すると考えられている．
- 神経細胞では，興奮やシナプス伝導が抑制され，心筋細胞では，細胞内のK$^+$が減少して再分極が延長すると考えられている．

【急性中毒】

- リチウム塩の過量服薬によって生じるが，Li$^+$の血中濃度と中枢神経毒性の相関は乏しい．
- 図1の上段に示すように，Li$^+$は脳に入りにくいため，過量服薬によって血中濃度が高くなっても，脳中濃度が中毒域まで達せずに，中枢神経毒性を発揮しないことがある．
- 図1の下段に示すように，過量服薬後に，いったんは高くなった血中濃度が速やかに低下してから，脳中濃度が中毒域まで達して，遅延性に中枢神経毒性を発揮することがある．
- Li$^+$はいったん脳に入ると出にくいため，脳中濃度が中毒域以下になるのに時間がかかり，中枢神経毒性が数日〜数週間持続することがある．

【慢性中毒】

- 長期にわたるLi$^+$の蓄積によって生じるが，中枢神経毒性とLi$^+$の血中濃度は比較的よく相関する．
- リチウム塩を服用している患者に脱水やナトリウム欠乏が生じ

図1 急性中毒のメカニズム

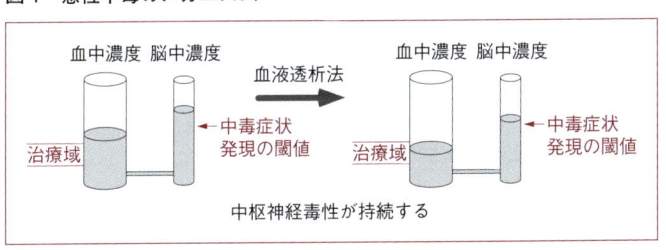

図2 慢性中毒のメカニズム

る，または，利尿薬が投与されると，Li$^+$の尿細管からの再吸収が増加し，Li$^+$の排泄が低下し，Li$^+$が蓄積してついには脳中濃度が中毒域まで達して中枢神経毒性を発揮する．
- たいていは，リチウム塩の服用を開始して数週間，もしくは，数か月が経過してから中枢神経毒性を発揮する．
- 図2に示すように，血液透析法を施行すれば，血中濃度は速やかに下がるが，Li$^+$はいったん脳に入ると出にくいため，脳中濃度が中毒域以下になるのに時間がかかり，中枢神経毒性が数日～数週間持続することがある．

　Li$^+$の有効血中濃度（治療域）：0.6～1.2 mEq/L

症状

- 急性中毒も慢性中毒も中毒症状は類似しているが，一般に慢性中毒のほうが重症である．

【急性中毒】
- 過量服薬後に胃内のLi⁺濃度が急速に上昇して嘔吐が誘発される.
- Li⁺の血中濃度が治療域よりかなり高くても中枢神経症状が生じないことがある.
- 最初は意識が清明であっても,遅延性(24〜48時間以内)に中枢神経症状が生じることがある.
- いったん中枢神経症状が生じると,数日〜数週間持続することがある.

【慢性中毒】
- 体内のLi⁺の総量が大きく,Li⁺の血中濃度が治療域よりわずかに高い程度である,または,治療域であっても中枢神経症状が生じる.
- いったん中枢神経症状が生じると,数日〜数週間持続することがある.

【神経症状】 言語不明瞭,傾眠,昏睡,焦燥感,錯乱,せん妄状態,痙攣発作,運動失調,めまい,眼振,振戦,深部腱反射の亢進,筋強剛,筋緊張の亢進,ミオクローヌス

【循環器症状】 T波の平坦化,脚ブロック,I度房室ブロック,徐脈,洞停止などの心電図異常,低血圧,循環不全

【その他】 食欲の低下,口渇,悪心・嘔吐,下痢,腹痛,乏尿,白血球増多,高体温

治療

- **全身管理** 昏睡には輸液を施行する(☞p22).痙攣発作が持続していたらジアゼパムの静注,または,ミダゾラムの静注または筋注を施行する.痙攣重積発作にはミダゾラムまたはプロポフォールの持続静注を施行する.痙攣発作の予防にはフェノバルビタールを筋注する(☞p23).脱水や電解質異常には輸液療法によって補正する.慢性中毒では脱水やナトリウム欠乏を生じていることが多く,生理食塩水の十分な輸液が必要である.
- **吸収の阻害** 急性中毒では,致死量を服薬後1時間以内であれば胃洗浄を考慮する.Li⁺は活性炭に吸着されないので,他の薬物との複合中毒でなければ活性炭の投与は無効である(☞p31).徐放剤の過量服薬であれば腸洗浄を考慮する.慢性中毒では,リチウム塩の経口摂取を中止する.
- **排泄の促進** 輸液療法により尿量を維持し,Li⁺の排泄を促す.重症患者には血液透析法を施行する.血液透析法によってLi⁺の

血中濃度は速やかに低下するが，細胞内コンパートメントと細胞外コンパートメントの間の再分布によって6〜8時間後にLi$^+$の血中濃度が再上昇することがある．血液透析法の終了直後と6〜8時間後にLi$^+$の血中濃度を測定し，Li$^+$の血中濃度が再上昇する，または，中枢神経症状が改善しなければ，血液透析法の繰り返し，または，施行時間の延長(4〜6時間)を考慮する．

【血液透析法の適応】
・腎不全がある．
・重症の中枢神経症状がある．
・輸液負荷に耐えられない．
・急性中毒ではLi$^+$の血中濃度≧4 mEq/L，慢性中毒ではLi$^+$の血中濃度≧2.5 mEq/L

- **解毒薬・拮抗薬** なし．
- **予後** 最重症では死亡することがある．生存しても基底核や小脳などの永続的な障害による，眼振，構音障害，筋強剛，深部腱反射の亢進，小脳失調，振戦，舞踏様またはアテトーゼ様の不随意運動，記銘力障害，認知障害などの後遺症が生じることがある．

ひとことメモ ⑨　リチウム誘発性腎性尿崩症
（☞『臨床中毒学』p90）

参考文献

血液透析法の有効性
1) Scharman EJ：Methods used to decrease lithium absorption or enhance elimination. J Toxicol Clin Toxicol 35：601-608, 1997.
2) Jacobsen D, Aasen G, Frederichsen P, et al：Lithium intoxication：pharmacokinetics during and after terminated hemodialysis in acute intoxications. Clin Toxicol 25：81-94, 1987.
3) Jaeger A, Sauder P, Kopferschmitt J, et al：Toxicokinetics of lithium intoxication treated by hemodialysis. Clin Toxicol 23：501-517, 1986.

中枢神経系の後遺症
4) Bejar J：Cerebellar degeneration due to acute lithium toxicity. Clin Neuropharmacol 8：379-381, 1985.

リチウム誘発性腎性尿崩症
5) Kamijo Y, Soma K, Hamanaka S, et al：Dural sinus thrombosis with severe hypernatremia developing in a patient on long-term lithium therapy. J Toxicol Clin Toxicol 41：359-362, 2003.

治療フローチャート

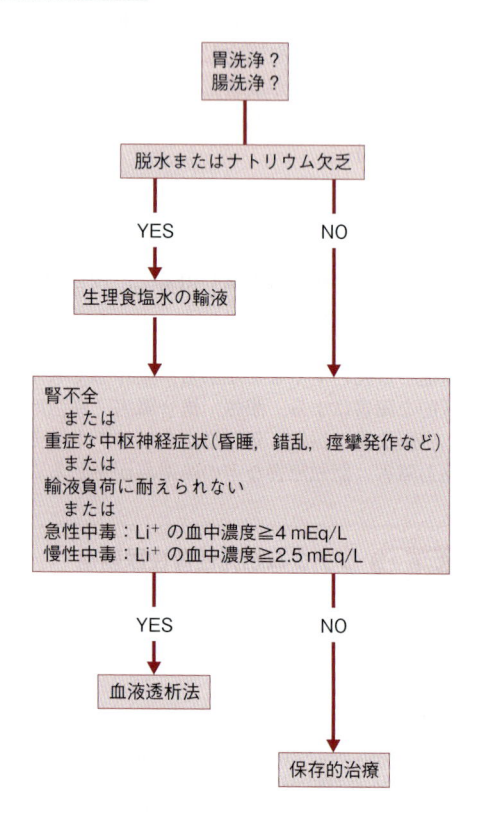

```
胃洗浄?
腸洗浄?
   ↓
脱水またはナトリウム欠乏
   ├─ YES → 生理食塩水の輸液
   └─ NO
        ↓
腎不全
  または
重症な中枢神経症状(昏睡,錯乱,痙攣発作など)
  または
輸液負荷に耐えられない
  または
急性中毒:Li⁺ の血中濃度≧4 mEq/L
慢性中毒:Li⁺ の血中濃度≧2.5 mEq/L
   ├─ YES → 血液透析法
   └─ NO  → 保存的治療
```

9 ベンゾジアゼピン類

最初の 10 分メモ

含有する製品
【ベンゾジアゼピン誘導体】
- アルプラゾラム(アルプラゾラム®,アゾリタン®,カームダン®,コンスタン®,ソラナックス®,メデポリン®)

- エスタゾラム(エスタゾラム®, ユーロジン®)
- オキサゾラム(セレナール®, ペルサール®)
- クアゼパム(ドラール®, クアゼパム®)
- クロキサゾラム(セパゾン®)
- クロチアゼパム(イソクリン®, ナオリーゼ®, リーゼ®, リリフター®, クロチアゼパム®)
- クロルジアゼポキシド(コンスーン®, コントール®, バランス®)
- ジアゼパム(ジアゼパム®, ジアパックス®, セエルカム®, セルシン®, ヒレナミン®, パールキット®, ホリゾン®, リリバー®)
- トフィソパム(エマンダキシン®, クラソパン®, グランダキシン®, グランパム®, コバンダキシン®, ツルベール®, トフィール®, トフィス®, トフィルシン®, トルバナシン®, トロンヘイム®, バイダキシン®, ハイミジン®, マイロニン®)
- トリアゾラム(アサシオン®, アスコマーナ®, カムリトン®, トリアゾラム®, トリアラム®, ネスゲン®, ハルシオン®, ハルラック®, パルレオン®, ミンザイン®)
- ニトラゼパム(チスボン®, ニトラゼパム®, ネルボン®, ネルロレン®, ノイクロニック®, ヒルスカミン®, ベンザリン®)
- フルジアゼパム(エリスパン®)
- フルタゾラム(コレミナール®)
- フルトプラゼパム(レスタス®)
- フルニトラゼパム(サイレース®, ビビットエース®, フルトラース®, フルニトラゼパム®, ロヒプノール®)
- フルラゼパム(ダルメート®, ベノジール®)
- ブロマゼパム(セニラン®, レキソタン®)
- メキサゾラム(メレックス®)
- メダゼパム(メダゼパム®, レスミット®)
- リルマザホン(リスミー®, 塩酸リルマザホン®)
- ロフラゼプ酸エチル(ジメトックス®, スカルナーゼ®, メイラックス®, メデタックス®, ロンラックス®)
- ロラゼパム(ユーパン®, ワイパックス®)
- ロルメタゼパム(ロラメット®, エバミール®)

【チエノジアゼピン誘導体】
- エチゾラム(アロファルム®, エチカーム®, エチセダン®, エ

チゾラム®，エチゾラン®，カプセーフ®，グペリース®，セデコパン®，デゾラム®，デパス®，デムナット®，ノンネルブ®，パルギン®，メディピース®，モーズン®）
- ブロチゾラム（アムネゾン®，グッドミン®，ゼストロミン®，ソレントミン®，ネストローム®，ノクスタール®，ブロゾーム®，ブロチゾラム®，ブロチゾラン®，ブロメトン®，レドルパー®，レンデム®，レンドルミン®，ロンフルマン®）

【非ベンゾジアゼピン系睡眠薬】
- ゾピクロン（アモバン®，アモバンテス®，スローハイム®，ゾピクール®，ゾピクロン®，ドパリール®，メトローム®）
- エスゾピクリン（ルネスタ®）
- ゾルピデム（マイスリー®）

診断のポイント
- 精神障害の病歴または睡眠薬，抗不安薬などの服用歴のある患者に，傾眠，昏睡などを認める．
- 呼吸抑制または呼吸停止を認めれば，他の薬物またはアルコールとの複合中毒の可能性がある．
- Triage DOA®でBZO（ベンゾジアゼピン類）が陽性となる．ただし，チエノジアゼピン誘導体および非ベンゾジアゼピン系睡眠薬はBZOが陽性とならない．
- 鑑別診断にベンゾジアゼピン受容体の競合的拮抗薬であるフルマゼニルの静注が有用である．ベンゾジアゼピン類の過量服薬では，静注後1～2分以内に完全に覚醒する．ただし，複合中毒では効果は減弱する．

フルマゼニルの投与：フルマゼニル（アネキセート®注）0.2～0.3 mgの静注を覚醒が得られるまで繰り返す．総投与量が3 mgに達しても反応が得られなければ他の薬物による中毒や他の意識障害の原因を考える．

治療のポイント
- 適切な全身管理が重要である．

Do & Don't
- チエノジアゼピン誘導体および非ベンゾジアゼピン系睡眠薬，はTriage DOA®でBZOが陽性とならないので注意．
- 痙攣発作や頭部外傷の既往のある患者の過量服薬や，アモキサピンなどの痙攣発作を生じる可能性のある薬物との複合中毒ではフルマゼニルを使用しない．

- 中毒症状よりも誤嚥性肺炎，低体温，非外傷性挫滅症候群／コンパートメント症候群などの合併症のほうが重症であることがあるので注意．

概説

本書では，ベンゾジアゼピン受容体アゴニストをベンゾジアゼピン類と定義する．ベンゾジアゼピン類には，抗不安作用，鎮静・催眠作用，抗痙攣作用，筋弛緩作用といった4大薬理作用があり，それぞれの薬物によってこれらの作用の強さが異なっている．すなわち他の薬理作用に比べて抗不安作用の強いものが抗不安薬として，鎮静・催眠作用の強いものが鎮静薬または睡眠薬として，抗痙攣作用が強いものが抗痙攣薬として用いられている．ベンゾジアゼピン類は，治療効果が優れているだけでなく，治療係数(LD_{50}/ED_{50})が非常に大きく安全であるため，バルビツール酸に置き換わり，処方量の多い薬物の1つである(化学構造：図1，2，3)．ベンゾジアゼピン類には，ベンゾジアゼピン誘導体，ベンゾジアゼピン誘導体のベンゼン環をチエノ環に置き換えたチエノジアゼピン誘導体，非ベンゾジアゼピン系睡眠薬などが含まれる．

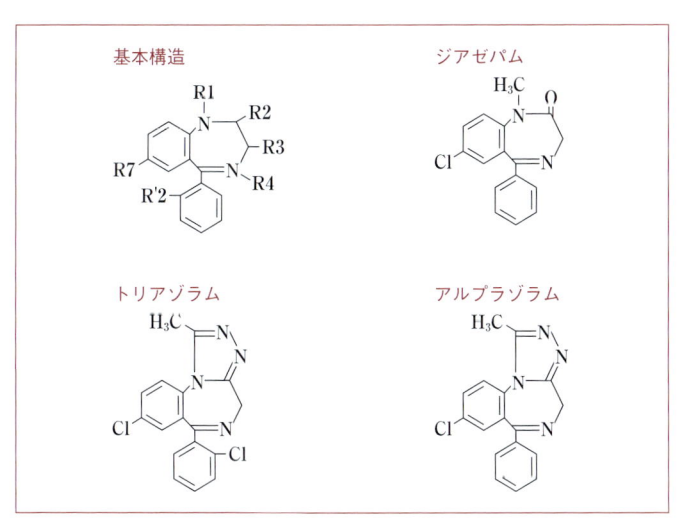

図1 ベンゾジアゼピン誘導体の化学構造

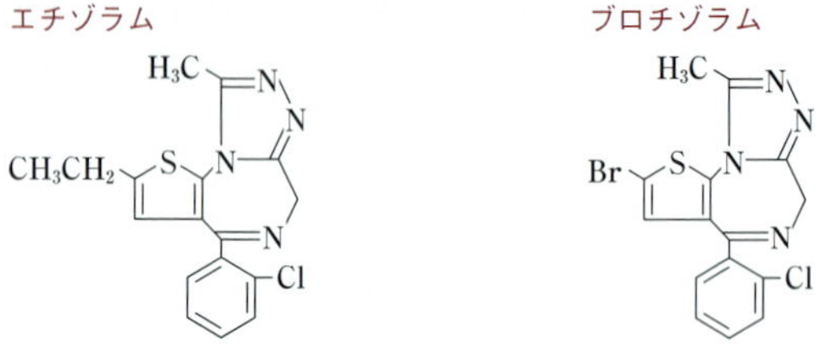

図2 チエノジアゼピン誘導体の化学構造

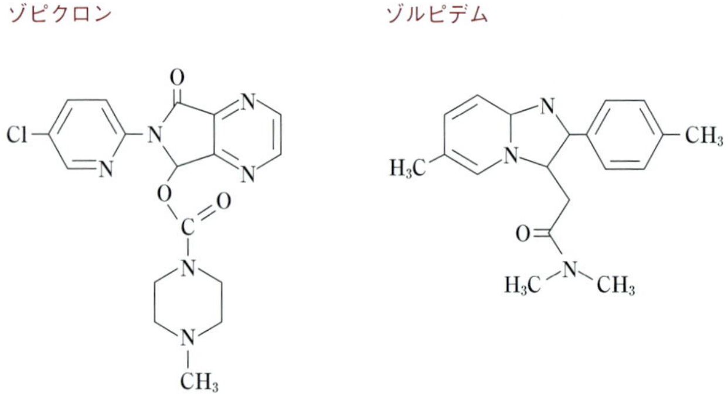

(エチゾラム／ブロチゾラム)

図3 非ベンゾジアゼピン系睡眠薬の化学構造

(ゾピクロン／ゾルピデム)

薬物動態

薬物	ジアゼパム	エチゾラム	ゾピクロン
半減期（時間）	20〜40	7〜15	3.5〜6.5
分布容積（L/kg）	0.7〜2.6	0.7〜1.1	1.3〜1.6
蛋白結合率（%）	96	93	45

- 分布容積は比較的小さく，蛋白結合率は高い ➡ 血液灌流法は有効な可能性がある．
- 大部分は肝臓でチトクローム P450 酵素系によって代謝される．
- アルコールとの複合摂取では，肝臓でのベンゾジアゼピン類の代謝が阻害されてクリアランスが減少する．

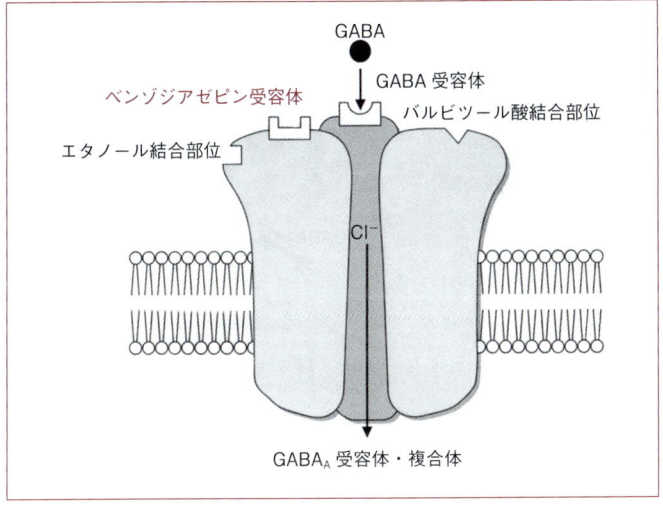

図4 GABA$_A$ 受容体・複合体

毒性のメカニズム

- 脳内の GABA$_A$ 受容体・複合体には GABA 受容体のみならずベンゾジアゼピン受容体,バルビツール酸結合部位,エタノール結合部位がある(図4).抑制性伝達物質である GABA が GABA 受容体と結合すると,Cl$^-$ チャネルが開いて Cl$^-$ が細胞内に流入して過分極が生じ,細胞の興奮は抑制される.
- ベンゾジアゼピン類は,GABA$_A$ 受容体・複合体にあるベンゾジアゼピン受容体に結合して GABA 受容体の GABA に対する親和性を高める.この結果,ベンゾジアゼピン類は,GABA による神経細胞の興奮の抑制をさらに増強する(図5).
- バルビツール酸類およびエタノールは,それぞれの結合部位に結合すると GABA 受容体の GABA への親和性を高め,高濃度では GABA とは独立して Cl$^-$ チャネルを開放する.このため,ベンゾジアゼピン類は,バルビツール酸類およびエタノールと薬理学的相乗作用を発揮する.
- ベンゾジアゼピン類の過量服薬では,GABA による神経細胞の興奮の抑制が過度に増強されて,中枢神経抑制が生じる.

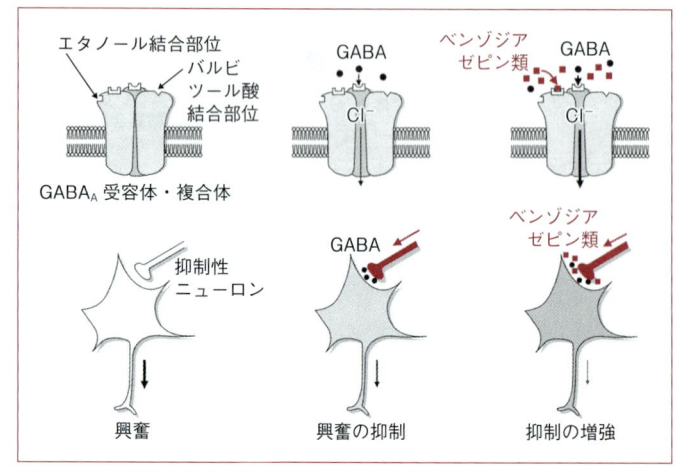

図5 ベンゾジアゼピン類の毒性のメカニズム

症状

- ベンゾジアゼピン類の単独の過量服薬では,ほとんどの場合は軽症〜中等症である.
- 重症では昏睡,呼吸抑制などが生じるが,遷延することは稀である.
- 心循環器症状は稀であるが,洞性徐脈,Ⅰ度房室ブロック,低血圧などの報告がある.

【軽症〜中等症】 傾眠,失見当識,記銘力低下,運動失調,言語不明瞭,複視

【重症】 昏睡,呼吸抑制・呼吸停止,洞性徐脈,Ⅰ度房室ブロック,低血圧,低体温

治療

- **全身管理** 昏睡には輸液を施行する(☞p22).呼吸抑制または呼吸停止には気管挿管および人工呼吸器管理を施行する(☞p18).低血圧には急速輸液を施行するが,反応しなければノルエピネフリンやドパミンの持続静注を施行する(☞p20).
- **吸収の阻害** 活性炭を投与する.
- **排泄の促進** 血液灌流法は有効な可能性があるが,予後が良好であるので適応がない場合がほとんどである.
- **解毒薬・拮抗薬** ベンゾジアゼピン受容体の特異的な拮抗薬にフ

ルマゼニル（アネキセート®）がある．ミダゾラムやフルニトラゼパムなどの急速静注の際に生じた呼吸抑制・呼吸停止の解除などに使用する．ただし，ベンゾジアゼピン類中毒は予後が良好である，フルマゼニルの半減期が53分と短いため効果が長続きしない，痙攣発作を誘発することがあるなどの理由から，ベンゾジアゼピン類中毒の鑑別に用いられることはあっても，治療に用いられることはほとんどない．

> **フルマゼニル**（アネキセート®注） 0.2〜0.3 mgの静注を覚醒が得られるまで繰り返す．総投与量が3 mgに達しても反応が得られなければ他の薬物による中毒や他の意識障害の原因を考える．

- **予後** 全身管理が適切であれば予後は良好である．高齢者による過量服薬やバルビツール酸類またはアルコールとの複合中毒では，致死的となることがある．

ひとことメモ ⑩　フルマゼニルの心循環動態への影響
（☞『臨床中毒学』p99）

ひとことメモ ⑪　ベンゾジアゼピン系薬物と高齢者
（☞『臨床中毒学』p99）

参考文献

フルマゼニル

1) Ngo AS, Anthony CR, Samuel M, et al：Should a benzodiazepine antagonist be used in unconscious patients presenting to the emergency department? Resuscitation 74：27-37, 2007.
2) Seger DL：Flumazenil—treatment or toxin. J Toxicol Clin Toxicol 42；209-216, 2004.
3) Kamijo Y, Masuda T, Nishikawa T, et al：Cardiovascular response and stress reaction to flumazenil injection in patients under infusion with midazolam. Crit Care Med 28：318-323, 2000.

高齢者

4) Kamijo Y, Hayashi I, Nishikawa T, et al：Pharmacokinetics of the active metabolites of ethyl loflazepate in elderly patients who died of asphyxia associated with benzodiazepine-related toxicity. J Anal Toxicol 29：140-144, 2005.

10 バルビツール酸類

最初の10分メモ

含有する製品
- ペントバルビタール・カルシウム(ラボナ®)
- フェノバルビタール(フェノバール®, フェノバルビタール®, ルピアール®, ワコビタール®, ノーベルバール®)
- フェノバルビタール含有合剤：プロメタジン, クロルプロマジン(ベゲタミンA®, ベゲタミンB®)

診断のポイント
- 精神障害の病歴およびバルビツール酸類の服用歴のある患者に, 傾眠, 昏睡, 呼吸抑制・呼吸停止などを認める.
- Triage DOA®でBAR(バルビツール酸類)が陽性となる.

治療のポイント
- ペントバルビタール／アモバルビタール中毒では, 呼吸抑制または呼吸停止には速やかに気管挿管および人工呼吸管理を施行. 重症患者には血液灌流法を施行.
- フェノバルビタール中毒では, 活性炭の繰り返し投与を施行. 必要に応じて尿のアルカリ化もあわせて施行. 重症患者には血液灌流法を施行.
- 離脱症状が出現すれば, 通常量のフェノバルビタールを投与し, 漸減.

Do & Don't
- フェノバルビタール中毒では, 昏睡状態が数日持続することがあるので合併症に注意.
- ペントバルビタール／アモバルビタール中毒では, 活性炭の繰り返し投与や尿のアルカリ化は無効なので施行しない.

概説

　バルビツール酸類は, 中枢神経抑制作用をもつため麻酔薬, 鎮静薬, 睡眠薬として用いられてきた. また, 抗痙攣作用もあるため, 抗痙攣薬としても用いられてきた. ところが, バルビツール酸類は, 治療係数(LD_{50}/ED_{50})が小さい, 耐性を生じやすい, 依存を形成しやすいといった負の側面もあるため処方量は激減している(化学構造：図1).

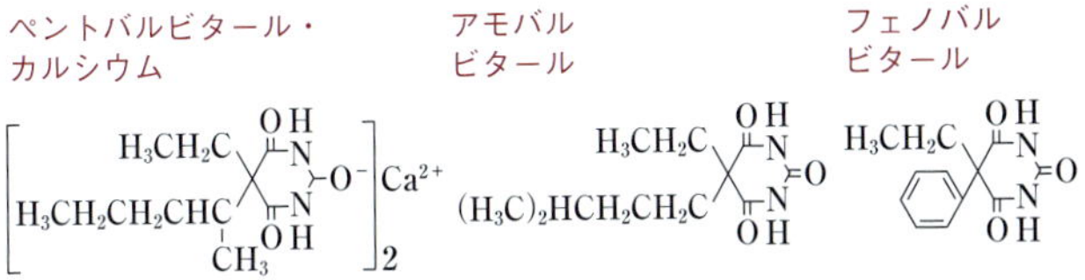

A 向精神薬

> ペントバルビタール・カルシウム
>
> アモバルビタール
>
> フェノバルビタール
>
> $\left[\begin{array}{c} H_3CH_2C \\ H_3CH_2CH_2CHC \end{array} \overset{OH}{\underset{CH_3}{\bigg\langle}} \overset{N}{\underset{OH}{\bigg\rangle}} O \right]_2 Ca^{2+}$
>
> $(H_3C)_2HCH_2C \overset{H_3CH_2C}{\underset{}{\bigg\langle}} \overset{N}{\underset{OH}{\bigg\rangle}} O$
>
> $H_3CH_2C \overset{}{\underset{}{\bigg\langle}} \overset{N}{\underset{OH}{\bigg\rangle}} O$
>
> 経口薬として処方されている薬物には，短時間型のペントバルビタール・カルシウム（ラボナ®），中時間型のアモバルビタール（イソミタール®），長時間型のフェノバルビタール（フェノバール®）がある．また，フェノバルビタールには抗精神病薬であるクロルプロマジンと抗コリン薬であるプロメタジンとの合剤（ベゲタミン錠A®またはベゲタミン錠B®）がある．

図1 バルビツール酸の化学構造

薬物動態

薬物	ペントバルビタール	アモバルビタール	フェノバルビタール
半減期（時間）	20～30	15～40	50～150
分布容積（L/kg）	0.5～1.0	0.9～1.4	0.5～0.7
蛋白結合率（％）	65	59	50

- ペントバルビタール／アモバルビタールは，分布容積が比較的小さく，蛋白結合率が比較的高い ➡ 血液灌流法の方が血液透析法より有効な可能性がある．
- フェノバルビタールは，分布容積が比較的小さく，蛋白結合率が比較的低い ➡ 血液灌流法または血液透析法が有効な可能性がある．
- ペントバルビタールは，大部分が肝臓で代謝されて不活性代謝物となる．
- アモバルビタールは，大部分が肝臓で代謝されて，その一部分は，親薬物の1/3の活性をもつ3-ヒドロキシアモバルビタールとなる．
- フェノバルビタールは，60～75％が肝臓で代謝されて腸肝循環する ➡ 活性炭の繰り返し投与が有効．
- フェノバルビタールは，25～40％が未変化体として尿中に排泄される ➡ 尿のアルカリ化が有効．

毒性のメカニズム

- 脳内のGABA$_A$受容体・複合体にはGABA受容体のみならずベンゾジアゼピン受容体,バルビツール酸結合部位,エタノール結合部位がある.抑制性伝達物質であるGABAがGABA受容体と結合すると,Cl$^-$チャネルが開いてCl$^-$が細胞内に流入して過分極が生じ,細胞の興奮は抑制される(図2).
- バルビツール酸類は,GABA$_A$受容体・複合体にあるバルビツール酸結合部位に結合してGABAのGABA$_A$受容体に対する親和性を高める.また,高濃度ではGABAとは独立してCl$^-$チャネルを開放する.この結果,バルビツール酸は,GABAによる神経細胞の興奮の抑制をさらに増強する(図3).
- ベンゾジアゼピン類やエタノールは,それぞれの受容体および結合部位に結合するとGABA受容体のGABAへの親和性を高める.このため,バルビツール酸は,エタノールやベンゾジアゼピン類と薬理学的相乗作用を発揮する.
- バルビツール酸類の過量服薬では,GABAによる神経細胞の興奮の抑制が過度に増強されて中枢神経抑制が生じる.とりわけ呼吸中枢抑制が重要である.

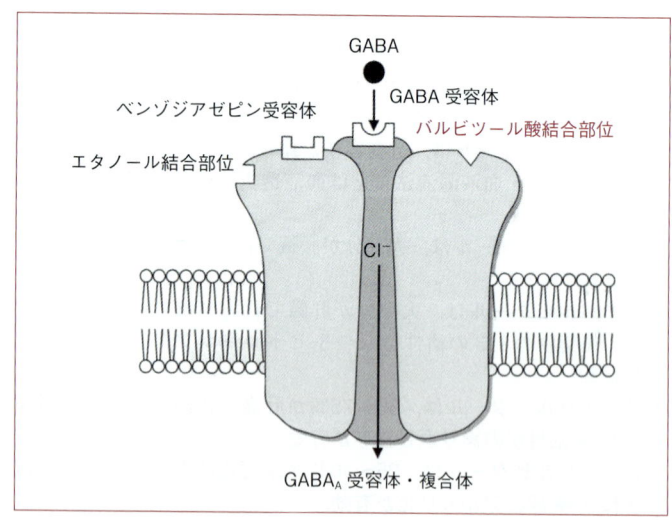

図2 GABA$_A$受容体・複合体

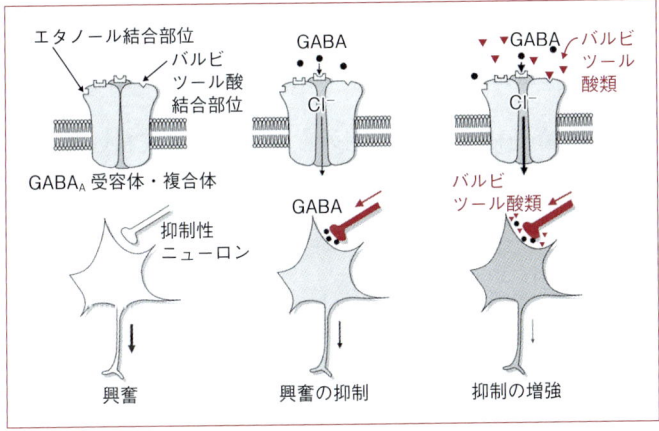

図3 バルビツール酸類の毒性のメカニズム

- バルビツール酸類の過量服薬では,心筋抑制作用や中枢性交感神経抑制作用などによる循環抑制が生じる.
- バルビツール酸類の過量服薬では,橋における体温調節機能抑制が生じる.
- バルビツール酸類の過量服薬では,気道の線毛運動が抑制される.
- 短時間〜中時間型のペントバルビタール／アモバルビタールは呼吸抑制・呼吸停止を生じやすいため,これらの薬物の致死量は長時間型のフェノバルビタールの致死量に比べて少ない.
  ペントバルビタール／アモバルビタールの致死量:2〜3 g
  フェノバルビタールの致死量:6〜10 g
- フェノバルビタール中毒では,血中濃度が上昇するほど中毒症状は重症となる.
  中枢神経抑制:20〜30 μg/mL 以上
  昏睡:80 μg/mL 以上

症状

- 中枢神経抑制により,傾眠,昏睡などの意識障害が生じる.
- 呼吸中枢抑制により,呼吸抑制・呼吸停止が生じる.
- 循環抑制により,低血圧が生じる.
- 体温調節機能抑制により,低体温が生じる.
- 気道の線毛運動の抑制により,気道分泌物の排出困難となり無気

肺が生じる．
- 圧迫された部位に水疱を形成することがある．

【軽症～中等症】眼振，めまい，傾眠，言語不明瞭，錯乱，運動失調

【重症】縮瞳，昏睡，深部腱反射の低下，呼吸抑制，Cheyne-Stokes呼吸，中枢性低換気，呼吸停止，無気肺，チアノーゼ，頻脈，低血圧，乏尿，乳酸アシドーシス，水疱形成，低体温

治療

- **全身管理**　昏睡には輸液を施行し，必要であれば気管挿管および人工呼吸器管理を施行する（☞p22）．呼吸抑制または呼吸停止には速やかに気管挿管および人工呼吸器管理を施行する（☞p18）．低血圧には急速輸液を施行する．カテコラミンの持続静注が必要となることはほとんどない（☞p20）．低体温には重症度に応じて，保温または加温を施行する（☞p25）．フェノバルビタールによる急性中毒では昏睡状態が数日持続することがあるので合併症に注意する．離脱症状には通常量のフェノバルビタールを投与し，漸減する．
- **吸収の阻害**　活性炭を投与する．
- **排泄の促進**　フェノバルビタール中毒では，活性炭の繰り返し投与を施行する（☞p42）．必要に応じて尿のアルカリ化もあわせて施行する（☞p40）．重症患者には血液灌流法を施行する（☞p50）．ペントバルビタール／アモバルビタール中毒では，血液灌流法が有効である可能性がある．
- **解毒薬・拮抗薬**　なし．
- **予後**　バルビツール酸類の過量服薬による初期の死亡原因のほとんどは短時間～中時間型のバルビツール酸類による呼吸停止で，救出される前に心肺機能停止状態である，または，すでに死亡していることが多い．

参考文献

活性炭の繰り返し投与の有効性

1) Pond SM, Olson KR, Osterloh JD, et al：Randomized study of the treatment of phenobarbital overdose with repeated doses of activated charcoal. JAMA 251：3104-3108, 1984.
2) Goldberg M, Berlinger W：Treatment of phenobarbital overdose with activated charcoal. JAMA 247：2400-2401, 1982.

治療フローチャート

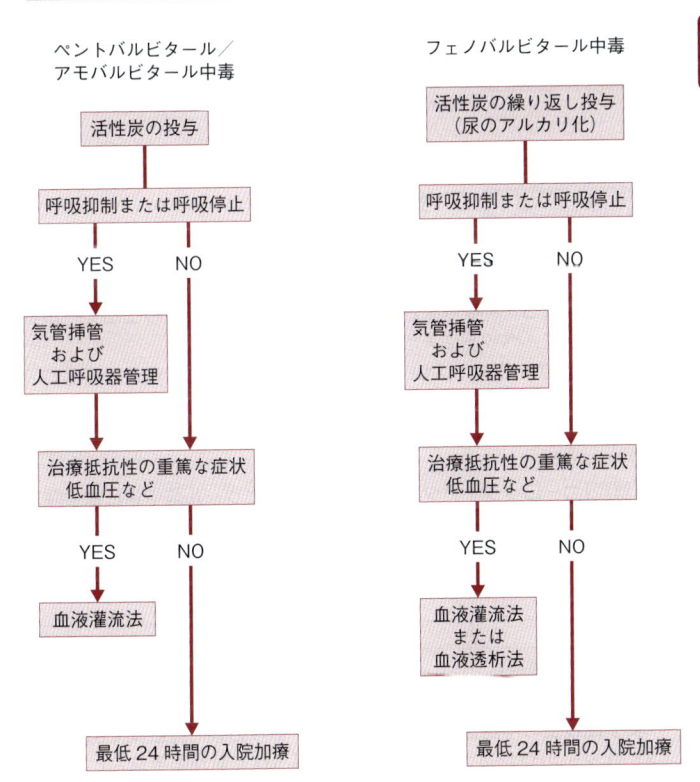

ペントバルビタール／アモバルビタール中毒

活性炭の投与
↓
呼吸抑制または呼吸停止
- YES → 気管挿管および人工呼吸器管理 → 治療抵抗性の重篤な症状 低血圧など
  - YES → 血液灌流法 → 最低24時間の入院加療
  - NO → 最低24時間の入院加療
- NO → 最低24時間の入院加療

フェノバルビタール中毒

活性炭の繰り返し投与（尿のアルカリ化）
↓
呼吸抑制または呼吸停止
- YES → 気管挿管および人工呼吸器管理 → 治療抵抗性の重篤な症状 低血圧など
  - YES → 血液灌流法または血液透析法 → 最低24時間の入院加療
  - NO → 最低24時間の入院加療
- NO → 最低24時間の入院加療

離脱症状
3) Kamijo Y, Soma K, Kondo R, et al：Transient diffuse cerebral hypoperfusion in Tc-99m HMPAO SPECT of the brain during withdrawal syndrome following acute barbiturate poisoning. Vet Hum Toxicol 44：348-350, 2002.
4) Kalinowsky L：Convulsions in non-epileptic patients on withdrawal of barbiturates, alcohol and other drugs. Arch Neurol Psychiatry 48：946-956, 1942.

ひとことメモ ⑫ 芥川龍之介の死因は？(☞『臨床中毒学』p107)

ひとことメモ ⑬ マリリン・モンローの死因は？
(☞『臨床中毒学』p107)

ミステリ散歩 ❶ アガサ・クリスティ『エッジウェア卿の死』

ものまねを得意とする女優のカーロッタ・アダムズは，大量のヴェロナールの入った杯を飲まされ，家に帰った後になってヴェロナールが効きだして，ベッドに入ったまま死亡する．

この小説の中では，ヴェロナールについて「じつに不安定な薬品でしてな，山ほど飲んでも死ねないことがあると思うと，ほんのちょびりやっただけでコロリということもある．それだから危険なのですよ[1]」という記述がある．

【解説】カーロッタ・アダムズの死因はバルビツール酸中毒による呼吸停止．ヴェロナールの一般名はバルビタールですが，芥川龍之介が自殺の際に服用したといわれている薬物です．

1) 福島正実訳，p161，ハヤカワ文庫，2004

ミステリ散歩 ❷ 桐野夏生『水の眠り 灰の夢』

女子高校生の中島嘉子は，「女の子にアメリカ製の睡眠薬であるネンビュタールやセコナールを飲ませて眠らせて男が勝手なことをして，その後に覚醒剤であるベンゼドリン®（アンフェタミン）を飲ませて目醒めさせる」という「人形遊び」のバイトをしていた．彼女は，通常よりも多い量の睡眠薬を飲まされ昏睡状態から息をしなくなって死亡する．この小説のなかでは，バルビツール酸系睡眠薬について「ネンビュタールは，あのマリリン・モンローが飲み過ぎて死んだ薬です．ネンビュタール，セコナールっていうのはアメリカの薬なんですよね．日本にはまず入らないと思いますよ．同じバルビツール系だったら，イソミタールという商品名で出てます．若い人は，イソミタールとブロバリンで，二つ合わせてイソブロカクテルとか言っているようですね[1]」という記述がある．

【解説】嘉子の死因はバルビツール酸中毒による呼吸停止．ネンビュ

タールの一般名はペントバルビタール・ナトリウムですが，日本でもペントバルビタール・カルシウム(ラボナ®)は処方されています．

1) p103, 文藝春秋, 1995

B OTC薬

11 アセトアミノフェン

最初の 10 分メモ

含有する製品
- 処方薬：アセトアミノフェン〔カロナール錠200®(1錠中200 mg)，カロナール錠300®(1錠中300 mg)，タイレノールA®(1錠中300 mg)，タイレノールFD®(1錠中150 mg)〕
- OTC薬：アセトアミノフェン含有合剤〔エキセドリンA錠®(1錠中150 mg)，新セデス錠®(1錠中80 mg)，ノーシン錠®(1錠中150 mg)，バファリンプラスS®(1錠中150 mg)，パブロンゴールド錠®(1錠中100 mg)〕など多数

診断のポイント
- 感冒薬，鎮痛・解熱薬などの服用歴のある患者に無食欲，悪心・嘔吐を認める．
- 肝毒性は，用量依存性で，150 mg/kg以上の服用で生じる可能性がある．OTC薬は1錠あたり150 mg前後のアセトアミノフェンを含んでいるものが多いので，体重(kg)と同じ錠数以上の服用が中毒量の目安となる．
- 市販の感冒薬，鎮痛・解熱薬にはdl-ジメチルエフェドリン塩酸塩またはジヒドロコデインリン酸塩も配合されていることが多いので，Triage DOA®で，AMP(アンフェタミン類)またはOPI(オピオイド類)が陽性となればアセトアミノフェン中毒を疑う(☞p13)．
- アセトアミノフェン中毒を疑ったら，アセトアミノフェンの血中濃度をただちに測定する．

治療のポイント
- アセトアミノフェンの単回の過量服薬では，摂取後4時間以降の血中濃度を測定してSmilksteinの治療線より上にある，または，血中濃度が測定できない場合は150 mg/kg以上の服薬

では N-アセチルシステイン療法を施行.

Do & Don't

- OTC薬では名称が類似していても成分や配合量が異なっているので注意. パッケージや瓶に記載されている成分表からアセトアミノフェンの服薬量を正確に把握.
- アセトアミノフェン中毒は, 単回の過量服薬ばかりでなく, 治療用量を超える量の繰り返しの服薬でも生じることに注意.
- アセトアミノフェン中毒は, フェニトインやフェノバルビタールなどのチトクロームP450酵素系を誘導する薬物を常用している患者, および, アルコール依存症や低栄養によりグルタチオンの蓄えがもともと少ない患者では生じやすいことに注意.

体重50 kgの実践投与量

【NACの投与法】

- 初期量:アセチルシステイン内服液17.6%「ショウワ」®(176.2 mg/mL)40 mL(2 A)をジュース類または水で200 mL程度に希釈して服用させる.
- 維持量:初期投与から4時間後よりアセチルシステイン内服液17.6%「ショウワ」® 20 mL(1 A)をジュース類または水で100 mL程度に希釈して服用させる. これを4時間ごとに17回繰り返す.

概説

アセトアミノフェンは, 体温中枢のある視床下部などで, プロスタグランジン合成酵素を阻害して鎮痛・解熱作用を発揮する. アセトアミノフェンは, 鎮痛・解熱薬として処方されているだけでなく, 多くの市販の感冒薬, 鎮痛・解熱薬の主成分として配合されている(化学構造:図1).

薬物動態

薬物	アセトアミノフェン
半減期(時間)	1~3
分布容積(L/kg)	0.8~1.0
蛋白結合率(%)	25~50

- 半減期が短い ➡ 血液浄化法は無効.
- 肝臓で約63%はグルクロン酸抱合され, 約34%は硫酸抱合され

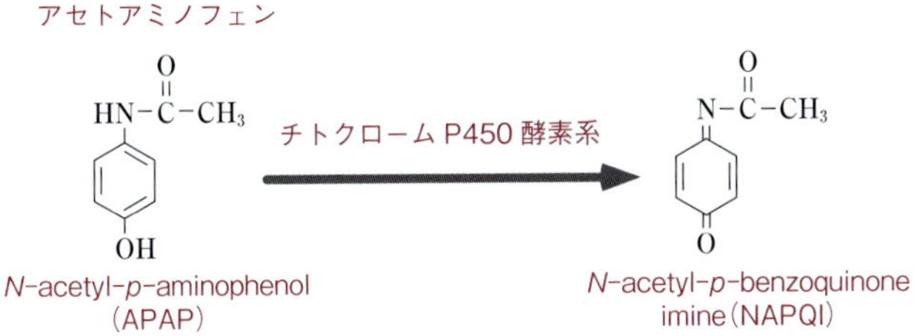

図1 アセトアミノフェンの化学構造

アセトアミノフェンは，p-アミノフェノールをアセチル化した化学構造をもち，化学名は N-アセチル-p-アミノフェノール（N-acetyl-p-aminophenol；APAP）である．

て，水溶性の代謝物となって尿中に排泄される．
- 図1の右に示すように，一部分（＜5％）は，チトクロム P450 酵素系（主として CYP2E1）によって代謝されて，反応性の非常に高い中間代謝物である N-アセチル-p-ベンゾキノンイミン（N-acetyl-p-benzoquinone imine；NAPQI）となる．NAPQI は，速やかに肝細胞内のグルタチオンと結合して無毒化され，最終的に Acetaminophen-3-mercapturic acid となり尿中に排泄される．
- 未変化体として尿中に排泄されるのは 1〜2％のみである．

毒性のメカニズム

- 図2に示すように，アセトアミノフェンを過量服薬すると，グルクロン酸抱合および硫酸抱合が飽和して，グルクロン酸および硫酸が涸渇するために，チトクロム P450 酵素系による代謝に移行して，NAPQI の産生が増加する．さらに，グルタチオンの消費が亢進して，グルタチオンが正常値の 30％以下に涸渇すると，処理しきれなくなった NAPQI が細胞蛋白の SH 基と結合して細胞死をもたらす．
- アセトアミノフェン中毒は，単回の過量服薬ばかりでなく，治療用量を超える量の繰り返しの服薬でも生じる．
- アセトアミノフェン中毒は，チトクロム P450 酵素系が未熟な 6 歳以下の小児では生じにくい．
- アセトアミノフェン中毒は，フェニトインやフェノバルビタールなどのチトクロム P450 酵素系を誘導する薬物を常用している

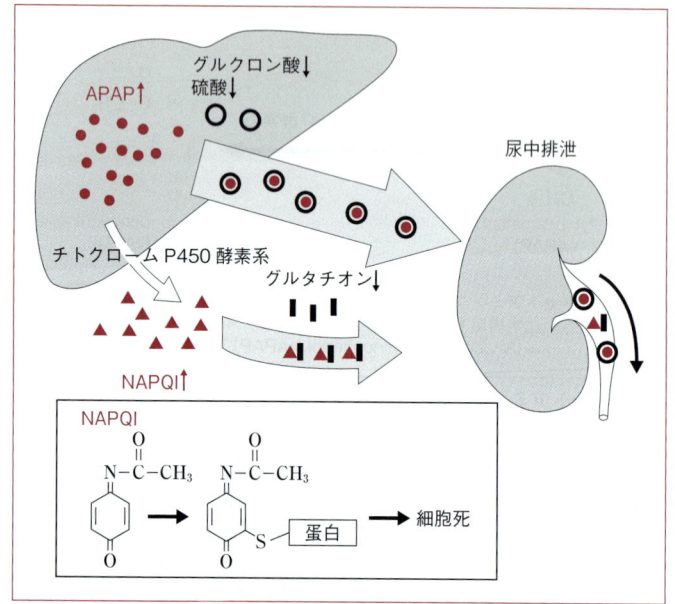

図2 アセトアミノフェンの毒性のメカニズム

患者では生じやすい．
- アセトアミノフェン中毒は，アルコール依存症や低栄養によりグルタチオンの蓄えがもともと少ない患者では生じやすい．

症状

表1に示すように，急性中毒では症状の経過は4相に分けることができる．
- **第1相** アセトアミノフェンの過量服薬後数時間以内に生じて，24～48時間持続する．アセトアミノフェンの局所作用により無食欲，悪心・嘔吐が生じる．また，視床下部にある体温中枢にアセトアミノフェンが作用して発汗が生じる．
- **第2相** アセトアミノフェンの過量服薬後24～72時間で生じる．この時点で初めて肝障害（ビリルビンおよび肝酵素の上昇）が生じる．また，右上腹部痛が生じる．
- **第3相** アセトアミノフェンの過量服薬後3～5日で生じる．重症では肝細胞壊死による，黄疸，凝固異常，低血糖，肝性脳症な

表1 急性アセトアミノフェン中毒の症状の経過

第1相 (過量服薬後30分〜4時間)	無食欲,悪心・嘔吐,発汗
第2相 (過量服薬後24〜72時間)	第1相の症状の緩和または持続 肝障害(ビリルビンおよび肝酵素の上昇),右上腹部痛
第3相 (過量服薬後3〜5日)	黄疸,凝固異常,低血糖,肝性脳症,腎不全,心筋症
第4相 (過量服薬後7〜8日)	ビリルビンおよび肝酵素の正常化,または持続的な悪化

どが生じる.DICや著しい出血傾向が生じることもある.多くはこの時点で肝障害のピークを迎える.また,1〜2%の患者に尿細管壊死による腎障害や腎不全が生じる.
- **第4相** アセトアミノフェンの過量服薬後7〜8日で生じる.ほとんどこの時点でビリルビンおよび肝酵素は正常化する.最重症では,持続的に悪化して,急性肝不全や死に至る.

治療

- **全身管理** 肝不全,腎不全には血漿交換法,血液透析法などによる対症療法を行う.重篤な肝不全には肝臓移植を考慮する.肝臓移植の適応基準として最も広く用いられているのはKingの適応基準である.
- 【Kingの適応基準】(肝性脳症のgradeに関わらず)輸液療法を施行しても動脈血のpH<7.3,または,プロトロンビン時間>100秒,血清Cr>3.4 mg/dL,grade ⅢまたはⅣの肝性脳症.
- **吸収の阻害** 活性炭を投与する.
- **排泄の促進** アセトアミノフェンは,分布容積が小さく,蛋白結合率が低いので,血液透析法でも血液灌流法でも除去できるが,半減期が短いので有効ではない.
- **解毒薬・拮抗薬** 図3に示すように,N-アセチルシステイン(以下NAC)は,肝臓で代謝されてスルフヒドリル基(SH基)をもつシステインとなり,細胞内に取り込まれて,グルタチオンの代わりに,肝毒性のあるNAPQIと結合して,これを無毒化する.また,グルタチオンは,3つのアミノ酸,すなわち,グルタミン酸,システイン,グリシンがこの順番にペプチド結合したトリペプチドであるが,NACは,グルタチオンの前駆物質としてグル

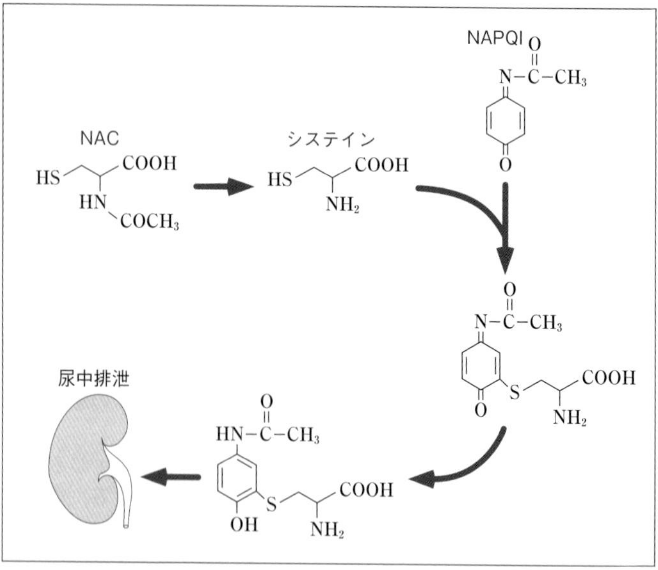

図3 NACのメカニズム

タチオンの貯蔵を増加させる．

【NAC療法の適応】

・アセトアミノフェンの単回の過量服薬では，薬物動態が安定する服用後4時間以降のアセトアミノフェンの血中濃度を測定して，図4に示すRumack & Matthewのノモグラムにプロットして肝障害の可能性を評価する．

・さらに，Smilksteinらの治療線，すなわち，4時間値150 μg/mLと12時間値30 μg/mLを結ぶ直線より上にくればNAC療法を施行する．

・チトクロームP450酵素系を誘導する薬物を常用している，または，アルコール依存症や低栄養があれば，Smilksteinらの治療線を平行移動して4時間値100 μg/mLから出発する直線より上にくればNAC療法を施行する．

・NAC療法は服薬から8時間以内に開始するのが最も有効であるが，遅くても24時間以内に開始する．

・血中濃度が測定できない場合は150 mg/kg以上の服薬ではNAC療法を施行する．

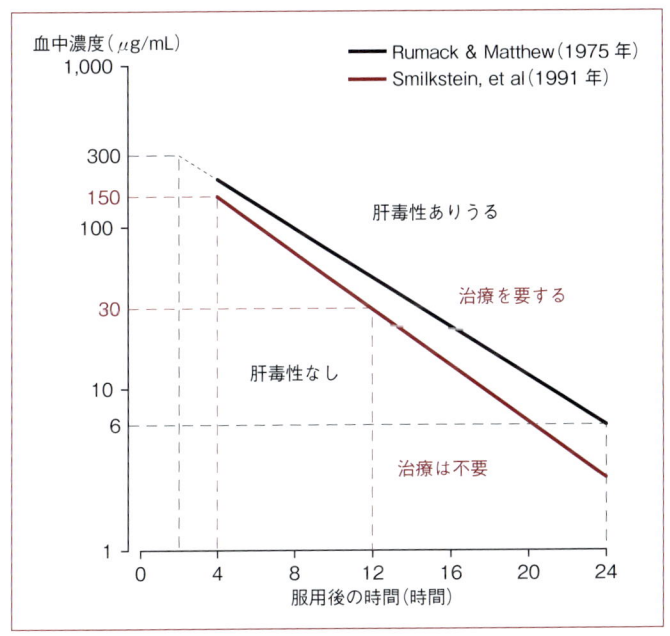

図4 Rumack & Matthew のノモグラム

- アセトアミノフェンの治療用量を上回る量を服薬し，肝障害（肝酵素の上昇など）を認めれば，服薬から24時間以上経過していてもNAC療法を施行する．
- アセトアミノフェンの服薬時間が不明，または，アセトアミノフェンの治療用量を上回る量の繰り返しの服薬では，血中濃度が10 μg/mLを超えていれば，NAC療法を施行する．
- 悪心・嘔吐が生じている患者には，必要に応じて制吐薬を投与する．

【NACの投与法】

初期量：アセチルシステイン内服液17.6%「ショウワ」®（176.2 mg/mL）を用いて140 mg/kgを（特異な臭いがあり経口投与により悪心・嘔吐が現れることがあるので）ジュース類または水で200 mL程度に希釈して服用させる．

維持量：初期投与から4時間後より以後は70 mg/kgをジュース類または水で100 mL程度に希釈して服用させる．これを4

時間ごとに 17 回繰り返す．

- **予後** アセトアミノフェンの血中濃度が肝障害を生じる可能性があっても，NAC 療法を施行すれば，肝不全が生じる，または，死亡することは稀である．

治療フローチャート

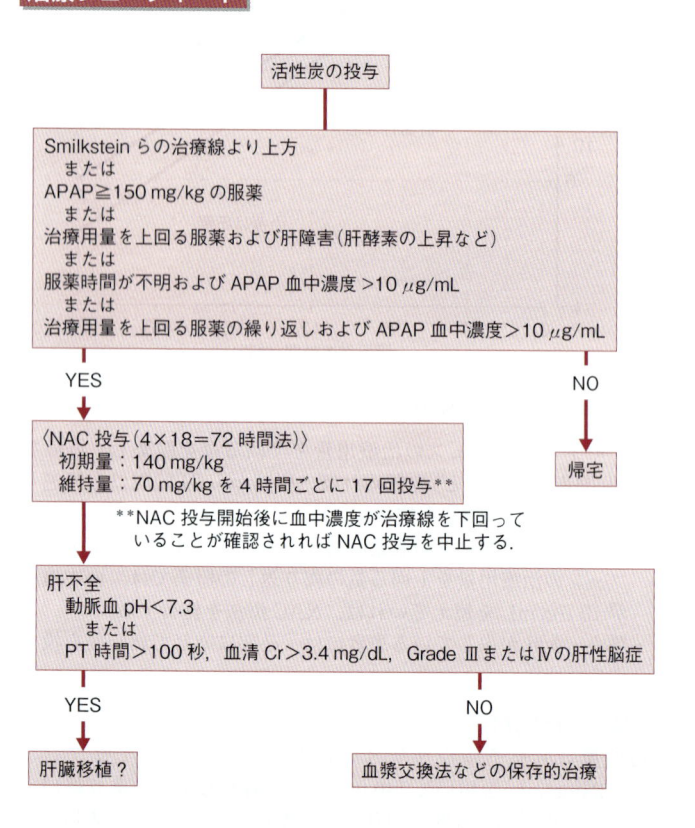

```
                    ┌─────────────────┐
                    │  活性炭の投与    │
                    └─────────────────┘
                             │
┌──────────────────────────────────────────────┐
│ Smilkstein らの治療線より上方                │
│   または                                      │
│ APAP≧150 mg/kg の服薬                        │
│   または                                      │
│ 治療用量を上回る服薬および肝障害（肝酵素の上昇など）│
│   または                                      │
│ 服薬時間が不明および APAP 血中濃度 >10 μg/mL │
│   または                                      │
│ 治療用量を上回る服薬の繰り返しおよび APAP 血中濃度>10 μg/mL │
└──────────────────────────────────────────────┘
         │ YES                              │ NO
         ▼                                  ▼
┌──────────────────────────────┐      ┌────────┐
│〈NAC 投与（4×18＝72 時間法）〉│      │ 帰宅   │
│ 初期量：140 mg/kg             │      └────────┘
│ 維持量：70 mg/kg を 4 時間ごとに 17 回投与** │
└──────────────────────────────┘
```

**NAC 投与開始後に血中濃度が治療線を下回っていることが確認されれば NAC 投与を中止する．

```
┌──────────────────────────────────────────────┐
│ 肝不全                                        │
│   動脈血 pH＜7.3                              │
│     または                                    │
│   PT 時間＞100 秒，血清 Cr＞3.4 mg/dL，Grade Ⅲまたは Ⅳの肝性脳症 │
└──────────────────────────────────────────────┘
         │ YES                              │ NO
         ▼                                  ▼
    ┌──────────┐                   ┌──────────────────────┐
    │ 肝臓移植？│                   │ 血漿交換法などの保存的治療 │
    └──────────┘                   └──────────────────────┘
```

ひとことメモ ⑭ タイレノールのリコールと対応

1982年9月29日にシカゴ近郊のイリノイ州エルクグローブ村の12歳の少女は，シアン化合物が混入していた「タイレノール Extra Strength（カプセル）」を服薬して死亡し，その後にも計5瓶のタイレノールによって7名が死亡しました．この事件にジョンソン＆ジョンソンは速やかに対応し，1982年10月5日にはタイレノール全製品のリコールを発表し，およそ3,100万本の瓶を回収しました．また，毒物の混入を防ぐために「3重シールパッケージ」を開発しました．こういったジョンソン＆ジョンソンの対応は危機管理のモデルとなっています．

ひとことメモ ⑮ アセトアミノフェンの用量拡大

わが国における医療用のアセトアミノフェン製剤の鎮痛に対する用法・用量は「通常，成人にはアセトアミノフェンとして，1回300～500 mg，1日900～1,500 mgを経口投与する．なお，年齢，症状により適宜増減する」とされてきましたが，2011年1月21日付で厚生労働省より，「カロナール」に関しては，「成人にはアセトアミノフェンとして，1回300～1,000 mg，1日4,000 mgまで」と用量拡大が承認されました．その一方で，FDAはアセトアミノフェンの過量服薬による肝障害を懸念して，2011年1月14日にアセトアミノフェンを含む処方薬の1規格（1錠，1カプセルなど）当たりのアセトアミノフェンの含有量を325 mg以下とするように製薬企業へ要請しました．ちなみにわが国では300 mg以下とされています．これまで乖離していた日本とアメリカの用量が近づいたのですが，これによってわが国のアセトアミノフェン中毒の重症患者が増えるのではないかという懸念が生じます．

参考文献

Rumack & Matthew のノモグラム
1) Rumack BH, Matthew H：Acetaminophen poisoning and toxicity. Pediatrics 55：871-876, 1975.

肝毒性・腎毒性
2) Mazer M, Perrone J：Acetaminophen-induced nephrotoxicity：pathophysiology, clinical manifestations, and management. J Med Toxicol 4：2-6, 2008
3) Larson AM：Acetaminophen hepatotoxicity. Clin Liver Dis 11：525-548, 2007.
4) Bessems JG, Vermeulen NP：Paracetamol (acetaminophen)-induced toxicity：

NAC 療法

5) Flanagan R, Meredith T：Use of N-acetylcysteine in clinical toxicology. Am J Med 91：131S-139S, 1991.
6) Smilkstein MJ, Bronstein AC, Linden C, et al：Acetaminophen overdose：a 48-hour intravenous N-acetylcysteine treatment protocol. Ann Emerg Med 20：1058-1063, 1991.
7) Smilkstein MJ, Knapp GL, Kulig KW, et al：Efficacy of oral N-acetylcysteine in the treatment of acetaminophen overdose. N Engl J Med 319：1557-1562, 1988.

12 アスピリン

最初の10分メモ

含有する製品
- 処方薬：アスピリン（バイアスピリン100®（1錠中100 mg），バファリン330 mg®（1錠中330 mg），バファリン81 mg®（1錠中81 mg），アスピリン®（末））
- OTC薬：アスピリン含有合剤（エキセドリンA®（1錠中250 mg），バファリンA（1錠中330 mg），バファリンプラスS（1錠中250 mg）など

診断のポイント
- 感冒薬，鎮痛・解熱薬，抗血小板薬などの服用歴のある患者に，高体温，耳鳴り・難聴，過呼吸・頻呼吸，悪心・嘔吐などを認める．
- 市販の感冒薬，鎮痛・解熱薬には *dl*-ジメチルエフェドリン塩酸塩またはジヒドロコデインリン酸塩も配合されていることが多いので，Triage DOA®で，AMP（アンフェタミン類）またはOPI（オピオイド類）が陽性となればアスピリン中毒を疑う（☞ p13）．
- アスピリン中毒を疑ったら，サリチル酸の血中濃度をただちに測定する．
- 胃内に大きな薬物塊があると，X線不透過像を認める．

治療のポイント
- 過量服薬ではサリチル酸の尿中排泄の割合が大きくなっているので，輸液療法によって尿量を確保．
- 血液透析法の適応がない中等症～重症患者には尿のアルカリ化を施行．

- 重症患者には酸・塩基平衡および電解質異常も同時に補正できる血液透析法を施行.

Do & Don't
- サリチル酸の血中濃度の持続的な上昇や腹部X線より胃内の薬物塊が疑われたら内視鏡を施行.
- サリチル酸の血中濃度および動脈血ガスを繰り返し測定.
- 血清カリウム値などの血清電解質濃度を必要に応じてチェック.

概説

アスピリンは,プロスタグランジンの産生を抑制して,鎮痛・解熱作用および抗炎症作用を発揮する.さらに,血小板膜にアセチル基を供与して,血小板凝集能を非可逆的に阻害する抗血小板作用を発揮する.アスピリンは,鎮痛・解熱薬または抗血小板薬として処方されているだけでなく,市販の感冒薬,鎮痛・解熱薬の主成分として配合されている(化学構造:図1).

薬物動態

薬物	サリチル酸
半減期(時間)	3〜20
分布容積(L/kg)	0.13
蛋白結合率(%)	40〜80

- 過量服薬では,幽門攣縮が生じて,胃内に長時間とどまることがある.
- 腸溶剤では胃内にアスピリンの薬物塊を形成することがある.

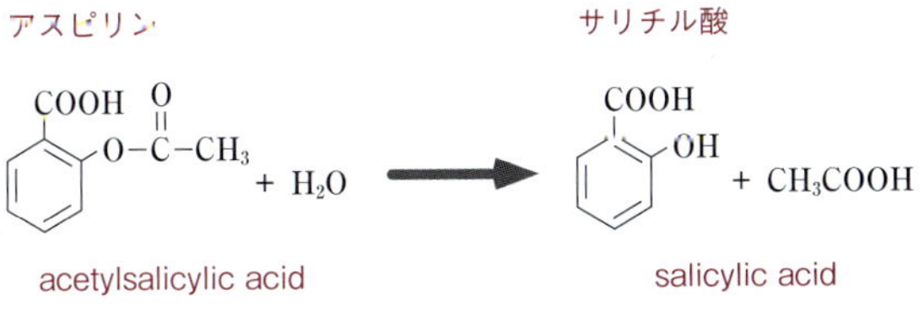

アスピリンはサリチル酸がアセチル化された構造をもち,化学名はアセチルサリチル酸(acetylsalicylic acid)である.

図1 アスピリンの化学構造

- **図1**の右に示すように，アスピリンは吸収後に速やかに加水分解されてサリチル酸となる．
- サリチル酸は，分布容積が小さく，蛋白結合率が比較的低い ➡ 血液透析法は有効．
- サリチル酸は，代謝性アシドーシスが生じると，遊離型のうち非イオン型の割合が増加し，中枢神経をはじめとした組織への移行が増大する．
- サリチル酸は，主として肝臓で代謝されるが，大部分はグリシン抱合されてサリチルール酸(salicyluric acid)となり，一部分はグルクロン酸抱合される．
- 一部分は未変化体として尿中に排泄される．
- 過量服薬では，グリシン抱合およびグルクロン酸抱合は飽和するので，サリチル酸の尿中排泄が増加する．
- アルカリ尿では，尿中排泄がさらに増加する ➡ 尿のアルカリ化は有効．
- 常用量では未変化体の尿中排泄は19％以下であるが，過量服薬かつアルカリ尿では50％以上になる．

毒性のメカニズム

- 主としてサリチル酸が毒性を発揮する．
- サリチル酸は，細胞内のミトコンドリアにおける酸化的リン酸化の脱共役(uncoupling)によって好気性代謝を干渉する．この結果，嫌気性代謝が亢進して，乳酸の産生が増加する．また，脂質代謝が亢進して，アセト酢酸，β-ヒドロキシ酪酸，アセトンなどのケトン体の産生が増加する．
- サリチル酸は，延髄にある呼吸中枢を直接刺激し，過呼吸・頻呼吸が生じる．この結果，呼吸性アルカローシスが生じる．さらに，代償的に腎臓からの重炭酸イオン(HCO_3^-)の分泌が増加し，尿中へのカリウムの喪失が生じる．
- 当初は，呼吸性アルカローシスは，代謝性アシドーシスを代償する．ところが，サリチル酸の毒性が強くなると，乳酸などの蓄積が増大して酸血症(acidemia)となり，サリチル酸の脳をはじめとした組織への移行が増大する．
- サリチル酸は，迷路の聴覚細胞のCl^-チャネルの阻害によると考えられている耳毒性を発揮する．
- アスピリンは，血小板膜にアセチル基を供与して，血小板凝集能を非可逆的に阻害する抗血小板作用を発揮する．

表1 アスピリン過量服薬による重症度の評価

服用量(mg/kg)	推定重症度
<150	無症状
150～300	軽症～中等症
300～500	重症
>500	致死的

症状

- アスピリン過量服薬による重症度の評価を表1に示す.
- アスピリン中毒の古典的な三徴は,耳鳴り・難聴,過呼吸 頻呼吸,悪心・嘔吐などの消化管刺激症状である.
- 初期には過呼吸・頻呼吸による呼吸性アルカローシスが生じる.
- 耳鳴り・難聴はサリチル酸の血中濃度が20～40 mg/dLで生じることが多い.
- 腸溶剤が薬物塊を形成すると消化管粘膜を直接刺激して悪心・嘔吐,腹痛が生じる.
- 高体温はしばしば生じる.
- 過量服薬後12～24時間経過して,嫌気性代謝で生じる乳酸,脂質代謝で生じるケトン体,弱酸性物質であるサリチル酸などによって代謝性アシドーシスが生じる.5歳以下の小児では,速やかに蓄積される酸に対して,肺胞換気による代償が追い付かずに代謝性アシドーシスが生じやすい.
- 代謝性アシドーシスが心機能に影響を及ぼし,うっ血性心不全,不整脈,突然の心停止が生じる.
- サリチル酸の脳中濃度が増加すると,酸化的リン酸化の脱共役によって脳内のATPが低下して,急性脳機能不全や脳浮腫によって,失見当識,錯乱,傾眠,昏睡,痙攣発作,呼吸停止,突然死などが生じる.
- 原因は不明であるが,肺胞の毛細血管の透過性の亢進や肺血管内皮細胞の障害による体液や蛋白の透過性の亢進によって肺水腫,ALI/ARDSが生じる.

【軽症～中等症】高体温,耳鳴り・難聴,過呼吸・頻呼吸,頻脈,悪心・嘔吐,腹痛,肝障害,呼吸性アルカローシスと代謝性アシドーシスの混合障害,低カリウム血症,脱水

【重症】失見当識,傾眠,昏睡,錯乱,痙攣発作,脳浮腫,肺水腫,ALI/ARDS,呼吸停止,うっ血性心不全,不整脈,低血圧,重度

代謝性アシドーシス，凝固異常(PT 時間の延長など)，低血糖

治療

- **全身管理** 高体温にはアルコールの塗布や冷却マットなどによって迅速に全身を冷却する(☞p24)．昏睡には輸液を施行する(☞p22)．痙攣発作が持続していたらジアゼパムの静注，または，ミダゾラムの静注または筋注を施行する．痙攣発作の予防にはフェノバルビタールを筋注する(☞p23)．脱水には生理食塩水や細胞外液の急速輸液によって補正して尿量を確保する．低カリウム血症などの電解質異常には塩化カリウムなどを用いた輸液療法によって補正する．肺水腫，ALI/ARDS には気管挿管および人工呼吸器管理とし，酸素化に応じて呼気終末期陽圧(PEEP)を調節する(☞p18)．代謝性アシドーシスがあると，サリチル酸の脳をはじめとした組織への移行が増大し，中枢神経症状が重症化し，予後を悪化させるので，炭酸水素ナトリウムを投与して，できるだけ速やかにアシドーシスを補正する．凝固異常による出血や著しい凝固能の異常にはビタミン K(10〜50 mg)を投与する．

- **吸収の阻害** 活性炭を投与する．サリチル酸の血中濃度の持続的な上昇や腹部 X 線より胃内の薬物塊が疑われたら内視鏡を施行する．

- **排泄の促進** 過量服薬ではサリチル酸の尿中排泄の割合が大きくなっているので，輸液療法によって尿量を確保する．血液透析法の適応がない中等症〜重症患者には尿のアルカリ化を施行する(☞p40)．具体的には，過量服薬後 6 時間のサリチル酸血中濃度が＞35 mg/dL である，または，血中濃度が低くても症状が著しければ炭酸水素ナトリウムを投与して尿の pH を 7.5〜8.5 とする．ただし，炭酸水素ナトリウムを投与して，代謝性アシドーシスが改善するとしばしば低カリウム血症が生じるので補正が必要である．重症患者には血液透析法を施行する(☞p52)．具体的には，過量服薬によってサリチル酸血中濃度が＞100 mg/dL である，または，代謝性アシドーシスの補正が困難である，または，痙攣発作や肺水腫などの重篤な症状がある，または，適切な治療に関わらず臨床症状が悪化している，または，腎不全があれば血液透析法を施行する．分布容積が小さく，蛋白結合率が低いので血液透析法でも血液灌流法でも除去できるが，酸・塩基平衡および電解質異常も同時に補正できる血液透析法が第 1 選択となる．

【尿のアルカリ化】
初期投与量：炭酸水素ナトリウム 200 mEq（メイロン84® 200 mL）を1時間以上かけて静注する．先行する代謝性アシドーシスがあれば投与時間を短縮するか投与量を増やす．
維持量：炭酸水素ナトリウムを必要に応じて静注して尿のpHを7.5〜8.5に維持する．低カリウム血症を認めたらただちに補正する．

- **解毒薬・拮抗薬** なし．
- **予後** 重症では急性脳機能不全，ARDS，心不全などによって死亡することがある．剖検所見では，脳浮腫，肺水腫，心筋壊死，胃内に未吸収のアスピリンを伴う出血性胃炎や消化管潰瘍などが認められた．

> **ひとことメモ ⑯** アスピリン中毒ではノモグラムは有用ではない（☞『臨床中毒学』p122）

参考文献

アスピリン中毒の治療
1) O'Malley GF：Emergency department management of the salicylate-poisoned patient. Emerg Med Clin N Am 25：333-346, 2007.

尿のアルカリ化の有効性
2) Proudfoot AT, Krenzelok EP, Brent J, et al：Does urinary alkalinization increase salicylate elimination? If so, why? Toxicol Rev 22：129-136, 2003.
3) Prescott LF, Balali-Mood M, Critchley JA, et al：Diuresis or urinary alkalization for salicylate poisoning? Br Med J 285：1383-1386, 1982.

血液透析法の有効性
4) Lund B, Seifert SA, Mayersohn M：Efficacy of sustained low-efficiency dialysis in the treatment of salicylate toxicity. Nephrol Dial Transplant 20：1483-1484, 2005.
5) Higgins RM, Connolly JO, Hendry BM：Alkalinization and hemodialysis in severe salicylate poisoning：comparison of elimination techniques in the same patient. Clin Nephrol 50：178-183, 1998.

治療フローチャート

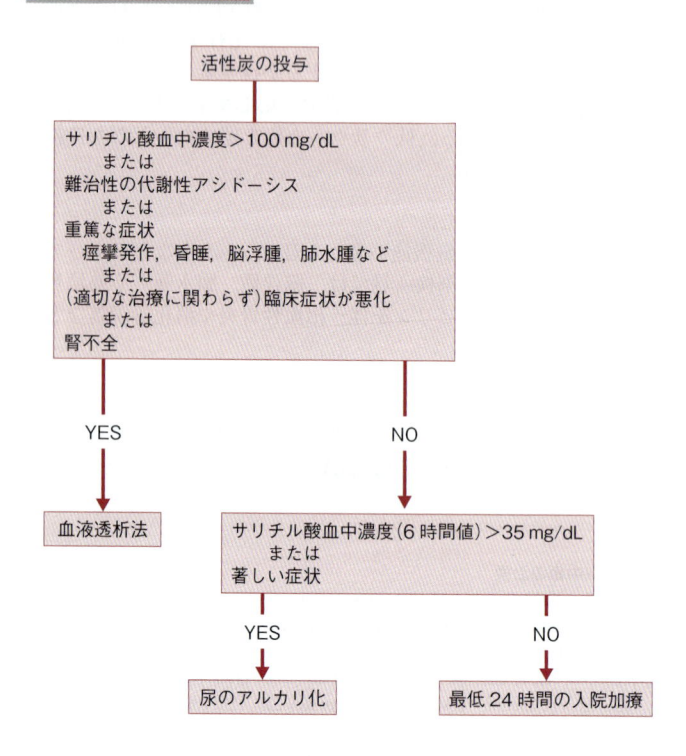

```
活性炭の投与
    │
    ▼
サリチル酸血中濃度＞100 mg/dL
    または
難治性の代謝性アシドーシス
    または
重篤な症状
  痙攣発作，昏睡，脳浮腫，肺水腫など
    または
(適切な治療に関わらず)臨床症状が悪化
    または
腎不全
```

- YES → 血液透析法
- NO → サリチル酸血中濃度(6時間値)＞35 mg/dL または 著しい症状
  - YES → 尿のアルカリ化
  - NO → 最低24時間の入院加療

13 ブロムワレリル尿素

最初の 10 分メモ

含有する製品
- 処方薬：ブロムワレリル尿素(ブロバリン®，ブロムワレリル尿素®，ブロモバレリル尿素®)
- OTC薬：ブロムワレリル尿素〔ウット®(1錠中83 mg)〕

診断のポイント
- 精神障害の病歴またはブロムワレリル尿素の服用歴のある患者に，傾眠，昏睡，呼吸抑制，頻脈などを認める．

- 臭素はX線の透過性が低いため，胃内にX線不透過像を認める(図1)．
- 血中濃度が高値である(>50 μg/mL)．

治療のポイント
- 呼吸抑制・呼吸停止には速やかに気管挿管および人工呼吸器管理を施行．
- 尿量を維持して臭素イオンの排泄を促す．
- 低血圧などが難治性であれば，血液灌流法または血液透析法を考慮．

Do & Don't
- 胃内にX線不透過像を認めたら，ブロムワレリル尿素中毒を疑う．
- 症状の持続または腹部X線にて胃内の薬物塊が疑われたら内視鏡を施行．

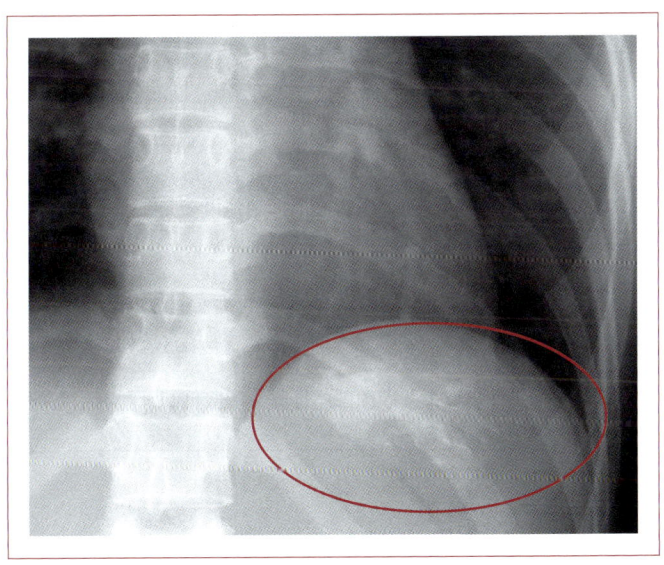

図1 胃内のX線不透過像

概説

ブロムワレリル尿素は，催眠・鎮静薬として処方または市販され

ている．また，解熱・鎮痛薬，鎮暈薬などの成分として多くの OTC 薬に配合されている．近年では，催眠・鎮静薬は，有効かつ安全なベンゾジアゼピン類に置換され，ブロムワレリル尿素の処方量は激減した(化学構造：図2)．

薬物動態

薬物	ブロムワレリル尿素
半減期(時間)	1〜3
分布容積(L/kg)	0.4
蛋白結合率(%)	?（低い）

- 分布容積が小さく，蛋白結合率が低い ➡ 過量服薬では半減期が延長するので，血液灌流法または血液透析法が有効な可能性がある．
- 大部分は肝臓で速やかに代謝されて，代謝物を産生するとともに臭素イオン(Br^-)を遊離する．
- 代謝物および Br^- は尿中に排泄される．
- 酸性胃液中で薬物塊を形成することがある．

毒性のメカニズム

- 遊離された臭素イオンは中枢神経に移行し，塩素イオンと置換されて，中枢神経抑制作用および心筋抑制作用を発揮する．
- 血中濃度が上昇するほど中毒症状は重症となる．
  中毒域：50 μg/mL 以上
  致死域：100 μg/mL 以上

症状

- 中枢神経抑制作用により，傾眠，昏睡，呼吸抑制・呼吸停止など

ブロムワレリル尿素

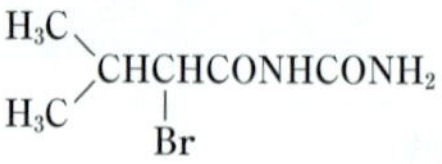

H₃C\\
   CHCHCONHCONH₂\\
H₃C/ |\\
      Br

ブロムワレリル尿素は2種類の光学異性体の1：1の混合物(ラセミ体)である．

図2 ブロムワレリル尿素の化学構造

が生じる．
- 心筋抑制作用により，頻脈，低血圧などが生じる．
- 覚醒の経過に，幻視を伴うせん妄，痙攣発作が生じることがある．
- 臭素疹（臭化物に対する過敏症に起因する発疹），紅斑様発疹，結節性発疹，アクネ様発疹などが顔面や全身に生じることがある．

【軽症～中等症】 傾眠，せん妄，錯乱，不穏・興奮，眼振，頻脈，悪心・嘔吐

【重症】 昏睡，痙攣発作，呼吸抑制・呼吸停止，低血圧，（臭素疹などの）発疹

治療

- **全身管理** 昏睡には輸液を施行し，必要であれば気管挿管および人工呼吸器管理を施行する（☞p22）．呼吸抑制または呼吸停止には速やかに気管挿管および人工呼吸器管理を施行する（☞p18）．低血圧には急速輸液を施行するが，反応しなければノルエピネフリンやドパミンの持続静注を施行する（☞p20）．
- **吸収の阻害** 活性炭を投与する．症状の持続または腹部X線にて胃内の薬物塊が疑われたら内視鏡を施行する．
- **排泄の促進** 輸液療法により尿量を維持して臭素イオンの排泄を促す．血液灌流法または血液透析法が有効な可能性がある．臭素イオンには血液透析法が有効な可能性がある．
- **解毒薬・拮抗薬** なし．
- **予後** 全身管理が適切であれば予後は良好である．ブロムワレリル尿素の過量服薬による死亡原因のほとんどは呼吸停止で，救出される前に心肺機能停止状態である，または，すでに死亡していることが多い．

ひとことメモ ⑰ 金閣寺放火事件（☞『臨床中毒学』p129）

ひとことメモ ⑱ 『完全自殺マニュアル』とブロムワレリル尿素（☞『臨床中毒学』p129）

ひとことメモ ⑲ 半減期の異なるブロムワレリル尿素の鏡像異性体（☞『臨床中毒学』p129）

治療フローチャート

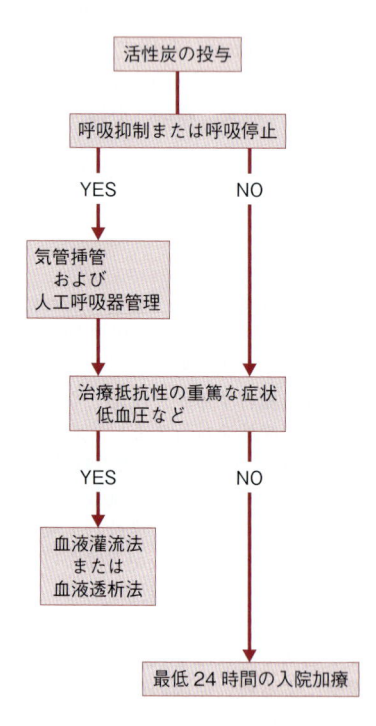

```
活性炭の投与
      ↓
呼吸抑制または呼吸停止
   YES ↓        ↓ NO
気管挿管
および
人工呼吸器管理
      ↓         ↓
   治療抵抗性の重篤な症状
        低血圧など
   YES ↓        ↓ NO
血液灌流法
または
血液透析法
                ↓
         最低24時間の入院加療
```

参考文献

血液浄化法の有効性
1) Ishiguro M, Yasue T, Watanabe S, et al：Efficacy of hemoperfusion in the therapy of bromvalerylurea (bromural) intoxication. J Toxicol Clin Toxicol 19：273-279, 1982.

完全自殺マニュアル
2) 上條吉人, 堤 邦彦, 本田美知子, 他：『完全自殺マニュアル』による自殺企図―精神分裂病者の大量服薬―. 精神医学 38：267-273, 1996.

鏡像異性体
3) Nishikawa T, Ohtani H, Kamijo Y, et al：Enantioselective determination of bromoisovalerylurea by liquid chromatography on chiral stationary phase in reversed- or normal-phase partition mode. Biomedical Chromatography 14：243-248, 2000.
4) Nishikawa T, Kamijo Y, Kondo R, et al：Determination of (+)- and (−)-Bromoiso-

valerylurea in Sera of Overdosed Subjects. Journal of Analytical Toxicology 24： 691-695, 2000.

14 ジフェンヒドラミン

最初の 10 分メモ

含有する製品
- 処方薬：ジフェンヒドラミン塩酸塩（レスタミンコーワ®）（1 錠中 10 mg），ジフェンヒドラミン塩酸塩（ベナ®）（1 錠中 10 mg）
- OTC 薬：ジフェンヒドラミン塩酸塩（トラベルミン®），ジフェンヒドラミンサリチル酸塩（ドリエル®）など

診断のポイント
- 抗アレルギー薬，鼻炎薬，風邪薬，睡眠改善薬，制吐薬の服用歴のある患者に，成人であれば傾眠，昏睡などを，小児および若年者であれば不穏・興奮，痙攣発作などを認める．

治療のポイント
- QRS 時間の延長，心室性不整脈には炭酸水素ナトリウムを静注して血液のアルカリ化およびナトリウム負荷を行う．
- 抗コリン毒性による症状が著しければフィゾスチグミンの静注を考慮．

Do & Don't
- 成人では中枢神経抑制症状が，小児および若年者では中枢神経興奮症状が優位となることに注意．
- 7.5 mg/kg 以上服用していれば，無症状であっても最低 4 時間は入院とする．
- 小児の不穏・興奮または痙攣重積発作にはプロポフォールを投与しない．
- 不穏・興奮には抗コリン作用のある抗精神病薬を投与しない．

体重 50 kg の実践投与量
- QRS 時間の延長（>0.10 秒），心室性不整脈には炭酸水素ナトリウム 50〜100 mEq のボーラスでの静注を適宜繰り返し，血液をアルカリ化して pH を 7.45〜7.55 とする．

概説

　ジフェンヒドラミンは，抗ヒスタミン作用だけでなく，抗コリン作用，鎮静作用をもつ．ジフェンヒドラミンは，抗ヒスタミン薬と

> ジフェンヒドラミン 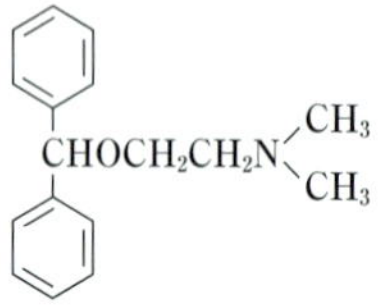
>
> ジフェンヒドラミンは,エタノーラミン誘導体に属している.

図1 ジフェンヒドラミンの化学構造

して処方されているだけでなく,抗アレルギー薬,鼻炎薬,睡眠改善薬,制吐薬などとして市販されている(化学構造:図1).

薬物動態

薬物	ジフェンヒドラミン
半減期(時間)	3〜15
分布容積(L/kg)	3〜4
蛋白結合率(%)	98

- **分布容積が大きい ➡ 血液浄化法は無効.**
- ほとんどは肝臓で代謝されて,その大部分は尿中に排泄される.
- およそ1%は未変化体として尿中に排泄される.

毒性のメカニズム

- ジフェンヒドラミンは,比較的強いヒスタミン H_1 受容体遮断作用によって抗ヒスタミン作用を発揮するだけでなく,比較的強いムスカリン受容体遮断作用,弱いドパミン受容体遮断作用をもつ(図2).
- 第1世代三環系抗うつ薬と同様に心筋の速いナトリウムチャネル(fast Na^+ channel)阻害作用をもつ.
- 過量服薬では,これらの作用が増強されて毒性を発揮する.
- 服用量が多いほど重症となるが,血中濃度は重症度および予後との相関に乏しい.
  中毒量:7.5 mg/kg(300 mg 程度)以上
  致死量:20〜40 mg/kg 以上
  致死濃度:5 μg/mL 以上(平均 20 μg/mL)

```
薬理作用                                    中毒症状

                    → ヒスタミン
              ヒスタミンH₁         →  鎮静作用
              受容体                  （成人＞小児,
                                      若年者）
                                      傾眠, 昏睡など

                    → アセチル
                      コリン
ジフェン       ムスカリン           →  抗コリン毒性
ヒドラミン     受容体                  （小児, 若年者
                                      ＞成人）
       受容体                          高体温, 散瞳,
       遮断作用                        不穏・興奮,
                    → ドパミン         痙攣発作など

              ドパミン
              受容体

                    Na⁺
                                   →  膜興奮抑制作用
                                      QTc時間の延長,
       阻害作用                        心室性不整脈
              Cardiac fast Na⁺ channel など
```

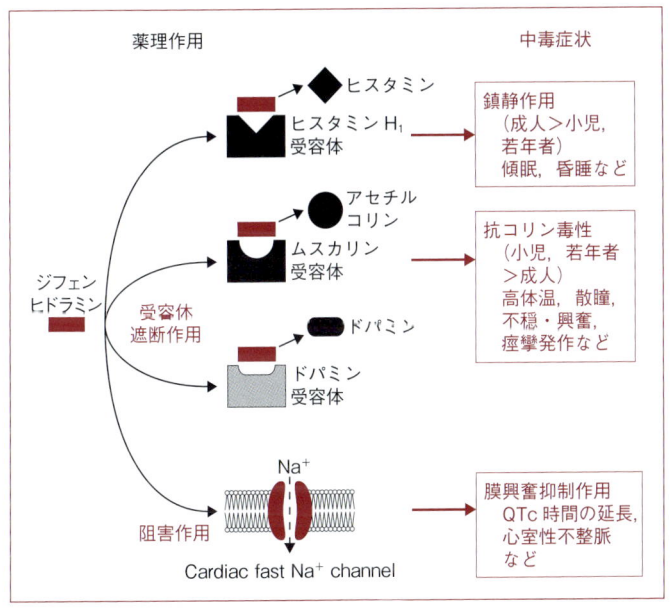

図2 ジフェンヒドラミンの毒性のメカニズム

症状

- 成人では, ヒスタミン H_1 受容体遮断作用が増強されて, 鎮静作用による傾眠, 昏睡などの中枢神経抑制症状が生じやすい. 痙攣発作は稀である.
- 小児および若年者では, ムスカリン受容体遮断作用が増強されて, 抗コリン毒性による不穏・興奮, 痙攣発作などの中枢神経興奮症状が生じやすい.
- 稀に心筋の速いナトリウムチャネル (fast Na^+ channel) 阻害作用が増強されて, QRS時間の延長, 心室性不整脈などが生じる.
- 横紋筋融解症および続発する急性腎不全が生じることがある.

【中枢神経症状】

成人＞小児および若年者：傾眠, 嗜眠, 昏睡, 失調など

小児および若年者＞成人：失見当識, 不安, 落ち着きのなさ, 過活動, 不穏・興奮, 錯乱, 幻覚(幻視, 幻聴), せん妄, 固定瞳孔, 散瞳, 複視, かすみ目, 振戦, 協調運動不能, アテトーシス, 強直間

代性痙攣発作，(しばしば難治性の)痙攣重積発作，高体温
【心循環器症状】 QRS 時間の延長，QTc 時間の延長，Ⅰ度房室ブロック，左脚ブロック，非特異的 ST-T 変化，洞性頻脈，心室性不整脈，低血圧，高血圧，急性循環不全，心停止
【消化器症状】 口腔内乾燥，腸蠕動運動の低下，便秘，麻痺性イレウス，排尿障害，尿閉
【その他】 呼吸不全，(時に出血性の)肺水腫，ALI/ARDS，横紋筋融解症，腎機能障害，急性腎不全，皮膚や粘膜の乾燥，顔面紅潮

治療

- **全身管理** 昏睡には輸液を施行し，必要であれば気管挿管および人工呼吸器管理を施行する(☞p22)．不穏・興奮にはミダゾラムまたはプロポフォール(成人のみ)の持続静注により鎮静する(☞p22)．抗コリン作用のある抗精神病薬の投与は避ける．痙攣発作が持続していたらジアゼパムの静注，または，ミダゾラムの静注または筋注を施行する．痙攣重積発作にはミダゾラムまたはプロポフォール(成人のみ)の持続静注を施行する(☞p22)．小児の症例報告では，チオペンタールの持続静注が有効であった．
- **吸収の阻害** 活性炭を投与する．除放剤の過量服薬であれば腸洗浄を施行する．
- **排泄の促進** 有効な方法はない．
- **解毒薬・拮抗薬** QRS 時間の延長(>0.10 秒)，心室性不整脈には炭酸水素ナトリウム 1〜2 mEq/kg のボーラスでの静注を適宜繰り返し，血液をアルカリ化して pH を 7.45〜7.55 とする．抗コリン毒性による症状が著しければ 1〜2 mg のフィゾスチグミンを 5 分以上かけて静注し，必要に応じて繰り返す．
- **予後** 全身管理が適切であれば予後は良好であるが，痙攣重積発作や心室性不整脈などによる死亡例の報告が散見される．

ひとことメモ ⑳ ジフェンヒドラミン中毒の死亡例
(☞『臨床中毒学』p179)

治療フローチャート

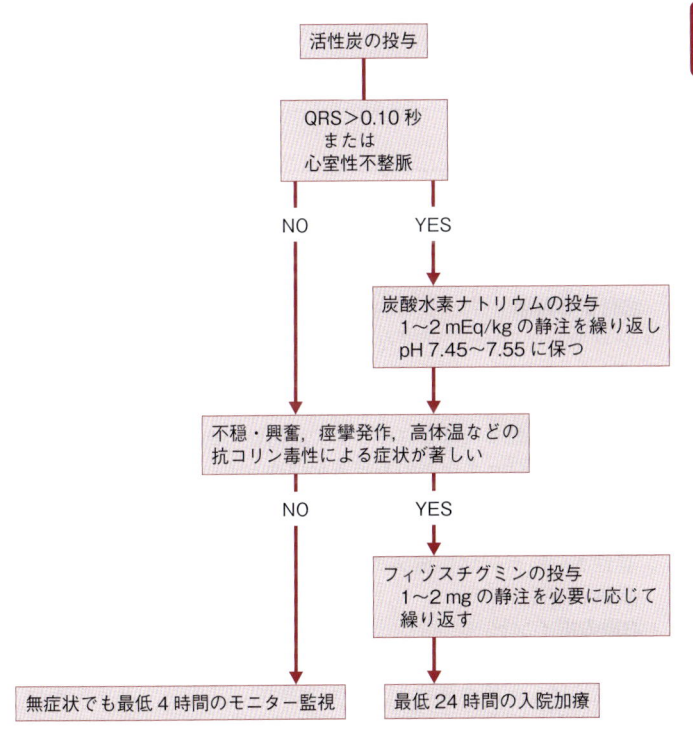

```
活性炭の投与
    ↓
QRS>0.10秒
または
心室性不整脈
 ├─NO
 └─YES → 炭酸水素ナトリウムの投与
          1～2 mEq/kg の静注を繰り返し
          pH 7.45～7.55 に保つ
              ↓
         不穏・興奮, 痙攣発作, 高体温などの
         抗コリン毒性による症状が著しい
          ├─NO → 無症状でも最低4時間のモニター監視
          └─YES → フィゾスチグミンの投与
                   1～2 mg の静注を必要に応じて繰り返す
                       ↓
                   最低24時間の入院加療
```

参考文献

炭酸水素ナトリウムの有効性

1) Sharma AN, Hexdall AH, Chang EK, et al：Diphenhydramine-induced wide complex dysrhythmia responds to treatment with sodium bicarbonate. Am J Emerg Med 21：212-215, 2003.
2) Clark RF, Vance MV：Massive diphenhydramine poisoning resulting in a wide-complex tachycardia：successful treatment with sodium bicarbonate. Ann Emerg Med 21：318-321, 1992.

死亡例

3) Kamijo Y, Soma K, Sato C, et al：Fatal diphenhydramine poisoning with increased vascular permeability including late pulmonary congestion refractory to percutaneous cardiovascular support. Clin Toxicol 46：864-868, 2008.
4) Nine JS, Rund CR：Fatality from diphenhydramine monointoxication：a case

report and review of the infant, pediatric and adult literature. Am J Forensic Med Pathol 27：36-41, 2006.
5) Lindsay CA, Williams GD, Levin DL：Fatal adult respiratory distress syndrome after diphenhydramine toxicity in a child：a case report. Crit Care Med 23：777-781, 1995

C 循環器用薬

15 ジギタリス

最初の10分メモ

含有する製品
- ジゴキシン(ハーフジゴキシンKY®，ジゴキシンKY®，ジゴキシン「AFP」®，ジゴシン®)

診断のポイント
- 心疾患の病歴またはジゴキシンの服用歴のある患者に，徐脈または房室ブロックなどの不整脈を認める．
- 血清ジゴキシン濃度が高値である．
- 急性中毒では，血清カリウム値は，ジギタリスによるATP依存性Na/Kポンプの阻害の程度に相関しているため重症度の指標となる．

治療のポイント
- 急性中毒で，血清カリウム値が5.5 mEq/L以上の高カリウム血症には，炭酸水素ナトリウムの静注，GI療法，ポリスチレンスルホン酸ナトリウムの経口投与を施行．これらの手段で改善しなければ血液透析法を施行．
- 慢性中毒で，低カリウム血症があれば補正．
- 急性中毒で，致死性不整脈が生じ，抗不整脈薬に反応せず循環動態が保てない，または，心停止では経皮的心肺補助法(PCPS)を導入．
- Fab抗体があれば投与．

Do & Don't
- 高カリウム血症に対して，カルシウムを投与すると，細胞内のCa^{2+}の濃度がさらに上昇して，心室性不整脈が生じるリスクを高める可能性があるので推奨されない．
- 易刺激性となっている心筋への機械的な刺激によって心室性不

整脈を誘発することがあるので経静脈的ペースメーカーを挿入する際には注意.

体重 50 kg の実践投与量

- 炭酸水素ナトリウムの投与：炭酸水素ナトリウム（メイロン 84 注®）50 mEq を静注する.
- GI 療法：グルコース 25 g およびインスリン 5 unit を静注する.
- ポリスチレンスルホン酸ナトリウムの投与：ポリスチレンスルホン酸ナトリウム（ケイキサレート®）25 g を経口投与する.

概説

ジギタリスは，慢性心不全や心房細動などの心疾患の治療薬として用いられている．以前は，ゴマノハグサ科の多年草であるジギタリス（*Digitalis purpurea*）の葉を温風乾燥したものを原料としてい

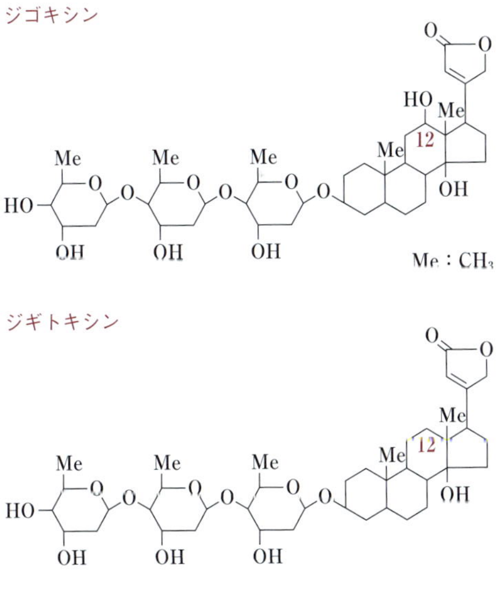

ジゴキシン

ジギトキシン

Me : CH₃

以前は，ジゴキシン，および，ジゴキシンの C12 の位置の水酸基がとれた構造をしたジギトキシンがあったが，ジギトキシンは 2008 年 11 月 2 日に販売中止となった．

図 1　ジギタリスの化学構造

たが，現在では化学合成されている(化学構造：図1).

薬物動態

薬物	ジゴキシン
半減期(時間)	40
分布容積(L/kg)	5〜10
蛋白結合率(%)	25

- 分布容積が大きい ➡ 血液浄化法は無効.
- 60〜80%が未変化体として尿中に排泄される ➡ 腎機能が低下すると生体内に蓄積.

毒性のメカニズム

- 図2の左に示すように，心筋細胞膜に存在しているNa/K ATPaseによってATPがADPに変換されると，ATP依存性Na/Kポンプは細胞内へK^+を流入させて，細胞外へ電荷としては過剰のNa^+を流出させる．この結果，膜内外の濃度勾配，陰性静止膜電位，正常な膜興奮性は維持される．
- 図2の右に示すように，ジギタリスは，Na/K ATPaseの結合部位に細胞外から結合して，この酵素の活性を抑制し，ATP依存性Na/Kポンプを阻害し，細胞内へのK^+の流入および細胞外へのNa^+の流出を抑制する．この結果，細胞外ではK^+濃度が上昇し，細胞内ではNa^+濃度が上昇するため，細胞内外のNa^+濃度勾配が減少し，心筋細胞の再分極の際にNa^+濃度勾配を利用していたCa^{2+}の細胞外への流出は抑制されて，細胞内のCa^{2+}の濃

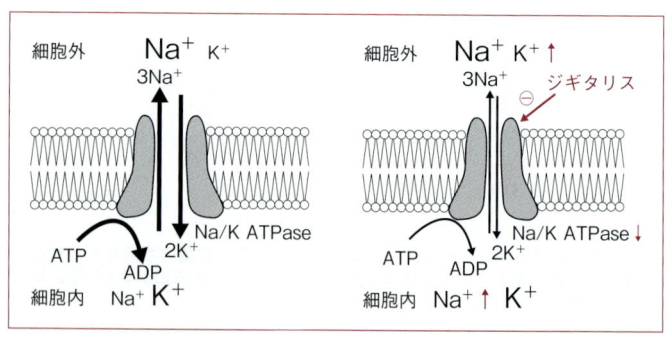

図2　ジギタリスの毒性のメカニズム

度が上昇する．この結果，心筋収縮力は増加する(positive inotropic effect，陽性変力作用)．

- ジギタリスは，心筋細胞の再分極の際に迷走神経の緊張を高める．この結果，洞房結節の自動能は抑制され(negative chronotropic effect，陰性変時作用)，房室結節の刺激伝導は抑制される(negative dromotropic effect，陰性変伝導作用)．
- ジギタリスは，プルキンエ線維の自動能を亢進させる．
  成人の致死量：10〜20 mg

症状

【急性中毒】
- 初期には消化器症状が生じる．
- ATP依存性Na/Kポンプの阻害による高カリウム血症，徐脈や房室ブロックなどの不整脈，および，それらに伴う2次的な低血圧が生じる．
- 洞房結節の自動能の抑制による洞性徐脈，洞停止，または洞進出ブロックが生じる．
- 房室結節の刺激伝導の抑制による房室ブロックが生じる．
- 最重症例では心室頻拍，心室細動などの心室性不整脈が生じる．
- ジゴキシン中毒では，腎機能が正常であれば2日以内に症状は消失する．

【慢性中毒】
- 疲労，錯乱，黄色視，幻覚などの中枢神経症状が生じる．
- 利尿薬との併用によって低カリウム血症が生じる．

【消化器症状】 口渇，食欲不振，悪心・嘔吐，下痢，疝痛性の腹痛
【中枢神経症状(慢性中毒)】 疲労，錯乱，黄色視，幻覚など
【心循環器症状】 洞性徐脈，洞停止，房室ブロック，心室頻拍，心室細動，心停止．
【電解質異常】 高カリウム血症(急性中毒)，低カリウム血症(慢性中毒)

治療

- **全身管理** 急性中毒で，血清カリウム値が5.5 mEq/L以上の高カリウム血症には，炭酸水素ナトリウムの静注，GI療法，ポリスチレンスルホン酸ナトリウムの経口投与を施行する．これらの手段で改善しなければ血液透析法を施行する．慢性中毒で，低カリウム血症があれば補正する．洞性徐脈や高度房室ブロックおよ

び洞進出ブロックにはアトロピン硫酸塩を静注する（☞ p21）．アトロピン硫酸塩に反応せず臓器循環が保てなければ一時的に経静脈的ペースメーカーを挿入する．ただし，易刺激性となっている心筋への機械的な刺激によって心室細動などの心室性不整脈を誘発することがあるので注意する．心室性期外収縮，二段脈，心室頻拍には，フェニトイン，リドカイン塩酸塩，硫酸マグネシウムを静注する．急性中毒で，致死性不整脈が生じ，抗不整脈薬に反応せず循環動態が保てない，または，心停止では経皮的心肺補助法（PCPS）を導入する（☞ p27）．

> **炭酸水素ナトリウム**（メイロン84®注）　1 mEq/kg を静注する．
> **GI療法**：グルコース 0.5 g/kg およびインスリン 0.1 unit/kg を静注する．
> **ポリスチレンスルホン酸ナトリウム**（ケイキサレート®）　0.5 g/kg を経口投与する．
> **アトロピン硫酸塩**（アトロピン硫酸塩®注）　0.5〜2.0 mg を静注する．

- **吸収の阻害**　活性炭を投与する．
- **排泄の促進**　有効な方法はない．
- **解毒薬・拮抗薬**　細胞外の遊離ジゴキシンは，Fab fragments of digoxin-specific antibodies（Fab抗体）と結合して不活化される．さらに，細胞外の遊離ジゴキシン濃度が減少すると，Na/K ATPaseの結合部位に結合しているジゴキシンは解離に向かい，細胞外に遊離したジゴキシンはFab抗体と結合して不活化される．この結果，中毒症状は速やかに改善する．ジゴキシン・Fab抗体・複合体は，腎機能が正常であれば速やかに尿中に排泄される．欧米では，急性および慢性ジギタリス中毒の第1選択となっている．日本では未発売であるが，輸入して使用することは可能である．

> **【Fab抗体の適応】**
> 心室頻拍や心室細動などの致死性不整脈，アトロピン 1 mg 静注後も心拍数＜40回/分の徐脈，血清カリウム値＞5 mEq/L の高カリウム血症，急性循環不全である．
> **【Fab抗体の投与】**
> 投与量は中毒の重症度と体内のジゴキシンの量による．1バイアルは 40 mg の Fab抗体を含有し，約 0.6 mg のジゴキシン

と結合する．体内のジゴキシンの推定量から必要なFab抗体の量を計算し，生理食塩水にて2〜4 mg/mLに調製し，基本的には30分以上かけて静注するが，重篤な不整脈では急速静注する．服用量も血清ジゴキシン濃度も分からない場合は，小児でも成人でもFab抗体800 mg（20バイアル）を投与すれば十分である．中毒症状が改善しない，もしくは，再発する場合は，Fab抗体の投与量が不十分である可能性があり，体内のジゴキシンの推定量から判断した量のFab抗体を再投与する．Fab抗体は即効性ではなく，投与後，およそ30分〜4時間，平均約90分で中毒症状は消失する．

- **予後** 予後不良因子は，男性，年齢が55歳以上，心疾患，Ⅱ度またはⅢ度房室ブロック，アトロピン1 mg静注後も心拍数<60回/分の徐脈，血清カリウム値>4.5 mEq/Lの高カリウム血症，などである．

ミステリ散歩 ❸ ホートン・マーフィー『毒殺はランチタイムに』

ニューヨークの代表的な法律事務所であるチェイス・アンド・ウォードの筆頭パートナーであるグレアム・ドナヴァンは，アイスティーを飲んで殺害される．そのアイスティーはジゴタリスの抽出物を混入された水さしの水でつくったものだった．

この小説の中では，混入されていた毒物について「ジギタリスの誘導体らしい―ジギタリスそのものじゃなくて，ジギタリスから化学的に抽出した物質だ．その抽出物はパーノンといって，最近，市場に出まわるようになった心臓病の新薬の主成分になってるそうだ．ところが，こいつは単純なジギタリスでもパーノンって新薬でもなかったんだ．ジギタリスを高度に濃縮してできる抽出物と同じものだった．致命的なしろものだ．2，3時間遅れて反応が出ることも珍しくはないそうだ．痙攣，それに心停止のあらゆる症状だな．ジギタリスによって引き起こされる心停止は現実に死因となり得る[1]」という記述がある．

【解説】グレアム・ドナヴァンの死因はジギタリス中毒による心停止．

1) 佐々田雅子訳, p137-138, ハヤカワ文庫, 1988

> ### ミステリ散歩 ❹　アガサ・クリスティ『毒草』
>
> 　サー・アンブローズ・バーンの邸宅の晩餐に参加した人々は，鴨料理を食べてひどい中毒をおこす．その料理は，セージに混ぜて摘まれたジギタリスの葉を鴨の中に詰めたものだった．このうち，サー・アンブローズが後見をしていたシルヴィア・キーンが死亡する．
>
> 　この小説のなかでは，ジギタリスについて「ジギタリス，別名キツネノテブクロというやつは心臓に影響するんですよ．ですからある種の心臓病の特効薬になっていましてね[1]」という記述がある．
>
> 　【解説】シルヴィア・キーンの死因はジギタリス中毒による心停止．実は，ジギタリスの葉とは別に心臓病の特効薬であるジギタリスを致死量も盛られていた．
>
> 1) 短編推理小説集『火曜クラブ』に収載．中村妙子訳，p340，ハヤカワ文庫，2003

参考文献

PCPS の有用性

1) Behringer W, Sterz F, Laggner AN, et al：Percutaneous cardiopulmonary bypass for therapy resistant cardiac arrest from digoxin overdose. Resuscitation 37：47-50, 1998.

Fab 抗体の有効性

2) Antman EM, Wenger TL, Butler VP, et al：Treatment of 150 cases of life-threatening digitalis intoxication with digoxin-specific Fab antibody fragments. Final report of a multi center study. Circulation 81：1744-1752, 1990.

治療フローチャート

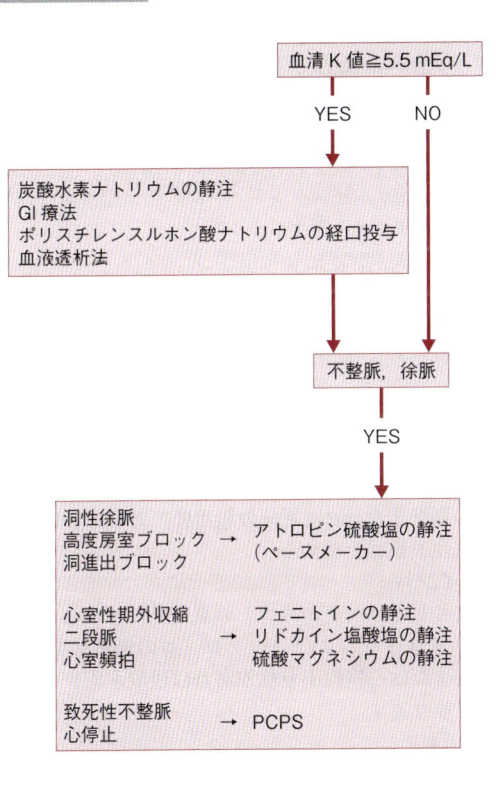

```
                    血清 K 値≧5.5 mEq/L
                    /              \
                  YES              NO
                   ↓                ↓
  炭酸水素ナトリウムの静注
  GI 療法
  ポリスチレンスルホン酸ナトリウムの経口投与
  血液透析法
                   ↓                ↓
                      不整脈, 徐脈
                         ↓
                        YES
                         ↓
  洞性徐脈
  高度房室ブロック  →  アトロピン硫酸塩の静注
  洞進出ブロック       (ペースメーカー)

  心室性期外収縮      フェニトインの静注
  二段脈          →  リドカイン塩酸塩の静注
  心室頻拍           硫酸マグネシウムの静注

  致死性不整脈
  心停止          →  PCPS
```

16 β遮断薬

最初の 10 分メモ

含有する製品
- アテノロール(テノーミン®)
- ビソプロロール(メインテート®)
- ベタキソロール(ケルロング®)
- メトプロロール(ロプレソール®, ロプレソール SR®, セロケン®, セロケン L®)

- アセブトロール（アセタノール®）
- セリプロロール（セレクトール®）
- ニプラジロール（ハイパジール®）
- プロプラノロール（インデラル®，インデラル LA®）
- チリソロール（セレカル®）
- ナドロール（ナディック®）
- カルテオロール（ミケラン®，ミケラン LA®）
- ピンドロール〔カルビスケン®，ブロクリン L®（徐放剤）〕
- ペンブトロール（ベータプレシン®）
- ボピンドロール（サンドノーム®）
- アモスラロール（ローガン®）
- アロチノロール（アルマール®）
- カルベジロール（アーチスト®）
- ラベタロール（トランデート®）
- ベバントロール（カルバン®）
- ソタロール（ソタコール®）

診断のポイント
- 心疾患の病歴または β 遮断薬の服用歴のある患者に，低血圧または徐脈性不整脈を認める．

治療のポイント
- 薬物療法としては，グルカゴンの高用量投与が第 1 選択．
- プロプラノロールおよびラベタロールの過量服薬で，QRS 時間の延長または心室性不整脈があれば炭酸水素ナトリウムの静注を適宜繰り返す．

Do & Don't
- 重症例では動脈ライン，Swan-Ganz カテーテルを挿入し，循環動態を持続モニター．
- 心エコーによって適宜心機能を評価．
- 無症状であっても，非徐放剤の過量服薬であれば最低 12 時間，徐放剤の過量服薬であれば最低 24 時間はモニター下で注意深く観察．

体重 50 kg の実践投与量
- **グルカゴンの投与**：注射用グルカゴン（1 mg）（注射用グルカゴン G・ノボ®）2.5〜7.5 mg を 1〜2 分かけてボーラスで静注する．その後は 5〜10 分ごとに繰り返すか，2.5〜7.5 mg/時で持続静注して患者の状態に応じて漸減する．

- **炭酸水素ナトリウムの投与**：プロプラノロールおよびラベタロールの過量服薬で，QRS>0.12秒または心室性不整脈があれば炭酸水素ナトリウム50〜100 mEqの静注を適宜繰り返す．

概説

β-アドレナリン受容体には，主に心筋の収縮速度を調節しているβ_1-アドレナリン受容体，血管および気管支平滑筋の緊張を調節しているβ_2-アドレナリン受容体，心筋の変圧作用(inotropic effect)などを調節していると考えられているβ_3-アドレナリン受容体の3つのサブタイプが知られている．β遮断薬は，いずれもβ_1-アドレナリン受容体遮断作用をもち，高血圧や上室性頻脈などの治療に用いられている(代表的な化学構造：図1)．

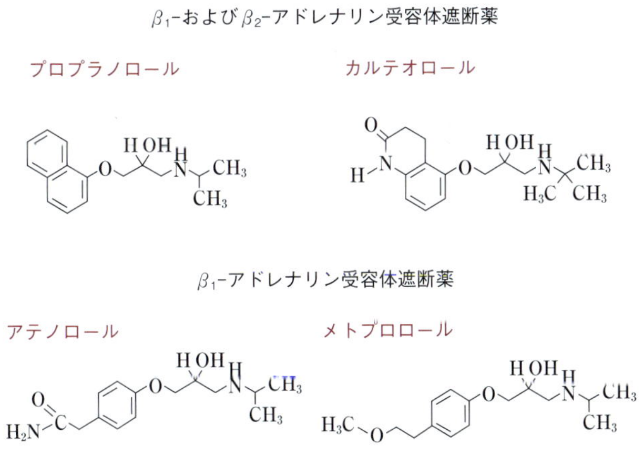

β_1-およびβ_2-アドレナリン受容体遮断薬

プロプラノロール　　　　カルテオロール

β_1-アドレナリン受容体遮断薬

アテノロール　　　　メトプロロール

プロプラノロールおよびカルテオロールは，β_1およびβ_2-アドレナリン受容体遮断作用をもつが，アテノロールおよびメトプロロールは，β_1-アドレナリン受容体遮断作用の選択性が高い．

図1　代表的なβ遮断薬の化学構造

薬物動態

薬物	プロプラノロール	アテノロール	メトプロロール
半減期(時間)	2〜5	4〜12	2.5〜7.5
分布容積(L/kg)	3〜5	1.0〜1.5	2.5〜5.5
蛋白結合率(%)	93	5〜10	11

- アテノロール,ナドロール,ソタロールは,分布容積は<2L/kgで,蛋白結合率は<25%である ➡ 血液灌流法または血液透析法が有効である可能性がある.
- プロプラノロールは主に肝臓で代謝されるが,脂溶性が高く,中枢神経に速やかに移行する.
- カルテオロールおよびアテノロールは主に尿中に排泄されるが,脂溶性が低く,中枢神経にはほとんど移行しない.

毒性のメカニズム

- ペースメーカー細胞や心筋細胞には,L型Ca^{2+}チャネル(L-type Ca^{2+} channel)が存在するが,カルシウムは,脱分極の際にこのチャネルより細胞内に流入して,筋小胞体(sarcoplasmic reticulum)などの細胞内貯蔵小器官(intracellular storage organelles)に大量に貯蔵されているカルシウムを遊離させる.この結果,細胞内のカルシウム濃度が上昇して,洞房結節でインパルスが生じ,房室結節を通じてインパルスが伝播し,ミオシンとアクチンが相互作用して心筋は収縮する.
- 図2に示すように,ペースメーカー細胞や心筋細胞に存在するβ_1-アドレナリン受容体はG蛋白とともにβ_1-アドレナリン受容体・複合体を形成している.アドレナリンなどのβ_1-アドレナリン受容体アゴニストがβ_1-アドレナリン受容体に結合すると,膜結合酵素であるアデニルシクラーゼ(adenyl cyclase)が活性化されて,細胞内でATPからcAMPへの産生が促進される.さらに,cAMPによってプロテインキナーゼA(protein kinase A)が活性化されて,L型Ca^{2+}チャネルは開放されて,カルシウムの細胞内への流入が促進される.cAMPはホスホジエステラーゼによって分解されて5'AMPとなる.
- 図3に示すように,β遮断薬は,β_1-アドレナリン受容体を選択的に遮断し,ATPからcAMPへの産生を抑制し,L型Ca^{2+}チャネルの開放を阻害し,カルシウムの細胞内への流入を抑制する.

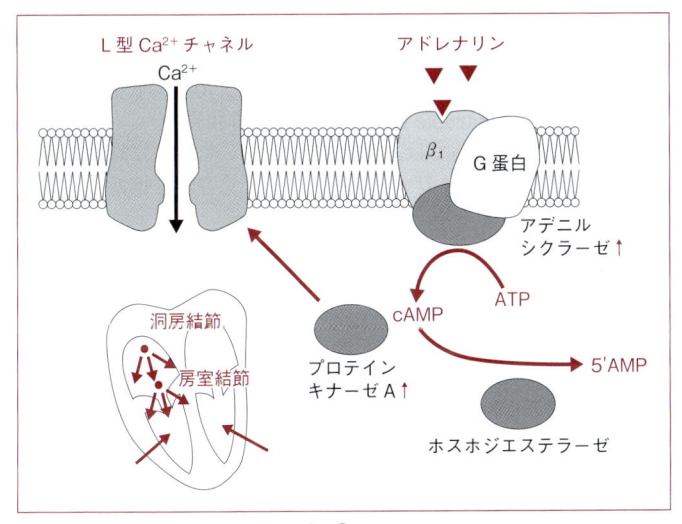

図2　β遮断薬の毒性のメカニズム①

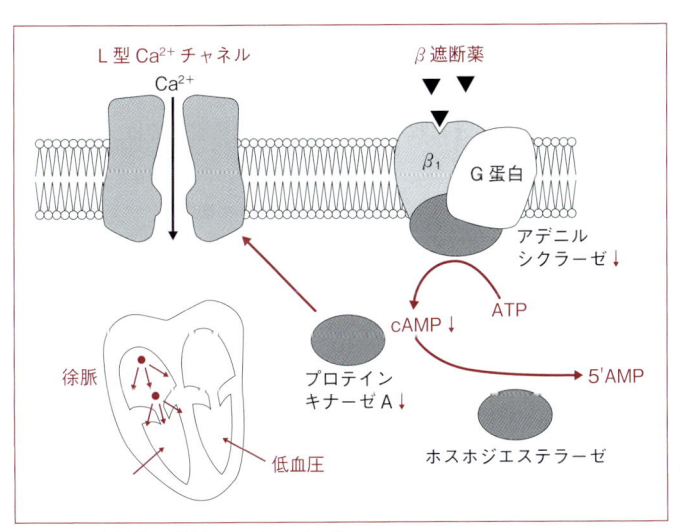

図3　β遮断薬の毒性のメカニズム②

この結果,洞房結節の自動能は抑制され(negative chronotropic effect, 陰性変時作用), 房室結節の刺激伝導は抑制され(negative dromotropic effect, 陰性変伝導作用), 心筋の収縮力は低下する(negative inotropic effect, 陰性変力作用).

- β遮断薬の過量服薬では, β-アドレナリン受容体に対する選択性は失われ, β_2-およびβ_3-アドレナリン受容体も遮断し, 気管支攣縮や陰性変力作用を発揮する.
- プロプラノロールおよびラベタロールの過量服薬では, 第1世代三環系抗うつ薬の過量服薬と同様に, 心筋の速いナトリウムチャネルを阻害して膜興奮抑制(キニジン様)作用を発揮する.
- プロプラノロールは脂溶性が高く, 血液・脳関門を容易に通過し, 中枢神経作用を発揮する.

症状

- 非徐放剤の過量服薬では, 服用後2〜3時間で, 長くても6時間以内に症状が生じることが多い.
- 徐放剤の過量服薬では, 服用後12時間以上経過してから症状が生じることがある.
- 図4に示すように, β遮断薬中毒の臨床症状は, 薬理作用が増強されたものと考えればよく, 徐脈, 房室ブロック, 低血圧, 急性循環不全などが生じる.
- プロプラノロールまたはラベタロールの過量服薬では, 膜興奮抑

薬理作用		中毒症状
陰性変時作用 陰性変伝導作用 陰性変力作用	→ 心臓 →	徐脈, 房室ブロック, 低血圧, 急性循環不全
膜興奮抑制作用 (プロプラノロール, ラベタロール)		QRS時間の延長, トルサード・ド・ポアンツなど
中枢神経作用 (プロプラノロール)	→ 脳 →	せん妄, 昏睡, 痙攣発作
	→ 肺 →	気管支攣縮

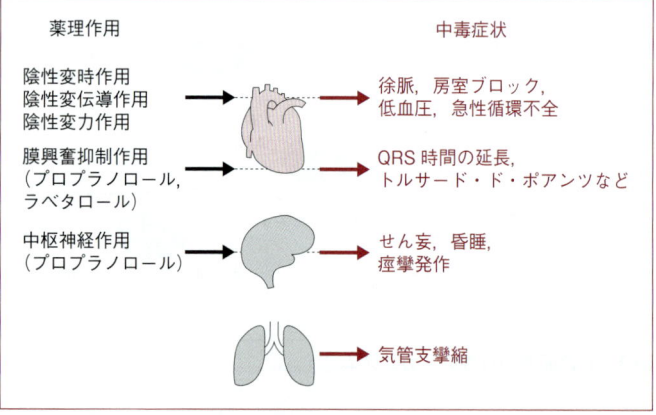

図4 β遮断薬の薬理作用と中毒症状

制(キニジン様)作用によって QRS 時間の延長などの心電図異常，またはトルサード・ド・ポアンツ(torsade de pointes)などの心室性不整脈が生じる．
- プロプラノロールの過量服薬では，せん妄，昏睡，痙攣発作などの中枢神経症状が生じる．
- 稀に気管支攣縮が生じる．
- 高血糖が生じることがある．

【心循環器症状】 徐脈，房室ブロック，QRS 時間の延長などの心電図異常，トルサード・ド・ポアンツなどの心室性不整脈，低血圧，急性循環不全

【中枢神経症状】 せん妄，傾眠，昏睡，痙攣発作

【その他】 気管支攣縮，高血糖

治療

- **全身管理** 昏睡には輸液を施行し，必要であれば気管挿管および人工呼吸器管理を施行する(☞p22)．痙攣発作が持続していたらジアゼパムの静注，または，ミダゾラムの静注または筋注によって痙攣を止める．痙攣重積発作にはミダゾラムまたはプロポフォールの持続静注を施行する(☞p23)．気管支攣縮には β_2-アドレナリン受容体アゴニストを吸入させる．徐脈および低血圧には，まずアトロピン硫酸塩の静注および輸液負荷を行う(☞p21)．ただし，重症では，アトロピン硫酸塩への反応が不十分なことが多く，徐脈が著しく循環不全が生じていると判断したら，経静脈的心筋ペーシングを考慮する．後述する解毒薬・拮抗薬の投与が無効であれば PCPS による救命も考慮する．酸血症があれば，呼吸器の設定を調節して換気量を上げ，炭酸水素ナトリウムを静注して，pH を 7.4 以上に維持する．炭酸水素ナトリウムの投与によって循環動態が改善することがある．
- **吸収の阻害** 活性炭を投与する．徐放剤の過量服薬であれば腸洗浄を施行する．
- **排泄の促進** アテノロール，ナドロール，ソタロール中毒では，血液灌流法または血液透析法が有効である可能性がある．
- **解毒薬・拮抗薬** カテコラミン，グルカゴン，ホスホジエステラーゼ阻害薬などがあるが，グルカゴンの高用量投与が第 1 選択である．プロプラノロールおよびラベタロールの過量服薬で，QRS 時間の延長または心室性不整脈があれば炭酸水素ナトリウムを静注する．

- エピネフリンなどのカテコラミンは通常量では無効なことが多いが,高用量では有効な場合がある.
- **図5**に示すように,グルカゴンは,G-蛋白に作用して,アデニルシクラーゼを活性化し,細胞内でのATPからcAMPへの産生を促す.この結果,細胞内のカルシウム濃度は上昇する.副作用としては,悪心・嘔吐,高血糖,低カリウム血症などが生じる.
- **図5**に示すように,アムリノンやミルリノンなどのホスホジエステラーゼ阻害薬は,ホスホジエステラーゼを阻害し,cAMPの分解を妨げる.この結果,細胞内のカルシウム濃度は上昇する.
- 注射用グルカゴン(1 mg)(注射用グルカゴンG・ノボ®)5〜10 mg(50〜150 μg/kg)を1〜2分かけて静注する.その後は5〜10分ごとに繰り返すか,5〜10 mg/時(50〜150 μg/kg/時)で持続静注して患者の状態に応じて漸減する.
- プロプラノロールおよびラベタロールの過量服薬で,QRS>0.12秒または心室性不整脈があれば炭酸水素ナトリウム1〜2 mEq/kgの静注を適宜繰り返す(☞p21).
- **予後** プロプラノロールは,トルサード・ド・ポアンツなどの心

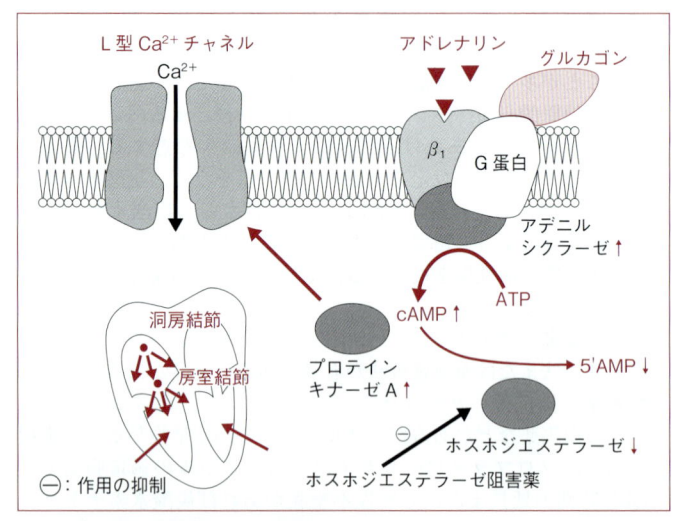

図5 解毒薬・拮抗薬の作用機序

室性不整脈，または，痙攣発作が生じやすく，重症例や死亡例の報告が最も多い．

治療フローチャート

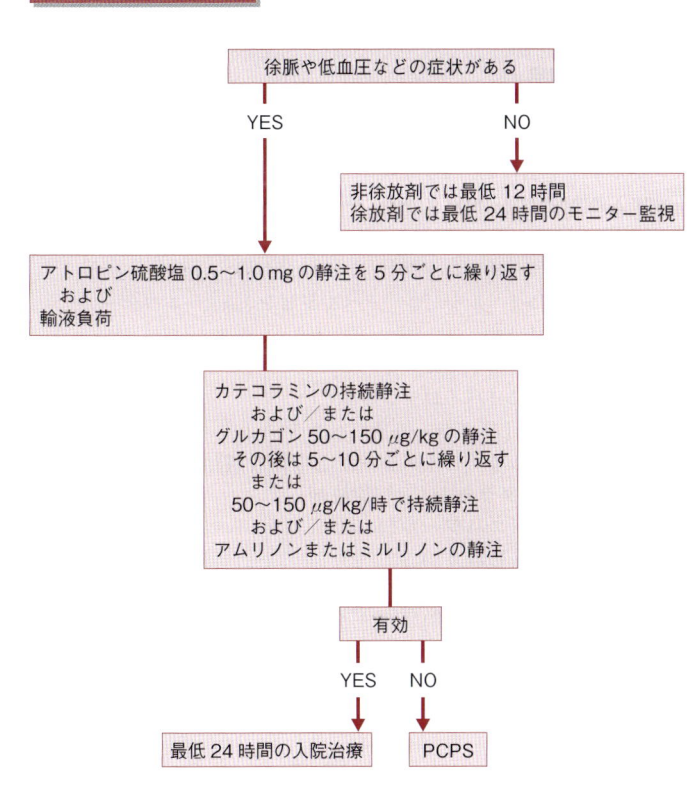

```
徐脈や低血圧などの症状がある
 │
 ├─ YES                      └─ NO
 │                              │
 │                           非徐放剤では最低 12 時間
 │                           徐放剤では最低 24 時間のモニター監視
 ▼
アトロピン硫酸塩 0.5〜1.0 mg の静注を 5 分ごとに繰り返す
および
輸液負荷
 │
 ▼
カテコラミンの持続静注
  および／または
グルカゴン 50〜150 μg/kg の静注
  その後は 5〜10 分ごとに繰り返す
  または
  50〜150 μg/kg/時で持続静注
  および／または
アムリノンまたはミルリノンの静注
 │
 ▼
有効
 │
 ├─ YES                  └─ NO
 ▼                          ▼
最低 24 時間の入院治療     PCPS
```

参考文献

グルカゴンの有効性

1) Kerns W 2nd : Management of beta-adrenergic blocker and calcium channel antagonist toxicity. Emerg Med Clin North Am 25 : 309-331, 2007.
2) Shepherd G : Treatment of poisoning caused by beta-adrenergic and calcium-channel blockers. Am J Health Syst Pharm 63 : 1828-1835, 2006.
3) Dailey D : Glucagon in beta-blocker and calcium channel blocker overdose : a systemic review. J Toxicol Clin Toxicol 41 : 595-602, 2003.
4) Kosinski EJ, Malindzak GS : Glucagon and isoproterenol in reversing propranolol

toxicity. Arch Intern Med 132：840-843, 1973.

17 カルシウム拮抗薬

最初の 10 分メモ

含有する製品
- ベラパミル(ワソラン®)
- ベプリジル(ベプリコール®)
- ジルチアゼム〔ヘルベッサー®, ヘルベッサー R®(徐放剤)〕
- アムロジピン(ノルバスク®, アムロジン®)
- エホニジピン(ランデル®)
- シルニジピン(アテレック®, シナロング®)
- ニカルジピン(ペルジピン®, ペルジピン LA®, ニコデール®, ニコデール LA®)
- ニソルジピン(バイミカード®)
- ニトレンジピン(バイロテンシン®)
- ニフェジピン〔アダラート®, ヘルラート®, ヘルラート・ミニ®, セパミット®, アダラート L®(徐放剤), セパミット-R®(徐放剤), アダラート CR®(徐放剤)〕
- ニルバジピン(ニバジール®)
- バルニジピン(ヒポカ®)
- フェロジピン(ムノバール®, スプレンジール®)
- ベニジピン(コニール®)
- マニジピン(カルスロット®)
- アゼルニジピン(カルブロック®)
- アラニジピン(サプレスタ®, ベック®)

診断のポイント
- 心疾患の病歴または Ca 拮抗薬の服用歴のある患者に, 徐脈, 房室ブロック, 低血圧などを認める.
- 胃内に X 線不透過の陰影を認めることがある.
- 高血糖または代謝性アシドーシスの程度は, 重症度の指標となる.
- β 遮断薬中毒との鑑別が問題となるが, 著しい高血糖または代謝性アシドーシスがあれば Ca 拮抗薬中毒の可能性が高い.

治療のポイント
- 低血圧または徐脈があれば, 塩化カルシウムまたはグルコン酸カルシウムの静注, グルカゴンの静注, エピネフリンの静注な

どを施行.
- 上記の薬物療法に反応しない,または,高血糖があれば,できるだけ早期に高インスリン血症・正常血糖療法を施行.

Do & Don't
- 重症例では動脈ライン,Swan-Ganz カテーテルを挿入し,循環動態を持続モニター.
- 心エコーによって適宜心機能を評価.
- 血糖値を適宜チェック.
- 動脈血ガスを施行し,酸・塩基平衡を適宜チェック.
- 無症状であっても,非徐放剤の過量服薬であれば最低 12 時間,徐放剤の過量服薬であれば最低 24 時間はモニター下で注意深く観察.

体重 50 kg の実践投与量
- **Ca 剤の投与**:2%塩化カルシウム(クロカリン®注,または,大塚塩カル®注)50 mL を中心静脈路より,または,8.5%グルコン酸カルシウム(カルチコール®注)35 mL を末梢静脈より 5〜10 分かけてボーラスで静注する.その後,10〜20 分ごとに 3〜4 回繰り返すか,適宜持続静注する.
- **グルカゴンの投与**:注射用グルカゴン(1 mg)(注射用グルカゴン G・ノボ®)2.5〜7.5 mg を 1〜2 分かけてボーラスで静注する.その後は 5〜10 分ごとに繰り返すか,2.5〜7.5 mg/時で持続静注して患者の状態に応じて漸減する.
- **高インスリン血症・正常血糖療法(HIET)**:50%グルコース溶液を 50 mL 急速静注し,短時間型インスリン 50 IU を 5 分以上かけて静注する.その後インスリン 25 IU/時の持続静脈内投与より開始し収縮期血圧>100 mm Hg を目標に,最高 100 IU/時まで投与速度を上げる.一方,5%もしくは 10%グルコース溶液を点滴静注し,血糖値が安定するまでは 30 分ごとに,血糖値が安定したら 1〜2 時間ごとに血糖値を測定し,正常血糖(110〜150 mg/dL)に維持する.血清カリウム値も測定し,必要であれば補正して,低めの正常値(3.8〜4.0 mEq/L)に維持する.

概説

カルシウム(Ca)拮抗薬は,高血圧や頻脈性不整脈などの治療薬として用いられている(代表的な化学構造:図 1).

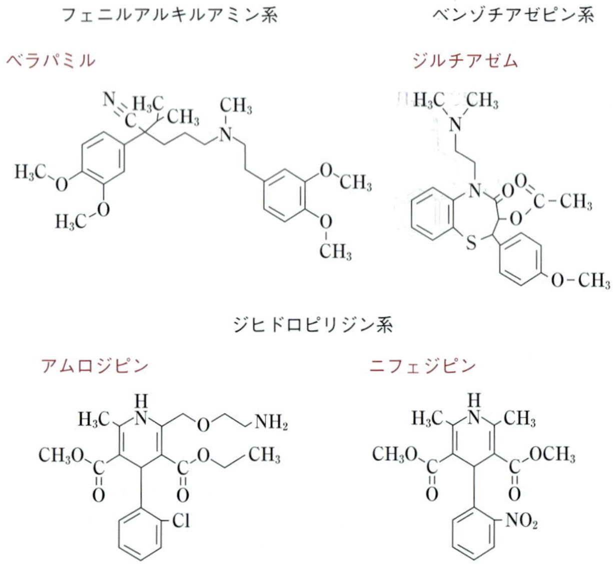

フェニルアルキルアミン系　　　　　　ベンゾチアゼピン系

ベラパミル　　　　　　　　　　　　　ジルチアゼム

ジヒドロピリジン系

アムロジピン　　　　　　　　　　　ニフェジピン

Ca 拮抗薬は，化学構造の違いから，フェニルアルキルアミン系（phenylalkylamines）であるベラパミル，ベンゾチアゼピン系（benzothiazepines）であるジルチアゼム，ジヒドロピリジン系（dihyrdropyridines）であるアムロジピンやニフェジピンなどの3群に分類される．

図1　代表的な Ca 拮抗薬の化学構造

薬物動態

薬物	ベラパミル	ジルチアゼム	アムロジピン
半減期（時間）	3〜12	2〜9	30〜50
分布容積（L/kg）	3〜9	3〜13	12〜25
蛋白結合率（％）	90	80	93

- いずれの薬物も分布容積が大きい ➡ 血液浄化法は無効．
- 主として肝臓で代謝される．
- ベラパミルには活性代謝物のノルベラパミル（norverapamil）があり親化合物の 20％の力価をもつ．ジルチアゼムには活性代謝物

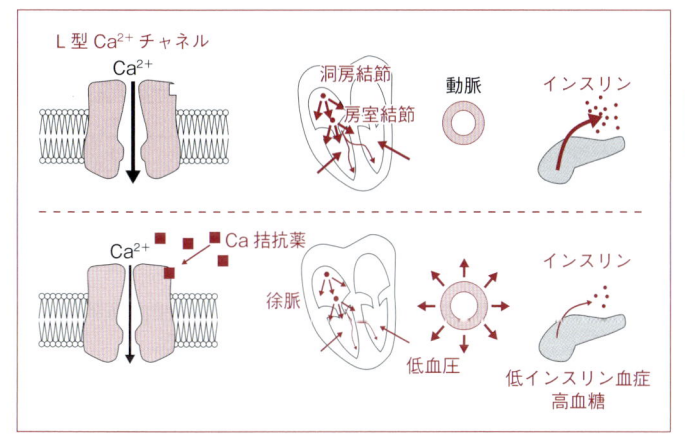

図2 Ca拮抗薬の毒性のメカニズム

のデアセチルジルチアゼム(desacetyldiltiazem)があり親化合物の25〜50%の力価をもつ.

毒性のメカニズム

- ペースメーカー細胞,心筋細胞,血管平滑筋細胞,膵臓ランゲルハンス島のβ細胞には,L型Ca^{2+}チャネル(L-type Ca^{2+} channel)が存在するが,図2の上に示すようにカルシウムは,脱分極の際にこのチャネルより細胞内に流入して,筋小胞体(sarcoplasmic reticulum)などの細胞内貯蔵小器官(intracellular storage organelles)に大量に貯蔵されているカルシウムを遊離させる.この結果,細胞内のカルシウム濃度が上昇して,洞房結節でインパルスが生じ,房室結節を通じてインパルスが伝播し,ミオシンとアクチンが相互作用して心筋は収縮し,血管平滑筋の筋緊張が保たれ,インスリンの分泌が促される.

- 図2の下に示すように,Ca拮抗薬は,L型Ca^{2+}チャネルのα_1サブユニットに結合することによって選択的にこのチャネルを遮断し,カルシウムの細胞内への流入を阻害する.この結果,洞房結節の自動能は抑制され(negative chronotropic effect,陰性変時作用),房室結節の刺激伝導は抑制され(negative dromotropic effect,陰性変伝導作用),心筋収縮力は低下し(negative inotropic effect,陰性変力作用),血管平滑筋は弛緩し(末梢血管拡張作用),インスリンの分泌は低下する.

表1 Ca拮抗薬の相対的な力価

薬物	ベラパミル	ジルチアゼム	ジヒドロピリジン系 （アムロジピンなど）
陰性変時作用	+++	+++	±
陰性変伝導作用	+++	++	±
陰性変力作用	+++	+	±
末梢血管拡張作用	++	+	+++

- Ca拮抗薬の種類によって，心筋細胞および血管平滑筋細胞に存在するL型Ca^{2+}チャネルに対する選択性が異なる．
- **表1**に示すように，フェニルアルキルアミン系であるベラパミルやベンゾチアゼピン系であるジルチアゼムは，選択性が低く，ペースメーカー細胞，心筋細胞，末梢の血管平滑筋細胞のいずれにも作用するため，洞房結節および房室結節の活動を抑制し，心筋収縮力を低下させ，末梢血管抵抗を減少させる．
- ジヒドロピリジン系であるアムロジピンやニフェジピンなどの薬物は，末梢の血管平滑筋細胞に選択的に作用するため，末梢血管抵抗を減少させる．
- 膵臓ランゲルハンス島のβ細胞からのインスリン分泌が低下して低インスリン血症となると，肝臓では解糖が促進されて高血糖となる．また，心筋細胞は効率よくグルコースを取り込み，エネルギー基質として利用することができなくなる．この結果，心筋細胞での好気性エネルギー代謝が障害され，さらに心筋収縮力は低下し，急性循環不全も加わって代謝性アシドーシスとなる．

症状

- 非徐放剤の大量服用では，服用後2～3時間で，長くても6時間以内に症状が生じる．
- 徐放剤の大量服用では，服用後6～12時間で症状が生じて，1週間も持続することがある．
- Ca拮抗薬中毒の臨床症状は，薬理作用が増強されたものと考えればよく，徐脈，房室ブロック，低血圧，急性循環不全，高血糖，代謝性アシドーシスなどが生じる．
- ベラパミルおよびジルチアゼム中毒では，洞性徐脈，さまざまな程度の房室ブロック，接合部調律などが生じる．
- ジヒドロピリジン系であるアムロジピンなどの中毒では，洞調律

で，末梢血管の拡張による低血圧に対して代償的に心拍数が増加する(反射性頻脈)ことが多いが，重症になると，薬理学的な選択性が低下して徐脈や房室ブロックが生じる．
- 急性循環不全から2次的に，錯乱，不穏，傾眠，昏睡，痙攣発作などの中枢神経症状，腸管梗塞，イレウス，乳酸アシドーシスが生じることがある．

【軽症〜中等症】悪心・嘔吐，ふらつき，頭重感，洞性徐脈，反射性頻脈

【重症】錯乱，不穏，傾眠，昏睡，痙攣発作，洞停止，房室ブロック，接合部調律，低血圧，急性循環不全，ALI/ARDS，腸管梗塞，イレウス，高血糖，低カリウム血症，低カルシウム血症，代謝性アシドーシス

治療

- **全身管理** 昏睡には輸液を施行し，必要であれば気管挿管および人工呼吸器管理を施行する(☞p22)．徐脈および低血圧があれば，アトロピン硫酸塩の静注および輸液負荷を施行する(☞p21)．ただし，重症では，アトロピン硫酸塩への反応が不十分なことが多く，徐脈が著しく循環不全と判断したら，経静脈的心筋ペーシングを考慮する．後述する解毒薬・拮抗薬の投与が無効であればPCPSによる救命も考慮する．酸血症があれば，呼吸器の設定を調節して換気量を上げ，炭酸水素ナトリウムを静注して，pHを7.4以上に維持する．炭酸水素ナトリウムの投与によって循環動態が改善することがある．
- **吸収の阻害** 活性炭を投与する．徐放剤の過量服薬であれば腸洗浄を施行する．症状の持続や腹部X線より胃内の薬物塊が疑われたら内視鏡を施行する．
- **排泄の促進** 有効な方法はない．
- **解毒薬・拮抗薬** カルシウム，グルカゴン，カテコラミンがある．これらの薬物に反応しない，または，高血糖があれば，できるだけ早期に高インスリン血症・正常血糖療法を施行する．
  - カルシウムは，細胞外のカルシウム濃度を上げて，脱分極の際に遮断されていないL型Ca^{2+}チャネルからのカルシウムの細胞内への流入を増加させる．
  - グルカゴンは，β_1-アドレナリン受容体・複合体を形成しているG蛋白に作用してアデニルシクラーゼを活性化し，細胞内でのATPからcAMPへの産生を促す．この結果，細胞内の

カルシウム濃度が上昇し，陽性変時作用，陽性変伝導作用，陽性変力作用を発揮する．カルシウム投与に反応しない難治性の低血圧にはグルカゴンを静注する（☞p166）．
- ノルエピネフリンやエピネフリンなどのカテコラミンは通常量では無効なことが多いが，高用量では有効な場合がある．
- インスリンは，心筋細胞でのグルコースの取り込み，および，エネルギー基質としての利用を促進させて，心機能を改善する．

Ca剤の投与：2%塩化カルシウム溶液（クロカリン®注，または，大塚塩カル®注）50〜100 mL（1 mL/kg）を中心静脈路より，または，8.5%グルコン酸カルシウム溶液（カルチコール®注）35〜70 mL（0.7 mL/kg）を末梢静脈より5〜10分かけて静注する．その後，10〜20分ごとに3〜4回繰り返すか，適宜持続静注する．当初は30分ごとに，その後は2時間ごとに血清カルシウム濃度を測定し，血清カルシウム濃度を正常値のおよそ2倍に維持する．

グルカゴンの投与：注射用グルカゴン（1 mg）（注射用グルカゴンG・ノボ®）5〜10 mg（50〜150 μg/kg）1〜2分かけて静注する．その後は5〜10分ごとに繰り返すか，5〜10 mg/時（50〜150 μg/kg/時）で持続静注して患者の状態に応じて漸減する．

高インスリン血症・正常血糖療法（hyperinsulinemic euglycemia therapy；HIET）：50%グルコース溶液を50 mL急速静注し，短時間型インスリン1 IU/kgを5分以上かけて静注する．その後はインスリン0.5 IU/kg/時の持続静注より開始し収縮期血圧＞100 mm Hgを目標に，最高2.0 IU/kg/時まで投与速度を上げる．一方，5%もしくは10%グルコース溶液を点滴静注し，血糖値が安定するまでは30分ごとに，血糖値が安定したら1〜2時間ごとに血糖値を測定し，正常血糖（110〜150 mg/dL）に維持する．血清カリウム値も測定し，必要であれば補正して，低めの正常値（3.8〜4.0 mEq/L）に維持する．

- **予後** 重症例や死亡例の報告はベラパミルが最も多く，ジルチアゼムが次に続く．アムロジピンやニフェジピンなどのジヒドロピリジン系は比較的予後が良好である．

治療フローチャート

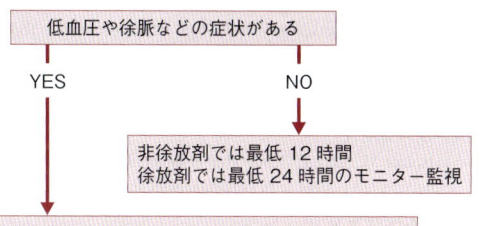

```
          低血圧や徐脈などの症状がある
         YES ↓              ↓ NO
                    ┌─────────────────────────┐
                    │ 非徐放剤では最低 12 時間 │
                    │ 徐放剤では最低 24 時間のモニター監視 │
                    └─────────────────────────┘
```

- 2%塩化カルシウム溶液 1 mL/kg の静注
  または
- 8.5%グルコン酸カルシウム溶液 0.7 mL/kg の静注
  その後は必要に応じて繰り返すか，適宜持続静注
  および/または
- グルカゴン 50〜150 μg/kg の静注
  その後は 5〜10 分ごとに繰り返すか，50〜150 μg/kg/時で持続静注
  および/または
- カテコラミンの持続静注

```
        有効
      YES   NO
```

- 最低 24 時間の入院治療

- 50%グルコース溶液 50 mL を静注し，短時間型インスリン 1 IU/kg を静注
  その後は 5 または 10%グルコース溶液を点滴静注し，短時間型インスリンを
  0.5〜2.0 IU/kg/時で持続静注

ひとことメモ ㉑ ジヒドロピリジン系 Ca 拮抗薬中毒に昇圧は必要か？（☞『臨床中毒学』p160）

参考文献

高インスリン血症・正常血糖療法（HIET）の有効性

1) Greene SL, Gawarammana I, Wood DM, et al：Relative safety of hyperinsulinaemia/euglycaemia therapy in the management of calcium channel blocker overdose；

A prospective observational study. Intensive Care Med 33：2019-2024, 2007.
2) Kerns W 2nd：Management of beta-adrenergic blocker and calcium channel antagonist toxicity. Emerg Med Clin North Am 25：309-331, 2007.
3) Shepherd G：Treatment of poisoning caused by beta-adrenergic and calcium-channel blockers. Am J Health Syst Pharm 63：1828-1835, 2006.
4) Yuan TH, Kerns WP, Tomaszewski CA, et al：Insulin-glucose as adjunctive therapy for severe calcium channel antagonist poisoning. J Toxicol Clin Toxicol 37：463-474, 1999.

PCPSの有用性
5) Holzer M, Sterz F, Schoerkhuber W, et al：Successful resuscitation of a verapamil-intoxicated patient with percutaneous cardiopulmonary bypass. Crit Care Med 27：2818-2823, 1999.

D その他の医薬品

18 テオフィリン

最初の 10 分メモ

含有する製品
- テオフィリン〔テオドール®(徐放剤)，テオロング®(徐放剤)，スロービッド®(徐放剤)など〕

診断のポイント
- 喘息の病歴またはテオフィリンの服用歴のある患者に，悪心・嘔吐，振戦，痙攣発作，頻脈などを認める．
- 過量服薬のエピソードまたは低カリウム血症があれば急性中毒を疑う．
- 治療用量を繰り返し服薬している患者であれば慢性中毒を疑う．
- テオフィリンの血中濃度は重症度や予後を評価する上で重要．

治療のポイント
- テオフィリンの血中濃度が，急性中毒では80 μg/mL以上，慢性中毒では40 μg/mL以上では予防的にフェノバルビタール100 mgを筋注．
- テオフィリンの血中濃度が，急性中毒では100 μg/mL以上，慢性中毒では60 μg/mL以上，または，20 μg/mL以上で痙攣発作，重篤な頻脈性不整脈，低血圧，臨床症状の悪化傾向があれば血液灌流法または血液透析法を施行．
- 重篤な頻脈性不整脈または低血圧には，β遮断薬であるプロプラノロールを静注する．

Do & Don't
- 徐放剤の大量服用では，最低24時間は心電図モニターや自動血圧計などによって循環動態を持続モニターする．
- 徐放剤の大量服用では，血中濃度がピークに達するまでは2時間ごとに，血中濃度が減少して治療域に達するまでは4時間ごとにテオフィリンの血中濃度を測定する．
- 動脈血ガス，血清カリウム値などの血清電解質濃度，血糖値などを必要に応じてチェックする．

体重50 kgの実践投与量
- **プロプラノロールの投与**：プロプラノロール（インデラル®注）0.5〜1.5 mgの静注

概説

テオフィリンは，気管支拡張薬として気管支喘息や慢性閉塞性肺疾患などの治療，および，喘息発作の予防の目的で用いられている．テオフィリンは，治療域が狭いため長期投与の際の血中濃度の変動が少ない徐放剤として投与される（化学構造：図1）．

薬物動態

薬物	テオフィリン
半減期（時間）	3〜20
分布容積（L/kg）	0.3〜0.7
蛋白結合率（%）	60

- **分布容積が小さく，蛋白結合率が比較的低い ➡ 血液灌流法および血液透析法が有効**．
- ほとんどは肝臓でチトクローム P450 酵素系によって脱メチル化や酸化を受けて，メチルキサンチンなどの不活性代謝物となり尿中に排泄される．
- 10%未満は未変化体として尿中に排泄される．

毒性のメカニズム

- テオフィリンは副腎髄質からのカテコラミンの遊離を促し，カテコラミンの代謝を阻害するため，循環カテコラミン濃度を増加させる．この結果，β-アドレナリン受容体刺激作用を発揮する．
- テオフィリンは，cAMPを分解・不活化させるサイクリック・

キサンチン誘導体とアデノシン

テオフィリン

カフェイン

アデノシン

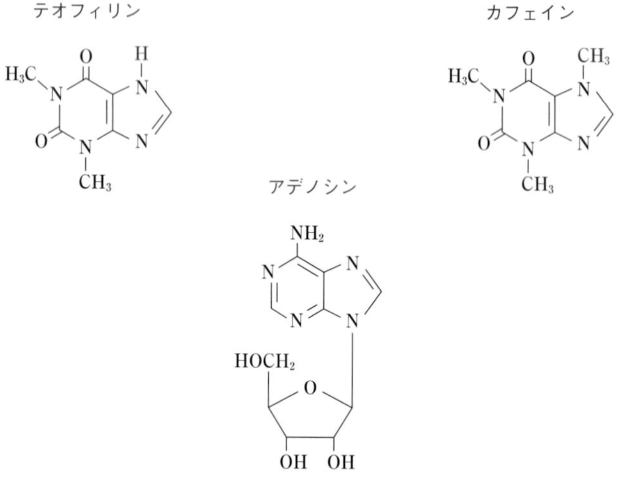

テオフィリンは，キサンチン誘導体に属し，化学名は 1,3-dimethylxanthine である．テオフィリンは，同じくキサンチン誘導体に属するカフェイン，または，アデノシンと化学構造が類似している．

図1 キサンチン誘導体とアデノシンの化学構造

ヌクレオチド・ホスホジエステラーゼを阻害し細胞内の cAMP を増加させる．

- テオフィリンは，アデノシンと化学構造が類似し，競合的アデノシン受容体（A_1 および A_2）拮抗作用をもつ．
- テオフィリンは，筋小胞体からのカルシウムの遊離を促進し，筋小胞体へのカルシウムの再取り込みを阻害することによって，心筋細胞内のカルシウム濃度を増加させる．
- 図2に示すように，これらのメカニズムによって中枢神経刺激作用，気管支平滑筋弛緩作用，心筋刺激作用，利尿作用，骨格筋興奮作用をもつ．
- 急性中毒および慢性中毒では，これらの作用が増強されて毒性を発揮する．
- 慢性中毒は，肝疾患，心不全，薬物相互作用などによる薬物のクリアランスの減少が原因であることが多く，血中濃度に比して，

```
薬理作用                中毒症状

中枢神経刺激作用    →    頭痛, 興奮,
                        振戦, せん妄, 昏睡,
                        痙攣発作 など

気管支平滑筋弛緩作用 →

心筋刺激作用      →    頻脈性不整脈,
                        低血圧 など

利尿作用        →    低リン血症 など

骨格筋興奮作用    →    代謝性アシドーシス,
                        横紋筋融解症
```

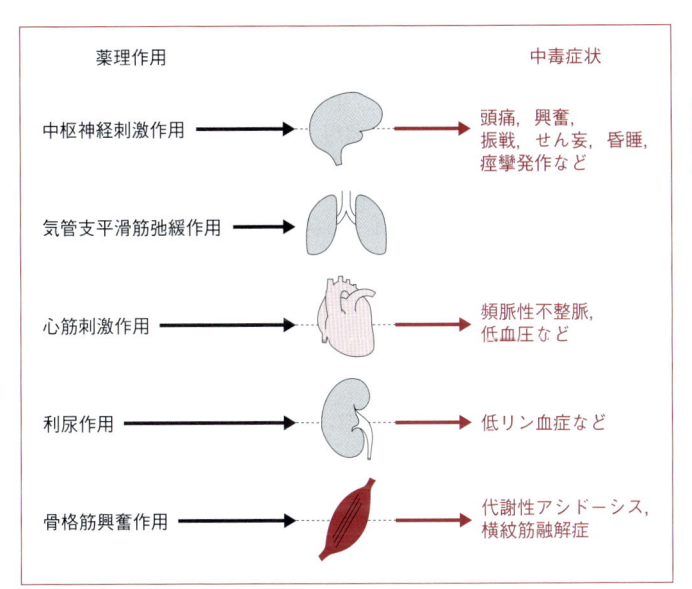

図2 テオフィリンの薬理作用と中毒症状

生体内の蓄積量が多いので, 血中濃度は治療域よりそれほど高くなくても生じる.

有効血中濃度(治療域):10〜20 μg/mL
中毒濃度:20 μg/mL 以上
重症中毒濃度:80〜100 μg/mL 以上(急性中毒)
　　　　　　 40〜60 μg/mL 以上(慢性中毒)

症状

- 図2にテオフィリンの薬理作用と中毒症状を示す.
- 徐放剤の過量服薬では症状の発現が服用後12〜24時間と遅延することがある.
- 痙攣発作は難治性で, 抗痙攣薬は無効であることが多い.
- 急性中毒では, 高体温, 急性腎不全, 横紋筋融解症が生じることがある.
- 慢性中毒では, 痙攣発作または重篤な心循環器症状が生じる頻度は高いが, 嘔吐または低カリウム血症が生じる頻度は低い.
- 痙攣発作や重篤な心循環器症状は, 急性中毒ではテオフィリンの

血中濃度がかなり高くないと生じないが（≧80 μg/mL），慢性中毒では血中濃度がそれほど高くなくても生じる（≧40 μg/mL）．

【軽症から中等症】 悪心・嘔吐，消化不良，腹痛，吐血，下痢，不安，イライラ，過換気症候群，頭痛，洞性頻脈，心房性期外収縮，心房粗動，心房細動などの上室性不整脈，軽度の一過性高血圧，脱水，低カリウム血症，低リン血症，低マグネシウム血症，高カルシウム血症，高血糖，呼吸性アルカローシス，白血球増多

【重症】 高体温，振戦，興奮，せん妄，昏睡，痙攣発作，心室性期外収縮，心室頻拍，心室細動などの心室性不整脈，低血圧，心停止，代謝性アシドーシス

治療

- **全身管理** 徐放剤の過量服薬では，血中濃度がピークに達するまでは2時間ごとに，血中濃度が減少して治療域に達するまでは4時間ごとに，テオフィリンの血中濃度を測定する．動脈血ガス，血清カリウム値などの血清電解質濃度，血糖値などを必要に応じてチェックする．昏睡には輸液を施行し，必要であれば気管挿管および人工呼吸器管理を施行する（☞p22）．痙攣発作が持続していたらジアゼパムの静注，または，ミダゾラムの静注または筋注によって痙攣を止める．痙攣重積発作にはミダゾラムまたはプロポフォールの持続静注を施行する．テオフィリンの血中濃度が，急性中毒では80 μg/mL 以上，慢性中毒では40 μg/mL 以上であれば予防的にフェノバルビタール 100 mg を筋注する（☞p23）．低血圧には急速輸液を施行する．必要ならドパミンまたはドブタミンを持続静注する（☞p20）．洞性頻脈には，循環動態に影響がなければ薬物療法は不要である．心室性不整脈にはリドカインを静注する（☞p21）．低カリウム血症などの電解質異常には，塩化カリウムなどを用いた輸液療法によって補正する．

- **吸収の阻害** 活性炭を投与する．徐放剤の過量服薬であれば腸洗浄を施行する．嘔吐が持続すればメトクロプラミド（プリンペラン®注）0.4～1.0 mg/kg を静注する．

- **排泄の促進** テオフィリンの血中濃度が，急性中毒では100 μg/mL 以上，慢性中毒では60 μg/mL 以上，または，20 μg/mL 以上で痙攣発作，重篤な頻脈性不整脈，低血圧，臨床症状の悪化傾向があれば血液灌流法または血液透析法を施行する．たいてい，4時間施行すれば臨床症状は劇的に改善する．腸管粘膜を介して血流中のテオフィリンを腸管内に拡散・吸着させる小腸透析とし

ての活性炭の繰り返し投与も有効である．

- **解毒薬・拮抗薬** 重篤な頻脈性不整脈または低血圧には，（これらの症状が，血中で増加したカテコラミンのβ-アドレナリン受容体刺激作用によるので）β遮断薬であるプロプラノロールを静注する．ただし，喘息の患者では喘鳴の発現に注意して慎重に投与する．超短時間作用型(半減期4分)のβ遮断薬で，心臓のβ_1-アドレナリン受容体に選択性のある塩酸ランジオロール注(オノアクト®注)は持続静注が可能で，中止後は速やかに消失するので有効な可能性がある．

プロプラノロール(インデラル®注) 0.01～0.03 mg/kg の静注

- **予後** 慢性中毒では，痙攣発作などの中枢神経症状を生じた場合は予後が不良であることが多い．小児は大人に比べて予後が良好である．

治療フローチャート

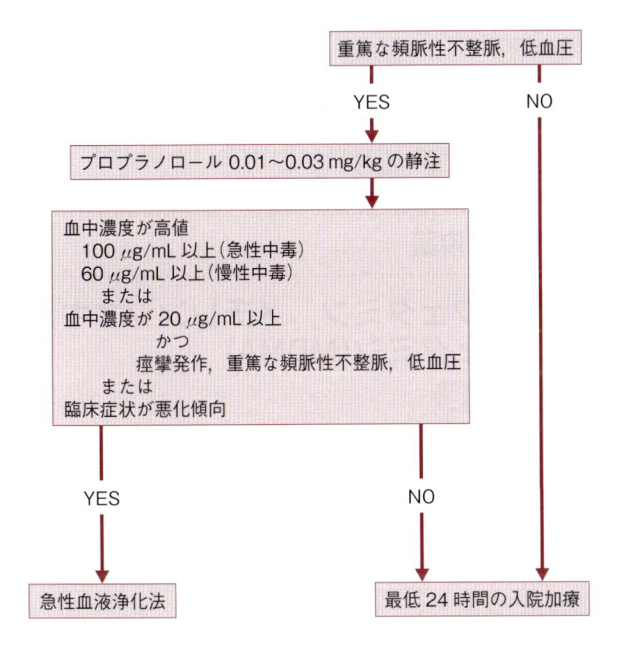

```
                    重篤な頻脈性不整脈，低血圧
                    ┌──────┴──────┐
                   YES             NO
                    ↓               │
        プロプラノロール 0.01～0.03 mg/kg の静注
                    ↓
        ┌─────────────────────────────┐
        │ 血中濃度が高値                │
        │   100 μg/mL 以上(急性中毒)     │
        │   60 μg/mL 以上(慢性中毒)      │
        │ または                        │
        │ 血中濃度が 20 μg/mL 以上       │
        │     かつ                      │
        │     痙攣発作，重篤な頻脈性不整脈，低血圧 │
        │ または                        │
        │ 臨床症状が悪化傾向             │
        └─────────────────────────────┘
              ↓               ↓              ↓
             YES              NO
              ↓               ↓              ↓
        急性血液浄化法      最低24時間の入院加療
```

ひとことメモ ㉒ テオフィリンとカフェイン

テオフィリン(1,3-dimethylxanthine)と同様にキサンチン誘導体に属しているカフェイン(1,3,7-trimethylxanthine)は，食欲を抑えるダイエット薬品としてインターネットなどを通じて手に入れることができます．2つの薬物の薬理作用は，それぞれの標的臓器に対する力価は異なっても，多くは共通しています．また，薬物動態も非常に似かよっています．そのため，2つの薬物の中毒症状は類似し，どちらの中毒でも，血液灌流法または血液透析法が有効です（☞ p50, p52）．

参考文献
活性炭の繰り返し投与の有効性
1) Shannon M, Amitai Y, Lovejoy F：Multiple-dose activated charcoal for theophylline poisoning in young infants. Pediatrics 8：368-370, 1987.
2) Amitai Y, Yeung A, Moye J, et al：Repetitive oral activated charcoal and control of emesis in severe theophylline toxicity. Ann Intern Med 105：386-387, 1986.

血液灌流法の有効性

3) Heath A, Knudsen K：Role of extracorporeal drug removal in acute theophylline poisoning. Med Toxicol 2：294-308, 1987.
4) Woo OF, Pond SM, Benowitz NL, et al：Benefit of hemoperfusion in acute theophylline intoxication. J Toxicol Clin Toxicol 22：411-424, 1984.

E 覚醒剤・麻薬

19 メタンフェタミン，メチレンジオキシメタンフェタミン（MDMA）

最初の 10 分メモ

含有する製品
- メタンフェタミン（ヒロポン®，ポン，エス(S)，ヤク，やせ薬，スピード(Speed)，シャブ，アイス(Ice)，メス(Meth)など）
- メチレンジオキシメタンフェタミン(MDMA)〔エクスタシー(Ecstasy or XTC)，エックス，バツ，タマ，アダムなど〕

診断のポイント
- メタンフェタミンまたはMDMAの使用歴がある，または，使

- 用を疑わせる所見(注射痕など)がある.
- 多弁,不穏・興奮などの中枢神経興奮症状,発汗,高血圧,頻脈などの交感神経興奮症状,および,高体温を認める.
- 歯ぎしり(bruxism)または顎硬直(jaw clenching)があればMDMAの摂取を疑う.
- 若い患者に頭蓋内出血または心筋梗塞を認めれば,メタンフェタミンまたはMDMA中毒も疑う.
- 鑑別診断にはTriage® DOAが役立ち,AMP(アンフェタミン類)が陽性となる.

治療のポイント

中枢神経興奮症状,交感神経興奮症状,高体温には,ミダゾラムなどのベンゾジアゼピン系薬物を投与.
- 幻覚・妄想を伴う不穏・興奮,または,舞踏病アテトーシス様運動にはハロペリドールを静注.

Do & Don't

- 頭蓋内出血,心筋梗塞,急性大動脈解離,肝障害,横紋筋融解症などの重篤な身体合併症を見逃さないように注意する.
- 尿の酸性化はミオグロビン尿による腎毒性を増強させる可能性があるので施行しない.

概説

メタンフェタミンは,日本ではヒロポン®という商品名で1941(昭和16)年に市販され,日本軍の士気高揚,疲労感の除去などのために用いられた.ところが,戦後に大流行した際に,薬物依存やアンフェタミン精神病などの問題が明らかになり,1951(昭和26)年に覚せい剤取締法が制定されてからは,一部の限定的な医療用途での使用を除いて,一切の所持・使用が禁じられた.

メチレンジオキシメタンフェタミン(3,4-methylenedioxymethamphetamine,以下MDMA)は,米国では1970年代の終わり頃よりエクスタシーの俗称でレクリエーションドラッグとして爆発的に流行した.日本では当初は脱法ドラッグとして出回っていたが,現在では麻薬および向精神薬取締法で規制されている(化学構造:図1).

メタンフェタミン

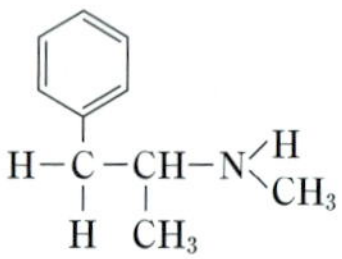

MDMA

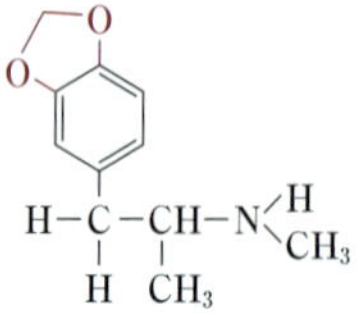

メスカリン

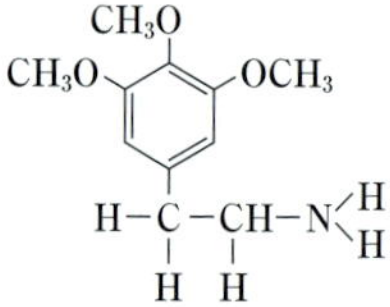

MDMA は，メタンフェタミンの芳香環の 3 と 4 の位置にメチレンジオキシ基(-O-CH$_2$-O-)が結合したもので，催幻覚薬であるメスカリンに類似した化学構造をもつ．すなわち，MDMA はメタンフェタミンの作用と，メスカリンの作用を併せもつ薬物を手に入れる目的で合成されたデザイナードラッグである．

図 1　メタンフェタミン，MDMA の化学構造

薬物動態

薬物	メタンフェタミン	MDMA
半減期(時間)	6～15	6～9
分布容積(L/kg)	3～7	5～8
蛋白結合率(%)	10～20	?

- 分布容積が大きい ➡ 血液浄化法は無効．
- 肝臓でチロクローム P450 酵素系によって代謝され，一部は未変化体として尿中に排泄される．ただし，摂取量が増えるとチロクローム P450 酵素系による代謝は飽和し，尿中排泄は増加する．
- メタアンフェタミンおよび MDMA は弱塩基性であるので，半減期は尿の pH に影響を受ける．**図 2** 右に示すように，酸性尿では陽イオン型が増加し，腎の尿細管からの再吸収が阻害されるため(イオントラッピング)，尿中への排泄が増加し，腎クリアランスは増加する．

毒性のメカニズム

- メタンフェタミンは，脳内ではノルアドレナリン，ドパミン，セロトニンなどのモノアミンの遊離を促進し，モノアミンの再取り込みを阻害して，シナプス間隙のモノアミンの濃度を上昇させて

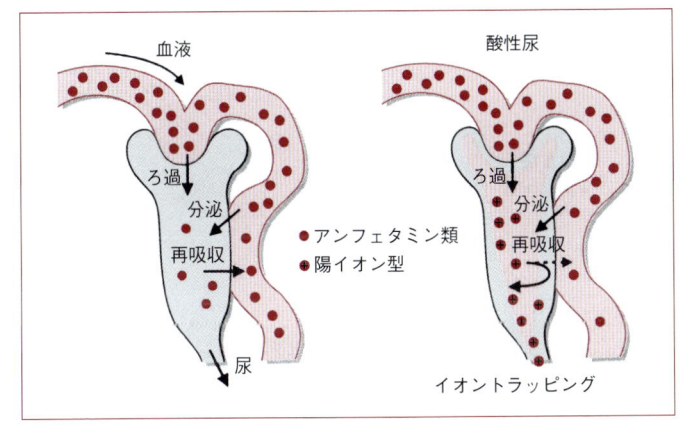

図2 メタンフェタミン，MDMA の尿中排泄

中枢神経興奮作用を発揮する．
- MDMA は，脳内ではモノアミンのなかでも，とりわけセロトニンの再取り込みを阻害して，シナプス間隙のセロトニンの濃度を上昇させて中枢神経興奮作用および催幻覚作用を発揮する．
- 図3に示すように，錐体外路系では，線条体から視床に投射して，錐体外路系運動調節に関与している GABA 作動性ニューロンは，黒質から投射する抑制性のドパミン作動性ニューロンと線条体内の興奮性のコリン作動性ニューロンによって，中央下の天秤のようにバランスを保って制御されている．アンフェタミン類はドパミン作動性ニューロンのシナプス間隙のドパミンの濃度を上昇させるため，GABA 作動性ニューロンの働きが弱まる結果，過度の異常な不随意運動（舞踏病アテトーシス様運動）が生じる．
- メタンフェタミンおよび MDMA は，末梢ではノルアドレナリンなどのカテコラミンの遊離を促進し，カテコラミンの再取り込みを阻害し，モノアミン・オキシダーゼ（MAO）によるカテコラミンの分解を阻害して，シナプス間隙のカテコラミンの濃度を上昇させて間接的交感神経興奮作用を発揮する（図4）．
- メタンフェタミンおよび MDMA は，α-アドレナリン受容体または β-アドレナリン受容体に対しても直性作用して，弱い直接的交感神経興奮作用も発揮する．

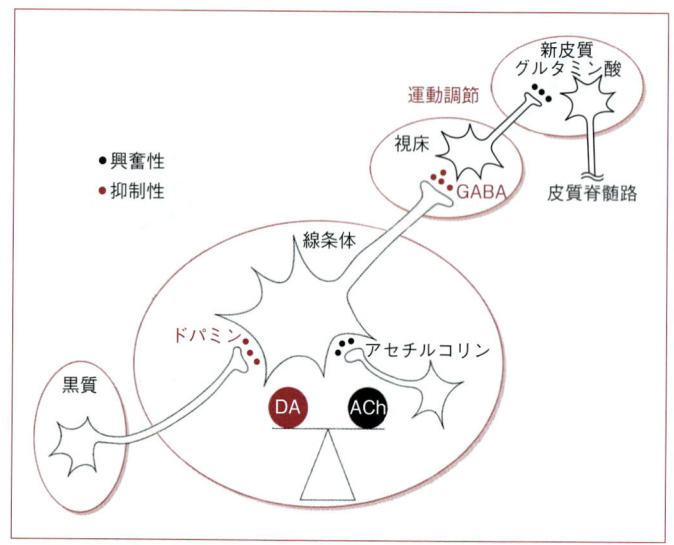

図3　錐体外路系

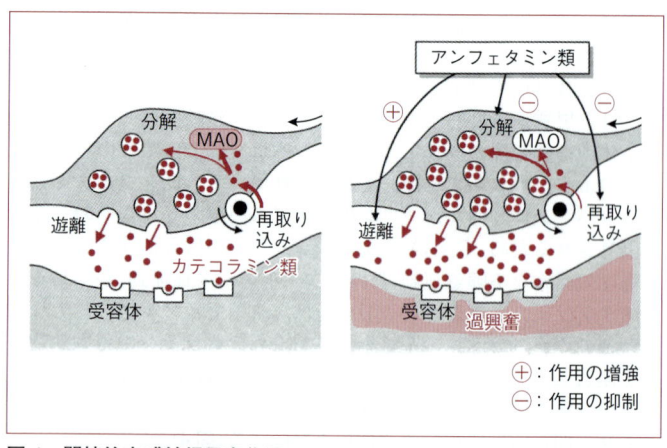

- 興奮性
- 抑制性

新皮質　グルタミン酸
運動調節
視床
GABA
皮質脊髄路
線条体
ドパミン
アセチルコリン
黒質
DA　ACh

図4　間接的交感神経興奮作用

アンフェタミン類
分解　MAO
遊離
再取り込み
カテコラミン類
受容体
過興奮

⊕：作用の増強
⊖：作用の抑制

症状

- 通常量のメタンフェタミンでは，一過性の高揚気分，多幸感，性欲の亢進，過活動，疲労感の低下，覚醒度の高まり，無食欲など

が生じる．その一方で，不安や心配などの不快な反応(bad trip)が生じることがある．

- 通常量の MDMA では，高揚気分，自尊心の高まり，他人に対する親密感の高まりなどが生じる．その一方で，不安，パニック発作，被害関係念慮など不快な反応(bad trip)が生じることがある．また，歯ぎしり(bruxism)，顎硬直(jaw clenching)，筋痛などが生じることがある．
- 急性中毒の中核症状は交感神経興奮症状を伴う中枢神経興奮症状で，さまざまな臓器障害を合併することがある．MDMA では，低ナトリウム血症および肝障害を合併することが多い．
- メタンフェタミンおよび MDMA 長期乱用によって幻覚・妄想などの精神病症状が生じることがある．

【中枢性の症状】多幸感，イライラ，不安，多弁・多動，激昂，不穏・興奮，焦燥，錯乱，幻覚・妄想，せん妄，昏睡，痙攣発作，舞踏病アテトーシス様運動，ジスキネジー，頻呼吸

【末梢性の症状】口渇，発汗，散瞳，振戦，筋攣縮，筋固縮，高血圧，頻脈，不整脈，心筋梗塞，血管攣縮，左心不全，循環不全，急性大動脈解離，排尿困難，排尿時痛

【その他】下痢，嘔吐，消化管出血，高体温，脳血管炎，壊死性血管炎，頭蓋内出血，脳梗塞，肝障害，劇症肝不全，急性腎不全，横紋筋融解症，凝固異常，DIC

治療

- **全身管理** 極度の脱水を伴っていることが多いので，十分量の輸液を施行する．不穏・興奮，錯乱などの中枢神経興奮症状，高血圧，頻脈などの交感神経興奮症状，高体温にはミダゾラムなどのベンゾジアゼピン系薬物を投与する(☞p24)．高体温には冷却マットなどにより速やかに冷却する．

> ジアゼパム(ホリゾン®注，セルシン®注) 5〜10 mg(1/2〜1 A)を5〜10分ごとに静注する．
> ミダゾラム(ドルミカム®注) 3〜20 mg/時を持続静注する．

- **吸収の阻害** 活性炭を投与する．ただし，受診時にはすでに吸収された後で，活性炭の投与は意味がないことがほとんどである．
- **排泄の促進** 輸液療法により尿量を維持する．酸性尿では排泄は促進されるが，尿の酸性化はミオグロビン尿による腎毒性を増強させて，急性腎不全が生じる可能性があるので施行しない．

- **解毒薬・拮抗薬** 高血圧がベンゾジアゼピン系薬物に反応しない，または，血管攣縮があればニトロプルシドを投与する．頻脈がベンゾジアゼピン系薬物に反応しなければβ遮断薬であるプロプラノロールを静注する．超短時間作用型(半減期4分)のβ遮断薬で，心臓のβ_1-アドレナリン受容体に選択性のある塩酸ランジオロール(オノアクト®注)は持続静注が可能で，中止後は速やかに消失するので有効な可能性がある．幻覚・妄想を伴う不穏・興奮や，舞踏病アテトーシス様運動にはドパミンD_2受容体遮断作用のあるハロペリドールを投与する．

> **ニトロプルシド(ニトプロ®注)** 0.5～1.0 μg/kg/分の持続静注より開始し，適宜増減する．
> **プロプラノロール(インデラル®注)** 0.5～3 mgを静注し，5～10分後に必要に応じて反復投与する．
> **ハロペリドール(セレネース®注)** 5 mgを静注し，必要に応じて反復投与する．

- **予後** 稀に致死的となることがあるが，主な死因は，致死性不整脈，高体温，脳血管障害，肝不全，横紋筋融解症，DIC，薬物に関連した事故や自殺などである．

ひとことメモ㉓ アンフェタミン類中毒による肝障害
(☞『臨床中毒学』p211)

ひとことメモ㉔ 『覚醒剤』の通報に関する最高裁の判断
(☞『臨床中毒学』p211)

参考文献

MDMAによる低ナトリウム血症
1) Ajaelo I, Koenig K, Snoey E：Severe hyponatremia and inappropriate antidiuretic hormone secretion following ecstasy use. Acad Emerg Med 5：839-840, 1998.

MDMAによる肝障害
2) Andrieu V, Mas A, Bruguera M, et al：Ecstasy：A common cause of severe acute hepatotoxicity. J Hepatol 29：394-397, 1998.

ベンゾジアゼピンおよびハロペリドールの有効性
3) Ruha AM, Yarema MC：Pharmacologic treatment of acute pediatric methamphet-

amine toxicity. Pediatr Emerg Care 22：787-785, 2007.
4) Richards JR, Derlet RW, Duncan DR：Methamphetamine toxicity：treatment with a benzodiazepine versus a butyrophenone. Eur J Emerg Med 4：130-135, 1997.

治療フローチャート

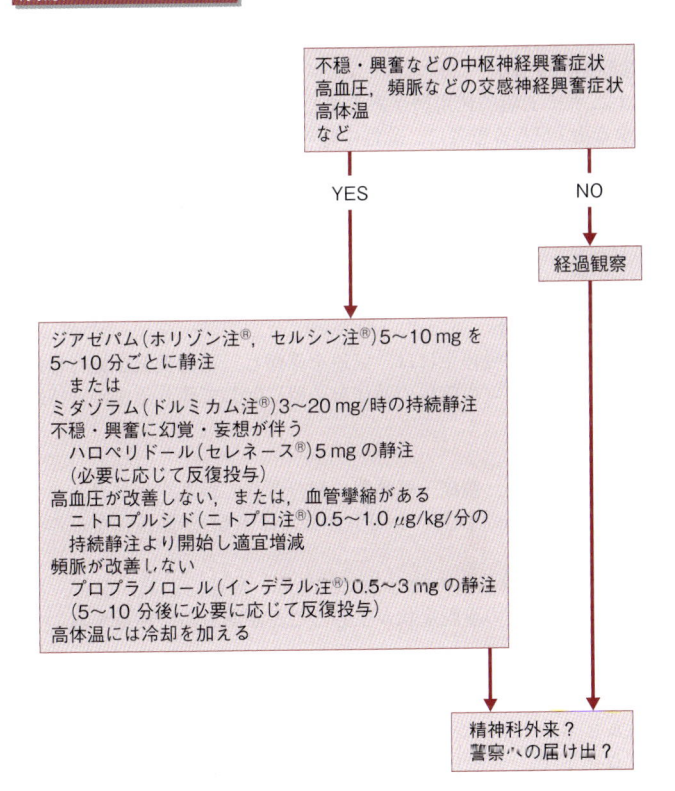

```
不穏・興奮などの中枢神経興奮症状
高血圧，頻脈などの交感神経興奮症状
高体温
など
```

YES → / NO → 経過観察

```
ジアゼパム(ホリゾン注®，セルシン注®)5～10 mg を
5～10分ごとに静注
  または
ミダゾラム(ドルミカム注®)3～20 mg/時の持続静注
不穏・興奮に幻覚・妄想が伴う
  ハロペリドール(セレネース®)5 mg の静注
  (必要に応じて反復投与)
高血圧が改善しない，または，血管攣縮がある
  ニトロプルシド(ニトプロ注®)0.5～1.0 μg/kg/分の
  持続静注より開始し適宜増減
頻脈が改善しない
  プロプラノロール(インデラル注®)0.5～3 mg の静注
  (5～10 分後に必要に応じて反復投与)
高体温には冷却を加える
```

精神科外来？
警察への届け出？

20 オピオイド類

最初の 10 分メモ

含有する製品

- モルヒネ〔塩酸塩：モルヒネ塩酸塩®，オプソ®，パシーフ®(徐放剤)，硫酸塩：カディアン®(徐放剤)，MSコンチン®(徐放

剤），MS ツワイスロン®(徐放剤)，ピーガード®(徐放剤)〕
- ヘロイン(スマック，ビッグ・エイチ，ブラウン，スノウ，シュガーなど)
- エチルモルヒネ(エチルモルヒネ塩酸塩水和物®)
- コデイン(コデインリン酸塩®)
- オキシコドン(オキノーム®，オキシコンチン®，パビナール®)

診断のポイント

- オピオイド類の使用歴があるまたは使用を疑わせる所見(注射痕など)がある患者に，急性中毒の古典的な三徴(意識障害，呼吸抑制，縮瞳)を認める．
- 鑑別診断には Triage® DOA が役立ち，OPI(オピオイド類)が陽性となる．
- ナロキソン塩酸塩の静注により，速やかな臨床症状の改善を認める．

治療のポイント

- 呼吸抑制・呼吸停止には，気道を確保し，補助換気を施行した上でナロキソン塩酸塩の静注を必要に応じて繰り返すか，持続静注．

Do & Don't

- 市販の感冒薬，鎮痛・解熱薬に配合されているジヒドロコデインでも Triage® DOA で OPI(オピオイド類)が陽性になることに注意する．
- ナロキソン塩酸塩の投与後に，悪心・嘔吐，頭痛，発汗，頻脈，振戦などの離脱症状が生じることがあるので注意する．

概説

モルヒネは，アヘン中に4〜20%の濃度で含有されている天然アルカロイドで，主として鎮痛薬として用いられている．ヘロイン(3,6-ジアセチルモルヒネ)およびエチルモルヒネは，モルヒネから合成され，後者は鎮咳薬または鎮痛薬として用いられている．コデイン(メチルモルヒネ)は，アヘン中に1〜2%の濃度で含有されている天然アルカロイドであるが，モルヒネからも合成され，鎮咳薬または鎮痛薬として用いられている．この他に，アヘン中に含まれているテバインから合成されるオキシコドンがあり，主として鎮痛薬として用いられている．モルヒネおよびヘロインなどのオピオイド類を摂取すると，多幸感が生じ，これが乱用の引き金となる(主

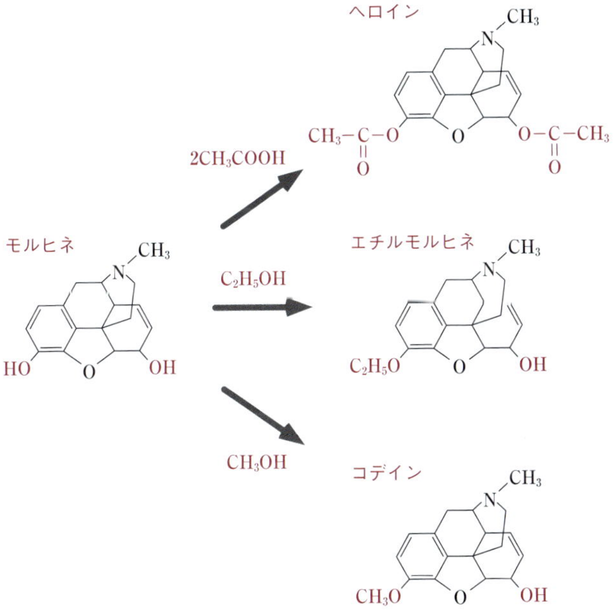

ヘロインは，モルヒネをジアセチル化した化合物で，エチルモルヒネおよびコデインは，それぞれモルヒネを O-エチル化および O-メチル化した化合物である．

図1 主なオピオイド類の化学構造

なものの化学構造：図1）．

薬物動態

薬物	モルヒネ	ヘロイン
半減期	1〜7時間	2〜6分
分布容積(L/kg)	2〜5	25
蛋白結合率(%)	35	40

- 分布容積が大きい ➡ 血液浄化法は無効である．

【モルヒネ】

- 大部分は，肝臓でグルクロン酸抱合されて，モルヒネ-3-グルクロン酸またはモルヒネ-6-グルクロン酸となり尿中または胆汁中

に排泄され,一部は,未変化体として尿中に排泄される.
- 経口投与されると,肝臓で代謝を受けて,体循環に達するのは一部であるので,非経口投与の1/3～1/6の力価となる.

【ヘロイン】
- モルヒネより脂溶性が高く,速やかに中枢神経に移行する ➡ モルヒネより脳中濃度は高くなるため7～10の力価となる.
- 生体内で加水分解されて6-モノアセチルモルヒネに,さらに加水分解されてモルヒネになり,肝臓でグルクロン酸抱合されて,尿中または胆汁中に排泄されるか,未変化体として尿中に排泄される.

毒性のメカニズム

- 図2の左に示すように,中枢神経系にある μ-, κ-, δ-オピオイド受容体のアゴニストとして作用して,中枢神経抑制作用や呼吸抑制作用などを発揮する.
- なかでも μ-オピオイド受容体に対する親和性が高いが,μ_1-受容体は,鎮痛作用に,μ_2-受容体は,縮瞳,呼吸抑制,多幸感,身体依存,腸蠕動の遅延に関与している.

症状

- 急性中毒の古典的な三徴は,意識障害,呼吸抑制,縮瞳である.典型的な縮瞳は「対称性の針の目縮瞳」である.
- その他に悪心・嘔吐,イレウス,誤嚥性肺炎,低血圧,そう痒感などが生じる.
- 重症中毒では,摂取後まもなくして,ALI/ARDSが生じることがあるが,たいてい24～36時間で自然回復する.

【消化器症状】悪心・嘔吐,腹痛,消化管の疼痛性痙攣,腸蠕動運動の低下,便秘,イレウス
【中枢神経症状】縮瞳,めまい,傾眠,感情鈍麻,嗜眠,鎮静,せん妄,痙攣発作,昏睡,呼吸抑制・呼吸停止
【その他】高体温,低体温,ALI/ARDS,誤嚥性肺炎,低血圧,循環不全,横紋筋融解症,そう痒感

治療

- **全身管理** 昏睡には輸液を施行する(☞p22).呼吸抑制・呼吸停止には気道の確保および補助換気を施行して,後述するようにナロキソンを静注する.5～10分以内に呼吸状態が改善しなけれ

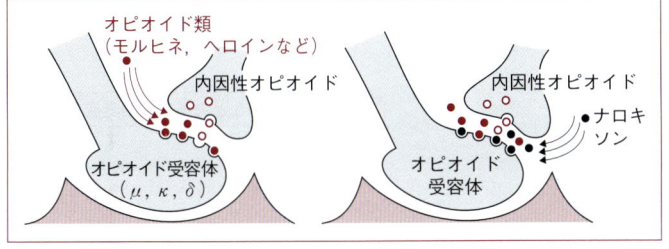

図2 ナロキソンの作用のメカニズム

ば,気管挿管および人工呼吸器管理を施行する.ALI/ARDSには必要に応じて,気管挿管および人工呼吸器管理を施行する(☞p19).低血圧には急速輸液を施行するが,反応しなければドパミンの持続静注を施行する(☞p20).
- **吸収の阻害** 経口摂取であれば活性炭を投与する.ただし,受診時にはすでに吸収された後で,活性炭の投与は意味がないことがほとんどである.
- **排泄の促進** 有効な方法はない.
- **解毒薬・拮抗薬** 図2の右に示すように,ナロキソンは,オピオイド受容体の競合的拮抗薬である.ナロキソンの作用の発現は早く,静注後1〜2分で発現し,20〜40分持続する.呼吸抑制・呼吸停止にはナロキソン塩酸塩の静注を必要に応じて繰り返すか,持続静注する.

> **ナロキソン塩酸塩**(ナロキソン塩酸塩®注) 0.4〜2.0 mgの静注を中毒症状が消失するまで2〜3分ごとに繰り返す.総投与量が10 mgに達しても反応がなければオピオイド類以外による中毒を疑う.

- **予後** モルヒネまたはヘロインの急性中毒の死亡例のほとんどは静注による.主な死因は,呼吸抑制・呼吸停止,ALI/ARDSである.アルコールまたはベンゾジアゼピン類などのとの複合中毒であることが多い.

治療フローチャート

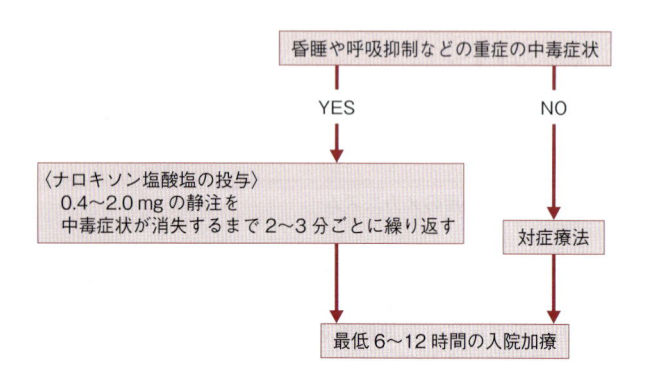

```
                        昏睡や呼吸抑制などの重症の中毒症状
                              │
                      YES ────┴──── NO
                       ↓             ↓
〈ナロキソン塩酸塩の投与〉         対症療法
0.4〜2.0 mg の静注を
中毒症状が消失するまで2〜3分ごとに繰り返す
                       ↓             ↓
                     最低6〜12時間の入院加療
```

ひとことメモ 25 マイケル・ジャクソンの死因は?

2009年6月25日に米国のポップス界の大スターであったマイケル・ジャクソンが突然死しました.亡くなった当日,筆者に「彼が専属の医師から処方されていた薬物が原因で死亡した可能性はないかどうか」とテレビ局の取材がありました.彼が処方されていたのは,ベンゾジアゼピン系抗不安薬であるアルプラゾラム(Xanax®),SSRIであるセルトラリン(Zoloft®)の他にメペリジン(Demerol®)とオキシコドン(Oxycontin®)という2種類のオピオイド類でした.これらを過量服薬すれば呼吸停止によって死亡する可能性があると話しましたが,実際にはプロポフォールの点滴静注による呼吸停止が死因であったようです.

ミステリ散歩 ❺ アガサ・クリスティ『杉の柩』

ウエルマン家の門番の娘であるメアリイ・ジェラードは,塩酸モルヒネの錠剤を密かに盛られ,大きないびきのような,苦しそうな息づかいをして昏睡におちいった後に死亡する.
この小説のなかでは,モルヒネによる死因について「モルヒネによる死はいろいろな症状をあらわすものであるが,もっとも普通に見られるのは,極度の興奮状態がある時間が続くと,次に睡気が襲い,昏睡に陥り,瞳孔が狭まる.ほかのあまり普通に見られない症状は,フ

ランス人によって電撃性（フウドルワイアン）と名づけられている．この場合には深い睡眠がごく短い時間——約10分ほど起こり，瞳孔は広がる[1]」という記述がある．

【解説】メアリイ・ジェラードの死因はモルヒネ中毒による呼吸停止．紛失したとされた1錠あたり半グレインのモルヒネを含んだ20錠の塩酸モルヒネの錠剤の一部が使われたと思われるが，上述のように経口投与されると，非経口投与の1/3～1/6の力価となるので致死量に達するのかどうかは疑問である．

1) 恩地三保子訳，p322，ハヤカワ文庫，2004

ミステリ散歩 ⑥　アガサ・クリスティ『ヒッコリー・ロードの殺人』（☞ p393 巻末付録）

ミステリ散歩 ⑦　アガサ・クリスティ『満潮に乗って』（☞ p393 巻末付録）

ミステリ散歩 ⑧　アガサ・クリスティ『アクロイド殺し』（☞ p394 巻末付録）

参考文献

ナロキソンの有効性

1) Wanger K, Brough L, Macmillan I, et al：Intravenous vs subcutaneous naloxone for out-of-hospital management of presumed opioid overdose. Acad Emerg Med 5：293-299, 1998.
2) Chamberlain JM, Klein BL：A comprehensive review of naloxone for the emergency physician. Am J Emerg Med 12：650-660, 1994.
3) Goldfrank L, Weisman RS, Errick JK, et al：A dosing nomogram for continuous infusion intravenous naloxone. Ann Emerg Med 15：566-570, 1986.
4) Tandberg D, Abercrombie D：Treatment of heroin overdose with endotracheal naloxone. Ann Emerg Med 11：443-445, 1982.

21 セロトニン類似物質
（5-MeO-DIPT，LSD，幻覚性キノコ）

最初の 10 分メモ

含有する製品
- 5-MeO-DIPT（フォクシー）
- LSD（アシッド，ペーパー，タブレット，ドラゴンなど）
- 幻覚性キノコ（マジックマッシュルーム）

診断のポイント
- これらの薬物の使用歴があるまたは使用を疑わせる所見がある患者に，幻視などの精神症状に加えて散瞳，頻脈，高血圧などの交感神経興奮症状を認める．
- LSD は，暗所で紫外線を照射すると青白色の蛍光を発する．

治療のポイント
- 照明を落とした静かな個室など刺激の少ない病室で治療する．
- 薬物療法は不要なことが多いが，不穏・興奮があればジアゼパムを，幻覚が著明であればリスペリドンを投与する．

Do & Don't
- LSD の摂取が統合失調症の増悪を促進する可能性があるので注意する．
- 摂取後数日～3 か月後に，幻視などの精神症状が再燃するフラッシュバックが生じることがあるので注意する．

概説

5-MeO-DIPT（5-methoxy-N, N-diisopropyltryptamine）は，催幻覚作用のある薬物の1つである．錠剤を経口摂取されることが多いが，白色結晶の粉末を経鼻摂取または吸煙されることもある．5-MeO-DIPT は，耐性が生じやすいが依存は弱い．2005 年 3 月より麻薬及び向精神薬取締法で規制されている．

LSD（d-lysergic acid diethylamide）は，催幻覚作用が非常に強い薬物である．カプセル，錠剤，粉末，液剤，キャンディや角砂糖に添加したもの，ろ紙のようなシート状の厚紙に溶液を浸みこませたものなどの形状で流通している．LSD の身体依存の報告はなく，精神依存は弱い．1970 年より麻薬及び向精神薬取締法で規制されている．

幻覚性キノコは，催幻覚性アルカロイドであるシロシビン（psilo-

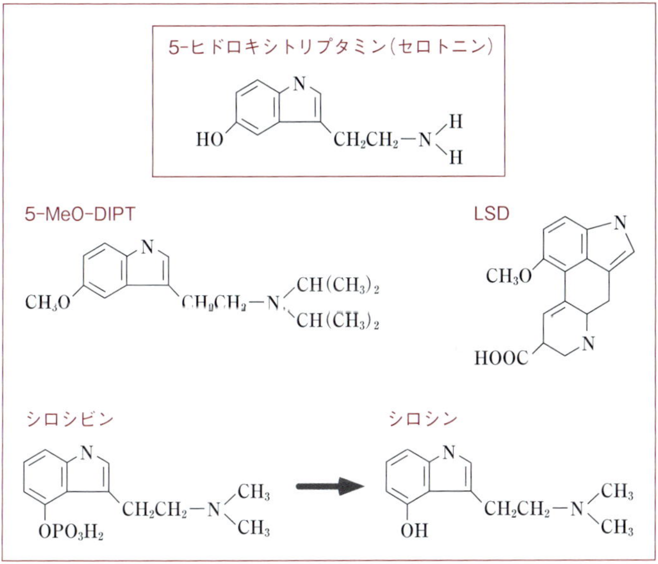

図1 セロトニン類似物質の化学構造

cybine)およびシロシン(psilocin)を0.03～1.5%の濃度で含有している．生または乾燥キノコとして経口摂取される．幻覚性キノコの身体依存はほとんどないが，大麻と同程度の精神依存がある．2002年6月より麻薬及び向精神薬取締法で規制されている(セロトニン類似物質の化学構造：図1)．

薬物動態

薬物	5-MeO-DIPT	LSD	シロシン
半減期(時間)	?	3～4	2～5
分布容積(L/kg)	?	0.28	2.5～5.0
蛋白結合率(%)	?	90	?

5-MeO-DIPT

- 肝臓でチトクローム P450 酵素系によって O-脱メチル化または N-脱イソプロピル化などをうけて，5-hydroxy-N, N-diisopropyltryptamine(5-OH-DIPT)または 5-methoxy-N-isopropyltryptamine(5-MeO-IPT)などとなり，グルクロン酸または硫酸抱合

されて尿中または胆汁中に排泄される．

■ LSD
- ヒトでの薬物代謝については十分にはわかっていない．

■ シロシビンおよびシロシン
- シロシビンは吸収後に速やかに加水分解されてシロシンに変換される．
- シロシンは，肝臓でグルクロン酸抱合される，または，モノアミンオキシダーゼ(MAO)などによって代謝されて4-ヒドロキシインドール-3-酢酸などの代謝物となり，多くは尿中に排泄される．一部は未変化体として尿中に排泄される．

毒性のメカニズム

- 幻覚性キノコでは，薬理作用の主体は脂溶性であるシロシンである．
- いずれもセロトニン類似物質で，5-HT 受容体アゴニストとして作用し，催幻覚作用を発揮する．
- いずれも交感神経興奮作用を発揮する．

症状

- LSD では，生命を脅かす高体温が生じることがある．
- 幻覚性キノコでは，心筋梗塞の報告もあるが，冠動脈攣縮や血小板の凝集能亢進などによると考えられている．

【**精神症状**】気分の変動，錯視，幻視，幻聴，(蟻走感などの)幻触，空間や時間の感覚の歪み，高揚感，多幸感，陶酔感，脱抑制，感情移入，連帯感，聴覚や触覚の鋭敏化，性感の高まり，不眠，イライラ，不安，恐怖感，うつ状態，パニック発作，うつ状態，不穏・興奮，錯乱，昏迷状態，せん妄，昏睡，フラッシュバック(数日〜3か月後)

【**身体症状**】悪心・嘔吐，下痢，口渇，散瞳，頻脈，高血圧，高体温，高血糖，脱力，筋緊張，顎硬直(jaw clenching)，痙攣発作，横紋筋融解症，急性腎不全

治療

- **全身管理** 治療の主体は支持療法で，薬物療法は不要なことが多い．ただし，不穏が著明であればジアゼパムを投与する．

ジアゼパム(セルシン®，ホリゾン®) 5〜10 mg を経口投与する．

または

ジアゼパム(セルシン®注, ホリゾン®注) 2〜5 mg を静注する.

- **吸収の阻害** 活性炭を投与する. ただし, 受診時にはすでに吸収された後で, 活性炭の投与は意味がないことがほとんどである.
- **排泄の促進** 有効な方法はない.
- **解毒薬・拮抗薬** 幻覚が著明であればセロトニン-ドパミン拮抗薬であるリスペリドンを投与する.

リスペリドン(リスパダール®) 1〜2 mg を経口投与する.

- **予後** 一般に予後は良好であるが, 異常行動による外傷が死因となった報告はある.

治療フローチャート

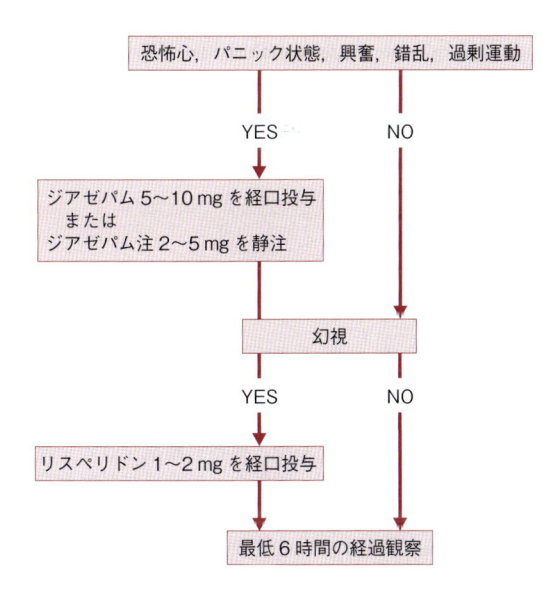

```
恐怖心, パニック状態, 興奮, 錯乱, 過剰運動
        │
    YES─┴─NO
    │      │
ジアゼパム 5〜10 mg を経口投与
  または
ジアゼパム注 2〜5 mg を静注
    │      │
    └──┬───┘
       ▼
      幻視
    YES─┴─NO
    │      │
リスペリドン 1〜2 mg を経口投与
    │      │
    └──┬───┘
       ▼
 最低 6 時間の経過観察
```

ひとことメモ ㉖ アルバート・ホフマン博士とLSD

　アルバート・ホフマン博士は，1938年に麦角アルカロイドからの部分合成によって初めてLSDを合成しました．さらに，1943年にLSD酒石酸塩の純度の高い結晶を精製している過程で，誤って小量（およそ250 μg）に曝露され，偶然にも時間感覚の歪みや色彩に富んだ幻視などを体験し，催幻覚作用を発見しました．また，幻覚性キノコは，古くからメキシコなどの地域でテオナナカトル〔神の食物（キノコ）〕と称されてシャーマニズムに利用されてきのですが，同博士は，1958年に中央アメリカおよびメキシコでインディオが使用していたシロシベ・メキシカナ（Psilocybe mexicana）を自ら摂取して催幻覚作用を発見し，2種類の毒成分を分離・抽出してシロシビンおよびシロシンと命名しました．

参考文献
5-MeO-DIPT による死亡例の報告
1) Tanaka E, Kamata T, Katagi M, et al：A fatal poisoning with 5-methoxy-N,N-diisopropyltriptamine, Foxy. Forensic Sci Int 163：152-154, 2006.

幻覚性キノコによる心筋梗塞
2) Borowiak KS, Ciechanowski K, Waloszczyk P：Psilocybin mushroom (Psilocybe semilanceata) intoxication with myocardial infarction. J Toxicol Clin Toxicol 36：47-49, 1998.

22 コカイン

最初の10分メモ

含有する製品
- コカイン（クラック，コーラ，ノーズキャンディ，パウダーなど）

診断のポイント
- コカインの使用歴があるまたは使用を疑わせる所見（"coke burn" と呼ばれる瘢痕を伴う注射痕，慢性吸入患者の「鼻中隔穿孔」など）のある患者に，不穏・興奮，錯乱などの中枢神経興奮症状および散瞳，高血圧，頻脈などの交感神経興奮症状を認める．
- 若い患者に頭蓋内出血または心筋梗塞を認めれば，コカイン中毒も疑う．

- 鑑別診断には Triage® が役立ち，COC（コカイン系麻薬）が陽性となる．
- ボディーパッカーまたはボディスタッファーでは，腹部X線で腸管内に異常陰影を認める．

治療のポイント
- 高体温，不穏・興奮，高血圧，洞性頻脈に対しては，まずジアゼパムやミダゾラムなどのベンゾジアゼピン系薬物を投与．
- ボディパッカーまたはボディスタッファーでは，腸洗浄を考慮する．

Do & Don't
- プロプラノロールは β_2-アドレナリン受容体遮断作用により血管拡張を阻害するために奇異性高血圧が生じる．したがって，特異的な拮抗薬とは考えてはならない．

概説

コカイン（ベンゾイルメチルエクゴニン）は，エリスロキシロン・コカ（Erythroxylon coca）などの灌木の葉から抽出される天然アルカロイドである．米国では，中毒死の主要な原因薬物の1つである．純度の高いものは，無色・無臭の柱状結晶である．強い多幸感が生じるために，主として精神依存により乱用が生じやすい．日本では，コカインの流行の歴史はなく，コカイン中毒に遭遇する機会は稀であるが，麻薬および向精神薬取締法で規制されている（化学構造：図1）．

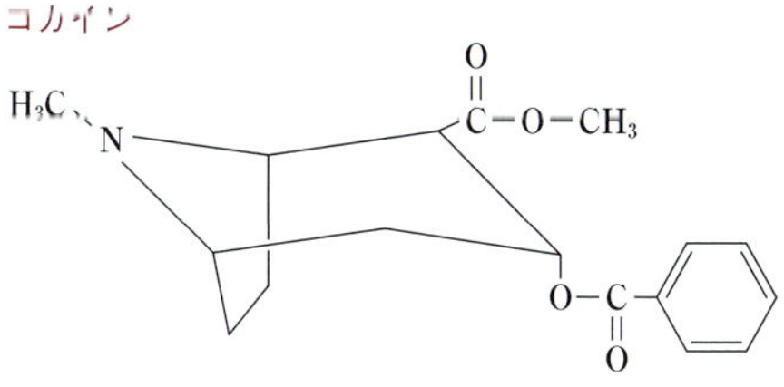

安息香酸とエクゴニンメチルエステルがエステル結合した構造をもつ．

図1　コカインの化学構造

薬物動態

薬物	コカイン
半減期(時間)	0.5〜1.5
分布容積(L/kg)	1.2〜3
蛋白結合率(%)	92

- 吸煙，鼻腔粘膜からの吸収，経口摂取，静注，筋注などあらゆる経路から摂取される．
- コカインを包装のしっかりしたものに包んで飲み込み密輸を企てる「ボディパッカー」，または，警察に見つからないようにあわててコカインをコンドームなどの包装のしっかりしていないものに詰めたものを飲み込む「ボディスタッファー」の消化管内でコカインが漏出することによって誤って摂取されることがある．
- ほとんどは血清および肝臓で代謝され，一部は未変化体として尿中に排泄される．

毒性のメカニズム

- 神経細胞にある速いNaチャネルを阻害し，軸索の刺激伝導を抑制することによって局所麻酔作用を発揮する．
- 心筋細胞の速いNaチャネルを阻害し，脱分極の速度および活動電位を低下させることによって心毒性を発揮する．
- 中枢神経系では，神経終末のノルアドレナリン，セロトニン，ドパミンの再取り込みを阻害し，シナプス間隙でこれらのモノアミンを増加させて中枢神経興奮作用を発揮する．
- 図2に示すように，末梢では，神経終末のノルアドレナリンなどのカテコラミンの再取り込みを阻害し，シナプス間隙でカテコラミンを増加させて間接的交感神経興奮作用を発揮する．

症状

- 急性中毒による臨床症状はアンフェタミン類中毒と類似しているが，持続時間が短い．
- ボディーパッカーまたはボディスタッファーでは，消化管内でコカインが漏出して，中毒症状が遷延することがある．
- 中毒症状の経過は，中枢神経系および心血管系の強い興奮による症状(興奮相)に引き続いて抑制による症状(抑制相)が生じるという二相性のパターンをとる．

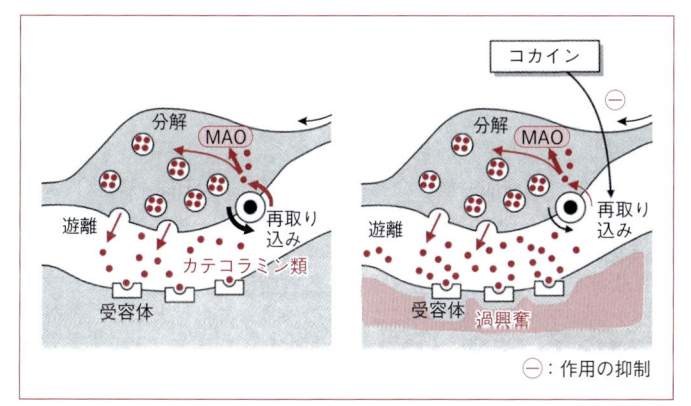

図2 コカインの毒性のメカニズム

■興奮相
【中枢神経系症状】高体温，頭痛，視野障害，めまい，かすみ目，多幸感，多弁・多動，イライラ，不安，不穏・興奮，錯乱，せん妄，幻覚・妄想，マグナン徴候（皮下に虫が這っていると感じる異常感覚），振戦，舞踏様症状，ジストニア，失調，痙攣発作

【心血管系症状】洞性頻脈，心房性不整脈，上室性不整脈，心室性期外収縮，心室頻拍，心室細動，高血圧，急性大動脈解離，冠動脈攣縮，冠動脈血栓，狭心症，心筋梗塞，左心不全，心筋炎，心内膜炎，心停止，高血圧性脳症，頭蓋内出血（脳内出血，脳室内出血，くも膜下出血など），脳梗塞，脳血管炎，脊髄梗塞，肺高血圧症，肺動脈血栓塞栓症，肝梗塞，腎梗塞，脾梗塞，虚血性腸炎，腸管梗塞

【その他】悪心・嘔吐，腹痛，悪寒，散瞳，胸痛，喀血，圧外傷，気胸，縦隔気腫，胸膜炎，気管支攣縮，間質性肺炎，肺胞出血，喘息，肺水腫，呼吸不全，呼吸停止，多臓器不全，横紋筋融解症，高ミオグロビン血症，急性腎不全，凝固異常，代謝性アシドーシス，乳酸アシドーシス，流産

■抑制相
昏睡，低血圧，循環不全

治療

- **全身管理** 高体温にはベンゾジアゼピン系薬物により鎮静しつつ冷却する（☞p24）．不穏・興奮にはベンゾジアゼピン系薬物によ

り鎮静する．不穏・興奮がベンゾジアゼピン系薬物に反応しない上に，幻覚・妄想などの明らかな精神病症状があればハロペリドールを静注する（☞p22）．痙攣発作は，短時間で自然消失することが多いが，痙攣発作が持続していたらジアゼパムの静注，または，ミダゾラムの静注または筋注によって痙攣を止める（☞p23）．高血圧や洞性頻脈にはベンゾジアゼピン系薬物による鎮静が有効であることが多い．高血圧がベンゾジアゼピン系薬物に反応しなければニトロプルシドまたはラベタロールなどの血管拡張薬を投与する．心筋虚血による胸痛は，ニトログリセリンやベンゾジアゼピン系薬物によって改善することが多いが，無効であれば，血管攣縮に有効なα-アドレナリン受容体遮断薬であるフェントラミンを投与する．血小板の凝集能の亢進や血栓が生じている可能性があるので，アスピリンを投与する．心筋梗塞には，心臓カテーテルによる侵襲性の再灌流法が選択できなければ，血栓溶解療法を考慮する．心室性不整脈にはリドカインなどを投与する．

ジアゼパム（ホリゾン®注，セルシン®注）　5〜10 mg（1/2〜1 A）を5〜10分ごとに静注する．
ミダゾラム（ドルミカム®注）　3〜20 mg/時を持続静注する．
ニトロプルシド（ニトロプ®注）　0.5〜1.0 μg/kg/分の持続静注より開始し，適宜増減する．

- **吸収の阻害**　活性炭を投与する．ただし，受診時にはすでに吸収された後で，活性炭の投与は意味がないことがほとんどである．ボディパッカーまたはボディスタッファーであれば腸洗浄を考慮する．
- **排泄の促進**　有効な方法はない．
- **解毒薬・拮抗薬**　プロプラノロールはβ_2-アドレナリン受容体遮断作用により血管拡張を阻害するために奇異性高血圧が生じる．したがって，特異的な拮抗薬とは考えてはならない．
- **予後**　死亡のほとんどは静注によるが，吸煙，鼻腔粘膜からの吸収，経口摂取による報告もある．スピードボールとよばれているコカインとヘロインの混合物の静注やアルコールとの複合摂取による死亡が多い．主な死因は，高体温，痙攣発作，頭蓋内出血，脳梗塞，不整脈，呼吸不全などである．

治療フローチャート

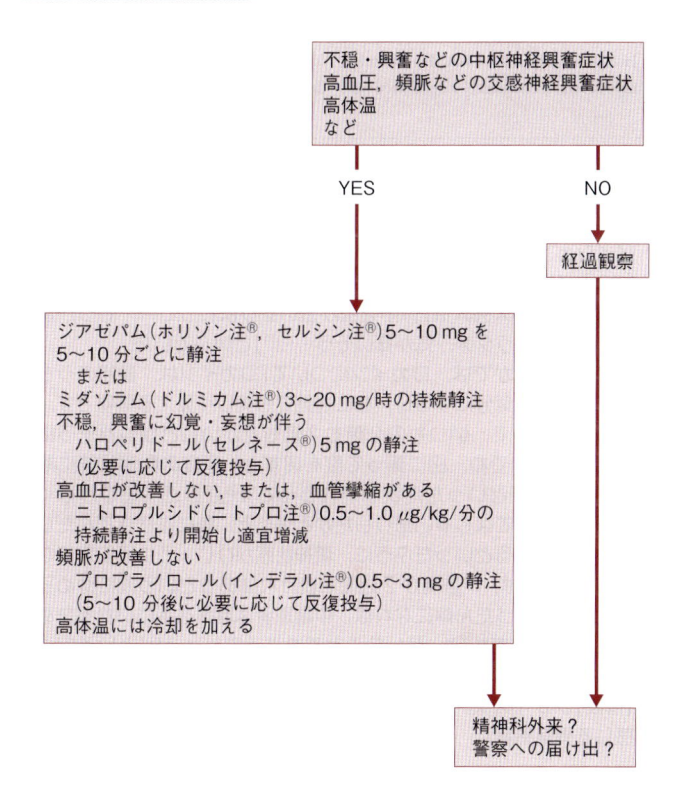

```
                不穏・興奮などの中枢神経興奮症状
                高血圧，頻脈などの交感神経興奮症状
                高体温
                など
                    │
         ┌──────────┴──────────┐
        YES                    NO
         │                      │
         │                   経過観察
         │                      │
  ジアゼパム(ホリゾン注®，セルシン注®)5〜10 mg を
  5〜10 分ごとに静注
     または
  ミダゾラム(ドルミカム注®)3〜20 mg/時の持続静注
  不穏，興奮に幻覚・妄想が伴う
     ハロペリドール(セレネース®)5 mg の静注
     (必要に応じて反復投与)
  高血圧が改善しない，または，血管攣縮がある
     ニトロプルシド(ニトプロ注®)0.5〜1.0 μg/kg/分の
     持続静注より開始し適宜増減
  頻脈が改善しない
     プロプラノロール(インデラル注®)0.5〜3 mg の静注
     (5〜10 分後に必要に応じて反復投与)
  高体温には冷却を加える
         │                      │
         └──────────┬──────────┘
                    ▼
              精神科外来？
              警察への届け出？
```

参考文献

腸洗浄の有効性

1) Hoffmann RS, Smilkstein MJ, Goldfrank LR：Whole bowel irrigation and the cocaine body-packer：a new approach to a common problem. Am J Emerg Med 8：523-527, 1990.

ジアゼパムおよびニトログリセリンの有効性

2) Honderick T, Williams D, Seaberg D, et al：A prospective, randomized, controlled trial of benzodiazepines and nitroglycerine or nitroglycerine alone on the treatment of cocaine-associated acute coronary syndromes. Am J Emerg Med 21：39-42, 2003.

3) Baumann BM, Perrone J, Hornig SE, et al：Randomized, double-blind placebo-

controlled trail of diazepam, nitroglycerin, or both for treatment of patients with potential cocaine-associated acute coronary syndromes. Acad Emerg Med 7：878-885, 2000.

フェントラミンの有効性
4) Hollander JE, Coates WA, Hoffman RS：Use of phentolamine for cocaine-induced myocardial ischemia. N Engl J Med 327：361, 1992.

ミステリ散歩 ❾　アガサ・クリスティ『ディオメーデスの馬』

　ペイシェンス・グレイス夫人の家でパーティが開かれ，グレイス夫人はコカインを鼻から吸飲した．エルキュール・ポアロが駆け付けたときにはグレイス夫人は「体中を虫が這いずりまわって……もうがまんできない．もうダメ．気が狂いそう……[1]」と叫んでいた．
　この小説のなかでは，コカインについて「コカインは，最初のうちこそすばらしい気分になるし，なにを見ても美しく見える薬物です．気が大きくなって，いつもの2倍も3倍もでかいことがやれそうに思えてくるものでね．図に乗って度を超すと，極度の興奮状態に陥り，幻覚や妄想といった症状が現れるんです[2]」「ひどく怒りっぽくなったり興奮してはしゃいだりしたかと思うと，急にふさぎこんだり——神経質になるといったふうに，精神状態がひじょうに不安定になる[3]」「コカインは，1週間か2週間も続ければあっという間にやめられなくなる．いったん癖になれば，中毒患者は麻薬を手にいれるためにいくらでも金を払い，どんなことでもするでしょう[4]」という記述がある．
　【解説】グレイス夫人の症状はマグナン徴候(皮下に虫が這っていると感じる異常感覚).

1)『ヘラクレスの冒険』に収載．田中一江訳, p363, ハヤカワ文庫, 2004
2) 同 p358　3) 同 p379　4) 同 p379

ミステリ散歩 ❿　アガサ・クリスティ『邪悪の家』

　エルキュール・ポアロの指示で療養所にかくまわれていたニック・バックリーは，中のクリームにコカインが混入されたチョコレートを食べて中毒症状が生じる．
　この小説のなかで，コカインの中毒症状について「瞳孔が大きく開き，顔は熱っぽかった．そして，両手はピクピクと痙攣していた[1]」という記述がある．また，慢性コカイン中毒で廃人となったフレデリ

カ・ライスの夫の様子について「失われた顔—あたりまえの人間から、なにかがはぎとられたといった感じの顔なのだ. 蒼白, 憔悴, 堕落—そうだ, まるで仮面のような顔—心がとっくに飛びさったあとのぬけがらといった顔だった[2]」という記述がある.

【解説】ニック・バックリーの症状は散瞳, 高体温, 痙攣といった交感神経興奮症状および中枢神経興奮症状.

1) 田村隆一訳, p311, ハヤカワ文庫, 2004　2) 同 p375

23 大麻

最初の10分メモ

含有する製品
- 大麻(マリファナ, ハシッシュ, ハッパ, グラス, チョコ, など)

診断のポイント
- 大麻の使用歴があるまたは使用を疑わせる所見がある患者に, 陶酔感, 多幸感, パニック発作, 不安などの精神症状, および, 洞性頻脈を認める.
- 鑑別診断には Triage® DOA が役立ち, THC(大麻)が陽性となる.
- 機会摂取者では, 摂取から数日〜1週間後まで Δ^9-THC の尿中代謝物である 11-nor-Δ^9-THC-COOH は陽性反応を示す.
- 常用者では, 脂肪組織に蓄積された Δ^9-THC が再び血流中に遊離するので, 最終摂取から 21〜30 日後まで Δ^9-THC の尿中代謝物である 11-nor-Δ^9-THC-COOH は陽性反応を示す.

治療のポイント
- 精神的に苦痛があっても, たいていは言語的介入によって安心させるだけで十分である.

Do & Don't
- 大麻の摂取が統合失調症の発症や増悪を促進する可能性があるので注意する.
- 大麻の診断には通常尿が用いられるので, 大麻の使用が疑われれば尿を保存する.

概説

大麻は,中央アジア原産でアサ科の一年草本である大麻草(Cannabis sativa),および,その有効成分を摂取するために加工したものの総称で,全世界でもっとも乱用されている薬物の1つである.大麻の使用法としては,細かく刻んだ乾燥大麻草をタバコのように紙に巻いて吸煙する方法,および,粉末状にした樹脂または液状大麻をタバコに混ぜて吸煙する方法が一般的である.大麻は,約60種のカンナビノイド(cannabinoids)と総称されている特有な成分を含有している.なかでも,デルタ-9-テトラヒドロカンナビノール(delta-9-tetrahydrocannabinol;Δ^9-THC)は,薬理活性が圧倒的に高い.大麻の身体依存や精神依存は他の乱用薬物より弱い.大麻は大麻取締法で,化学合成された Δ^9-THC などのカンナビノイドは「麻薬及び向精神薬取締法」で規制されている(関連物質の化学構造:図1).

薬物動態

薬物	Δ^9-THC
半減期	20〜57時間(3〜13日*)
分布容積(L/kg)	4〜14
蛋白結合率(%)	97

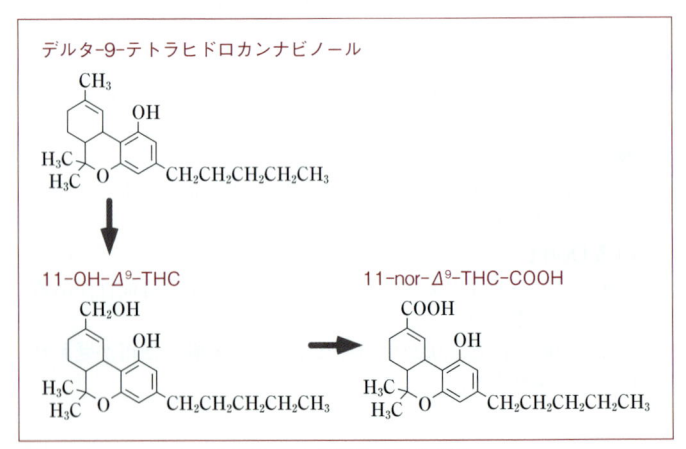

*常用者

図1 Δ^9-THC および主要な尿中代謝物の化学構造

- $Δ^9$-THC は脂溶性であるため,脳や脂肪組織に速やかに分布する.
- 常用者では $Δ^9$-THC は脂肪組織に蓄積されるため,半減期は長くなる.
- $Δ^9$-THC は生体の至るところで複雑な代謝を受け,代謝物のおよそ 2/3 は尿中または胆汁中に排泄される.
- 図1に示すように尿中の主要な代謝物は,11-ヒドロキシ-デルタ-9-THC(11-OH-$Δ^9$-THC),および,さらに酸化された 11-ノル-デルタ-9-THC-カルボン酸(11-nor-$Δ^9$-THC-COOH)である.
- 未変化体として尿中に排泄されるのは 0.2% 以下である.

毒性のメカニズム

- カンナビノイド受容体には脳および末梢組織に存在している CB_1 受容体と免疫担当細胞に存在している CB_2 受容体がある.
- カンナビノイドは,脳内に広く分布している CB_1 受容体と結合して,精神作用,催眠作用,精神安定作用,制吐作用,抗痙攣作用,鎮痛作用などの中枢神経作用を発揮する.
- カンナビノイドは,末梢組織に存在している CB_1 受容体と結合して,頻脈,末梢血管抵抗の減少などの心循環器作用を発揮する.
- 大麻の吸煙では,カンナビノイドは,気管支拡張作用を発揮する.

症状

- 通常量の摂取では催幻覚作用は目立たない.
- 大麻の摂取が統合失調症の発症または増悪を促進する可能性がある.
- 非常用者では,通常量の摂取であっても恐怖感,錯乱,パニック発作などの不快な反応(bad trip)が生じることがある.
- 離脱症状は最終摂取後およそ 10 時間で生じ,48 時間前後でピークとなり,数週間持続する.

【精神症状】
通常量の摂取:陶酔感,多幸感,不安の軽減,性欲の亢進,聴覚および視覚の鋭敏化,時間感覚や空間感覚の変調,食欲亢進
高用量:パニック発作,不安,抑うつ状態,幻覚・妄想,錯乱,離人感,精神運動興奮,失見当識,判断力の障害,思考障害
【心血管系症状】 洞性頻脈,末梢血管抵抗の減少による四肢の血流増加,起立性低血圧,失神,心房性期外収縮,心室性期外収縮,T波の変化,ST変化,ⅠまたはⅡ度の房室ブロック,眼球結膜充血,眼内圧の低下

【離脱症状】 落ち着きのなさ，不安，不快感，非協調性，敵意，不眠，食欲低下，振戦，反射の亢進，（心拍数や血圧の変化，発汗，下痢などの）自律神経症状

治療

- **全身管理** 治療の主体は支持療法である．精神的に苦痛があっても，たいていは言語的介入によって安心させるだけで十分である．
- **吸収の阻害** 不要である．
- **排泄の促進** 不要である．
- **解毒薬・拮抗薬** なし．
- **予後** 致死的になることはほとんどない．ただし，大麻の吸煙との関連が疑われた突然死の報告はある．

ひとことメモ ㉗　角界をゆるがせた大麻汚染
（☞『臨床中毒学』p224）

ミステリ散歩 ⑪　アガサ・クリスティ『ゲリュオンの牛たち』

〈羊飼いの信徒〉という教団に潜入したエイミー・カーナビイは，〈豊かな牧草〉という祭りで，緑色のスカーフで目隠しをされ，教祖であるアンダースン博士によって大麻の注射を受けた．その後の症状については，「急に全身がほてって，気分が浮き立ってくるのを感じた．すばらしく爽快な気分だった．みんなが，急にものすごく背が高くなったように見えた．明日になれば，彼女は世界平和のための国際親善のための手はずをととのえるだろう．もはや戦争も，貧困も，病気すらもなくなるように．彼女は，エイミー・カーナビイは，新しい世界をデザインするだろう．しかし，急ぐ必要はない．時間は無限にある．1分はつぎの1分につづき，1時間はつぎの1時間につづくのだ！四肢は重く感じられたが，心は自由にはずんだ．全宇宙を思いのままに飛び回ることができそうだった[1]」と表現されている．

この小説のなかでは，大麻について「大麻はハシシとかバングといった名前でも知られている麻薬で，誇大妄想や快感をあたえます[2]」という記述がある．

【解説】 エイミー・カーナビイの症状は陶酔感，多幸感，時間感覚や空間感覚の変調，誇大妄想などの精神症状

1)『ヘラクレスの冒険』に収載，田中一江訳，p450-451，ハヤカワ文庫，2004
2)同 p465

参考文献
大麻の血管系への影響
1) Sidney S：Cardiovascular consequences of marijuana use. J Clin Pharmacol 42（Suppl）：64S-70S, 2002.
2) Bachs L, Morland H：Acute cardiovascular fatalities following cannabis use. Forensic Sci Int 27：200-203, 2001.

第3章 農薬

A 殺虫剤

24 有機リン

最初の10分メモ

含有する製品
- アセフェート*(オルトラン®, スミフェート®)
- イソキサチオン(カルホス®, ネキリトンK®)
- エチルチオメトン(エカチンTD®, TD®, ダイシストン®)
- エテホン*(エスレル®)
- カズサホス*(ラグビーMC®)
- クロルピリホス(ダーズバン®)
- クロルピリホスメチル(レルダン®)
- ジメトエート(ジメトエート®)
- ダイアジノン(ショットガン®, ダイアジノン)
- ピラクロホス*(ボルテージ®)
- ピリミホスメチル(アクテリック®, ヨトーダン®)
- ブタミホス(タフラー®, クレマート®)
- プロチオホス(トクチオン®)
- プロフェノホス*(エンセダン®)
- ホサロン(ルビトックス®)
- ホスチアゼート*(ネマトリン®, アオバ, ガードホープ®, ネマバスター®)
- マラソン(マラソン®)
- メスルフェンホス(ネマノーン®)
- CYAP(サイアノックス®)
- DDVP*(サンスモーク®, ジェットVP®, デス®, ネオカリン®, ホスビット®, ラピック, VP®, VPスモーク®)
- DEP*(ディプテレックス®, ネキリトン®)
- DMTP(スプラサイド)
- ECP(VC®)
- EDDP*(ヒノザン®)

- EPN（EPN®）
- IBP*（キタジンP®）
- MEP（フェニトロチオン）（ガットキラー®，ガットサイドS®，サッチューコートS®，スミチオン®）
- MPP（バイジット®，T-7.5バイセフト®，ファインケムB®）
- PAP（エルサン®，パプチオン®）

　　　　　　　　＊直接AChE阻害薬，それ以外は間接AChE阻害薬

診断のポイント
- 有機リンへの曝露歴または曝露が生じる状況がある患者に，縮瞳などのムスカリン様症状または筋線維束攣縮などのニコチン様症状を認める．
- ガーリック臭などの有機リンまたは溶媒の臭いを認める．
- 赤血球AChE値または血清コリンエステラーゼ（ChE）が低値．
- 尿の簡易定性キットによる有機リンの定性分析が陽性．

治療のポイント
- 気道分泌物の増加または気管支攣縮による喘鳴を認めれば，ただちにアトロピン硫酸塩の静注を繰り返すか，持続静注．
- PAMの有効性については議論が分かれている．
- 中間症候群は回復するまでの1〜3週間を要し，その間は人工呼吸器管理が必要．

Do & Don't
- 急性コリン作動性症候群の気道分泌物の増加，気管支攣縮，呼吸抑制・呼吸停止による呼吸不全に注意．
- 患者の状態が安定しても，コリン作動性症候群の再燃または中間症候群の横隔膜，肋間筋，呼吸補助筋の麻痺による呼吸機能の悪化に注意．
- 気管挿管または人工呼吸器管理の際に，脱分極性筋弛緩薬は筋力低下を遷延させるので投与しない．

体重50 kgの実践投与量
- **アトロピン硫酸塩の持続静注**：気道分泌物の増加や気管支攣縮による喘鳴には，アトロピン硫酸塩（アトロピン硫酸塩®注）2.5 mg/時の持続静注より開始し，適宜増減する．症状が安定したら，気道分泌物の量を厳重にモニターしながら漸減．

概説

非可逆的アセチルコリンエステラーゼ(AChE)阻害薬である有機リンは,殺虫剤として全世界で使用されている.また,化学兵器の神経剤として使用された過去がある(基本構造:図1,代表的なものの化学構造:図2).

薬物動態

薬物	マラソン	MEP
半減期(時間)	2.9	5
分布容積(L/kg)	?(非常に大きい)	?(非常に大きい)
蛋白結合率(%)	?	?

- 薬物動態については不明な点が多い.
- 多くの薬物は脂溶性で,広く組織に分布する ➡ 血液浄化法は無効である.

毒性のメカニズム

- 図3に示すように,AChEはアセチルコリン(ACh)をコリンと酢酸に加水分解するが,有機リンは末梢神経および中枢神経系に侵入して,AChEの活性部位を構成しているセリンの水酸基と結合して,リン酸化することによって非可逆的にAChEを失活させる.この結果,自律神経系,神経・筋接合部,中枢神経系の神経終末でAChが蓄積するために,ACh受容体が過剰刺激されて有害な,ムスカリン様作用,ニコチン様作用,および中枢神経作用を発揮する.

直接 AChE 阻害薬

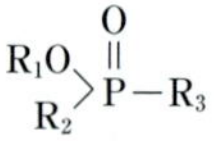

$$\begin{matrix} R_1O \\ R_2 \end{matrix} \! \! > \! \! \overset{\overset{O}{\|}}{P} \! - \! R_3$$

間接 AChE 阻害薬

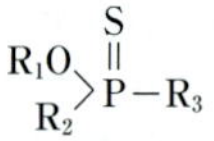

$$\begin{matrix} R_1O \\ R_2 \end{matrix} \! \! > \! \! \overset{\overset{S}{\|}}{P} \! - \! R_3$$

P=O 結合のあるものは直接 AChE 阻害薬で,AChE と反応する.P=S 結合のあるものは間接 AChE 阻害薬で,代謝されて P=O 結合となり AChE と反応する.

図1 有機リンの基本構造

代表的な有機リン系殺虫剤

フェニトロチオン (MEP)

$$CH_3O \atop CH_3O \!\!>\!\! \overset{S}{\underset{}{P}}\!-O\!-\!\!\bigcirc\!\!\overset{CH_3}{\underset{NO_2}{}}$$

マラソン

$$CH_3O \atop CH_3O \!\!>\!\! \overset{S}{\underset{}{P}}\!-S\!-\!\!\overset{CH_3COOC_2H_5}{\underset{CH_2COOC_2H_5}{CH}}$$

代表的な有機リン系神経剤

サリン

$$(CH_3)_2CHO \!\!>\!\! \overset{O}{\underset{F}{P}}\!-\!CH_3$$

VX

$$(CH_3)_2CH \atop (CH_3)_2CH \!\!>\!\! N\!-\!CH_2CH_2\!-\!S\!-\!\!\overset{C_2H_5O}{\underset{}{P}}\!\!\overset{O}{\underset{}{}}\!-\!CH_3$$

神経剤はいずれも直接 AChE 阻害薬である.

図2 代表的な有機リンの化学構造

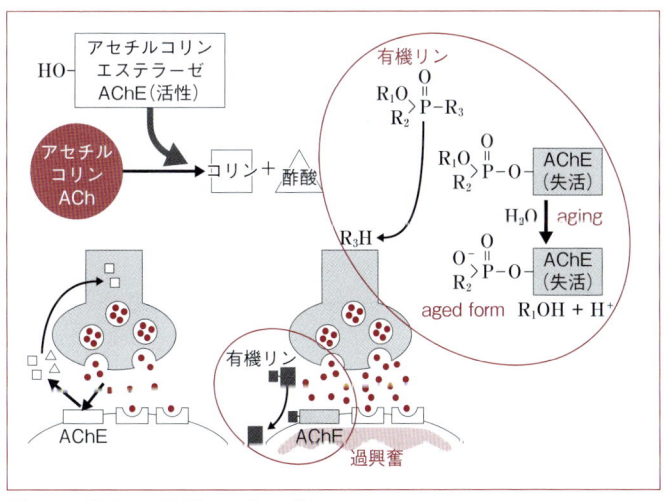

図3 有機リンの毒性のメカニズム

- 直接 AChE 阻害薬による毒性の発現は早いが,間接 AChE 阻害薬による毒性の発現は遅く,持続時間は長い.
- 同様に血清 ChE をリン酸化して失活させるが,この作用による毒性は認められていない.

- リン酸化 AChE は時間経過とともにリン酸基からアルキル基を失い(脱アルキル)，イオン化する(Aging)．

症状

〔急性コリン作動性症候群(acute cholinergic syndrome)〕
- 図4に示すように，ムスカリン様症状，ニコチン様症状，中枢神経症状が生じる．
- 脂溶性の高い有機リンが，いったんは脂肪組織に貯蔵された後に遊離されて，コリン作動性症候群が再燃することがある．
  - **ムスカリン様症状**：縮瞳，徐脈，流涎，流涙，下痢，便失禁，悪心・嘔吐，尿失禁，気道分泌物の増加，気管支攣縮，喘鳴，発汗
  - **ニコチン様症状**：散瞳，頻脈，高血圧，筋線維束攣縮，脱力，横隔膜不全
  - **中枢神経症状**：頭痛，めまい，失調，振戦，構音障害，錯乱，

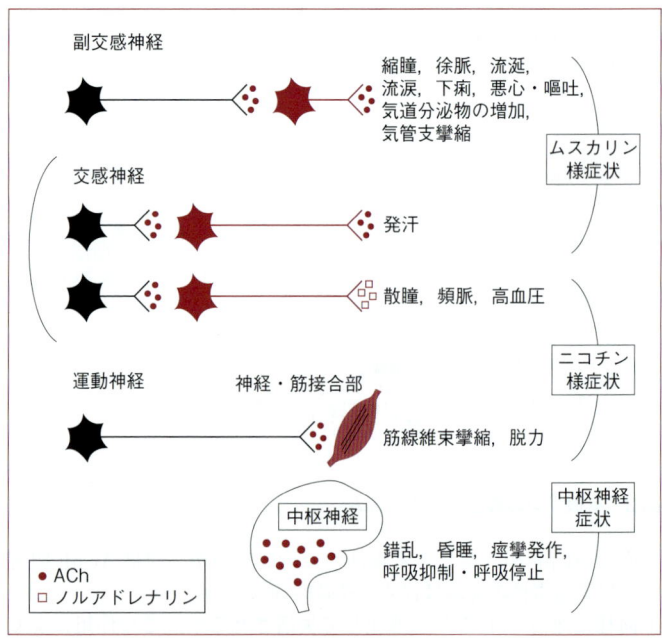

図4　急性コリン作動性症候群の症状

せん妄，精神病症状，昏睡，痙攣発作，呼吸抑制・呼吸停止，錐体外路症状

〔中間症候群(intermediate syndrome)〕
- 曝露後24〜96時間で突然に生じる．
- 通常は1〜3週間で回復する．

　横隔膜，肋間筋，呼吸補助筋の麻痺による呼吸不全，(四肢近位筋，頸部屈筋，運動性脳神経の支配している筋などの)筋力低下，深部腱反射の低下

〔遅発性多発神経炎(delayed polyneuropathy)〕
- 曝露後1〜3週間で生じる．

治療

- **全身管理**　気道分泌物の増加，気管支攣縮，呼吸抑制・呼吸停止による呼吸不全には，速やかに気管挿管および人工呼吸器管理を施行する(☞p18)．錯乱，せん妄，精神病症状によって安静が保たれなければミダゾラムの持続注射によって鎮静する(☞p22)．ただし，アトロピンせん妄の可能性があるので，アトロピンの投与量を評価する．筋線維束攣縮や痙攣発作にはジアゼパム，ミダゾラムなどを投与する(☞p23)．中間症候群は回復するまでの1〜3週間を要し，その間は人工呼吸器管理が必要である．
- **吸収の阻害**　活性炭を投与する．
- **排泄の促進**　有効な方法はない．
- **解毒薬・拮抗薬**　ムスカリン受容体拮抗薬であるアトロピン硫酸塩，および，AChEの再活性薬(reactivator)であるプラリドキシムヨウ化物(PAM)がある．

アトロピン：AChと競合的にムスカリン受容体に結合する．

> **アトロピン硫酸塩の投与**：気道分泌物の増加，または，気管支攣縮による喘鳴には，ただちにアトロピン硫酸塩(アトロピン硫酸塩®注)1〜3 mgを静注する．その後は気道分泌物の量または喘鳴が改善するまで2〜5分ごとに繰り返し投与する．または，0.05 mg/kg/時の持続注射より開始し，適宜増減する．症状が安定したら，気道分泌物の量を厳重にモニターしながら漸減する．アトロピン硫酸塩の副作用としては高用量では，せん妄，発熱，腸蠕動運動の低下，排尿障害が生じる．

プラリドキシムヨウ化物(PAM)：図5に示すように，PAMはリ

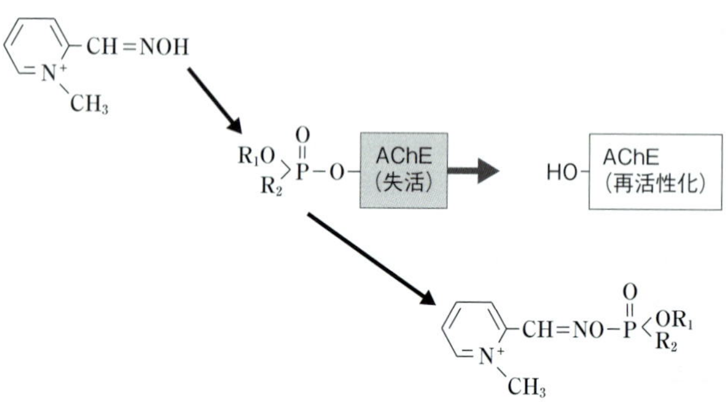

図5　PAMの作用

ン酸化AChEからリン酸基を奪い，自らがリン酸化されてAChEを再活性化する．ただし，PAMはagingしているリン酸化AChEとは反応できないためAChEを再活性化できない．

> **PAMの投与**：PAMの有効性については議論が分かれている．低用量は無効あるいは有害であったとする研究がある．その一方で，PAM（パム®注）2gを10～20分かけて静注し，その後は1g/時で48時間持続静注する大量投与はアトロピンの投与量を減少させ，呼吸器管理の時間を短縮したとする研究がある．

- **予後**　発展途上国の報告では，死亡率は15～30％である．しかしながら，わが国では毒性の高い有機リン系殺虫剤はすでに製造禁止となっているため，これほどの死亡率にはないと思われる．

参考文献

低用量のプラリドキシムの無効性
1) Peter JV, Moran JL, Graham P : Oxime therapy and outcomes in human organophosphate poisoning : an evaluation using meta-analytic techniques. Crit Care Med 34 : 502-510, 2006.

高用量のプラリドキシムの有効性
2) Pawar KS, Bhoite RR, Pillay CP, et al : Continuous pralidoxime infusion versus repeated bolus injection to treat organophosphorus pesticide poisoning : a randomized controlled trial. Lancet 368 : 2136-2141, 2006.

治療フローチャート

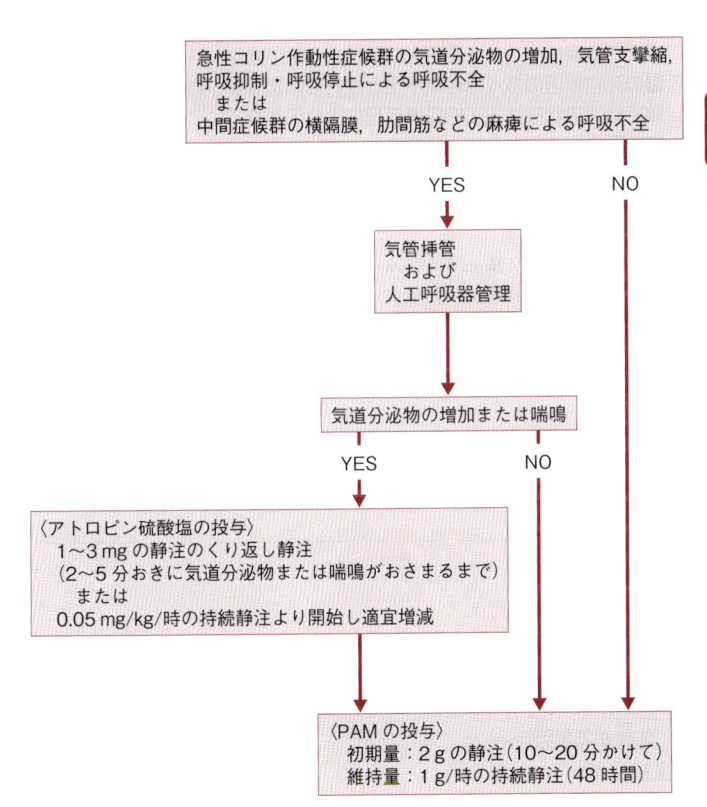

```
急性コリン作動性症候群の気道分泌物の増加,気管支攣縮,
呼吸抑制・呼吸停止による呼吸不全
       または
中間症候群の横隔膜,肋間筋などの麻痺による呼吸不全
                │
       ┌────YES────┴────NO────┐
       ▼                      │
  気管挿管                     │
   および                      │
 人工呼吸器管理                 │
       │                      │
       ▼                      │
 気道分泌物の増加または喘鳴      │
       │                      │
   ┌─YES─┴─NO─┐               │
   ▼          │               │
〈アトロピン硫酸塩の投与〉
 1〜3 mg の静注のくり返し静注
 (2〜5分おきに気道分泌物または喘鳴がおさまるまで)
       または
 0.05 mg/kg/時の持続静注より開始し適宜増減
   │          │               │
   ▼          ▼               ▼
〈PAM の投与〉
 初期量:2 g の静注(10〜20分かけて)
 維持量:1 g/時の持続静注(48時間)
```

中間症候群

3) Yang CC, Deng JF: Intermediate syndrome following organophosphate insecticide poisoning. J Chin Med Assoc 70: 467-472, 2007.
4) Karalliedde L, Baker D, Marrs TC: Organophosphate-induced intermediate syndrome: aetiology and relationships with myopathy. Toxicol Rev 25: 1-14, 2006.
5) Senanayake N, Karalliedde L: Neurotoxic effects of organophosphorous insecticides: An intermediate syndrome. N Engl J Med 316: 761-763, 1987.

ひとことメモ 28 　有機リン中毒による循環不全

　筆者らは通常の手段では循環動態が保てなかったために PCPS を導入し救命に成功した症例を経験しました．また，一般に有機リン中毒の死亡原因の多くは呼吸不全とされていますが，われわれの臨床経験では呼吸状態は人工呼吸器管理により保たれていても循環動態が保てず死亡する例も多いようです．

・Kamijo Y, Soma K, Uchimiya H, et al：A case of serious organophosphate poisoning treated by percutaneous cardiopulmonary support. Vet Hum Toxicol 41：326-328, 1999.
・Asari Y, Kamijo Y, Soma K：Changes in the hemodynamic state of patients with acute lethal organophosphate poisoning. Vet Hum Toxicol 46：5-9, 2004.

ひとことメモ 29 　名張毒ぶどう酒事件（☞『臨床中毒学』p245）

ひとことメモ 30 　松本サリン事件と地下鉄サリン事件
（☞『臨床中毒学』p245）

25 カーバメート

最初の 10 分メモ

含有する製品
■殺虫剤
- アラニカルブ(オリオン®，ランブリン®)
- オキサミル(バイデート®)
- カルボスルファン(アドバンテージ®，ガゼット®)
- チオジカルブ(ラービン®)
- ベンフラカルブ(オンコル®)
- メソミル(ランネート®)
- BPMC(バッサ®)
- MIPC(ミプシン®)
- NAC(セビモール®，セビン®，デナポン®，ナック®，ミクロデナポン®)

■医薬品

- ジスチグミン臭化物(ウブレチド®)
- ネオスチグミン(ワゴスチグミン®)
- ピリドスチグミン臭化物(メスチノン®)

診断のポイント

- カーバメートへの曝露歴または曝露が生じる状況がある患者に，縮瞳などのムスカリン様症状または筋線維束攣縮などのニコチン様症状を認める．
- 赤血球 AChE 値または血清コリンエステラーゼ(ChE)が低値であることがある．

治療のポイント

- 気道分泌物の増加または気管支攣縮による喘鳴には，アトロピン硫酸塩の静注を繰り返す．

Do & Don't

- カーバメート中毒では AChE などの活性は急速に回復するので，赤血球 AChE 値または血清 ChE 値が正常であっても，カーバメート中毒を否定しない．
- AChE は自然回復するので AChE の再活性薬(reactivator)であるプラリドキシムヨウ化物(PAM)は投与しない．

概説

可逆的アセチルコリンエステラーゼ(AChE)阻害薬であるカーバメート(カルバミン酸塩)は，殺虫剤として全世界で使用されている．また，排尿障害などの治療薬としても使用されている(基本構造：図 1，代表的なものの化学構造：図 2)．

薬物動態

薬物	ネオスチグミン
半減期(時間)	0.7〜2.3
分布容積(L/kg)	0.9〜1.4
蛋白結合率(%)	15〜25

- 血液・脳関門の通過は不良である ➡ 中枢神経症状は少ない．
- ほとんどの薬物は，肝臓で水酸化，加水分解，または，抱合されて，数日以内に尿中に排泄される．

図1　カーバメートの基本構造

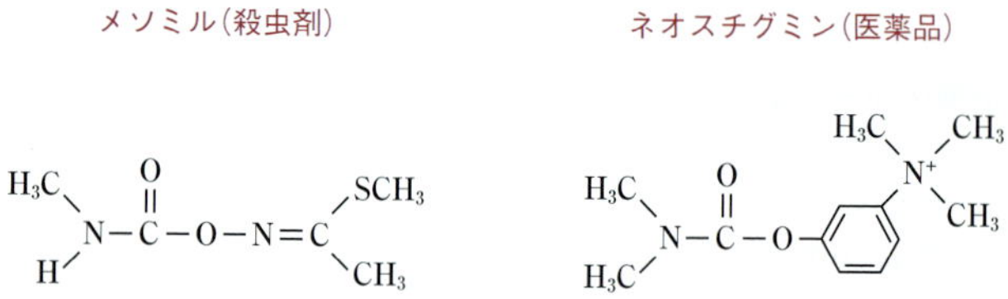

カーバメートは，カルバミン酸（NH₂COOH）から誘導された薬物である．

図2　代表的なカーバメートの化学構造

毒性のメカニズム

- 図3に示すように，AChEはアセチルコリン（ACh）をコリンと酢酸に加水分解するが，カーバメートは，末梢神経および一部は中枢神経系に侵入して，AChEにカルバミル基を結合させて，カルバモイル化することによって可逆的にAChEを失活させる．この結果，自律神経系，神経・筋接合部，中枢神経系の神経終末でAChが蓄積するために，ACh受容体が過剰刺激されて，有害な，ムスカリン様作用，ニコチン様作用，中枢神経作用を発揮する．
- 中枢神経系へはあまり侵入しないので中枢神経毒性は弱い．
- カーバメートそのものがAChE阻害作用をもつので，毒性の発現は早い．
- カルバモイル化AChEは，不安定で，短時間で自然に加水分解されて，脱カルバモイル化されるので，アセチルコリンエステラーゼの活性は，数分から数時間程度で，長くても6時間以内に自然回復する．

症状

- 表1に示すように，有機リン中毒に比べて，重症度は低く，症状の持続時間は短く，中枢神経症状は乏しい．

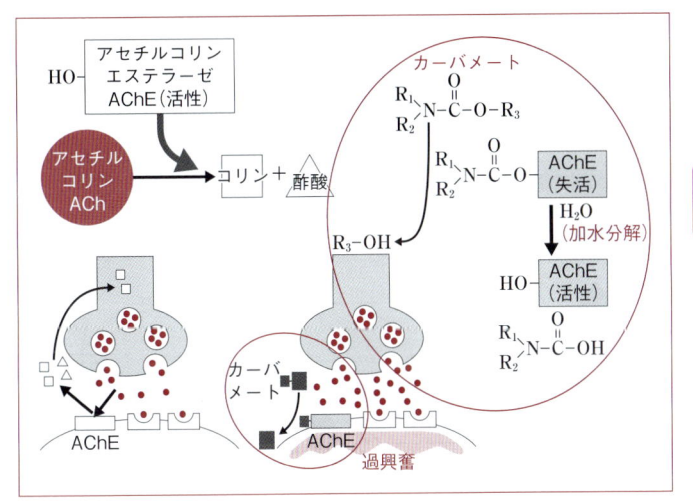

図3 カーバメートの毒性のメカニズム

表1 有機リン中毒とカーバメート中毒

	有機リン	カーバメート
AChE 阻害	非可逆的	可逆的
重症度	高い	低い
持続時間	長い(4〜18日)	短い(<24時間)
中枢神経症状	著明	軽度,または,なし
血清 ChE 値	著明に低下	低下,または,正常
アトロピン硫酸塩	高用量	低用量
PAM の適応	あり	なし

- 図4に示すように,ムスカリン様症状,ニコチン様症状,中枢神経症状が生じる.
  - **ムスカリン様症状**：縮瞳,徐脈,流涎,流涙,下痢,便失禁,悪心・嘔吐,尿失禁,気道分泌物の増加,気管支攣縮,喘鳴,発汗
  - **ニコチン様症状**：散瞳,頻脈,高血圧,筋線維束攣縮,脱力,横隔膜不全
  - **中枢神経症状**：頭痛,めまい,失調,振戦,構音障害,錯乱,せん妄,精神病症状,昏睡,痙攣発作,呼吸抑制・呼吸停止,錐体外路症状

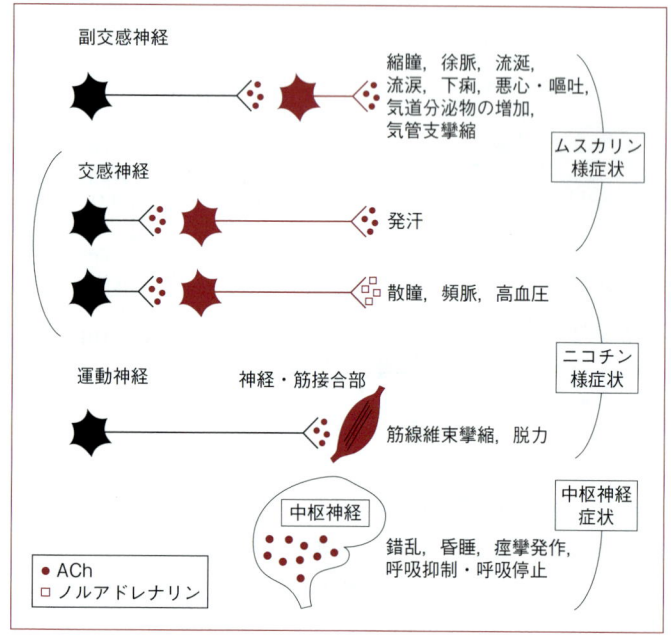

図4 カーバメート中毒の症状

治療

- **全身管理** 気道分泌物の増加，気管支攣縮，呼吸抑制・呼吸停止による呼吸不全には，速やかに気管挿管および人工呼吸器管理を施行する（☞p18）．錯乱，せん妄，精神病症状によって安静が保たれなければミダゾラムの持続静注によって鎮静する（☞p22）．ただし，アトロピンせん妄の可能性があるので，アトロピンの投与量を評価する．筋線維束攣縮や痙攣発作にはジアゼパム，ミダゾラムなどを投与する（☞p23）．
- **吸収の阻害** 活性炭を投与する．
- **排泄の促進** 有効な方法はない．
- **解毒薬・拮抗薬** ムスカリン受容体拮抗薬であるアトロピン硫酸塩がある．
  アトロピン：AChと競合的にムスカリン受容体に結合する．

アトロピン硫酸塩の投与：気道分泌物の増加，または，気管支攣縮による喘鳴には，ただちにアトロピン硫酸塩（アトロピン硫酸塩®注）2〜4 mg（小児では 0.05〜0.10 mg/kg）を静注する．その後は気道分泌物の量または喘鳴が改善するまで 15 分ごとに繰り返し投与する．有機リン中毒に比べて，カーバメート中毒に要するアトロピン硫酸塩の量は少なく，投与期間も短い．アトロピン硫酸塩の副作用としては，高用量では，せん妄，発熱，腸蠕動運動の低下，排尿障害が生じる．

- **予後** 一般に予後は良好で，死亡例の報告は稀である．

治療フローチャート

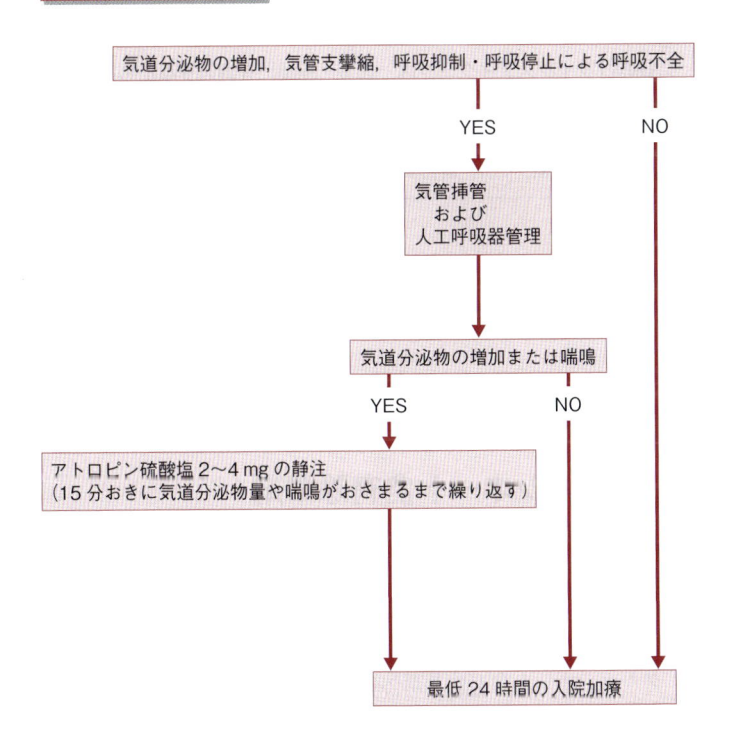

```
気道分泌物の増加，気管支攣縮，呼吸抑制・呼吸停止による呼吸不全
            │
      YES ──┴── NO
       │         │
  気管挿管       │
    および      │
 人工呼吸器管理  │
       │         │
       ▼         │
気道分泌物の増加または喘鳴
       │         │
  YES ─┴─ NO    │
   │      │     │
アトロピン硫酸塩 2〜4 mg の静注
（15 分おきに気道分泌物量や喘鳴がおさまるまで繰り返す）
   │      │     │
   └──────┴─────┴──→ 最低 24 時間の入院加療
```

> **ミステリ散歩 ⑫　エラリー・クイーン『Yの悲劇』**
>
> 　富豪のエミリー・ハッターの娘であったルイザ・キャンピオンは，フィゾスチグミン入りのバターミルクによって殺害されるところであったが，ドルリー・レーンが牛乳とフィゾスチグミンの白い液体をすり替えたため危機を逃れる．
>
> 　この小説のなかでは，フィゾスチグミンについて「白色無味の有毒アルカロイドです―猛毒ですよ．アルカロイド家では親分格のひとりですな．化学式でいえば，$C_{15}H_{21}N_3O_2$ ―カラバル豆からとれるのです[1]」「学名フィゾスチグマ・ヴェネノムスです．カラバル豆は，アフリカ産まめ科のつる植物で，この実に猛毒があるのです[2]」「医学的には，ある種の神経障害，破傷風，てんかんなどの治療に使用されます．フィゾスチグミンは，この豆から抽出したものでして，ねずみだろうと何だろうとたいていは死んでしまいますよ[3]」という記述がある．
>
> 　【解説】フィゾスティグミンは，血液・脳関門を通過するため抗コリン作用のある薬物，アトロピン，スコポラミンなどの急性中毒による中枢神経症状の治療薬としても用いられます．
>
> 1)～3) 鮎川信夫訳，p337，創元推理文庫，1959

参考文献

アトロピンの有効性
1) Simpson Jr. WM, Schuman SH：Recognition and management of acute pesticide poisoning. Am Fam Physician 65：1599-1604, 2002.

B　除草剤

26　グルホシネート含有除草剤

最初の 10 分メモ

含有する製品
- グルホシネート（バスタ®，ハヤブサ®）

診断のポイント
- グルホシネート含有除草剤への曝露歴または曝露が生じる状況がある患者に，消化器症状や（着色剤による）青色の吐物を認める．

- 図1に示した小山らのノモグラム(小山ら,1997年)が遅延性に生じる重症化の予測に有用である.

治療のポイント
- バスタ®液剤で100 mL以上を服用しているか,グルホシネートの血中濃度を小山らのノモグラムにプロットして重症化の可能性があれば,予防的に,適切な鎮静下で気管挿管および人工呼吸器管理を施行して,遅発性に生じる突然の呼吸停止などに備える.
- グルホシネートは速やかに腎排泄されるので,輸液によって尿量を維持.

Do & Don't
- 初診時には症状が乏しくても,グルホシネート含有除草剤中毒を疑ったら最低48時間はパルスオキシメータなどによって呼吸状態を持続モニターして厳重に管理.

概説

非選択型除草剤であるグルホシネート含有除草剤は,最も広く用いられている除草剤の1つである.グルホシネート含有除草剤は,

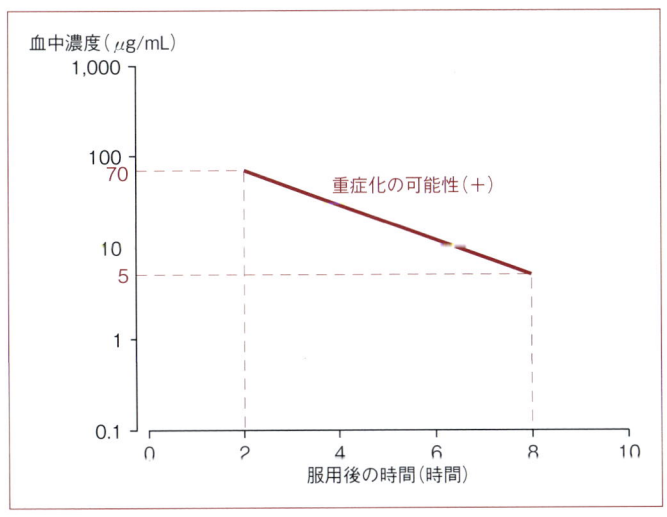

図1 小山らのノモグラム

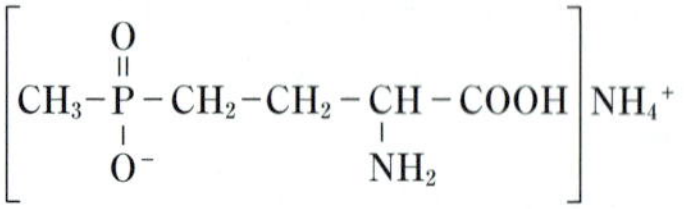

$$\left[\begin{array}{c} \text{O} \\ \parallel \\ \text{CH}_3-\text{P}-\text{CH}_2-\text{CH}_2-\text{CH}-\text{COOH} \\ \mid \qquad\qquad\qquad\quad \mid \\ \text{O}^- \qquad\qquad\qquad\; \text{NH}_2 \end{array} \right] \text{NH}_4^+$$

グルホシネートはリンを含むアミノ酸で,構造上はグルタミン酸に類似している.

図2　グルホシネート・アンモニウム塩の化学構造

グルホシネート・アンモニウム塩および陰イオン界面活性剤を主成分としているが,その他に凍結防止剤,着色剤などを含んでいる(化学構造:図2).

薬物動態

薬物	グルホシネート
半減期(時間)	4
分布容積(L/kg)	1.4〜1.9
蛋白結合率(%)	<1

- ほとんどは未変化体のまま速やかに尿中に排泄される.
- 界面活性剤の薬物動態はほとんどわかっていない.

毒性のメカニズム

- 図3に示すように,グルホシネートは,(グルタミン酸にアンモニアを結合させてグルタミンを合成する)グルタミン合成酵素を競合的に阻害する.
- グルホシネートは,(グルタミン酸からGABAを合成する)グルタミン酸脱炭酸酵素を競合的に阻害する.
- これらの結果,興奮性神経伝達物質であるグルタミン酸が過剰となり,興奮毒性を発揮する.その一方で,抑制性神経伝達物質であるGABAが減少する.
- グルホシネートは,グルタミン酸と類似構造をもつため,グルタミン酸受容体刺激作用を発揮する可能性がある.
- 陰イオン界面活性剤は,消化管粘膜刺激作用および心筋抑制作用を発揮する.また,血管透過性を亢進させる.
　成人の中毒量:100 mL または 1.6〜1.8 mL/kg(バスタ®液剤)

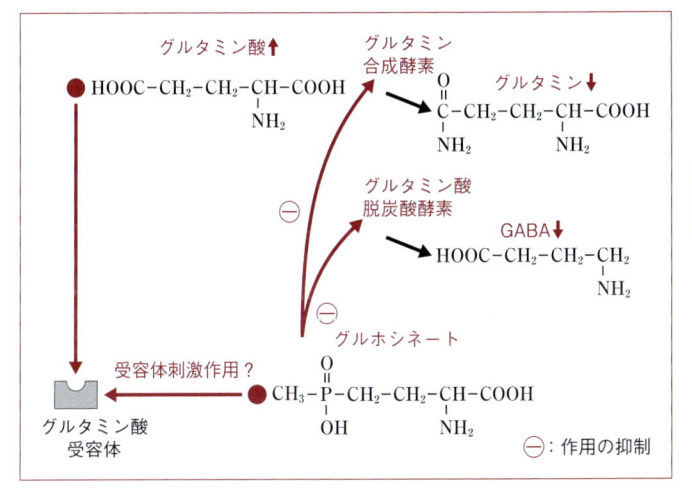

図3 毒性のメカニズム

症状

- 急性期に界面活性剤の消化管粘膜刺激作用による消化器症状が生じる.
- 遅発性に昏睡, 痙攣発作, 呼吸抑制・呼吸停止などの中枢神経症状, および, 低血圧などの心循環器症状が突然に生じる.
- 慢性期に, 記銘力障害や健忘が生じる.

〔急性期〕

悪心・嘔吐, 下痢, 腹痛, 口腔内または上部消化管のびらん, 肝障害(肝酵素の上昇), 白血球増多

〔4~60時間後〕

昏睡, 痙攣発作, 呼吸抑制・呼吸停止, 興奮, 振戦, 眼症状(眼振, 複視など), 運動失調, 構音障害, 発熱, 低血圧, 循環不全, 横紋筋融解症

〔後遺症〕

記銘力障害, 健忘(逆行性, 前行性, および, 全健忘)

治療

- **全身管理** グルホシネート含有除草剤中毒を疑ったら, 集中治療室に入院させて, 最低48時間はパルスオキシメータなどによっ

て呼吸状態を持続モニターして厳重に管理する．バスタ®液剤として100 mL以上を服用しているか，グルホシネートの血中濃度を小山らのノモグラムにプロットして重症化の可能性があれば，予防的に，適切な鎮静下で気管挿管および人工呼吸器管理を施行して，遅発性に生じる突然の呼吸停止などに備える．昏睡には輸液を施行し，必要であれば気管挿管および人工呼吸器管理を施行する（☞p22）．痙攣発作が持続していたらジアゼパムの静注，または，ミダゾラムの静注または筋注によって痙攣発作を止める．痙攣重積発作にはミダゾラムまたはプロポフォールの持続静注を施行する．痙攣発作の予防にはフェノバルビタールを筋注する（☞p23）．呼吸抑制・呼吸停止があれば気管挿管および人工呼吸器管理を施行する（☞p18）．低血圧には急速輸液を施行し，必要であればカテコラミンの持続静注を施行する（☞p20）．

- **吸収の阻害** 服用後1時間以内であれば胃洗浄を考慮する．グルホシネートは活性炭にはあまり吸着されないが，一緒に含まれている界面活性剤は吸着されるので活性炭を投与する．
- **排泄の促進** グルホシネートは速やかに腎排泄されるので，輸液によって尿量を維持する．腎不全のある患者には血液透析法が有効な可能性がある．
- **解毒薬・拮抗薬** なし．
- **予後** 遅発性に生じる呼吸抑制・呼吸停止に適切に対処できれば予後は良好である．

治療フローチャート

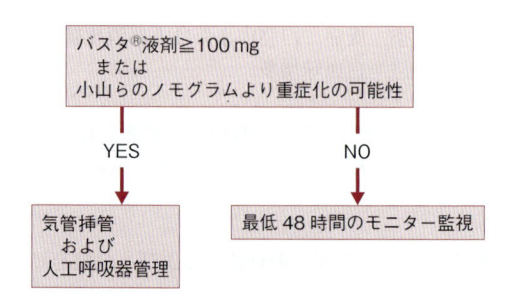

```
        バスタ®液剤≧100 mg
              または
    小山らのノモグラムより重症化の可能性
         │              │
        YES             NO
         ↓              ↓
    ┌─────────┐   ┌──────────────────┐
    │ 気管挿管 │   │ 最低48時間のモニター監視 │
    │  および  │   └──────────────────┘
    │人工呼吸器管理│
    └─────────┘
```

> **ひとことメモ ㉛　グルホシネート中毒と血液透析法**
> （☞『臨床中毒学』p271）

参考文献

小山のノモグラムの有用性

1) 小山完二, 広瀬保夫, 奥田孝範, 他：グルホシネート含有除草剤（バスタ®液剤）の服毒中毒における患者の重症化と血清グルホシネート濃度との関係．日救急医会誌 8：617-618, 1997.
2) 小山完二：グルホンネート（バスタ®液剤）．救急医学 2：141-143, 2001.

27 グリホサート・界面活性剤含有除草剤

最初の 10 分メモ

含有する製品

- グリホサート・アンモニウム塩（ラウンドアップハイロード®, 草当番®, ブロンコ®）
- グリホサート・イソプロピルアミン塩（ラウンドアップ®, 三共の草枯らし®, カルナクス®, クサトリキング®, ポラリス®, 草枯らし MIC®）
- グリホサート・カリウム塩（タッチダウン iQ®, ラウンドアップマックスロード®, タッチダウン AL®）
- グリホサート・トリメシウム塩（タッチダウン®）

診断のポイント

- GlySH への曝露歴，または，曝露を生じる状況がある患者に，消化器症状を認める．

治療のポイント

- 輸液を施行し消化管からの体液の喪失を補い，尿量を維持．
- 高カリウム血症または代謝性アシドーシスを伴う急性腎不全には血液透析法を施行するが，グリホサートの排泄の促進の手段としての血液透析法の有効性や適応については議論が分かれている．

Do & Don't

- 大量服用では，初診時は軽症であっても集中治療室で少なくとも 12 時間は経過観察．

- 腐食作用があるので胃洗浄は施行しない.

概説

非選択型除草剤であるグリホサート・界面活性剤含有除草剤（glyphosate surfactant herbicide；GlySH）は，最も広く用いられている除草剤の1つである．GlySH はグリホサート塩と界面活性剤を主成分としているが，その外に，消泡剤，着色剤，殺菌剤，(pH調整用)無機イオンなどのさまざまな成分を含んでいる．グリホサート塩としてはイソプロピルアミン塩などが，界面活性剤としては非イオン性界面活性剤であるポリオキシエチレンアミンなどが用いられている（イソプロピルアミン塩の化学構造：図1）．

薬物動態

薬物	グリホサート
半減期(時間)	2〜3
分布容積(L/kg)	<0.5
蛋白結合率(%)	?(小さい)

- 分布容積が小さく，蛋白結合率が低い ➡ 血液透析法が有効な可能性がある．
- ほとんどは未変化体のまま速やかに尿中に排泄される．
- 界面活性剤の薬物動態はほとんどわかっていない．

毒性のメカニズム

- GlySH の毒性のメカニズムは複雑で，不明な点が多い．
- ヒトへのグリホサートの毒性は低く，GlySH の毒性の中心は界面活性剤である．
- 意識障害，腎障害，代謝性アシドーシスは主にグリホサートによる．
- 消化管腐食作用，肺傷害，低血圧は主に界面活性剤による．

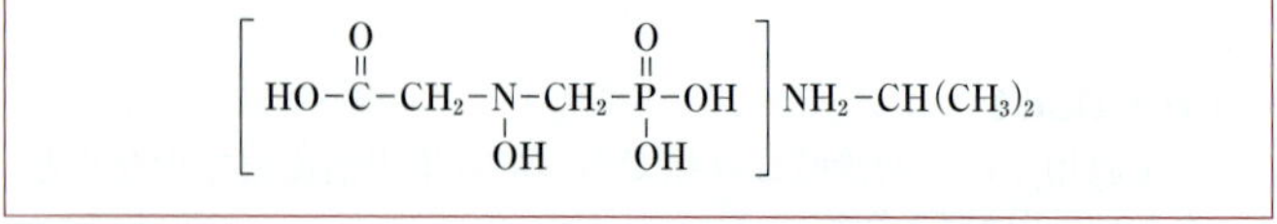

$$\left[\text{HO-}\overset{\text{O}}{\overset{\|}{\text{C}}}\text{-CH}_2\text{-N-CH}_2\text{-}\overset{\text{O}}{\overset{\|}{\text{P}}}\text{-OH} \right] \text{NH}_2\text{-CH(CH}_3)_2$$
$$\qquad\qquad\qquad\qquad \text{OH}\qquad\text{OH}$$

図1　グリホサート・イソプロピルアミン塩の化学構造

表1 GlySH中毒の重症度分類

無症状	訴えがなく,身体所見または検査所見でも異常がない.
軽症	悪心・嘔吐,下痢,腹痛,口腔内痛や咽頭痛などの消化器症状が主体であるが,24時間以内に改善する.バイタルサインは安定し,呼吸器,心循環器,腎臓の症状を認めない.
中等症	消化器症状が24時間以上持続し,消化管出血を認め,内視鏡で口腔内潰瘍,食道炎,胃炎などを認める.低血圧は輸液に反応する.呼吸不全は気管挿管を要さない.酸塩基平衡の異常を認める.一過性の肝障害,腎障害,または一時的な乏尿を認める.
重症	呼吸不全は気管挿管を要する.急性腎不全は血液透析法を要する.低血圧はカテコラミンなどの昇圧薬を要する.心停止,昏睡,痙攣発作,または死を認めることがある.

〔Talbot AR, Shiaw MH, Huang JS, et al: Acute poisoning with a glyphosate-surfactant herbicide(Roundup): A review of 93 cases. Hum Exp Toxicol 10: 1-8, 1991 より改変〕

症状

- 表1にGlySH中毒の重症度分類を示す.
- 消化管腐食作用によって口腔内痛,咽頭痛,心窩部痛,嚥下困難,大量の体液の喪失や低血圧が生じる.
- 臓器循環の低下から2次的に腎機能障害や肝障害が生じる.
- 界面活性剤による肺血管抵抗の増大およびALI/ARDSが生じる.

【消化器症状】口腔内痛,咽頭痛,心窩部痛,嚥下困難.

【その他】意識障害,ALI/ARDS,脱水,低血圧,低容量性ショック,循環不全,不整脈,急性腎不全,肝障害,高カリウム血症,代謝性アシドーシス

治療

- **全身管理** 呼吸不全には酸素を投与し,必要であれば気管挿管および人工呼吸器管理を施行する(☞p18).輸液を施行し消化管からの体液の喪失を補い,尿量を維持する.低血圧には急速輸液を施行し,必要であればカテコラミンの持続静注を施行する(☞p20).高カリウム血症または代謝性アシドーシスを伴う急性腎不全には血液透析法を施行する(☞p52).
- **吸収の阻害** 活性炭を投与する.
- **排泄の促進** グリホサートは速やかに腎排泄されるので,輸液によって尿量を維持する.また,グリホサートは弱酸性で腎排泄であるので尿のアルカリ化が有効な可能性がある(☞p40).グリホ

表2　血液透析法の導入基準

- 大量服用（41％グリホサートおよび 15％ POEA≧200 mL）
- 尿量＜0.5 mL/kg/時
- 血清 Cr≧1.5 mg/dL または GFR の 25％以上の低下
- 利尿薬に反応しない容量の過負荷
- 肺水腫や低酸素血症などの呼吸器症状
- ショックまたは心電図異常などの心循環器症状
- 高カリウム血症や代謝性アシドーシスなどの電解質異常や酸塩基平衡異常
- 肝酵素の上昇や消化管出血などの消化器症状

（Sampogna RV, Cunard R：Roundup intoxication and a rationale for treatment. Clin Nephrol 68：190-196, 2007）

サートは分子量が小さく，分布容積が小さく，蛋白結合率が低いので血液透析法が有効な可能性がある．急性腎不全のある場合は血液透析法の適応がある．**表2**にSampognaらの血液透析法の導入基準を示す．

- **解毒薬・拮抗薬**　なし．
- **予後**　高濃度 GlySH の大量服用による死亡率は 10〜20％である．ARDS，急性腎不全，高カリウム血症，代謝性アシドーシスなどが生じると予後は不良である．

ひとことメモ 32　ラウンドアップハイロードによる心肺停止

　筆者らは，ラウンドアップハイロード®を大量服用し，救急搬送中に無脈性心室頻拍が生じて心肺停止状態となった症例を経験しました．来院時の血清カリウム値は 10.6 mEq/L で，経皮的心肺補助法（PCPS）の導入下で持続血液透析法（CHD）を施行して救命することができました．ラウンドアップハイロード®は 48％のグリホサート・カリウム塩を含有し，計算すると 2.6 mEq/mL のカリウムを含有していることになります．カリウム製剤として用いられているアスパラギン酸カリウム（アスパラカリウム注 10 mEq®）は 1.0 mEq/mL のカリウムを含んでいるので，ラウンドアップハイロード®は，カリウム製剤の 2.6 倍もの高濃度のカリウムを含んでいるのです．

- Kamijo Y, Mekari M, Yoshimura K, et al：Glyphosate-surfactant herbicide products containing glyphosate potassium salt can cause fatal hyperkalemia if ingested in massive amounts. Clin Toxicol 50：159, 2012

治療フローチャート

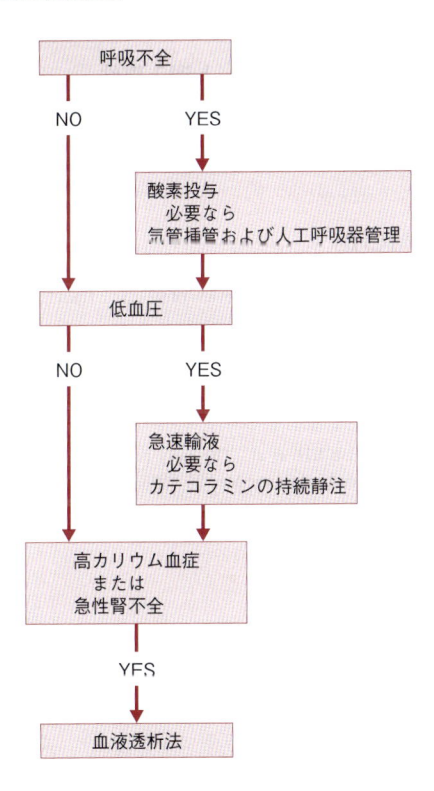

```
呼吸不全
├─ NO ─────────────┐
└─ YES → 酸素投与
          必要なら
          気管挿管および人工呼吸器管理
                    │
                    ▼
           低血圧
├─ NO ─────────────┐
└─ YES → 急速輸液
          必要なら
          カテコラミンの持続静注
                    │
                    ▼
        高カリウム血症
         または
        急性腎不全
            │
          YES
            ▼
        血液透析法
```

ひとことメモ ㉝ GlySH と無菌性髄膜炎

筆者らは、GlySH を大量服用して 2 日後に意識障害を主訴に搬送された症例を経験しました。初診時は、半昏睡状態で、ARDS、循環不全、急性腎不全、DIC を認めました。また、38.4℃の発熱、Kernig 徴候、項部硬直を認め、髄膜炎が疑われました。髄液所見では、グリホサート濃度は 122.5 μg/mL、IL-6 濃度は 394 μg/mL、細胞数 32/μL(単球有意)で、細菌およびウィルス学的検査はすべて陰性でした。髄液中のグリホサート濃度の減少と並行して髄膜炎を示唆する所見は改善し、GlySH に関連した無菌性髄膜炎と考えました。

- Sato C, Kamijo Y, Yoshimura K, et al：Aseptic meningitis in association with glyphosate-surfactant herbicide poisoning. Clin Toxicol 49：118-120, 2011.

ひとことメモ 34　グリホサート混入事件
（☞『臨床中毒学』p277）

参考文献
GlySH 中毒の重症度分類
1) Talbot AR, Shiaw MH, Huang JS, et al：Acute poisoning with a glyphosate-surfactant herbicide（Roundup）；A review of 93 cases. Hum Exp Toxicol 10：1-8, 1991.

血液透析法の有効性
2) Moon JM, Min YI, Chun BJ：Can early hemodialysis affect the outcome of the ingestion of glyphosate herbicide? Clin Toxicol 44：329-332, 2006.

予後不良因子
3) Lee CH, Shih CP, Hsu KH, et al：The early prognostic factors of glyphosate-surfactant intoxication. Am J Emerg Med 26：275-281, 2008.

28 パラコート

最初の 10 分メモ

含有する製品
- パラコート（グラモキソン®，パラゼット®）
- ジクワット・パラコート（プリグロックスL®，マイゼット®）

診断のポイント
- パラコートへの曝露歴または曝露を生じる状況がある患者に，青色の吐物を認めるまたは口腔内が青色に着色している．
- 図1に示すように，尿を水酸化カリウムで塩基性にして，ハイドロサルファイトナトリウム溶液を添加して青色に変色すればパラコート中毒を疑う（ハイドロサルファイト反応）．
- パラコートの血中濃度を測定して，Proudfoot らのノモグラム（図2），Hart らのノモグラム（図3），Sawada らのパラコート中毒の重症度指数（SIPP，図4）を用いて予後を評価する．

治療のポイント
- これまで，さまざまな治療法が試みられたが予後を改善するエ

ビデンスはない.
- Proudfoot らのノモグラム，Hart らのノモグラム，SIPP で死亡の可能性が大きければ緩和ケアを考慮.

Do & Don't
- パラコートを経口摂取した場合のみならず経皮吸収が考えられる場合は全例を入院治療.
- 低酸素血症が生じるまでは酸素投与はしない.
- 低酸素血症には，PaO_2 55 Torr 前後を目安に最低限の酸素投与にとどめる.

概説

非選択型除草剤であるパラコートは，毒性が非常に強いにも関わらずかつては世界中で広く用いられた．現在では，販売時の記名の際に身分証明書の提示が必要となるなど規制が厳しくなったために，ほとんど用いられなくなった（化学構造：図5）.

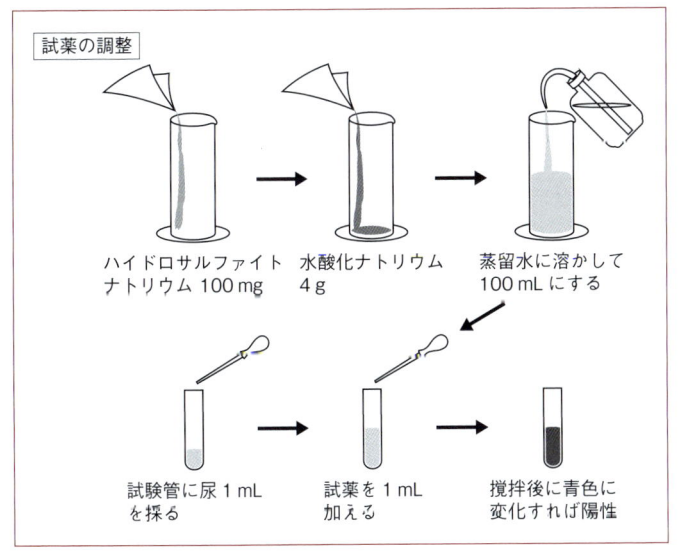

図1 ハイドロサルファイト反応

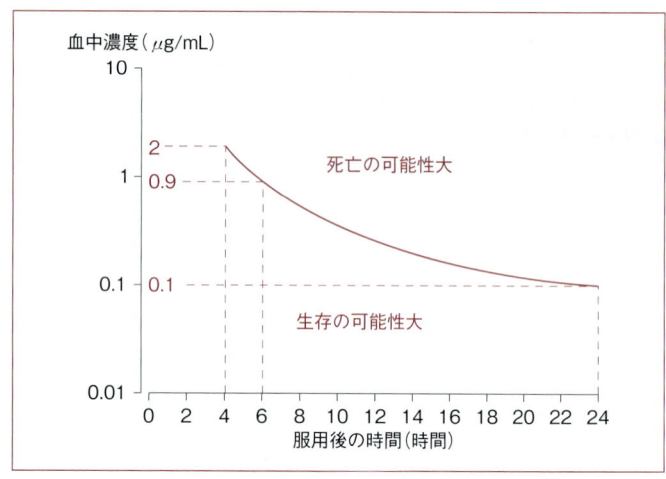

図2 Proudfoot らのノモグラム

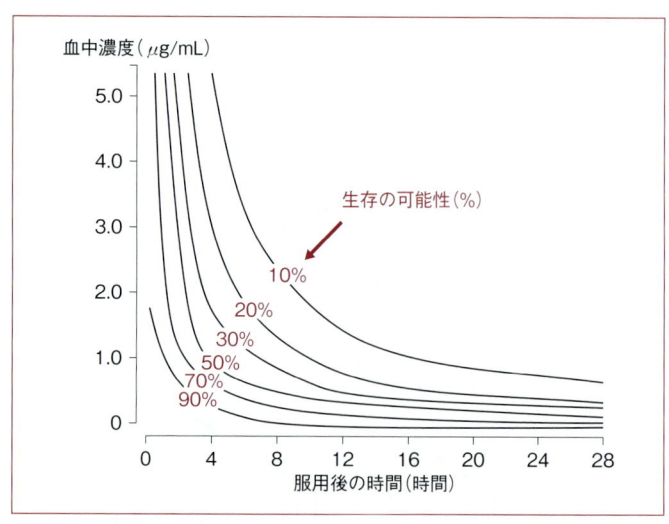

図3 Hart らのノモグラム

SIPP＝血清パラコート濃度（μg/mL）×服用から治療までの時間（時）

SIPP≦10：生存の可能性が高い．
10＜SIPP＜50：呼吸不全によって遅れて死亡する可能性が高い．
SIPP≧50：循環不全によって初期に死亡する可能性が高い．

(SIPP：severity index of paraquat poisoning)

図4　Sawadaらのパラコート中毒の重症度指数

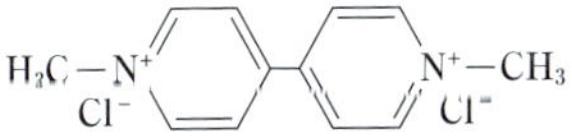

$$H_3C-N^+ \bigcirc\!\!\!-\!\!\!\bigcirc N^+-CH_3$$
$$Cl^- \qquad\qquad Cl^-$$

ベンゼン環の炭素原子の1つが窒素原子に置換されたピリジン構造が2つ結合したビピリジンのそれぞれの窒素原子にメチル基が結合したピリジニウム塩である．

図5　パラコートの化学構造

薬物動態

薬物	パラコート
半減期（時間）	20〜100
分布容積（L/kg）	1.2〜2.8
蛋白結合率（％）	？

- 吸収されたパラコートは肺および腎臓に選択的に取り込まれる．
- ほとんどは未変化体のまま尿中に排泄される．

毒性のメカニズム

- 図6に示すように、肺に取り込まれたパラコートは、NADPH-チトクロームP450還元酵素などの作用によって、電子を1つ受容して（還元されて）パラコート・ラジカルとなるが、パラコート・ラジカルは酸素に電子を供給して（酸化されて）スーパーオキサイド・ラジカルを産生し、自身は速やかにパラコートに戻る．
- 還元と酸化の過程を繰り返すレドックス・サイクル（redox-cycle）によって、パラコートは触媒的に何度もNADPHを消費しながらスーパーオキサイド・ラジカルを産生するので少量でも強い毒性を示す．
- スーパーオキサイド・ラジカルの産生を起点として傷害された肺

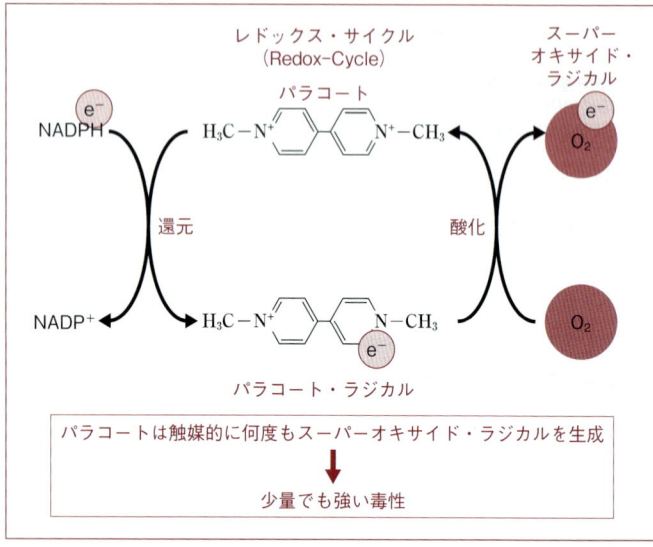

図6 パラコートの毒性のメカニズム

胞細胞は,非可逆的に線維組織に置換される.
　致死量:2〜4 g

症状

- 急性中毒のほとんどは経口摂取によるが,皮膚や粘膜からの吸収による中毒の報告も散見される.
- 急性中毒の臨床症状は局所性と全身性に分かれるが,前者の重症度は濃度に,後者の重症度は服用量による.

〔初期症状〕
　口腔・咽頭痛,舌潰瘍,咽頭潰瘍,嚥下困難,悪心・嘔吐,腹痛,下痢,膵炎,頭痛,傾眠,昏睡,低血圧,心室性不整脈,循環不全,心停止,肺水腫,横紋筋融解症,副腎壊死

〔1〜4日後〕
　蛋白尿,血尿,乏尿,急性尿細管壊死,急性腎不全,肝障害

〔3〜14日後〕
　進行性肺線維症

〔3か月後〕
　急性糸球体腎炎

治療

- **全身管理** 低酸素血症が生じるまでは酸素投与はしない．低酸素血症には，PaO_2 55 Torr 前後を目安に最低限の酸素投与にとどめる．痙攣発作には抗痙攣薬を投与する（☞p23）．低血圧または低容量性ショックには大量輸液を施行し，必要であればドパミンなどのカテコラミンを持続静注する（☞p20）．
- **吸収の阻害** 服用後1時間以内であれば胃洗浄を考慮する．中毒量の服用では活性炭を投与する．
- **排泄の促進** 以前は積極的に血液灌流法が施行されたが，予後を改善するエビデンスはない．
- **解毒薬・拮抗薬** なし．
- **予後** 大量服用した場合（>40〜50 mg/kg）は多臓器不全または循環不全によってほとんどの場合は24時間以内に死亡する．中等量（<40〜50 mg/kg，>20〜30 mg/kg）を服用した場合は，急性期を乗り越えても遅発性に進行性肺線維症が発症し2〜4週間で死亡する．小量（<20 mg/kg）を服用した場合は，完全回復が期待できる．

ひとことメモ 35 パラコート連続毒殺事件
（☞『臨床中毒学』p266）

ひとことメモ 36 パラコート保険金殺人事件
（☞『臨床中毒学』p266）

参考文献

血液浄化法の無効性
1) Hampson EC, Pond SM：Failure of haemoperfusion and haemodialysis to prevent death in paraquat poisoning. A retrospective review of 42 patients. Med Toxicol Adverse Drug Exp 3：64-71, 1988.

血中濃度による予後の評価
2) Sawada Y, Yamamoto I, Hirokane T, et al：Severity index of paraquat poisoning. Lancet 1：1333, 1988.
3) Hart TB, Nevitt A, Whitehead A：A new statistical approach to the prognostic

29 アニリン系除草剤

最初の 10 分メモ

含有する製品
- アラクロール(ラッソー®)
- フェンメディファム(ベタナール®)
- ブタクロール(マーシェット®)
- プレチラクロール(エリジャン®,ソルネット®)
- メトラクロール(デュアール®)
- メフェナセット(ヒノクロア®)
- リニュロン(ロロックス®)
- DCMU(カーメックスD®,クサウロン®,ジウロン®,ダイロン®)
- IPC(クロロIPC®)

診断のポイント
- アニリン系除草剤の曝露歴または曝露を生じる状況がある患者に悪心・嘔吐などの消化器症状またはメトヘモグロビン血症を認める.

治療のポイント
- 溶血があれば,ハプトグロビンを投与.
- メトヘモグロビン濃度>30%であれば,メチレンブルーを静注.

Do & Don't
- メトヘモグロビン血症があるとSpO_2はSaO_2より低値となることに注意する.

体重50 kgの実践投与量

メチレンブルーの投与:メトヘモグロビン濃度>30%であれば,1%メチレンブルー溶液5〜10 mL(50〜100 mg)を5分以上かけて静注.

概説

アニリン系除草剤のほとんどは,土壌処理剤として用いられている(代表的なものの化学構造:図1).

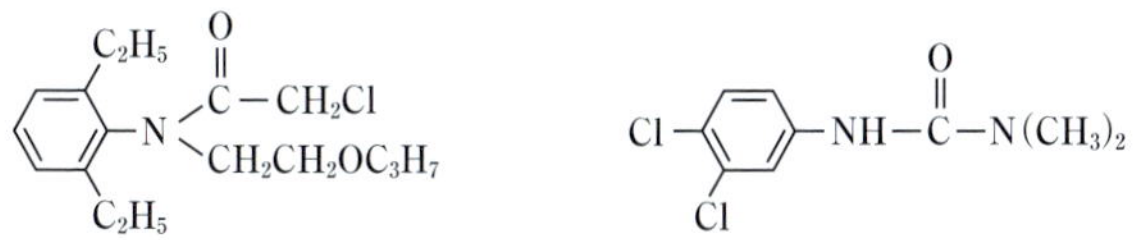

図1 代表的なアニリン系除草剤の化学構造

薬物動態

- アニリン系除草剤のヒトでの毒物動態は不明な点が多い．
- 生体内で加水分解されて酸化作用のあるアニリン誘導体に変換される．

毒性のメカニズム

- 生体内では，ヘモグロビンのFe^{2+}が自己酸化（auto-oxidation）してFe^{3+}になることによって，常にヘモグロビンからメトヘモグロビンが産生されているが，メトヘモグロビンをヘモグロビンに還元する過程を，NADH-メトヘモグロビン還元酵素やNADPH-メトヘモグロビン還元酵素などが触媒して，メトヘモグロビン濃度を1％未満に維持している．
- アニリン系除草剤の代謝産物であるアニリン誘導体は酸化作用をもち，ヘモグロビンのFe^{2+}を酸化してFe^{3+}として，ヘモグロビンからメトヘモグロビンを産生するが，アニリン系除草剤を大量服用すると，上記のメトヘモグロビン還元酵素による還元能を超えるためにメトヘモグロビン濃度が上昇する（メトヘモグロビン血症）．
- メトヘモグロビンは酸素と結合しないため酸素運搬能をもたないだけでなく，メトヘモグロビンの存在下ではヘモグロビンは酸素とより強固に結合して酸素解離曲線は左方移動するため，組織での酸素供給が減少して低酸素ストレスが生じる．

　マウスやラットでの経口致死量：2 g/kg以上

症状

- 表1にメトヘモグロビン濃度と症状を示す．
- 表1に記載されているメトヘモグロビン血症による症状以外に以下の症状が生じる．

表1 メトヘモグロビン濃度と症状

MetHb(%)	症状
10〜15	チアノーゼ(チョコレートチアノーゼ)
20〜40	めまい,頭痛,不安,不快感,疲労感,衰弱
40〜60	傾眠,嗜眠,昏迷,呼吸困難,呼吸抑制,徐脈
60〜80	昏睡,痙攣発作,死

【消化器症状】悪心・嘔吐,下痢,腹痛
【血液・凝固系症状】溶血,(メトヘモグロビン血症)
【その他】皮膚・粘膜刺激症状,ヘモグロビン尿,乏尿,無尿,急性尿細管壊死,急性腎不全

治療

- **全身管理** 昏睡には輸液を施行し,必要であれば気管挿管および人工呼吸器管理を施行する(☞p22).溶血には遊離ヘモグロビンが腎尿細管に沈着して急性尿細管壊死や急性腎不全が生じるのを予防するためにハプトグロビンを投与する.急性腎不全には血液透析を施行する.

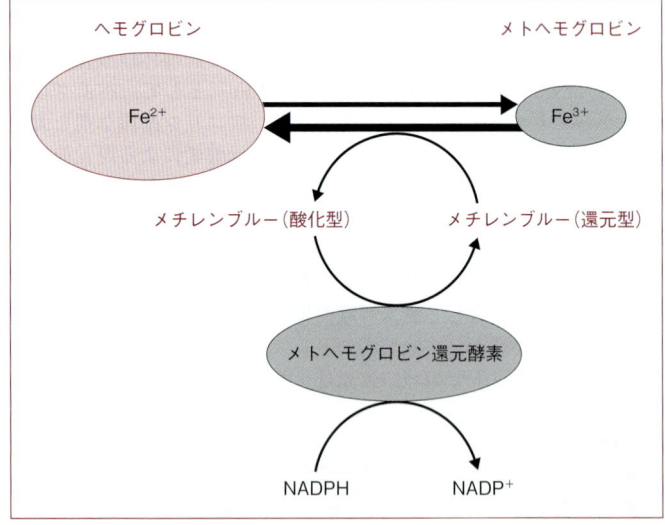

図2 メチレンブルーの作用のメカニズム

- **吸収の阻害**　活性炭を投与する．汚染された衣類は取り除き，皮膚や粘膜が汚染されていれば大量の水と石鹸で洗浄する．
- **排泄の促進**　有効な方法はない．
- **解毒薬・拮抗薬**　図2に示すように，メチレンブルー（還元型）はメトヘモグロビンからヘモグロビンへの変換を促進してメチレンブルー（酸化型）となるが，NADPH-メトヘモグロビン還元酵素はメチレンブルー（酸化型）からメチレンブルー（還元型）を再び産生する．

> メチレンブルーの投与：メトヘモグロビン濃度>30%であれば，1%メチレンブルー　溶液0.1〜0.2 mL/kg（1〜2 mg/kg）を5分以上かけて静注する．

- **予後**　毒性は低く，重症のメトヘモグロビン血症の報告は散見されるが，死亡例の報告はほとんどない．

治療フローチャート

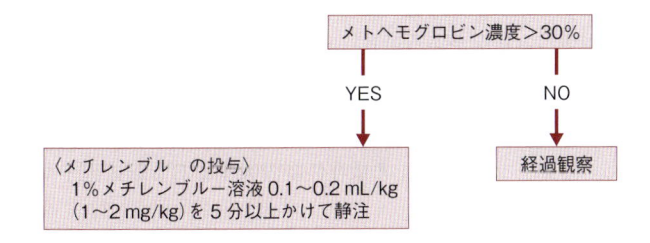

```
            メトヘモグロビン濃度>30%
           ┌────────┴────────┐
          YES                NO
           ↓                  ↓
 〈メチレンブルーの投与〉        経過観察
 1%メチレンブルー溶液 0.1〜0.2 mL/kg
 （1〜2 mg/kg）を5分以上かけて静注
```

参考文献

メチレンブルーの有効性

1) Anic B, Plestina S, Radonic R, et al：Methemoglobinemia caused by accidental poisoning with metolachlor and metobromuron. Arh Hig Rada Toksikol 50：193-199, 1999.
2) Watt BE, Proudfoot AT Bradberry SM, et al：Poisoning due to urea herbicides. Toxicol Rev 24：161-166, 2005.

C 殺鼠剤

30 4-ヒドロキシクマリン誘導体
（ワルファリン，スーパーワルファリン）

最初の 10 分メモ

含有する製品

- ワルファリン〔医薬品：ワーファリン®，殺鼠剤：メリーネコクマリン®，メリーネコ3号®，サンケイクマリン®，固形チューモア1号®，固形チューモア2号®，チューモア「コンク」®，ヤソール®，固形ラテミン®，粉末ラテミン®，水溶性ラテミン錠®，ラテミンコンク®，強力ローダン®，強力デスモア（固形）®〕
- ジフェチアロン（デスモアプロ®，デスモアプロ・ブロック®，スーパーデスモア®）

診断のポイント

- ワルファリンまたはスーパーワルファリンの曝露歴，または曝露が生じる状況がある患者に，出血症状，プロトロンビン時間（PT）の延長，PT-INR の異常を認める．
- ビタミン K 欠乏を生じる原因がないのに，血中のビタミン K 依存性凝固因子である凝固因子Ⅱ，Ⅶ，Ⅸ，Ⅹの活性は低下しているが，ビタミン K 非依存性凝固因子である凝固因子Ⅴの活性は正常である．
- 血中のビタミン K エポキサイド濃度の上昇，および，血中のビタミン K エポキサイド／ビタミン K 比の高値を認める．
- スーパーワルファリンは，ワルファリンに比べて毒性がはるかに強く，持続時間が長いので，両者の鑑別は非常に重要．

治療のポイント

- 出血性ショックまたは貧血には赤血球 MAP および新鮮冷凍血漿（FFP）の輸血を施行．
- 出血がある，または出血の危険が高い場合は FFP を輸血して欠乏している凝固因子を補う．
- PT の延長または PT-INR の異常にはビタミン K_1 を経口投与する，または，筋注または緩徐に（1 mg/分以下の速度で）静注．
- スーパーワルファリンでは，PT-INR をチェックしながら，ビ

タミン K_1 の投与を適宜繰り返す．

Do & Don't

- PT-INR を適宜チェックする．スーパーワルファリンでは長期間のモニターが必要．
- 4-ヒドロキシクマリン誘導体の摂取後1〜2日は PT の延長や PT-INR の異常を認めないので注意．
- 胃管の挿入による出血の可能性があるので，胃洗浄は施行しない．

概説

ワルファリンは，抗凝固薬および殺鼠剤として用いられてきた．現在では，ネズミにワルファリン耐性が生じたこともあり，1970年代に開発された長時間型のスーパーワルファリンも殺鼠剤として用いられている．

図1にワルファリンと代表的なスーパーワルファリンの化学構造を示す．

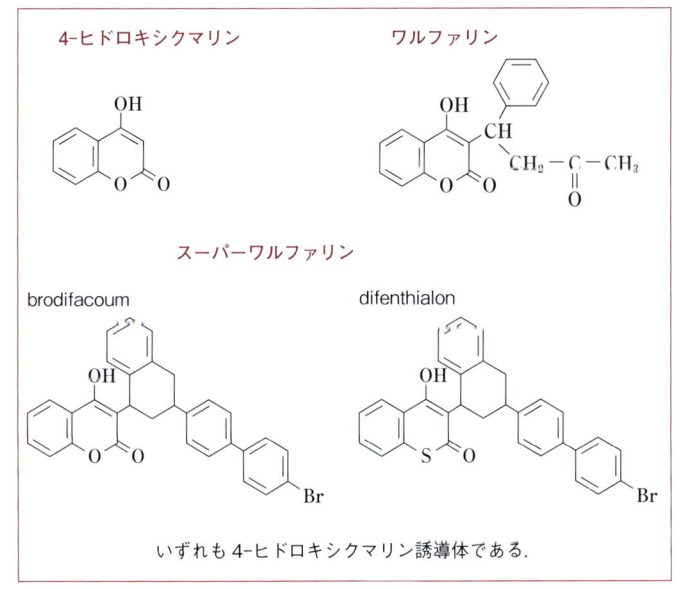

図1　4-ヒドロキシクマリン誘導体の化学構造

（4-ヒドロキシクマリン、ワルファリン、スーパーワルファリン（brodifacoum、difenthialon）の化学構造。いずれも 4-ヒドロキシクマリン誘導体である．）

薬物動態

薬物	ワルファリン	brodifacoum
半減期	15〜70時間	20〜62日
分布容積(L/kg)	0.1〜0.2	1.0
蛋白結合率(%)	99	?

- ワルファリンおよびスーパーワルファリンの毒物動態は不明な点が多い.

ワルファリン
- 肝臓で酸化されて,不活性代謝物の6-および7-ヒドロキシワルファリンとなり,主として尿中に排泄される.
- 1%未満が未変化体として尿中に排泄される.

スーパーワルファリン
- 半減期は,ワルファリンより著明に長く10〜180日である.
- 分布容積は,ワルファリンの約6倍である.
- 肝臓の脂肪親和性の高い部位や脂肪組織に結合して貯蔵され,長時間かけて遊離され,腸肝循環するものもあるので,作用時間が長い.

毒性のメカニズム

- 図2上に示すように,ビタミンKは,γ-グルタミルカルボキシラーゼ(γ-glutamyl carboxylase)の補因子(cofactor)として,肝臓で凝固因子Ⅱ,Ⅶ,Ⅸ,Ⅹ,プロテインC,プロテインSの前駆体にあるグルタミン酸残基のγ-カルボキシル化を促進する.この結果,不活性体である凝固因子の前駆体は,活性体である凝固因子となる.一方,ビタミンKは,γ-カルボキシル化の際に,ビタミンKエポキシド回路(vitamin K epoxide cycle)で,ビタミンKエポキシドに変換されるが,エポキシド還元酵素(epoxide reductase)によって再びビタミンKに変換される.
- 図2下に示すように,4-ヒドロキシクマリン誘導体であるワルファリンおよびスーパーワルファリンは,エポキシド還元酵素を阻害する.この結果,ビタミンKが欠乏して,ビタミンK依存性凝固因子であるⅡ,Ⅶ,Ⅸ,Ⅹ,プロテインC,プロテインSの合成は阻害され,すでに合成されている凝固因子が減少してから抗凝固作用を発揮する.

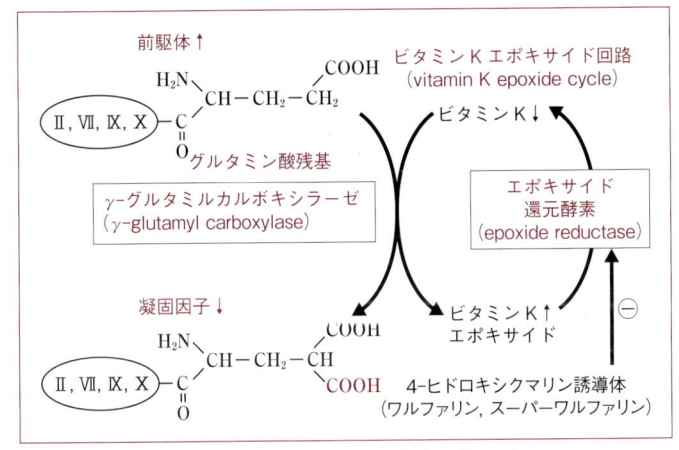

図2 4-ヒドロキシクマリン誘導体による中毒メカニズム

- スーパーワルファリンは，エポキサイド還元酵素に対してワルファリンの100倍の親和性をもつため，抗凝固作用の力価は高い．
- 半減期が短く，抗凝固作用の力価の低いワルファリンの大量服用では，著しいビタミンK依存性凝固因子の欠乏が生じることは稀で，抗凝固作用による毒性は弱い．
- 半減期が長く，抗凝固作用の力価の高いスーパーワルファリンの大量服用では，著しいビタミンK依存性凝固因子の欠乏が生じて，抗凝固作用による毒性は強い．

症状

- 凝固因子Ⅶ，Ⅸ，Ⅹの半減期は24～60時間と長いので，大量摂取後1～2日で抗凝固作用による出血症状が生じ，ワルファリンでは数日，スーパーワルファリンでは数週間から6か月持続する．

【出血症状】 出血傾向，点状出血，結膜下出血，鼻出血，歯肉出血，肘・膝・殿部などの斑状出血・血腫・打撲傷，上部消化管出血，吐血，タール便，下血，喀血，血尿，腟出血，脳出血，貧血，出血性ショック

【凝固異常】 PTの延長，PT-INRの異常，部分トロンボプラスチン時間（PTT）の延長，凝固時間の延長，出血時間の延長

【その他】 食欲低下，腹痛，全身倦怠感，めまい，傾眠，息切れ，筋痛，横紋筋融解症，自然流産など

治療

- **全身管理** PT-INR を適宜チェックする．スーパーワルファリンでは長期間のモニターが必要である．出血性ショックまたは貧血には赤血球 MAP および新鮮冷凍血漿（FFP）の輸血を施行する．出血がある，または出血の危険が高い場合は FFP を輸血して欠乏している凝固因子を補う．頭蓋内出血には専門医にコンサルテーションする．
- **吸収の阻害** 活性炭を投与する．
- **排泄の促進** 有効な方法はない．
- **解毒薬・拮抗薬** ビタミン K_1 は，ビタミン K 依存性凝固因子の産生を回復させる．PT の延長または PT-INR の異常にはビタミン K_1 を投与する．血腫が生じるのを避けるために，経口投与が望ましいが，重篤な出血があれば筋注または緩徐に（1 mg/分以下の速度で）静注する．ワルファリンでは，5〜10 mg のビタミン K_1 の投与で速やかに凝固異常は改善するが，スーパーワルファリンでは，最初のビタミン K_1 の投与でいったんは凝固機能が正常化しても，12〜16 時間後には再び異常となるので，PT-INR をチェックしながら，ビタミン K_1 の投与を適宜繰り返す．
- **予後** スーパーワルファリン中毒では，生命を脅かす出血を生じることがある．頭蓋内出血などによる死亡や後遺症の報告が稀にみられる．

ひとことメモ 37 スーパーワルファリンと尿や便の着色

筆者らは，スーパーワルファリンおよびワルファリンを含有している殺鼠剤とベンゾジアゼピン類であるニトラゼパムを大量服用し，意識障害を主訴に搬送された症例を経験しました．初診時の尿や便はピンク色に着色していたことがヒントになって家族に自宅を探してもらったところ殺鼠剤の空箱が見つかり早期に診断がつきました．その結果，PT-INR を適宜チェックしながらビタミン K を投与し，出血性の合併症を生じることなく治療することができました．

- Kamijo Y, Sato C, Yoshimura K, Soma K：Notable pink excreta and severe myocardial suppression in superwarfarin (difethialone) intoxication. Intern Med 50：2819-2822, 2011

治療フローチャート

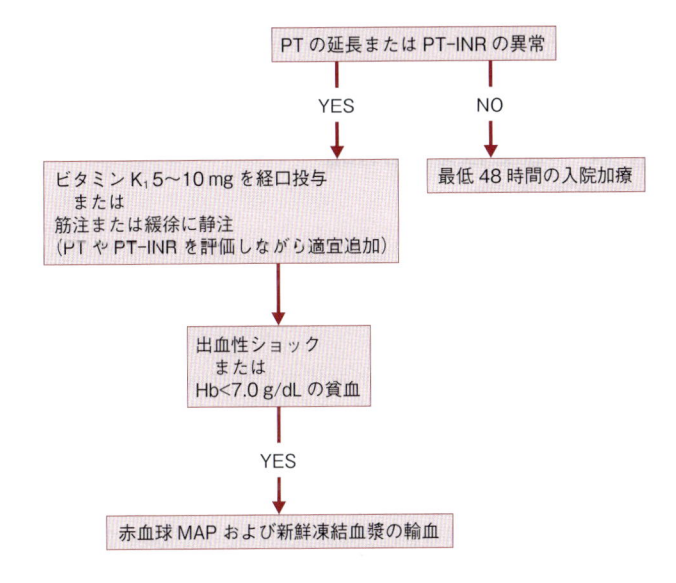

```
          ┌─────────────────────────────┐
          │ PTの延長またはPT-INRの異常 │
          └─────────────────────────────┘
            YES              NO
             ↓                ↓
```

- ビタミン K_1 5～10 mg を経口投与
  または
  筋注または緩徐に静注
  （PTやPT-INRを評価しながら適宜追加）

- 最低48時間の入院加療

↓

出血性ショック
または
Hb<7.0 g/dL の貧血

↓ YES

赤血球MAPおよび新鮮凍結血漿の輸血

参考文献

スーパーワルファリン中毒でのビタミンKの長期大量投与の有効性

1) Zolcinski M, Padjas A, Musial J：Intoxication with three different superwarfarin compounds in an adult woman. Thromb Haemost 100：156-157, 2008.
2) Spahr JE, Maul JS, Rodgers GM：Superwarfarin poisoning：a report of two cases and review of the literature. Am J Hematol 82：656-660, 2007.
3) Pavlu J, Harrington DJ, Voong K, et al：Superwarfarin poisoning. Lancet 365：628, 2005.

第4章 家庭用品

A 洗浄剤など

31 酸・塩基性家庭用品

最初の10分メモ

含有する製品

酸性家庭用品
- 塩酸(サンポール®,ネオナイス®など)

塩基性家庭用品
- 次亜塩素酸ナトリウム+水酸化ナトリウム(パイプユニッシュ®,カビキラー®,ハイター®など)

診断のポイント

- 酸・塩基性家庭用品の曝露歴,または,曝露を生じる状況がある患者に,嚥下痛,前胸部痛,心窩部痛などの症状を認める.
- 酸・塩基性家庭用品の経口摂取が疑われたら内視鏡を施行して食道,胃などの傷害の有無,部位,範囲,重症度を評価する.(内視鏡による腐食性食道・胃炎の重症度分類:表1).
- 超音波内視鏡(endoscopic ultrasonography,以下EUS)によって,傷害の深達度が評価でき,食道または胃狭窄の予測が可能である(EUSによる腐食性食道・胃炎の重症度分類:表2,正常な食道および胃のEUS画像:図1).
- 激しい前胸部痛,背部痛,心窩部痛,腹痛,腹膜刺激症状などによって食道または胃穿孔が疑われたら,胸部および腹部のX線およびCTを施行して,縦隔または腹部のfree airの有無などを確認.

治療のポイント

- ただちに牛乳または水を服用させて希釈.
- 食道または胃穿孔には消化器外科専門医にコンサルトしてただちに外科的治療を施行.
- 食道または胃狭窄には消化器外科専門医または消化器内科専門医にコンサルトして外科的治療,ブジー拡張術,バルーン拡張術などを施行.

Do & Don't

- 急性期には，食道穿孔および胃穿孔に注意.
- 慢性期には，食道および胃狭窄(幽門洞または幽門狭窄)に注意.
- 催吐および胃洗浄は禁忌.
- 活性炭の投与は無効であるし，内視鏡の妨げとなるので施行しない.
- 中和熱が傷害を悪化させるので中和(酸 vs アルカリ)は禁忌.

表1 内視鏡による腐食性食道・胃炎の重症度分類

重症度	内視鏡所見
Grade 0	正常
Grade Ⅰ	浮腫，発赤および/または滲出
Grade Ⅱ	中等度の潰瘍および/または出血
Grade Ⅲ	広範な潰瘍，出血および/または弛緩した内腔

(Di Costanzo J, Noirclerc M, Jouglard J, et al : New therapeutic approach to corrosive burns of the upper gastrointestinal tract. Gut 21 : 370-375, 1980)

表2 EUSによる腐食性食道・胃炎の重症度分類

重症度	EUS所見
Grade 0	筋層は同定でき肥厚も認めない.
Grade Ⅰ	筋層は同定できるが肥厚を認める.
Grade Ⅱ	筋層は不明瞭で境界がはっきりしない.
Grade Ⅲ	筋層は同定できない.
Type a	最重度のGradeの傷害が全周性でない.
Type b	最重度のGradeの傷害が全周性である.

(Kamiio Y, Kondo I, Kokuto M, et al : Miniprobe ultrasonography for determining prognosis in corrosive esophagitis. Am J Gastroenterol 99 : 851-854, 2004)

概説

酸性家庭用品としては塩酸を用いているものが多く，洗浄剤やサビ取り剤には約10％含有されている．塩基性家庭用品としては次亜塩素酸ナトリウムの安定剤として水酸化ナトリウムを用いているものが多く，カビ取り剤や漂白剤には約1〜4％含有されている．

食道 EUS 画像（正常）　　　　　　胃 EUS 画像（正常）

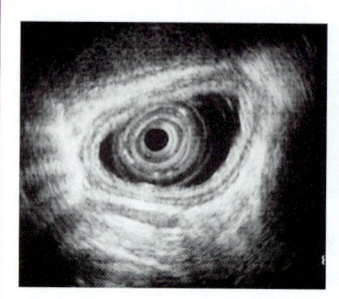

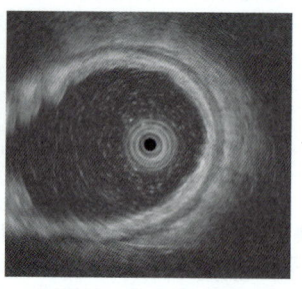

弱エコー信号の筋層は強エコー信号の結合組織によって内輪筋と外縦筋に分けられるため3層構造として描出される．

図1　正常な食道および胃の EUS 画像

薬物動態

- 吸収による毒性は問題にならないものが多い．

毒性のメカニズム

- 皮膚および粘膜に腐食作用を発揮する．酸および塩基による腐食作用の強さは服用量よりも pH が重要である．

〔酸性物質：(pH＜2)〕

- 急速な凝固壊死（coagulative necrosis）により焼痂（echar）が形成される．この焼痂は傷害がさらに深部に進行することを抑える働きがある．
- 酸は，速やかに食道を通過するが，胃に入ると酸の刺激で幽門括約筋が反射的に収縮して幽門洞に貯留する傾向があるため，その先には流れにくい．したがって，一般に食道よりも胃の傷害が強く，十二指腸より先に傷害が及ぶことはほとんどない．

〔塩基性物質：(pH＞11)〕

- 鹸化（saponification）を伴う融解壊死（liquefactive necrosis）により次第に深層の組織に浸潤し傷害を広げる．したがって，塩基は酸に比べて傷害が深達する傾向がある．
- 塩基は，粘度が高いので食道を緩徐に通過し，胃に入ると中和される．したがって，一般に胃よりも食道の傷害が強く，十二指腸

より先に傷害が及ぶことはほとんどない．

症状

- 酸では，急性期には胃の腐食性変化（びらん，炎症，潰瘍，壊死など）が，慢性期には幽門洞または幽門の狭窄が生じやすい．
- 塩基では，急性期には食道穿孔が，慢性期には下部食道の狭窄が生じやすい．
- 30〜40年後に食道癌が生じるリスクは，コントロールの約1,000倍である．

〔急性期〕

口腔内の疼痛，嗄声，失声，呼吸困難，嚥下障害，嚥下痛，前胸部痛，心窩部痛，腹痛，吐血，食道または胃の腐食性変化（びらん，炎症，潰瘍，壊死など），食道または胃穿孔，低血圧，低容量性ショック，DIC

〔慢性期〕

食道または胃狭窄（幽門洞または幽門狭窄）

〔晩期〕

食道癌

治療

- **全身管理** ただちに牛乳または水を服用させて希釈する．輸液を施行し消化管からの水分や電解質の喪失を補い，尿量を維持する．内視鏡を施行し，腐食性食道・胃炎の重症度分類（表1）でGrade Iであれば，経過観察とする．Grade IIであれば，禁食として内視鏡を繰り返してフォローする．Grade IIIであれば，禁食として内視鏡を繰り返してフォローする，または，壊死部の切除などの外科的治療を施行する．壊死部の切除は，遅発性の出血，穿孔，狭窄の予防となる．Grade IIまたはGrade IIIでは，内視鏡で治癒が確認できれば退院とする．食道または胃穿孔には消化器外科専門医にコンサルトしてただちに外科的治療を施行する．食道または胃狭窄（幽門洞または幽門狭窄）には消化器外科専門医または消化器内科専門医にコンサルトして外科的治療，ブジー拡張術，バルーン拡張術などを施行する．食道狭窄では，食道切除術またはブジー拡張術などが施行される．胃狭窄（幽門洞または幽門狭窄）では，胃半切除および胃空腸吻合術（hemigastrectomy with gastrojejunostomy）が施行される．幽門狭窄には内視鏡的にバルーン拡張術が施行されることもある．ブジー拡張

術やバルーン拡張術などの機械的拡張術では再狭窄を生じることが多く，繰り返しの拡張術が必要となる場合は，早期に外科的治療を考慮する．
- **吸収の阻害** 催吐および胃洗浄は禁忌である．活性炭の投与は無効である．
- **排泄の促進** 吸収による毒性は問題にならないので意味がない．
- **解毒薬・拮抗薬** 中和熱が傷害を悪化させるので中和(酸 vs. アルカリ)は禁忌である．
- **予後** 強酸または強塩基の経口摂取では，食道または胃穿孔，低容量性ショック，DIC などにより死亡することがある．

治療フローチャート

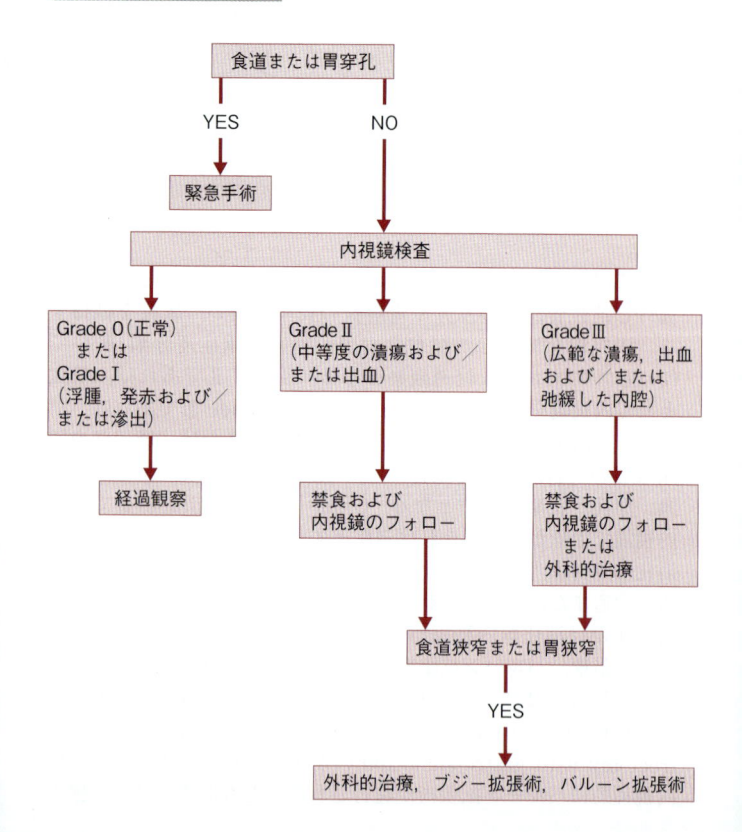

```
          食道または胃穿孔
         /              \
       YES              NO
        ↓                ↓
     緊急手術         内視鏡検査
                   /     |      \
           Grade 0(正常)  GradeⅡ      GradeⅢ
           または        (中等度の潰瘍   (広範な潰瘍，出血
           GradeⅠ       および／       および／または
           (浮腫，発赤   または出血)    弛緩した内腔)
           および／
           または滲出)
              ↓            ↓              ↓
           経過観察    禁食および      禁食および
                      内視鏡のフォロー  内視鏡のフォロー
                                       または
                                       外科的治療
                            ↓              ↓
                         食道狭窄または胃狭窄
                              ↓
                             YES
                              ↓
                   外科的治療，ブジー拡張術，バルーン拡張術
```

ひとことメモ ㊳　酢酸と肝障害

　筆者らは，90％の酢酸溶液を大量服用し，溶血，DIC，肝不全が生じて39時間後に死亡し，その後に剖検された症例を経験しました．肝臓では，炎症性の細胞浸潤を伴わないグリソン鞘周囲の凝固壊死が著明でしたが，中心静脈周囲の実質構造は比較的保たれていました．酸・塩基の経口摂取ではたいてい吸収による毒性は問題になりませんが，この症例では門脈血流を介した酢酸による直接的な肝細胞毒性が考えられました．

- Kamijo Y, Soma K, Iwabuchi K, et al：Massive noninflammatory periportal liver necrosis following concentrated acetic acid ingestion：A case report. Arch Pathol Lab Med 124：127-129, 2000.

ミステリ散歩 ⑬　アガサ・クリスティ『メソポタミアの殺人』

　イラクにあるヤリミア遺跡の調査隊員の一人であるアン・ジョンソンはグラスの中に入れられた濃塩酸を飲んで殺害される．かすれた，苦しげなうめき声をききつけた看護師のエイミー・レザランが彼女の部屋に駆けこむと，ミス・ジョンソンはベッドに横たわり，全身を苦痛にふるわせていた．彼女の口もとと顎の皮膚は焼けただれ，灰白色に変わっているのが見えた．濃い炭酸ソーダに続いてオリーブ油を飲ませ，苦痛を和らげるために硫酸モルヒネが注射されるなどの応急処置が試みられたが，助けることはできなかった．

　【解説】この小説の中では，塩酸についての解説はないが，死因は食道または胃穿孔，低容量性ショック，DICなどが考えられる．

- 石田善彦訳，ハヤカワ文庫，2003

参考文献

内視鏡の有用性

1) Poley JW, Steyerberg EW, Kuipers EJ, et al：Ingestion of acid and alkaline agents：outcome and prognostic value of early upper endoscopy. Gastrointest Endosc 60：372-377, 2004.
2) Rigo GP, Camellini L, Azzolini F, et al：What is the utility of selected clinical and endoscopic parameters in predicting the risk of death after caustic ingestion. Endoscopy 34：304-310, 2002.
3) Di Costanzo J, Noirclerc M, Jouglard J, et al：New therapeutic approach to

corrosive burns of the upper gastrointestinal tract. Gut 21：370-375, 1980.

超音波内視鏡の有用性
4) Kamijo Y, Kondo I, Watanabe M, et al：Gastric stenosis in severe corrosive gastritis：prognostic evaluation by endoscopic ultrasonography. Clin Toxicol 45：284-286, 2007.
5) Kamijo Y, Kondo I, Kokuto M, et al：Miniprobe ultrasonography for determining prognosis in corrosive esophagitis. Am J Gastroenterol 99：851-854, 2004.
6) Kamijo Y, Kondo I, Soma K, et al：Alkaline esophagitis evaluated by endoscopic ultrasound. J Toxicol Clin Toxicol 39：623-625, 2001.

食道狭窄の治療法
7) Solt J, Bajor J, Szabo M, et al：Long-term results of balloon catheter dilation for benign gastric outlet stenosis. Endoscopy 35：490-495, 2003.
8) Tseng YL, Wu MH, Lin MY, et al：Early surgical correction for isolated gastric stricture following acid corrosion injury. Dig Surg 19：276-280, 2002.

B その他

32 タバコ

最初の 10 分メモ

含有する製品
- 多数のため省略.

診断のポイント
- タバコの曝露が生じる状況がある患者に，顔面蒼白，発汗，嘔吐などを認める.
- 親が喫煙者の小児に原因不明の嘔吐を認める.

治療のポイント
- ほとんどが軽症で，たいていは支持療法で改善.

Do & Don't
- 痙攣発作を誘発することがあるので，催吐は禁忌.
- 経口摂取したタバコが少量である，または，無症状であれば胃洗浄は不要.
- 子供の誤食が多いが，親を懲らしめるための懲罰的な胃洗浄は行ってはならない.

概説

タバコ（*Nicotiana tabacum*）は，ナス科タバコ属の一年草である．主として，紙巻タバコとして吸煙されている．日本中毒情報セ

ンターに寄せられる中毒事故で最も多いものが煙草の誤食で，1歳前後の乳幼児が最も多く，男児は女児に比べておよそ2倍多い．

タバコ中毒の原因物質であるニコチンは，アルカロイドの一種で，無色の油状液体で，揮発性かつ水溶性である．ニコチンの水溶液は初めは透明であるが，空気に曝露されると次第に茶褐色となる．紙巻きタバコは，1本につき10～30 mgのニコチンを含んでいる．

薬物動態

薬物	ニコチン
半減期	0.5～1.5時間
分布容積(L/kg)	1.0
蛋白結合率(%)	5

- 経口摂取後にただちに嘔吐中枢を介して嘔吐が生じるので，実際に吸収されるニコチンの量はわずかである．
- 図1に示すように，ニコチンは，肝臓で酸化されてコチニン (cotinine)に，さらに，酸化されて trans-3'-hydroxycotinine になるが，いずれも N- または O-グルクロン酸抱合されて主として尿中に排泄される．
- およそ5%は，未変化体として尿中に排泄される．
- ニコチンは，消化管から緩徐に吸収され，大部分は肝初回通過効

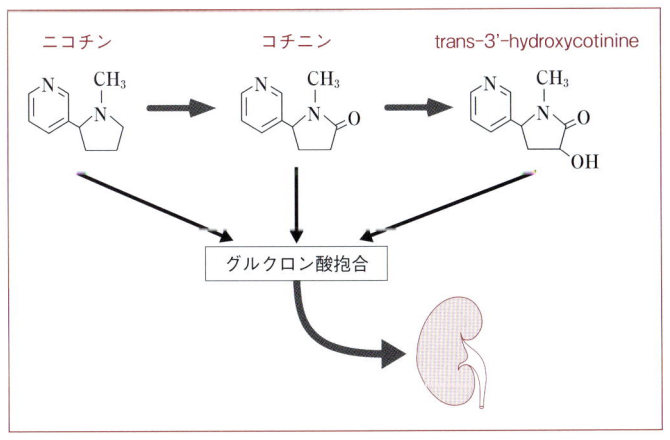

図1 ニコチンの代謝経路

果(hepatic first-pass effect)により肝臓に取り込まれて代謝される．したがって，体循環に移行するニコチンはわずかである．

毒性のメカニズム

- 図2に示すように，ニコチンは，交感神経節および副交感神経節で，節後線維の細胞膜にあるニコチン受容体と結合する(①)．また，神経・筋接合部でニコチン受容体と結合する(②)．
- ニコチンが低濃度であれば，交感神経節興奮作用を発揮するが，さらに濃度が高くなると副交感神経節興奮作用を発揮する．
- ニコチンが高濃度であると，ニコチンは，シナプス間隙からは除去されにくく，神経節の興奮に必要な濃度変化が生じにくく，脱分極が持続するため，神経節遮断作用および神経・筋遮断作用を発揮する．
- 中枢神経系では，最初は延髄中枢興奮作用を発揮するが，後に，延髄中枢抑制作用を発揮する．

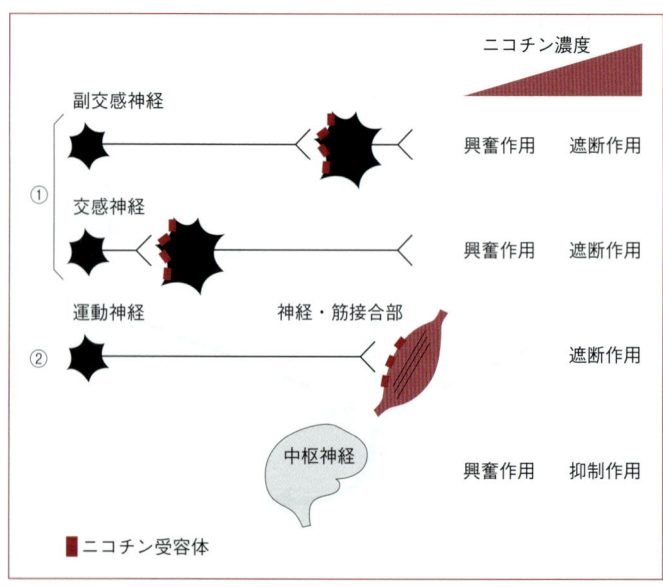

図2　ニコチンの毒性のメカニズム

症状

【軽症～中等症】顔面蒼白，めまい，発汗，縮瞳，散瞳，流涎，流涙，悪心・嘔吐，下痢，腹痛，頻脈，高血圧

【重症】錯乱，不穏・興奮，嗜眠，昏睡，痙攣発作，筋力低下，呼吸筋麻痺・呼吸停止，徐脈，低血圧

治療

- **全身管理** 輸液を施行し，水分や電解質の喪失を補い，尿量を維持する．昏睡には，必要であれば気管挿管および人工呼吸器管理を施行する（☞p22）．痙攣発作が持続していたらジアゼパムの静注，または，ミダゾラムの静注または筋注によって痙攣を止める（☞p23）．呼吸筋麻痺・呼吸停止があれば，速やかに気管挿管および人工呼吸器管理を施行する（☞p18）．低血圧には急速輸液を施行するが，反応しなければドパミンの持続静注などを施行する（☞p20）．
- **吸収の阻害** 活性炭を投与する．
- **排泄の促進** 半減期が短いので不要である．
- **解毒薬・拮抗薬** 流涎，喘鳴などのムスカリン様症状にはアトロピンが有効な可能性がある．
- **予後** ほとんどが軽症で，重症または致死的になることは稀である．死亡例の報告も非常に稀にあるが，主な死因は呼吸筋麻痺・呼吸停止である．

参考文献

タバコ中毒の死亡例

1) Metzler W, Wronski R, Bewig B : The lethal ingestion of cigarettes in adults : does it really exist? Dtsch Med Wochenschr 130 : 1491-1493, 2005.

ミステリ散歩 ⑭ アガサ・クリスティ『三幕の殺人』

　スティーヴン・バビントン牧師は，バラの殺虫剤から抽出されたニコチンが混入されたカクテルを一口飲んで，顔をしかめ，立ちあがって前後に揺れ，顔は痙攣し，そのまま亡くなる．また，バーソロミュー・ストレンジ医師はニコチンの混入されたポートワインを飲んで，あっという間に死亡する．さらに，ミセス・ド・ラッシュブリッジャーはニコチンの混入されたチョコレートを一つ食べ，ひどい味にびっくりして飲み込み，ほぼ2分で死亡する．

　この本の中では，ニコチンについて「純粋なアルカロイドは無臭の液体で，数滴でほとんど即時に人間を殺せるそうです[1]」「溶液はバラに散布するのに使われます．そしてもちろん，普通のたばこからも抽出できます[2]」という記述がある．

　【解説】 ニコチンを摂取してから短時間に亡くなっていることから死因は呼吸筋麻痺・呼吸停止と考えられる．

1) 長野きよみ訳，p104, ハヤカワ文庫，2003　2) 同 p104-105

ミステリ散歩 ⑮ エラリー・クイーン『Xの悲劇』

　株式仲買人のハーリー・ロングストリートは，バスの中でコルク玉のまわりに53本のニコチンの濃縮液の塗られた針先が突き出たものを手に握らされて殺害される．犯人は，どこでも手に入る殺虫剤を買ってきて煮つめ，純粋ニコチン含有率の高い粘液を抽出して，針を毒に浸した．解剖報告書では「窒息死―血液の特徴的なことは黒ずんでいること．中枢神経，とくに呼吸中枢麻痺，明らかに強力なニコチン中毒の結果……肺臓と肝臓に充血……脳に顕著な充血[1]」とされていた．

　この本の中では，ニコチンについて「新しい純粋液は無色無臭の油状だ．が，水につけたり，ほっておいたりしたやつは，すぐに暗褐色になって，たばこ特有の臭いがする[2]」という記述がある．

　【解説】 解剖報告書から読み取れるように，死因は呼吸筋麻痺・呼吸停止．

1) 鮎川信夫訳，p92, 創元推理文庫，1960　2) 同 p66

第5章 化学用品・工業用品

A 炭化水素および芳香族化合物

33 天然ガス成分・石油製品

最初の 10 分メモ

含有する製品

- プロパンおよびブタンは,液化石油ガス(LPガス,LPG),すなわち,圧縮・液化した状態で,厨房などの熱源,LPGタクシーの燃料などに用いられている.また,ブタンは,ライターや調理用カセットコンロの燃料に用いられている.
- ガソリンは,自動車などの燃料に用いられている.ベンジンは,ガソリンのうち沸点が30~120℃のもので,有機溶剤やシミ抜き剤に用いられている.ナフサは,ガソリンのうち沸点が35~180℃のもので,化学工業で芳香族炭化水素の合成やオイルライターの燃料などに用いられている.灯油は,家庭用の暖房機器や給湯器の熱源に用いられている.「白灯油」は,灯油のうち精製度が高く,硫黄や窒素化合物などの不純物が少ないものである.

診断のポイント

■プロパン,ブタン,ガソリン(吸入)
- 天然ガス成分や石油製品への曝露歴または曝露が生じる状況がある患者に,昏睡,痙攣発作などの中枢神経症状,低酸素血症,窒息などの呼吸器症状,心室頻拍,心室細動などの心循環器症状を認める.

■ガソリン,灯油(経口)
- 天然ガス成分や石油製品への曝露歴または曝露が生じる状況がある患者に,悪心・嘔吐,下痢などの消化器症状,化学性肺炎,ALI/ARDS などの呼吸器症状を認める.

治療のポイント

- 化学性肺炎,ALI/ARDS には気管挿管および人工呼吸器管理を施行し,酸素化に応じて呼気終末期陽圧(PEEP)を調節.

Do & Don't
- エピネフリンなどの交感神経刺激薬は,不整脈を誘発,もしくは,悪化させるので必要時には慎重に投与.
- 粘度(viscosity)が低く,誤嚥が生じやすいので,催吐および胃洗浄は禁忌.

体重 50 kg の実践投与量
- プロプラノロールの投与:プロプラノロール(インデラル®注) 0.5~1.5 mg を静注.

概説

プロパンおよびブタンは,天然ガスおよび石油中に含まれる成分である.プロパン(CH_3-CH_2-CH_3)は,炭素原子が直鎖上に3つ連なった飽和非環式炭化水素(アルカン,Alkane)である.無色,ほぼ無臭の気体で,可燃性がある.ブタン(CH_3-CH_2-CH_2-CH_3)は,炭素原子が直鎖上に4つ連なったアルカンである.無色,不快臭のある気体で,可燃性がある.

ガソリンおよび灯油は,石油の分留により得られる.ガソリンは,沸点が30~220℃の石油製品である.主成分は炭素数が4~10の炭化水素である.室温では無色・透明の,特有な臭気のある液体で,揮発性および可燃性がある.灯油は,主成分は炭素数が9~15の炭化水素である.室温では無色・透明の,特有な臭気のある液体で,可燃性がある.

薬物動態

■プロパン,ブタン,ガソリン(吸入)
- 肺より速やかに吸収されるが,非極性,疎水性,脂溶性であるので血液・脳関門を容易に通過する.
- プロパンおよびブタンのほとんどは,未変化体として呼気中に排泄される.
- プロパンの一部は酸化されてイソプロパノールおよびアセトンに,ブタンの一部は酸化されてブタノールに変換される.

■ガソリン,灯油(経口)
- 消化管からはほとんど吸収されない.
- 粘度(viscosity)が低く,誤嚥が生じやすい.

毒性のメカニズム

■プロパン,ブタン,ガソリン(吸入)
- 図1に示すように,空気と置換して低酸素状態を引き起こす.
- ガソリンは,眼球,咽頭・喉頭,気道などに粘膜刺激作用を発揮する.
- 吸収されると,中枢神経系に容易に移行して中枢神経抑制作用を発揮する.
- 心筋のカテコラミンによる不整脈誘発作用を増強する(心筋感受性亢進作用).
- 肝初回通過効果(hepatic first-pass effect)を免れるので,吸入量が少なくても毒性を発揮する.

■ガソリン,灯油(経口摂取など)
- 局所では,皮膚および粘膜刺激作用を発揮する.
- 消化管粘膜刺激作用を発揮する.

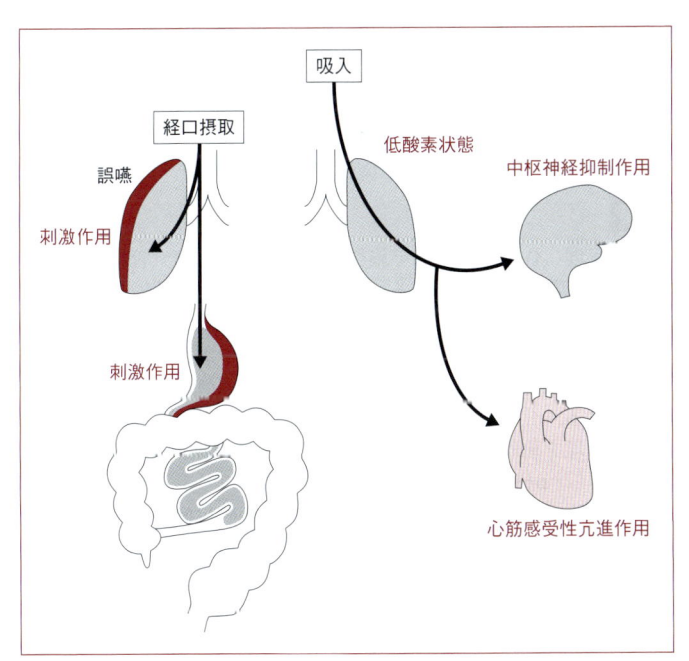

図1 天然ガス成分・石油製品の毒性のメカニズム

- 誤嚥により，気道粘膜刺激作用を発揮する．

症状

■プロパン，ブタン，ガソリン(吸入)
- 高濃度の吸入では，昏睡，痙攣発作，呼吸停止などの中枢神経症状，低酸素血症，窒息などの呼吸器症状，心室細動，心室頻拍，心停止などの心循環器症状が生じる．
- 高濃度のガソリンの吸入では，化学性肺炎，ALI/ARDS などの呼吸器症状が生じる．

【軽症〜中等症】悪心・嘔吐，頭痛，めまい，多幸感，高揚感，混乱，無気力，失見当識，運動失調

【重症】昏睡，痙攣発作，呼吸停止，低酸素血症，窒息，化学性肺炎，ALI/ARDS，徐脈，心室頻拍，心室細動，心停止

■ガソリン，灯油(経口)
- 悪心・嘔吐，下痢などの消化器症状が生じる．
- 誤嚥すると化学性肺炎，ALI/ARDS などの呼吸器症状が生じる．

【消化器症状】悪心・嘔吐，下痢，腹痛，出血性胃腸炎

【呼吸器症状】化学性肺炎，ALI/ARDS

■ガソリン・灯油(眼球や皮膚への曝露)
【眼症状】眼痛，流涙，充血，角膜炎，角膜潰瘍

【皮膚症状】発赤，水疱，びらん，潰瘍

治療

- **全身管理** 昏睡には輸液を施行し，必要であれば気管挿管および人工呼吸器管理を施行する(☞p22)．痙攣発作が持続していたらジアゼパムの静注，または，ミダゾラムの静注または筋注によって痙攣を止める(☞p23)．呼吸停止には速やかに気管挿管および人工呼吸器管理を施行する．低酸素血症には酸素投与し酸素化を維持する．化学性肺炎，ALI/ARDS には気管挿管および人工呼吸器管理を施行し，酸素化に応じて呼気終末期陽圧(PEEP)を調節する(☞p18)．ALI/ARDS に対するステロイドの有効性については明確なエビデンスはないが，いくつかの症例報告では，低酸素血症や予後を改善した．頻脈性不整脈には，βアドレナリン受容体遮断薬であるプロプラノロールを静注する．超短時間作用型(半減期4分)のβアドレナリン受容体遮断薬で，心臓のβ_1アドレナリン受容体に選択性のあるランジオロール塩酸塩(オノアクト®注)は持続静注が可能で，中止後は速やかに消失するので有

効な可能性がある．心室性不整脈にはリドカインなどの抗不整脈薬を静注する（☞ p21）．

プロプラノロール（インデラル®注）　0.01〜0.03 mg/kg を静注する．

吸収の阻害　経口摂取では，活性炭を投与する．吸入では，速やかに新鮮な空気のある場所に移動させ，酸素を投与する．眼球や皮膚への曝露では，眼症状を認めたら大量の水で洗浄する．皮膚は，大量の水と石鹸で洗浄する．
- **排泄の促進**　分布容積が非常に大きく，有効な方法はない．
- **解毒薬・拮抗薬**　なし．
- **予後**　ブタンやプロパンの高濃度の吸入により，呼吸停止，窒息，心室細動などが生じて死亡することがある．石油製品の誤嚥により，ARDS が生じて死亡することがある．

> **ひとことメモ 39**　**炭化水素の誤嚥による Late ARDS とステロイド**（☞『臨床中毒学』p317）

参考文献
ブタンの吸入による中枢神経毒性
1) Harris C, Mirza Z：Butane encephalopathy. Emerg Med J 22：676-677, 2005.
2) Gray MY, Lazarus JH：Butane inhalation and hemiparesis. Clin Toxicol 31：483-485, 1993.

34 シンナー（トルエン，キシレン）

最初の 10 分メモ

含有する製品
- トルエンおよびキシレンは，水に極めて難溶性であるが，アルコール類，油類をよく溶かすために有機溶媒として，シンナー，ラッカー，接着剤，ペンキ，塗料，ニス，インク，染料，塗料剥離剤，殺虫剤，クリーナーなどに用いられている．

診断のポイント
- トルエンまたはキシレンへの曝露歴または曝露が生じる状況がある患者に，経口摂取では，下痢，嘔吐などの消化器症状を，

吸入では，多幸感，酩酊状態などの中枢神経症状を認める．
- トルエン中毒では，尿中に馬尿酸が検出される．
- キシレン中毒では，尿中にメチル馬尿酸が検出される．

治療のポイント
- 化学性肺炎，ALI/ARDS には気管挿管および人工呼吸器管理を施行し，酸素化に応じて呼気終末期陽圧（PEEP）を調節．

Do & Don't
- エピネフリンなどの交感神経刺激薬は，不整脈を誘発，もしくは，悪化させるので必要時には慎重に投与．
- 粘度（viscosity）が低く，誤嚥が生じやすいので，催吐および胃洗浄は禁忌．

体重 50 kg の実践投与量
- プロプラノロールの投与：プロプラノロール（インデラル®注）0.5〜1.5 mg を静注．

概説

トルエンおよびキシレンは，芳香族石油炭化水素に分類され，化学工業では，多くの有機物の合成に用いられている．また，有機溶媒としても用いられている．1960年代には，若年者の間にシンナーやラッカーを吸入して多幸感を得るシンナー遊びが流行し，大きな社会問題となった（化学構造：図1）．

薬物動態

薬物	トルエン	キシレン
半減期（時間）	13〜72	20〜30
分布容積（L/kg）	57〜68	?（大きい）
蛋白結合率（%）	95	?

■吸入
- 肺より速やかに吸収されるが，非極性，疎水性，脂溶性であるので血液・脳関門を容易に通過する．
- 図2に示すように，吸収されたトルエンのおよそ80％は，肝臓で酸化されて，ベンジルアルコール（benzyl alcohol）さらには安息香酸（benzoic acid）に変換されるが，大部分は，グリシン抱合されて馬尿酸（hippuric acid）となって尿中に排泄され，一部は，グルクロン酸抱合されて尿中に排泄される．

A 炭化水素および芳香族化合物

トルエン
CH₃

キシレン
o-　　　　　　　　m-　　　　　　　　p-

トルエンは，ベンゼンの水素原子の1つをメチル基に置換した構造をもつ．
キシレンは，ベンゼンの水素原子の2つをメチル基に置換した構造をもち，
2つのメチル基の位置によってオルト(o-)，メタ(m-)，パラ(p-)の3種類
の異性体がある．

図1　トルエンおよびキシレンの化学構造

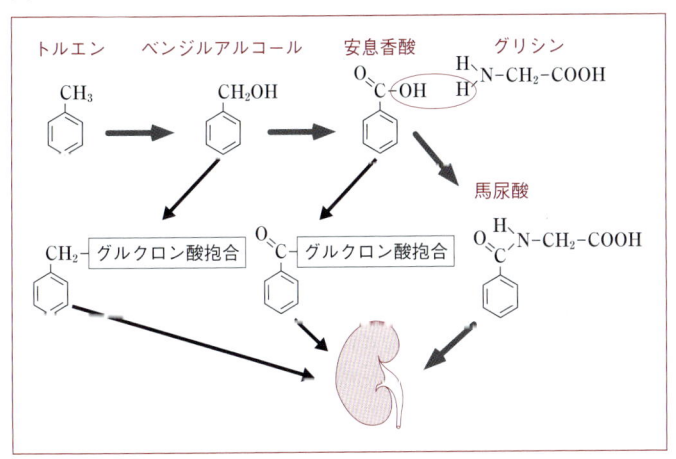

トルエン　ベンジルアルコール　安息香酸　グリシン

馬尿酸

図2　トルエンの代謝経路

- 吸収されたトルエンのおよそ20%は未変化体として呼気中に排泄され，0.1%未満は未変化体として尿中に排泄される．
- 図3に示すように，吸収されたキシレンの3つの異性体のおよ

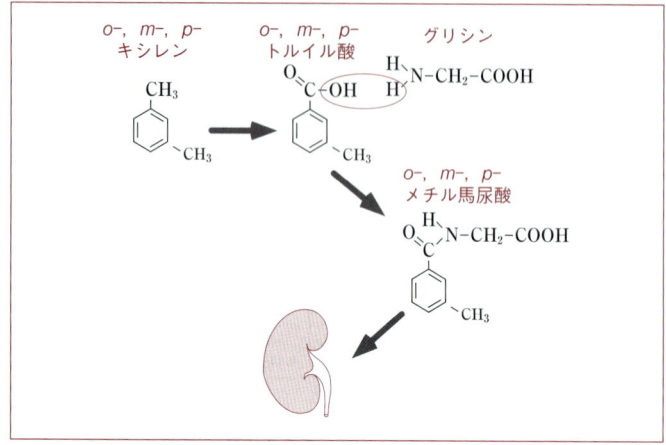

図3 キシレンの代謝経路

そ70％は，肝臓で酸化されて，トルイル酸（toluic acid）の3つの異性体に変換されるが，グリシン抱合されてメチル馬尿酸の3つの異性体となって尿中に排泄される．
- 吸収されたキシレンの5％は未変化体として呼気中に排泄され，0.01％未満は未変化体として尿中に排泄される．

■経口摂取
- 消化管からはほとんど吸収されない．
- 粘度（viscosity）が低く，誤嚥が生じやすい．

毒性のメカニズム

■吸入
- 図4に示すように，空気と置換して低酸素状態を引き起こす．
- 眼球，咽頭・喉頭，気道などに粘膜刺激作用を発揮する．
- 吸収されると，中枢神経系に速やかに移行して中枢神経抑制作用を発揮する．
- 心筋のカテコラミンによる不整脈誘発作用を増強する（心筋感受性亢進作用）．
- 肝初回通過効果（hepatic first-pass effect）を免れるので，吸入量が少なくても毒性を発揮する．

■吸入による慢性曝露
- 大脳白質に神経毒性を発揮する．

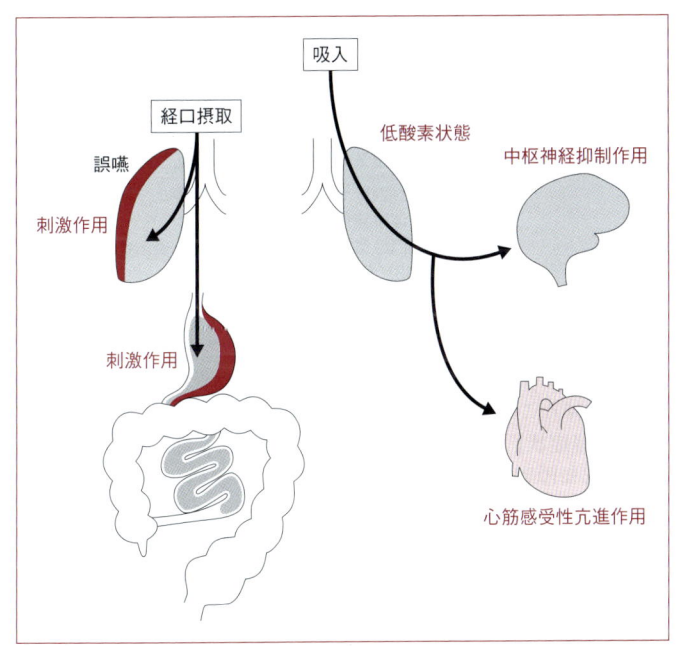

図4 トルエン，キシレンの毒性のメカニズム

■経口摂取
- 消化管粘膜刺激作用を発揮する．
- 誤嚥により，気道粘膜刺激作用を発揮する．
    吸入によるトルエンの致死濃度：2,000 ppm
    吸入によるキシレンの致死濃度：10,000 ppm

症状

■吸入
- 表1に空気中のトルエン濃度と臨床症状を示す．
- 高濃度の吸入では昏睡，痙攣発作，呼吸停止などの中枢神経症状，窒息，化学性肺炎，ALI/ARDSなどの呼吸器症状，徐脈，心室細動などの心循環器症状が生じる．

■吸入による慢性曝露
- 中枢神経系のび漫性脱髄による，大脳および小脳の萎縮を伴う非可逆的な中枢神経障害(白質脳症, leukoencephalopathy)が生じる．

表1 トルエン濃度と臨床症状

トルエン濃度(ppm)	臨床症状
200<	頭痛,耳鳴り,めまい,嘔気,イライラ,不眠,疲労感,異常感覚
400~800	多幸感,高揚気分,酩酊,傾眠,錯乱,振戦
800<	〈中枢神経症状〉せん妄,昏睡,呼吸停止,筋力低下,運動失調,痙攣発作 〈呼吸器症状〉気管支攣縮,急性気管支炎,化学性肺炎,ALI/ARDS,低酸素血症,窒息 〈心循環器症状〉徐脈,頻脈性不整脈,心室細動,心室頻拍,心室性不整脈,心停止

- 尿細管性アシドーシスが生じるが,低カリウム血症や全身の筋力低下を伴うことが多い.

【中枢神経症状】性格変化,異常行動,感情易変性,幻覚・妄想,錯乱,認知障害,記憶障害,振戦,パーキンソン症候群,運動失調,小脳症状

【その他】視神経などの脳神経障害,筋力低下,末梢神経障害,心筋症,腹痛,吐血,肝障害,肝腫大,尿細管性アシドーシス,低カリウム血症,低リン血症

■経口摂取

- 嘔吐,下痢などの消化器症状が生じる.
- 誤嚥すると化学性肺炎,ALI/ARDS などの呼吸器症状が生じる.

【消化器症状】咽頭・喉頭痛,嘔吐,下痢,腹痛

【呼吸器症状】化学性肺炎,ALI/ARDS

■眼球や皮膚への曝露

【眼症状】眼痛,流涙,充血

【皮膚症状】発赤,水疱,びらん,潰瘍

治療

- **全身管理** 昏睡には輸液を施行し,必要であれば気管挿管および人工呼吸器管理を施行する(☞ p22).痙攣発作が持続していたらジアゼパムの静注,または,ミダゾラムの静注または筋注によって痙攣を止める(☞ p23).呼吸停止には速やかに気管挿管および人工呼吸器管理を施行する.低酸素血症には酸素投与し酸素化を維持する.化学性肺炎,ALI/ARDS には気管挿管および人工呼吸器管理を施行し,酸素化に応じて呼気終末期陽圧(PEEP)を調節する(☞ p18).ALI/ARDS に対するステロイドの有効性につい

ては明確なエビデンスはないが，いくつかの症例報告では，低酸素血症や予後を改善した．頻脈性不整脈には，βアドレナリン受容体遮断薬であるプロプラノロールを静注する．超短時間作用型（半減期4分）のβアドレナリン受容体遮断薬で，心臓のβ_1アドレナリン受容体に選択性のある塩酸ランジオロール（オノアクト®注）は持続静注が可能で，中止後は速やかに消失するので有効な可能性がある．心室性不整脈にはリドカインなどの抗不整脈薬を静注する（☞p21）．

> プロプラノロール（インデラル®注） 0.01〜0.03 mg/kgを静注する．

- **吸収の阻害** 経口摂取では，活性炭を投与する．吸入では，速やかに新鮮な空気のある場所に移動させ，酸素を投与する．眼球や皮膚への曝露では，眼症状を認めたら大量の水で洗浄する．皮膚は，大量の水と石鹸で洗浄する．
- **排泄の促進** 分布容積が大きいので，有効な方法はない．
- **解毒薬・拮抗薬** なし．
- **予後** 高濃度の吸入によりARDS，呼吸停止，心室性不整脈などが生じて死亡することがある．誤嚥により，ARDSが生じて死亡することがある．慢性曝露による白質脳症は非可逆的で治療法はない．

> **ひとことメモ ㊵ シンナー中毒と副腎出血**
> （☞『臨床中毒学』p322）

参考文献

シンナー吸入による中枢神経障害

1) Filley CM, Halliday W, Kleinschmidt-DeMasters BK：The effects of toluene on the central nervous system. J Neuropathol Exp Neurol 63：1-12, 2004.
2) Lazar RB, Ho SU, Melen O, et al：Multifocal central nervous system damage caused by toluene abuse. Neurology 33：1337-1340, 1983.
3) Knox JW, Nelson JR：Permanent encephalopathy from toluene inhalation. N Engl J Med 275：1494-1496, 1966.

シンナーの吸入による尿細管性アシドーシス

4) Patel R：Renal disease associated with toluene inhalation. Clin Toxicol 24：213-223, 1986.

5) Taher S, Anderson R, McCartney R, et al：Renal tubular acidosis associated with toluene "sniffing". N Engl J Med 290：765-768, 1974.

35 フェノール，クレゾール

最初の 10 分メモ

含有する製品
- フェノールを含む製品には，液状フェノール®（88.8％以上），歯科用フェノール・カンフル®（35％），フェノール・亜鉛華リニメント®（2％程度）などがある．
- クレゾールを含む製品には，50％クレゾール石鹸液®（50％前後）などがある．50％クレゾール石鹸液にはメタ（m-）およびパラ（p-）クレゾールがおよそ2：1の比率で含まれている．

診断のポイント
- フェノールまたはクレゾールへの曝露歴または曝露が生じる状況がある患者に，腹痛などの消化器症状，および，昏睡，呼吸抑制・呼吸停止などの中枢神経抑制症状を認める．
- 患者に，特有な臭気を認める．
- 灰色または暗色尿を認める．

治療のポイント
- 昏睡，呼吸抑制・呼吸停止には気管挿管および人工呼吸器管理を施行．
- 経口摂取では牛乳または水で希釈し，消化器症状があれば内視鏡を施行．

Do & Don't
- 経口摂取後に急速に出現する昏睡，呼吸抑制・呼吸停止などの中枢神経抑制に注意．
- フェノールやクレゾールには腐食作用があるので，胃洗浄は禁忌．

体重 50 kg の実践投与量
- メチレンブルーの投与：メトヘモグロビン濃度＞30％であれば，1％メチレンブルー溶液5〜10 mL（50〜100 mg）を5分以上かけて静注する．

概説

フェノールおよびクレゾールは，コールタールの蒸留・精製や，

化学合成によって得られる芳香族化合物で，特有の臭気がある．いずれも蛋白質を変性させて強い殺菌・消毒作用を発揮する（化学構造：図1）．

薬物動態

薬物	フェノール	クレゾール
半減期（時間）	0.5	?
分布容積（L/kg）	?（大きい）	?（大きい）
蛋白結合率（％）	?（高い）	?（高い）

- フェノールおよびクレゾールは，未変化体のまま尿中に排泄されるか，肝臓でグルクロン酸または硫酸抱合されて尿中に排泄されるか，チトクローム P450 酵素系により代謝される．

毒性のメカニズム

- フェノールおよびクレゾールは，組織に浸透して，細胞の蛋白変性作用により細胞毒性を発揮する．

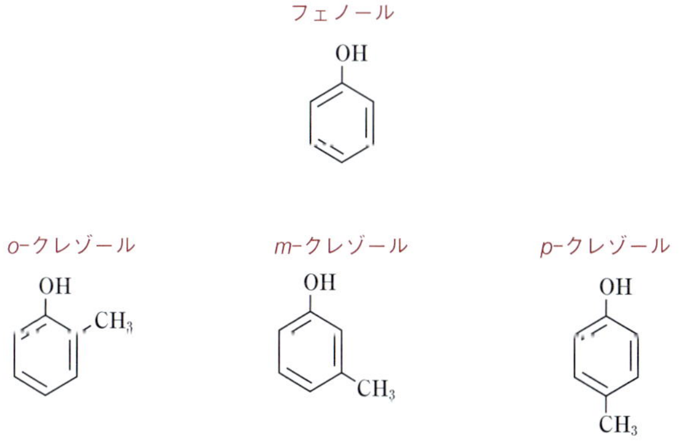

フェノール

OH

o-クレゾール

OH, CH₃

m-クレゾール

OH, CH₃

p-クレゾール

OH, CH₃

フェノール（ヒドロキシベンゼン）はベンゼンの水素原子の1つを水酸基に置換した構造をもち，石炭酸とも呼ばれている．クレゾール（メチルフェノール）は，ベンゼンの水素原子の2つを水酸基とメチル基に置換した構造をもち，両者の位置によってオルト（o-），メタ（m-），パラ（p-）の3種類の異性体がある．

図1　フェノールおよびクレゾールの化学構造

- フェノールおよびクレゾールは，速やかに消化管または皮膚・粘膜より吸収されて多臓器に障害をおよぼす．
- パラ(p-)クレゾールは，チトクローム P450 酵素系により代謝されると反応性の高い中間代謝物が生成されるが，通常はグルタチオンによって抱合処理される．ところが，大量摂取では，グルタチオンが枯渇して，処理しきれなくなった中間代謝物が細胞蛋白と結合して肝毒性を発揮する．

　　50％クレゾール石鹸液の経口致死量：60〜120 mL
　　重症クレゾール中毒の血中濃度：10 μg/mL 以上
　　致死的クレゾール中毒の血中濃度：100 μg/mL 以上

症状

- 図2に示すように，フェノールおよびクレゾールの経口摂取では，消化管に腐食性障害が生じる．
- 皮膚・粘膜が汚染されると化学熱傷が生じる．
- 速やかに消化管または皮膚・粘膜より吸収されて中枢神経症状，循環器症状など多臓器に障害が生じる．
- 灰色または暗色尿が生じる．

【消化器症状】粘膜のびらん，腐食性消化管障害，腹痛，下痢・嘔

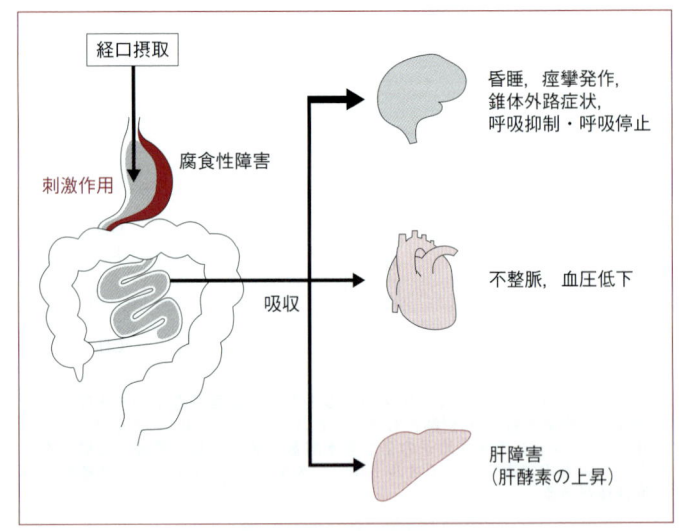

図2　フェノールおよびクレゾール中毒の臨床症状

吐，肝障害（肝酵素の上昇）
【中枢神経症状】 昏睡，痙攣発作，（振戦などの）錐体外路症状，失調，脱力，麻痺，呼吸抑制・呼吸停止
【心循環器症状】 不整脈，血圧低下，低容量性ショック
【その他】 皮膚・粘膜の化学熱傷，肺水腫，（Heinz小体を伴う）血管内溶血，メトヘモグロビン血症，腎障害，灰色または暗色尿

治療

- **全身管理** 昏睡，呼吸抑制・呼吸停止には気管挿管および人工呼吸器管理を施行する（☞p22）．痙攣発作が持続していたらジアゼパムの静注，または，ミダゾラムの静注または筋注によって痙攣を止める（☞p23）．低血圧または低容量性ショックには大量輸液を施行し，必要であればドパミンなどのカテコラミンを持続静注する（☞p20）．経口摂取では，ただちに牛乳または水を服用させて希釈する．消化器症状があれば内視鏡を施行する．
- **吸収の阻害** 活性炭を投与する．皮膚・粘膜が汚染されていれば大量の水で洗浄する．
- **排泄の促進** 分布容積が大きいので有効な方法はない．
- **解毒薬・拮抗薬** メトヘモグロビン血症にはメチレンブルーを投与する．

> **メチレンブルーの投与**：メトヘモグロビン濃度＞30％であれば，1％メチレンブルー溶液0.1～0.2 mL/kg（1～2 mg/kg）を5分以上かけて静注する．

- **予後** 主な死因は呼吸抑制・呼吸停止などの中枢神経症状である．

参考文献

クレゾール中毒による肝障害

1) Hashimoto T, Iida H, Dohi S：Marked increases of aminotransferase levels after cresol ingestion. Am J Emerg Med 16：667-669, 1998.
2) Thompson DC, Perera K, London R：Studies on the mechanism of hepatotoxicity of 4-methylphenol (p-cresol)：effects of deuterium labeling and ring substitution. Chem Biol Interact 101：1-11, 1996.

ひとことメモ 41　クレゾール混入事件（☞『臨床中毒学』p327）

> **ひとことメモ ㊷** **フェノール中毒とラビット症候群**
> （☞『臨床中毒学』p327）

> **ひとことメモ ㊸** **急性クレゾール中毒と高アミノトランスフェラーゼ血症**（☞『臨床中毒学』p327）

B アルコール類・グリコール類

36 メタノール

最初の 10 分メモ

含有する製品
- 有機リン系農薬である日農ディプテレックス乳剤®は，有機リンのDEPの他にメタノールを34%含有している．その他，溶剤，洗浄剤などに含有されている．

診断のポイント
- メタノールへの曝露歴および曝露が生じる状況がある患者に，アニオンギャップ開大性代謝性アシドーシス，視覚異常を認める．
- 血清メタノール濃度の高値または浸透圧ギャップの開大を認める．ただし，メタノールがほとんど代謝された後では，血清濃度が測定限界以下，または，浸透圧ギャップが正常値であることがある．
- 浸透圧ギャップから血清メタノール濃度を推定することができる（☞p6）．
  血清メタノール濃度＝浸透圧ギャップ×3.2（変換係数）

治療のポイント
- 代謝性アシドーシスがあれば，炭酸水素ナトリウムで補正して蟻酸の尿中排泄を促す．
- 血清メタノール濃度≧20 mg/dL，または，浸透圧ギャップ≧5 mOsm/kgであれば，エタノールを経口投与または静注して，血中エタノール濃度を100〜150 mg/dLに維持．
- 血清メタノール濃度≧40 mg/dL，または，浸透圧ギャップ≧

10 mOsm/kg，著しい代謝性アシドーシス，視覚異常，腎不全があれば血液透析法を施行．
- 葉酸 1 mg/kg，最大 50 mg を 4〜6 時間ごとに 24 時間静注．

Do & Don't
- 活性炭に吸着されないので，活性炭を投与しない．

体重 50 kg の実践投与量
- **エタノールの投与**：血中エタノール濃度 100〜150 mg/dL に維持する．経口投与では，50％液で 75 mL を初期投与し，10〜20 mL/時で維持．ただし，血液透析中は 20〜35 mL/時に増量．静注では，5 または 10％液で 37.5 g を初期投与し，5‐10 g/時で維持．ただし，血液透析中は 10〜17.5 g/時に増量．
- **葉酸の投与**：葉酸 50 mg を 4〜6 時間ごとに 24 時間投与．

概説

メタノール（CH_3-OH）は，最も単純な分子構造をもつアルコールで，無色・透明の液体である．以前は，さまざまな家庭用品，工業用品の溶媒，アルコールランプの燃料，ガソリン添加物などに用いられていた．現在では，メタノールはエタノールに比べて腐食性および毒性が強く使用が避けられるようになっている．ただし，エタノールより安価であることより石油代替自動車燃料として注目されている．

薬物動態

薬物	メタノール	蟻酸
半減期（時間）	2〜24	2.5〜6.0
分布容積（L/kg）	0.4〜0.8	?
蛋白結合率（％）	0	?

- 最高 60％は，肝臓で緩徐にアルコール脱水素酵素によって酸化されてホルムアルデヒドに変換される．
- ホルムアルデヒドは，速やかにアルデヒド脱水素酵素によって酸化されて蟻酸に変換される．
- 蟻酸は，葉酸依存性経路で酸化されて二酸化炭素と水に変換され，呼気および尿中に排泄される．
- 10〜20％は未変化体として呼気中に排泄され，およそ 3％は未変化体として尿中に排泄される．

- メタノールの半減期は個人差が大きく,代謝酵素が誘導されている大酒家では短い.
- 酒類と一緒に服用するとエタノールが代謝酵素の競合基質となるので半減期は長くなる.

毒性のメカニズム

- メタノールは,粘膜刺激作用および(エタノールよりはるかに弱い)中枢神経抑制作用を発揮する.
- メタノールは,分子量が小さく,蛋白と結合しないので浸透圧ギャップを開大させる.
- 摂取後6〜30時間の潜伏期間を経て,親物質より6倍も毒性が強い代謝物である蟻酸に変換されて,視神経,中枢神経系,心循環器系に毒性を発揮する.
- 蟻酸は,チトクローム・オキシダーゼ阻害作用を発揮して,細胞呼吸を阻害する.
- 蟻酸,および,循環不全,低酸素症,蟻酸によるチトクローム・オキシダーゼ阻害作用などによって生じる乳酸は,アニオンギャップを開大させる.

　　経口摂取によるヒトに失明が生じる中毒量:6〜15 mL以上
　　経口摂取によるヒトの致死量:1.2 mL/kg,30〜240 mL,20〜150 g
　　中毒濃度または浸透圧ギャップ:血清濃度≧20 mg/dL,または,浸透圧ギャップ≧5 mOsm/kg
　　致死濃度または浸透圧ギャップ:血清濃度≧40 mg/dL,または,浸透圧ギャップ≧10 mOsm/kg

症状

- 図1に示すように,臨床症状は2段階の経過をとる.
- 初期症状は軽微であっても,遅延性に重篤な症状が生じる.
- エタノールを一緒に摂取していると潜伏期は延長する.

■摂取後0.5〜6時間
- 胃炎などの消化器症状,および酩酊などの中枢神経症状が生じる.
- 代謝が進行していないので,浸透圧ギャップの開大は生じるが,アニオンギャップ開大性代謝性アシドーシスは生じない.

【消化器症状】悪心・嘔吐,腹痛,胃炎,膵炎
【中枢神経症状】酩酊,傾眠,錯乱,運動失調

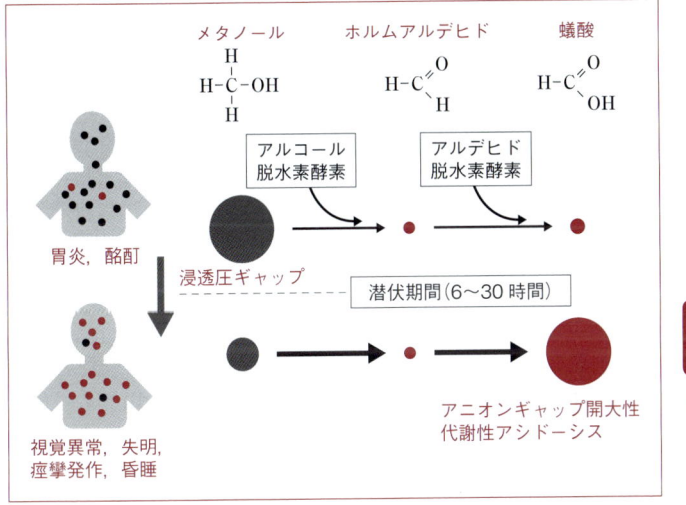

図1 メタノール中毒の臨床症状

【その他】(ホルムアルデヒドによる)呼気のアセトン臭,浸透圧ギャップの開大

摂取後6～30時間の潜伏期間後

- 代謝が進行して,浸透圧ギャップの開大は次第に正常化するが,アニオンギャップ開大性代謝性アシドーシスが生じる.
- かすみ目や「吹雪の中にいる」ような視覚異常("snow storm" vision),視神経乳頭の充血,眼底静脈の怒張,うっ血乳頭などが生じる.さらに,視神経萎縮および脱髄が生じて失明する.
- 痙攣発作,昏睡などの中枢神経症状,肺水腫,低血圧などの呼吸・循環器症状が生じる.

【神経症状】視覚異常,失明,視神経乳頭充血,眼底静脈怒張,うっ血乳頭,痙攣発作,昏睡

【その他】肺水腫,低血圧,循環不全,アニオンギャップ開大性代謝性アシドーシス

治療

- **全身管理** 昏睡には輸液を施行し,必要であれば気管挿管および人工呼吸器管理を施行する(☞p22).痙攣発作が持続していたらジアゼパムの静注,または,ミダゾラムの静注または筋注によっ

て痙攣を止める(☞p23).低血圧には急速輸液を施行し,必要であればカテコラミンの持続静注を施行する(☞p20).代謝性アシドーシスには炭酸水素ナトリウムで,重症であれば血液透析法で補正する.低血糖には50%グルコース液を20 mL静注する.

- **吸収の阻害** 消化管からの吸収が速いので胃洗浄は有効ではない.他の薬毒物との複合中毒であれば活性炭の投与を考慮する.
- **排泄の促進** 輸液によって適切な尿量を確保する.代謝性アシドーシスには炭酸水素ナトリウムで補正して蟻酸の尿中排泄を促す.血液透析法はメタノールおよび蟻酸の除去ばかりでなく,アシドーシスの補正にも有効である.血液透析法の適応は,血清メタノール濃度≧40 mg/dLまたは浸透圧ギャップ≧10 mOsm/kg,著しい代謝性アシドーシス,視覚異常,腎不全などである.血液透析法は,血清メタノール濃度≦20 mg/dLまたは浸透圧ギャップ≦5 mOsm/kgまで,もしくは,代謝性アシドーシスが消失するまで継続する.
- **解毒薬・拮抗薬** 図2に示すように,エタノールとメタノールは,アルコール脱水素酵素の競合基質で,それぞれ,アセトアルデヒドおよびホルムアルデヒドに変換される.ところがアルコー

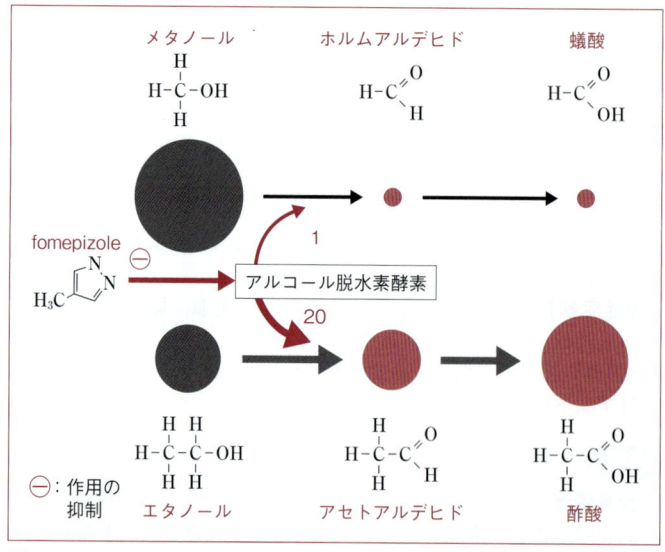

図2 メタノールの解毒薬・拮抗薬

ル脱水素酵素のエタノールに対する親和性のほうがメタノールに対する親和性に比べて約20倍も高いため，エタノールを投与するとメタノールの代謝は抑制されて，メタノールの半減期は延長する．血清メタノール濃度≧20 mg/dL，または，浸透圧ギャップ≧5 mOsm/kgであれば，エタノールを経口投与または静注して，血中エタノール濃度を100〜150 mg/dLに維持する．

葉酸は，補因子（cofactor）として蟻酸の二酸化炭素と水への分解を促進する．

図2に示すように，fomepizole（4-methylpyrazole）は，アルコール脱水素酵素を阻害してメタノールが毒性代謝物に変換されるのを防ぐ．ただし，日本では未承認薬である．

エタノールの投与：血中エタノール濃度100〜150 mg/dLに維持する．経口投与では，50%液で1.5 mL/kgを初期投与し，0.2〜0.4 mL/kg/時で維持する．ただし，血液透析中は0.4〜0.7 mL/kg/時に増量する．静注では，5%または10%液で750 mg/kgを初期投与し，100〜200 mg/kg/時で維持する．ただし，血液透析中は200〜350 mg/kg/時に増量する．

葉酸の投与：葉酸1 mg/kg，最大50 mgを4〜6時間ごとに24時間投与する．

- **予後** 主な死因は，難治性代謝性アシドーシス，循環不全などである．早期診断により，速やかに適切な治療が開始されれば，予後は良好である．

ひとことメモ 44　開発途上国でのメタノール混入事件
（☞『臨床中毒学』p335）

参考文献

メタノール中毒でのFomepizoleの有効性

1) Brent J, McMartin K, Phillips S, et al：Fomepizole for the treatment of methanol poisoning. N Engl J Med 344：424-429, 2001.
2) Brent J, McMartin K, Phillips S, et al：Fomepizole for the treatment of methanol poisoning. N Engl J Med 340：832-838, 1999.
3) Jacobsen D, McMartin KE：Antidotes for methanol and ethylene glycol poisoning. Clin Toxicol 35：127-143, 1997.

メタノール中毒での浸透圧ギャップの有用性
4) Glasser DS：Utility of the serum osmol gap in the diagnosis of methanol or ethylene glycol ingestion. Ann Emerg Med 27：343-346, 1996.

治療フローチャート

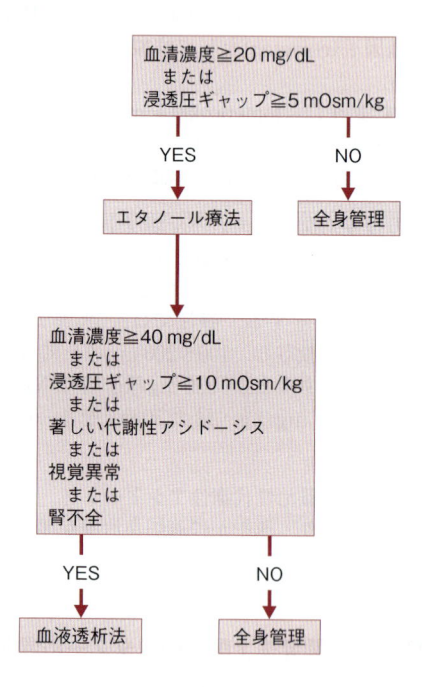

```
        ┌─────────────────────────┐
        │ 血清濃度≧20 mg/dL        │
        │    または                │
        │ 浸透圧ギャップ≧5 mOsm/kg │
        └─────────────────────────┘
            YES          NO
             ↓            ↓
        ┌─────────┐  ┌─────────┐
        │エタノール│  │ 全身管理 │
        │  療法   │  └─────────┘
        └─────────┘
             ↓
        ┌─────────────────────────┐
        │ 血清濃度≧40 mg/dL        │
        │    または                │
        │ 浸透圧ギャップ≧10 mOsm/kg│
        │    または                │
        │ 著しい代謝性アシドーシス  │
        │    または                │
        │ 視覚異常                 │
        │    または                │
        │ 腎不全                   │
        └─────────────────────────┘
            YES          NO
             ↓            ↓
        ┌─────────┐  ┌─────────┐
        │血液透析法│  │ 全身管理 │
        └─────────┘  └─────────┘
```

37 エチレングリコール

最初の 10 分メモ

含有する製品
- エチレングリコールは，保冷剤（ゲル化エチレングリコール：アイスノンソフト®など），不凍液，溶剤，潤滑油などに含有されている．

診断のポイント
- エチレングリコールへの曝露歴または曝露が生じる状況がある

患者に，アニオンギャップ開大性代謝性アシドーシス，低カルシウム血症，シュウ酸カルシウム結晶尿を認める．
- 血清エチレングリコール濃度の高値または浸透圧ギャップの開大を認める．ただし，エチレングリコールがほとんど代謝された後では，血清濃度が測定限界以下，または，浸透圧ギャップが正常値であることがある．
- 浸透圧ギャップから血清エチレングリコール濃度を推定することができる（☞p6）．

　　血清エチレングリコール濃度
　　　＝浸透圧ギャップ×6（変換係数）

治療のポイント
- 代謝性アシドーシスには炭酸水素ナトリウムで補正してグリコール酸の尿中排泄を促す．
- 血清エチレングリコール濃度≧20 mg/dL，または，浸透圧ギャップ≧5 mOsm/kgであれば，エタノールを経口投与または静注して，血中濃度を100～150 mg/dLに維持．
- 血清エチレングリコール濃度≧50 mg/dL，または，浸透圧ギャップ≧10 mOsm/kg，著しい代謝性アシドーシス，昏睡または肺水腫などの重篤な症状，腎不全があれば血液透析法を施行．
- ピリドキシンおよびチアミン100 mg/日を静注．

Do & Don't
- 活性炭に吸着されないので，活性炭を投与しない．

体重50 kgの実践投与量
- **エタノールの投与**：血中エタノール濃度100～150 mg/dLに維持する．経口投与では，50％液で75 mLを初期投与し，10～20 mL/時で維持．ただし，血液透析中は20～35 mL/時に増量．静注では，5または10％液で37.5 gを初期投与し，5～10 g/時で維持．ただし，血液透析中は10～17.5 g/時に増量．

概説

エチレングリコール（HO-CH$_2$-CH$_2$-OH）は，2価アルコールで，粘稠な無色透明の液体で，無臭であるが甘味がある．以前は，エンジンの不凍液などに用いられていた．現在では，エチレングリコールはエタノールに比べて腐食性および毒性が強く使用が避けられるようになっている．

薬物動態

薬物	エチレングリコール
半減期（時間）	2～5
分布容積（L/kg）	0.5～0.8
蛋白結合率（%）	0

- 肝臓でアルコール脱水素酵素によって酸化されて緩徐にグリコアルデヒドに変換される．
- グリコアルデヒドは，アルコール脱水素酵素およびアルデヒド脱水素酵素によって酸化されてグリコール酸，グリオシキル酸，シュウ酸に変換される．ただし，シュウ酸に変換されるのは摂取量の1％未満である．
- エチレングリコール，グリコール酸，グリオキシル酸は，主として尿中に排泄される．
- エチレングリコールの半減期は個人差が大きく，代謝酵素が誘導されている大酒家では短い．
- 酒類と一緒に服用するとエタノールが代謝酵素の競合基質となるので半減期は長くなる．

毒性のメカニズム

- エチレングリコールは，粘膜刺激作用および中枢神経抑制作用を発揮する．
- エチレングリコールは，分子量が小さく，蛋白と結合しないので浸透圧ギャップを開大させる．
- 摂取後4～12時間の潜伏期間を経て，親物質よりはるかに毒性が強い代謝物であるグリコアルデヒド，グリコール酸，グリオキシル酸に変換されて，中枢神経系，心循環器系に毒性を発揮する．
- グリコール酸およびグリオキシル酸は，TCA回路を抑制することによって細胞呼吸を阻害する．
- 主としてグリコール酸，一部はグリオキシル酸，さらに，循環不全，低酸素症，グリコール酸およびグリオキシル酸によるTCA回路の抑制などによって生じる乳酸は，アニオンギャップを開大させる．
- 摂取後24～72時間では，グリオキシル酸からシュウ酸に変換されて，カルシウムと結合して不溶性のシュウ酸カルシウムを形成し，腎臓，肝臓，中枢神経系，肺，心臓，消化管粘膜などに沈殿

し，これらの臓器に毒性を発揮する．
　経口摂取によるヒトの中毒量：1.0～1.5 mL/kg，
　　または，大人で100 mL
　経口摂取によるヒトの致死量：1.4～1.6 mL/kg
　中毒濃度または浸透圧ギャップ：血清濃度≧20 mg/dL，
　　または，浸透圧ギャップ≧5 mOsm/kg
　致死濃度または浸透圧ギャップ：血清濃度≧50 mg/dL，
　　または，浸透圧ギャップ≧10 mOsm/kg

症状

- 図1に示すように，臨床症状は3段階の経過をとる．
- 初期症状は軽微であっても，遅延性に重篤な症状が生じる．
- エタノールを一緒に摂取していると潜伏期は延長する．

■第1期（摂取後0.5～12時間）

- 摂取後数時間では，胃炎などの消化器症状，および，酩酊などの中枢神経症状が生じる．

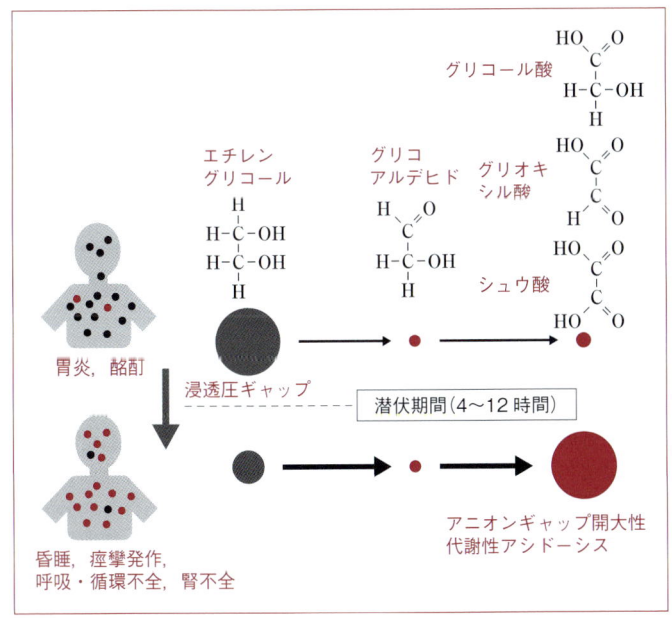

図1　エチレングリコールの臨床症状

- 代謝が進行していないので，浸透圧ギャップの開大は生じるが，アニオンギャップ開大性代謝性アシドーシスは生じない．
- 摂取後4〜12時間の潜伏期間を経ると，代謝が進行して，浸透圧ギャップの開大は次第に正常化するが，アニオンギャップ開大性代謝性アシドーシスが生じる．この時点が最も重症で，昏睡，痙攣発作，脳浮腫などの重篤な中枢神経症状が生じる．

(摂取後数時間)
【消化器症状】悪心・嘔吐，胃炎，腹痛
【中枢神経症状】酩酊，言語不明瞭，運動失調
【その他】浸透圧ギャップの開大
(摂取後4〜12時間の潜伏期間後)
【中枢神経症状】昏睡，痙攣発作，脳浮腫
【その他】アニオンギャップ開大性代謝性アシドーシス

第2期(摂取後12〜24時間)

- 代謝性アシドーシス，および，頻呼吸，頻脈，軽度の高血圧などの呼吸・循環器症状が生じる．

【呼吸・循環器症状】頻呼吸，過呼吸，肺水腫，ALI/ARDS，低酸素血症，頻脈，心筋伝導障害，不整脈，高血圧，うっ血性心不全，循環不全
【その他】アニオンギャップ開大性代謝性アシドーシス

第3期(摂取後24〜72時間)

- 腎障害が生じる．重症では，乏尿性もしくは無尿性急性腎不全が生じる．
- シュウ酸カルシウム結晶尿が生じる．

【腎・泌尿器症状】乏尿，無尿，血尿，蛋白尿，シュウ酸カルシウム結晶尿，急性尿細管壊死，急性腎不全，低カルシウム血症
【その他】テタニー，側腹部痛

治療

- **全身管理** 昏睡には輸液を施行し，必要であれば気管挿管および人工呼吸器管理を施行する(☞p22)．痙攣発作が持続していたらジアゼパムの静注，または，ミダゾラムの静注または筋注によって痙攣を止める(☞p23)．低血圧には急速輸液を施行し，必要であればカテコラミンの持続静注を施行する(☞p20)．代謝性アシドーシスには炭酸水素ナトリウムで，重症であれば血液透析法で補正する．低血糖には50%グルコース液を20 mL静注する．低カルシウム血症にはグルコン酸カルシウムで補正する．

- **吸収の阻害** 消化管からの吸収が速いので胃洗浄は有効ではない．他の薬毒物との複合中毒であれば活性炭の投与を考慮する．
- **排泄の促進** 輸液によって適切な尿量を確保する．代謝性アシドーシスがあれば，炭酸水素ナトリウムで補正してグリコール酸の尿中排泄を促す．血液透析法はエチレングリコールおよび（代謝物のうち血清中に最も高濃度で存在しアシドーシスの主な原因となる）グリコール酸の除去ばかりでなく，アシドーシスの補正にも有効である．血液透析法の適応は，血清エチレングリコール濃度≧50 mg/dL，または，浸透圧ギャップ≧10 mOsm/kg，著しい代謝性アシドーシス，昏睡や肺水腫などの重篤な症状，腎不全などである．また，血清グリコール酸濃度≧60 mg/dLも血液透析法の適応とすべきとする考えもある．血液透析法は，血清エチレングリコール濃度≦20 mg/dLまたは浸透圧ギャップ≦5 mOsm/kgまで，または，代謝性アシドーシスが消失するまで継続する．
- **解毒薬・拮抗薬** 図2に示すように，エタノールとエチレングリコールは，アルコール脱水素酵素の競合基質で，それぞれ，アセトアルデヒドおよびグリコアルデヒドに変換される．ところがアルコール脱水素酵素のエタノールに対する親和性の方がエチレングリコールに対する親和性に比べて約100倍も高いため，エタノールを投与するとエチレングリコールの代謝は抑制されて，エチレングリコールの半減期は延長する．血清エチレングリコール濃度≧20 mg/dL，または，浸透圧ギャップ≧5 mOsm/kgであれば，エタノールを経口投与または静注して，血中濃度を100〜150 mg/dLに維持する．

ピリドキシン（ビタミンB_6）およびチアミン（ビタミンB_1）は，補因子（cofactor）としてグリオキシル酸の非毒性代謝物への変換を促進すると考えられているが，有効だとするエビデンスはない．

図2に示すように，fomepizole（4-methylpyrazole）は，アルコール脱水素酵素を阻害してエチレングリコールが毒性代謝物に変換されるのを防ぐ．ただし，日本では未承認薬である．

> **エタノールの投与**：血中エタノール濃度100〜150 mg/dLに維持する．経口投与では，50％液で1.5 mL/kgを初期投与し，0.2〜0.4 mL/kg/時で維持する．ただし，血液透析中は0.4〜0.7 mL/kg/時に増量する．静注では，5または10％液で750 mg/kgを初期投与し，100〜200 mg/kg/時で維持する．

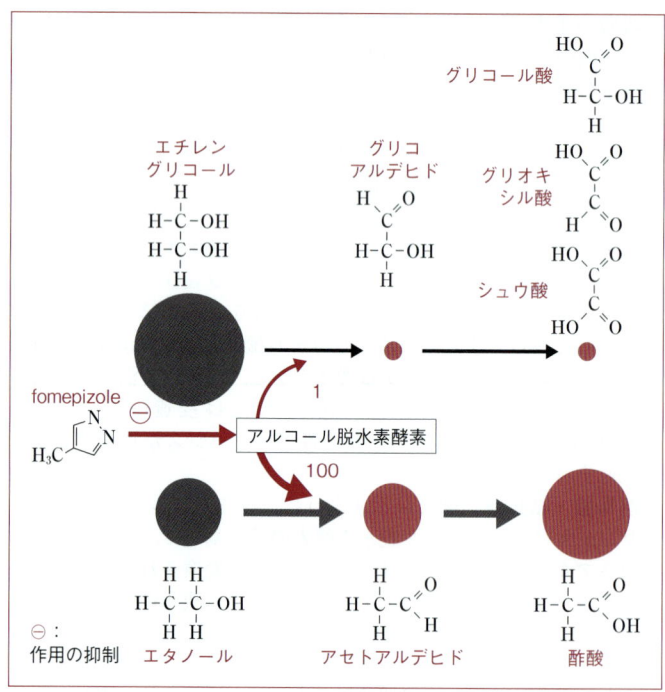

図2 エチレングリコールの解毒薬・拮抗薬

ただし，血液透析中は 200〜350 mg/kg/時に増量する．
ピリドキシン（ビタミン B_6）の投与：100 mg/日を静注する．
チアミン（ビタミン B_1）の投与：100 mg/日を静注する．

- **予後** 主な死因は，難治性代謝性アシドーシス，循環不全，急性腎不全などである．早期診断により，速やかに適切な治療が開始されれば，予後は良好である．

ひとことメモ ㊺ ジエチレングリコール混入事件
（☞『臨床中毒学』p348）

治療フローチャート

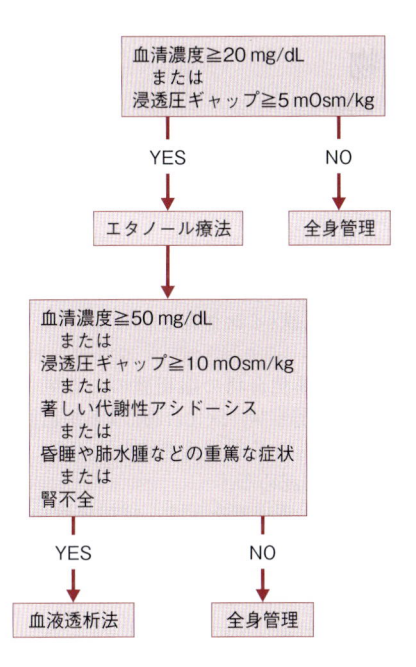

```
         ┌─────────────────────┐
         │ 血清濃度≧20 mg/dL    │
         │      または          │
         │ 浸透圧ギャップ≧5 mOsm/kg │
         └─────────────────────┘
            │YES         │NO
            ▼            ▼
       ┌─────────┐  ┌─────────┐
       │エタノール療法│  │ 全身管理 │
       └─────────┘  └─────────┘
            │
            ▼
   ┌───────────────────────────┐
   │ 血清濃度≧50 mg/dL          │
   │      または                 │
   │ 浸透圧ギャップ≧10 mOsm/kg    │
   │      または                 │
   │ 著しい代謝性アシドーシス       │
   │      または                 │
   │ 昏睡や肺水腫などの重篤な症状   │
   │      または                 │
   │ 腎不全                     │
   └───────────────────────────┘
      │YES           │NO
      ▼              ▼
  ┌─────────┐   ┌─────────┐
  │ 血液透析法 │   │ 全身管理 │
  └─────────┘   └─────────┘
```

参考文献

エチレングリコール中毒での fomepizole の有効性

1) Scalley RD, Ferguson DR, Piccaro JC, et al：Treatment of ethylene glycol poisoning. Am Fam Physician 66：807-812, 2002.
2) Brent J, McMartin K, Phillips S, et al：Fomepizole for the treatment of ethylene glycol poisoning. N Engl J Med 340：832-838, 1999.
3) Jacobsen D, McMartin KE：Antidotes for methanol and ethylene glycol poisoning. Clin Toxicol 35：127-143, 1997.

C 金属

38 鉄化合物

最初の 10 分メモ

含有する製品
- 硫酸鉄水和物（徐放剤：フェロ・グラデュメット®，スローフィー®，テックール®）
- フマル酸第一鉄（フェルム®）
- クエン酸第一鉄ナトリウム（フェロミア®）
- 溶性ピロリン酸第二鉄（インクレミン®）

診断のポイント
- 貧血の病歴または鉄化合物の服用歴のある患者に，嘔吐，下痢，腹痛などの消化器症状，鉄化合物による黒色便などを認める．
- 腹部X線で消化管内のX線不透過像を認める．
- 血清鉄濃度の高値を認める．
- 表1に血清鉄濃度と重症度を示す．経口摂取後4～6時間の血清鉄濃度の測定は重症度の評価にとって重要である．総鉄結合能は，300～450 µg/dL であるので，血清鉄濃度＜350 µg/dL では軽症である．

治療のポイント
- 徐放剤の大量服用，または，腹部X線で消化管内にX線不透過像を認めれば腸洗浄を考慮．
- 腹部X線または腹部CTで胃内に薬物塊の形成を認めれば内視鏡または外科的胃切開による除去を考慮．
- 心原性ショック，重度の代謝性アシドーシスなどの重篤な症状を認める，または，血清鉄濃度が500～600 µg/dL 以上であれば，デフェロキサミンメシル酸塩（デスフェラール®注）を10～15 mg/kg/時で持続静注．

Do & Don't
- 大量服用であれば，無症状であっても最低6時間は入院させて注意深く観察．
- 血清鉄濃度を適宜チェック．特に，摂取後4～6時間および8～12時間の血清鉄濃度を測定し，徐放剤または胃内での薬物塊の形成による吸収の遅延の有無を評価．

- 鉄化合物は，活性炭に吸着されないので，活性炭は投与しない．
- デフェロキサミン投与中は，尿の色を適宜チェック．

体重 50 kg の実践投与量

- デフェロキサミンメシル酸塩（デスフェラール®注）の投与：心原性ショック，重度の代謝性アシドーシス，血清鉄濃度が $500〜600\ \mu g/dL$ 以上であれば，デフェロキサミンメシル酸塩（デスフェラール®注）を $500〜750\ mg/時$ で持続静注．

表1 血清鉄濃度と重症度

血清鉄濃度（$\mu g/dL$）	重症度
50〜 150	無症状（正常値）
150〜 350	軽症
350〜 500	中等症
500〜1,000	重症
>1,000	致死的

概説

鉄化合物は，主に鉄欠乏性貧血の治療薬として広く用いられている（代表的なものの化学構造：図1，鉄化合物中の元素鉄イオン量：表2）．

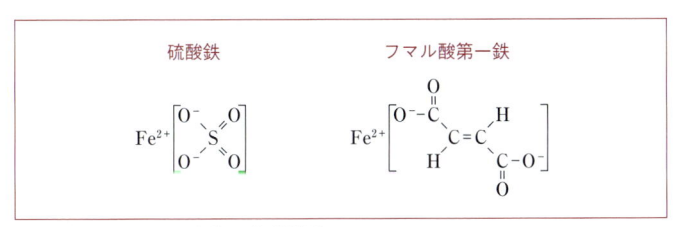

図1 代表的な鉄化合物の化学構造

表2 鉄化合物中の元素鉄イオン量

薬物	元素鉄イオンの割合（%）	換算係数
硫酸鉄	37	2.7
フマル酸第一鉄	33	3

硫酸鉄およびフマル酸第一鉄は，それぞれ，およそ37%および33%の元素鉄イオンを含有している．

薬物動態

薬物	鉄
半減期（時間）	3〜8
分布容積（L/kg）	0.07〜0.13
蛋白結合率（％）	99

- Fe^{2+} は消化管粘膜に吸収されて，3価の鉄イオンである Fe^{3+}（ferric ion）に変換されて，小腸粘膜細胞壁でフェリチン（ferritin）と結合する．
- フェリチン・Fe^{3+} 複合体は血中に入り，トランスフェリンと結合し，骨髄にある網内系細胞（reticuloendothelial cells）に運搬されてヘモグロビンの産生に利用される．または肝臓，脾臓，骨髄に運搬されて，フェリチンまたはヘモジデリンとして貯蔵される．
- 吸収された鉄のうち，0.2〜0.5 mg/日は便中に排泄され，0.2〜0.3 mg/日は尿中に排泄される．その他，汗，皮膚の落屑，粘膜表面などからも排泄される．ただし，排泄される総量は1日当たり2 mgを超えない．

毒性のメカニズム

- 鉄化合物は，消化管粘膜に対して腐食作用を発揮する．
- Fe^{2+} は，トランスフェリンによる総鉄結合能を超えて吸収されると，肝臓をはじめとしてさまざまな組織に入り込み，ミトコンドリアのTCA回路の酵素系を障害することによって，好気性代謝を阻害して細胞毒性を発揮する．
- 経口摂取される鉄化合物の毒性を評価する際には，元素鉄イオンの総量に換算する．表2に換算係数を示すが，硫酸鉄およびフマル酸第一鉄の中毒量や致死量は，それぞれの，2.7および3倍である．

　　鉄化合物の経口中毒量：20 mg/kg以上（元素鉄イオンの総量換算）

　　鉄化合物の経口致死量：60 mg/kg以上（元素鉄イオンの総量換算）

症状

- 表3に鉄化合物中毒の臨床経過を示す．

表3 鉄化合物中毒の臨床経過

	徴候および症状	発症時間
I期	〈消化器症状など〉 悪心・嘔吐,吐血,下痢,腹痛,傾眠,昏睡 体液の喪失,血圧低下,代謝性アシドーシス	30分~2時間
II期	〈回復〉 症状の改善	2~24時間
III期	〈代謝性アシドーシス期〉 昏睡,痙攣発作,心原性ショック 代謝性アシドーシス	12~48時間
IV期	〈肝障害〉 肝壊死,消費性凝固障害,出血傾向	2~4日
V期	〈消化器症状など〉 胃瘢痕,幽門狭窄,無酸症,肝硬変,中枢神経障害	2~4週

第I期
- 鉄化合物の消化管への腐食作用による症状が生じる.

第II期
- 血中に入った循環鉄が網内系細胞に取り込まれて,細胞障害を生じるまでには至らない.

第III期
- Fe^{2+}イオンが,TCA回路の酵素系を障害することによって,乳酸やクエン酸などの有機酸が増加して,代謝性アシドーシスが生じる.

第IV期
- 肝臓に取り込まれた鉄が,肝細胞のミトコンドリアに直接作用して,または,鉄が肝臓の酵素のスルフヒドリル基を枯渇させて,肝細胞壊死が生じる.

第V期
- 初期に生じた鉄化合物の消化管への腐食作用の合併症として,消化管の瘢痕形成,または,線維化が生じる.

【その他】ALI/ARDS,急性腎不全,白血球増多(>15,000/μL),高血糖(>150 mg/dL)など

治療

- **全身管理** 昏睡には輸液を施行し,必要であれば気管挿管および人工呼吸器管理を施行する(☞p22).痙攣発作が持続していたら

ジアゼパムの静注，または，ミダゾラムの静注または筋注によって痙攣を止める．痙攣重積発作にはミダゾラムまたはプロポフォールの持続静注を施行する（☞p23）．輸液を施行し水分や体液の喪失を補い，尿量を維持する．血圧低下や低容量性ショックには急速輸液を施行し，必要であればドパミンなどのカテコラミンの持続静注を施行する（☞p20）．pH 7.20以下の代謝性アシドーシスがあれば，炭酸水素ナトリウムで補正する．

- **吸収の阻害** 致死量を服用し，服用後1時間以内であれば胃洗浄を考慮する．徐放剤の大量服用，または，腹部X線で消化管内にX線不透過像を認めれば腸洗浄を考慮する．腹部X線または腹部CTで胃内に薬物塊の形成を認めれば内視鏡または外科的胃切開による除去を考慮する．

- **排泄の促進** 鉄化合物は蛋白結合率が高いので血液透析法は無効である．鉄化合物は活性炭に吸着されないので血液灌流法は無効である．ただし，腎不全があれば，後述のデフェロキサミン・鉄複合体であるフェリオキサミンを除去するために血液透析法を考慮する．

- **解毒薬・拮抗薬** デフェロキサミン（deferoxamine）は，鉄に対しては他のキレート剤の10倍の親和性があるキレート剤で，鉄と強固に結合して，水溶性のデフェロキサミン・鉄複合体であるフェリオキサミン（ferrioxamine）を形成し，鉄の尿中排泄を促す．

> **デフェロキサミンメシル酸塩（デスフェラール®注）の投与**：心原性ショック，重度の代謝性アシドーシス，血清鉄濃度が500〜600 μg/dL以上であれば，デフェロキサミンメシル酸塩（デスフェラール®注）を10〜15 mg/kg/時で持続静注する．尿が，フェリオキサミンによる特徴的なオレンジ色または紅赤色になることを確認し，尿の色が正常に戻る，または，血清鉄濃度が正常値まで減少したら，投与を中止する．

- **予後** 主な死因は，循環不全，肝不全などである．ただし，速やかに診断されて，早期にデフェロキサミンを投与された患者の予後は比較的良好である．

参考文献

デフェロキサミンの有効性

1) Cheney K, Gumbiner C, Benson B, et al：Survival after a severe iron poisoning treated with intermittent infusion of deferoxiamine. J Toxicol Clin Toxicol 33：61-

66, 1995.
2) Henretig FM, Karl SR, Weintraub WH : Severe iron poisoning treated with enteral and intravenous deferoxamine. Ann Emerg Med 12 : 306-309, 1983.
3) Westlin W : Deferoxamine as a chelating agent. Clin Toxicol 4 : 597-602, 1971.

治療フローチャート

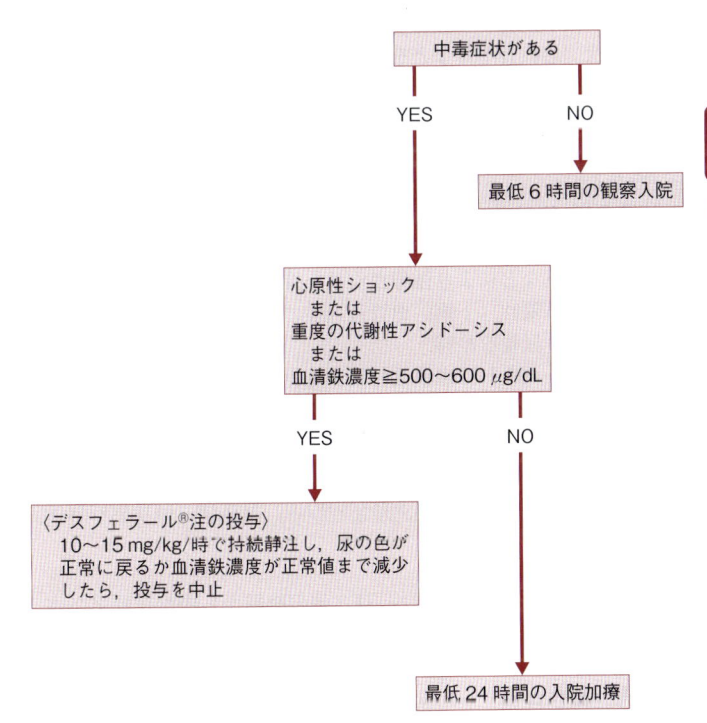

```
           中毒症状がある
         YES          NO
          │            │
          │            ▼
          │     最低6時間の観察入院
          ▼
   心原性ショック
   または
   重度の代謝性アシドーシス
   または
   血清鉄濃度≧500〜600 μg/dL
         YES          NO
          │            │
          ▼            │
 〈デスフェラール®注の投与〉
 10〜15 mg/kg/時で持続静注し,尿の色が
 正常に戻るか血清鉄濃度が正常値まで減少
 したら,投与を中止
                       │
                       ▼
              最低24時間の入院加療
```

39 水銀元素, 無機水銀化合物

最初の10分メモ

含有する製品
- 水銀元素および無機水銀化合物は,工業,農業などさまざまな

産業で利用されている．また，OTC薬や家庭用品としても，水銀元素は，体温計，サーモスタット，バッテリーなどに，マーキュロクロムは局所消毒薬に用いられている．

診断のポイント
- 水銀への曝露歴または曝露が生じる状況がある患者に，水銀元素（気体）であれば発作性乾性咳嗽，呼吸困難などの呼吸器症状，無機水銀化合物であれば金属味，出血性胃腸炎などの消化器症状，急性腎不全などを認める．
- 経口摂取の場合は，腹部X線で消化管内のX線不透過像を認める．
- 毛髪中の水銀濃度の測定は，以前の曝露歴を証明するのに有用である．

治療のポイント
無機水銀化合物
- 中心静脈圧などにより循環血液量を持続モニターしながら輸液を施行し，嘔吐，下痢，血管透過性の亢進などによる体液の喪失を補い，尿量を維持．
- 急性腎不全があれば血液透析法を施行．
- ジメルカプロール（バル®注）を筋注．

Do & Don't
水銀元素（液体）
消化管よりほとんど吸収されないので，胃洗浄，活性炭の投与は施行しない．

水銀元素（気体）
- ジメルカプロール（バル®注）は，他の組織から中枢神経系へ水銀を再分布させることがあるので，中枢神経毒性が問題となる水銀元素（気体）中毒では投与しない．

無機水銀化合物
- 吐血，血性下痢などによって消化管の腐食性傷害が疑われたら内視鏡を施行．
- 腹部X線で消化管内にX線不透過像を認めれば腸洗浄を考慮．

体重50 kgの実践投与量
- ジメルカプロール（バル®注）の投与：最初の48時間；150～250 mgを4時間ごとに筋注．次の48時間；125～150 mgを6時間ごとに筋注．次の7日間；125～150 mgを12時間ごとに筋注．

表1 代表的な無機水銀化合物

1価	Hg_2Cl_2(塩化第一水銀，甘汞)
	$Hg_2(NO_3)_2・2H_2O$(硝酸第一水銀)など
2価	$HgCl_2$(塩化第二水銀，昇汞)
	HgO(酸化第二水銀)など

最も毒性の強い塩化第二水銀は，白色または透明，無臭の結晶または粉末であるが，腐食性で，低温でも昇華するため，「腐食性昇華物(corrosive sublimate)」の意味の「昇汞」という別名がある．

概説

水銀元素は，室温では脂溶性でわずかに揮発性の灰色がかった銀色の液体であるが，熱すると容易に気化する．無機水銀化合物は，水に難溶性の1価の第一水銀(Hg^+)化合物(mercurous compound)，および，水に易溶性の2価の第二水銀(Hg^{2+})化合物(mercuric compound)に分けられる(代表的な無機水銀化合物：**表1**)．

薬物動態

薬物	水銀元素	塩化第二水銀
半減期(時間)	36〜100(60)	30〜60(40)
分布容積(L/kg)	?	?
蛋白結合率(%)	?	?

■水銀元素(液体)
- 経口摂取後に，消化管よりほとんど吸収されずに，便中に排泄される．

■水銀元素(気体)
- 吸入により，肺胞細胞膜より速やかに，ほぼ完全に吸収される．
- 赤血球，肝臓などのほとんどの組織に分布するが，脂溶性が高く，無電荷であるため，容易に血液・脳関門を通過して，中枢神経系にも分布する．
- 生体内で酸化されてHg^{2+}イオンに変化し，主としてメタロチオネイン(metallothionein)と結合して尿中に排泄される．

■無機水銀化合物
- 吸収後に，最も高濃度に腎臓に，次いで肝臓に蓄積される．
- 主として尿中に排泄される．
- Hg^+またはHg^{2+}イオンは血液・脳関門をほとんど通過しないが，一部は還元されて水銀元素となり血液・脳関門を通過する．

毒性のメカニズム

- 表2に水銀の形態および曝露様式による毒性を示す．

■水銀元素（液体）
- 経口摂取しても消化管からはほとんど吸収されないので，毒性を発揮することは稀である．

■水銀元素（気体）
- 図1に示すように，肺に刺激作用を発揮する．
- 肺より速やかに吸収され，中枢神経系に分布し，速やかに酸化されて Hg^{2+} イオンに変化して，さまざまな蛋白分子のスルフヒドリル基（SH-基，チオール基）と強く結合して中枢神経毒性を発揮

表2 水銀の形態および曝露様式による毒性

形態	主な吸収経路	毒性		
		腐食作用	中枢神経毒性	腎毒性
水銀元素（液体）	経口	±	±	±
水銀元素（気体）	吸入	（肺刺激作用）	++	+
無機水銀	経口	++	+（慢性）	++

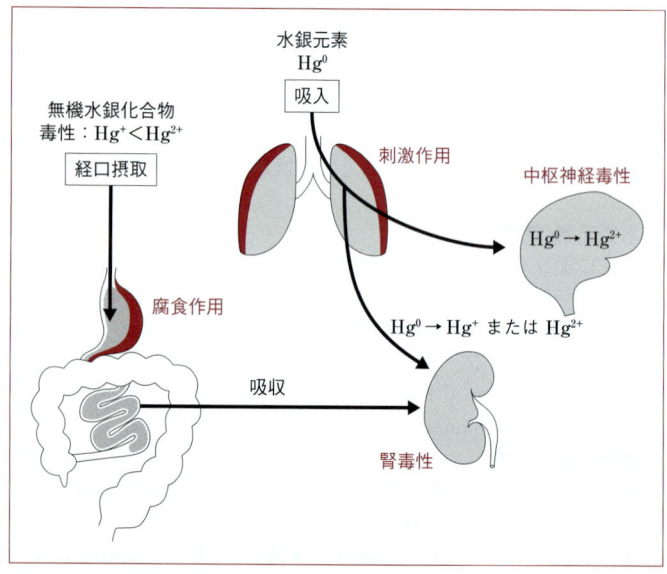

図1 水銀，無機水銀化合物の毒性のメカニズム

- 生体内で，酸化されてHg^+イオンやHg^{2+}イオンに変化して腎臓に蓄積して腎毒性を発揮する．

無機水銀化合物
- 水に易溶性である第二水銀化合物は，非常に毒性が強いが，水に難溶性である第一水銀化合物は，毒性が弱い．
- 皮膚，眼，消化管などへの腐食作用を発揮する．
- 腎臓に蓄積して腎毒性を発揮する．
- 2価の水銀（Hg^{2+}）は，多くの酵素系にあるスルフヒドリル基（SH-基，チオール基）への親和性が高く，速やかにSH-基と共有結合して，酵素系を阻害する．

　　塩化第二水銀のヒトの経口致死量：1〜4 g
　　重症の塩化第二水銀中毒の血中濃度：50 μg/dL 以上

症状

水銀元素（液体）
- 経口摂取による中毒は稀である．

水銀元素（気体）
〈急性期〉
【呼吸器症状】 発作性乾性咳嗽，呼吸困難，胸痛，壊死性気管支炎，細気管支炎，化学性肺炎，ALI/ARDS，びまん性肺線維症
【その他】 発熱，悪寒，金属味，流涎，口腔内や咽頭の灼熱感，歯肉炎，口内炎，悪心・嘔吐，下痢，嚥下障害，高血圧，急性尿細管壊死，急性腎不全

〈慢性期〉
【精神神経症状】 頭痛，視野障害，易疲労感，不眠，食欲低下，幻覚・妄想，（健忘，興奮性，感情の易変性，極度の内気などの）過敏症，うつ状態，（手指，眼瞼，舌などの）振戦，企図振戦，四肢の舞踏病様運動，末梢神経炎，運動失調，（発汗や流涎などの）自律神経障害
【その他】 歯肉炎，口内炎，蛋白尿，ネフローゼ症候群，先端疼痛症，粟粒疹様紅斑

無機水銀化合物
〈急性期〉
【消化器症状】 金属味，口腔・咽頭痛，悪心・嘔吐，吐血，下痢，出血性下痢，腹痛，出血性胃腸炎，消化管潰瘍，消化管穿孔，腸管壊死，粘膜の灰色の変色

【腎症状】乏尿，無尿，蛋白尿，血尿，腎障害，急性尿細管壊死，急性腎不全
【その他】脱水，血圧低下，低容量性ショック，循環不全
〈慢性期〉
【中枢神経症状】食欲低下，不眠，不安，うつ状態，イライラ，健忘，(感情の易変性，神経質，臆病，退行などの)性格変化

治療

- **全身管理**
  - **水銀元素(液体)**

    経口摂取では，消化器症状がなければ経過観察でよいが，極端な大量摂取，または，腸蠕動運動の異常な低下には腹部X線撮影を適宜繰り返して，消化管内での水銀の動きをモニターする．

  - **水銀元素(気体)**

    パルスオキシメータなどによって呼吸状態を持続モニターする．動脈血ガスおよび胸部X線撮影を適宜施行する．呼吸困難，化学性肺炎などの呼吸器症状には酸素投与し，必要であれば速やかに気管挿管および人工呼吸器管理を施行し，必要に応じて呼気終末期陽圧(PEEP)を調節する(☞p18)．

  - **無機水銀化合物**

    心電図，自動血圧計，中心静脈圧などによって循環動態を持続モニターする．急性期には，中心静脈圧などにより循環血液量を持続モニターしながら輸液を施行し，嘔吐，下痢，血管透過性の亢進などによる体液の喪失を補い，尿量を維持する．脱水，血圧低下，低容量性ショックには大量輸液を施行し，必要であればカテコラミンの持続静注を施行する(☞p20)．吐血，血性下痢などによって消化管の腐食性傷害が疑われたら内視鏡を施行する．消化管穿孔が疑われたら消化器外科専門医にコンサルトする．急性腎不全には血液透析法を施行する．

- **吸収の阻害**
  - **水銀元素(液体)**

    消化管よりほとんど吸収されないので胃洗浄や活性炭の投与は不要である．ただし，極端な大量摂取や，腸蠕動運動の異常な低下があれば，腸洗浄を考慮する．

  - **無機水銀化合物**

    致死量を服用後1時間以内であれば胃洗浄を考慮する．(活性炭への吸着はあまりよくないが)活性炭を投与する．腹部X線で

消化管内にX線不透過像を認めれば腸洗浄を考慮する．腹部X線撮影を適宜繰り返して除染の効果を確認する．
- **排泄の促進** 有効な方法はない．
- **解毒薬・拮抗薬**
  - **無機水銀化合物**

  図2に示すように，ジメルカプロールは，隣接する2つのスルフヒドリル基をもち，これらが生体内の酵素系などがもつスルフヒドリル基と競合して，水銀（1または2価）と共有結合して安定した5員環を形成する．この複合体は毒性が低く尿中に排泄される．ジメルカプロールは脂溶性で，容易に酸化されるので，筋注のみで投与する．

  無機水銀化合物中毒では，経口摂取後数分から3時間以内にジメルカプロールを投与すれば，重篤な腎障害を軽減もしくは防止できる．ただしジメルカプロールは他の組織から中枢神経系へ水銀を再分布させることがあるので，中枢神経毒性が問題となる水銀元素（気体）中毒では投与しない．

  > ジメルカプロール（バル®注）の投与：最初の48時間：3〜5 mg/kgを4時間ごとに筋注．次の48時間：2.5〜3 mg/kgを6時間ごとに筋注．次の7日間：2.5〜3 mg/kgを12時間ごとに筋注．

- **予後**
  - **水銀元素（気体）**

  主な死因は，ARDSなどによる呼吸不全である．また，非可逆的な中枢神経後遺症が生じることがある．

  - **無機水銀化合物**

  服用後2時間以内に死亡することがあるが，主な死因は，循環不全である．また，急性腎不全により死亡することもある．大量

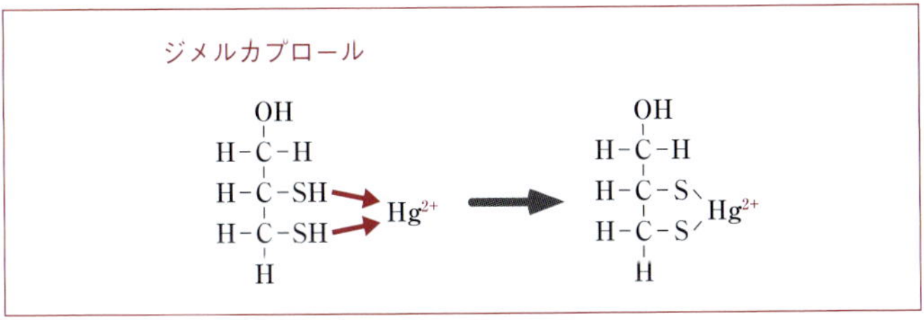

図2 ジメルカプロールの作用のメカニズム

輸液などによる初期の適切な対応が予後を大きく作用する．急性腎不全は可逆的であることがほとんどで，通常は1〜2週間の血液透析法により改善する．

治療フローチャート

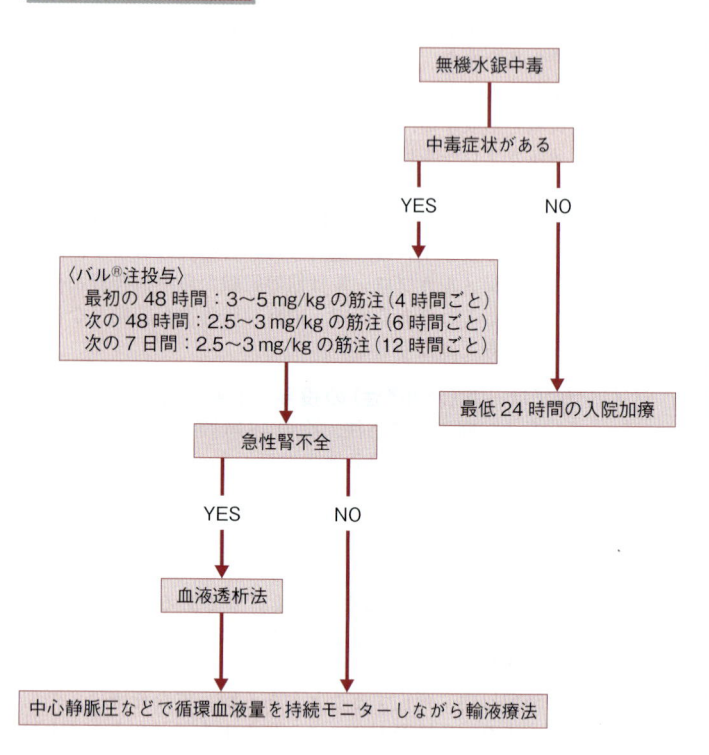

```
無機水銀中毒
    ↓
中毒症状がある
 ├─ YES ─→ 〈バル®注投与〉
 │           最初の48時間：3〜5 mg/kgの筋注（4時間ごと）
 │           次の48時間：2.5〜3 mg/kgの筋注（6時間ごと）
 │           次の7日間：2.5〜3 mg/kgの筋注（12時間ごと）
 │             ↓
 │         急性腎不全
 │          ├─ YES ─→ 血液透析法
 │          └─ NO
 │             ↓
 │         中心静脈圧などで循環血液量を持続モニターしながら輸液療法
 │
 └─ NO ──→ 最低24時間の入院加療
```

ひとことメモ 46　無機水銀化合物中毒と牛乳
（☞『臨床中毒学』p364）

ひとことメモ 47　モーツァルトの死因は？
（☞『臨床中毒学 p364』）

参考文献

水銀の神経毒性
1) Aschner M, Aschner JL：Mercury neurotoxicity：mechanisms of blood-brain barrier transport. Neurosci Biobehav Rev 14：169-176, 1990.
2) Greenhouse A：Heavy metals and the nervous system. Clin Neuropharmacol 5：45-92, 1982.

40 無機ヒ素化合物

最初の 10 分メモ

含有する製品
- 日本では，三酸化ヒ素の大部分は液晶基板硝子の製造に用いられている．また，携帯電話などの通信機器に必要なⅢ族-Ⅴ族化合物半導体の製造に用いられている．医薬品としては，急性前骨髄球性白血病の患者の寛解を得るために用いられている．アルシンガスはシリコン半導体の製造に用いられている．

診断のポイント
- 無機ヒ素化合物への曝露歴または曝露が生じる状況がある患者に，激しい消化器症状を認める．
- 呼気のガーリック臭を認める．
- 腹部 X 線で消化管内の X 線不透過像を認める．
- 血中および尿中ヒ素濃度の高値を認める．
- 毛髪中のヒ素濃度の測定は，以前の曝露歴を証明するのに有用である．

治療のポイント
- 急性期には，中心静脈圧などにより循環血液量を持続モニターしながら輸液を施行し，血管透過性の亢進などによる体液の喪失を補い，尿量を維持．
- 症状があれば，ジメルカプロール(バル®注)を筋注．

Do & Don't
- 腹部 X 線で消化管内に X 線不透過像を認めれば腸洗浄を考慮．

体重 50 kg の実践投与量
- ジメルカプロール(バル®注)の投与：重症度に応じて 150~250 mg を 4~12 時間ごとに筋注．

表1 代表的な無機ヒ素化合物

3価	As$_2$O$_3$（三酸化ヒ素） AsH$_3$（ヒ化水素，アルシン） NaAsO$_2$（亜ヒ酸ナトリウム） KAsO$_2$（亜ヒ酸カリウム） AsCl$_3$（三塩化ヒ素）
5価	As$_2$O$_5$（五酸化ヒ素） H$_3$AsO$_4$（正ヒ酸，ヒ酸） PbHAsO$_4$（ヒ酸鉛） Ca$_3$(AsO$_4$)$_2$（ヒ酸カルシウム）

3価の無機ヒ素化合物（arsenite）は，生理学的活性が比較的乏しい5価の無機ヒ素化合物（arsenate）に比べて，毒性が60倍も強い．代表的な3価のヒ素化合物である三酸化ヒ素は，白色または透明，無味・無臭の固体で，水には溶けにくい．

概説

ヒ素元素は，金属と非金属の中間の化学特性をもつ半金属であるため，金属と合金を形成できるだけでなく，水素，炭素，酸素などと容易に共有結合する．元素状態のヒ素および有機ヒ素化合物は，ほとんど毒性がないが，無機ヒ素化合物は，毒性がある（代表的な無機ヒ素化合物：**表1**）．

薬物動態

薬物	無機ヒ素化合物
半減期（年）	7～10
分布容積（L/kg）	0.2
蛋白結合率（%）	?

- 吸収後に，赤血球のヘモグロビンのグロビン部分と結合し，24時間以内に，肝臓，腎臓，脾臓，肺，消化管粘膜などに再分布する．血管内に残留するヒ素は血漿蛋白と結合する．
- 吸収から2～4週間以内に，ケラチンのスルフヒドリル基（SH-基，チオール基）と結合して毛髪，爪，皮膚などに取り込まれる．
- 吸収から4週間以内に，リン酸と置換されて骨に取り込まれる．
- 無機ヒ素化合物は，肝臓でメチル化により解毒されてから排泄される．しかしながら，その代謝経路は完全には解明されていない．
- **図1**にHayakawaらが提唱している代謝経路のモデルを示す．このモデルでは，ヒ素（3価）はグルタチオン（G-SH）と結合して

ヒ素(3価)・グルタチオン複合体となり,ヒ素(3価)メチル化酵素であるCYT 19によってメチル化される.その後,加水分解されてグルタチオンが遊離し,ヒ素(3価)は酸化されてヒ素(5価)となり,最終代謝物である,メチルアルソン酸(monomethylarsonic acid;MMA^{5+})およびジメチルアルシン酸(dimethylarsinic acid;DMA^{5+})となる.

- 経口摂取された無機ヒ素化合物の一部は未変化体として尿中に排泄されるが,およそ50%は代謝されて3~5日で尿中に,一部分は便,胆汁,汗,乳汁中に排泄される.尿中代謝物の60~70%はDMA^{5+}である.

毒性のメカニズム

- ヒ素中毒の直接の原因物質は図1の中央に○で示したメチル亜ヒ酸(monomethylarsonous acid;MMA^{3+})である.
- 図2に示すように,MMA^{3+}のヒ素(3価)は,多くの酵素系にあるスルフヒドリル基(SH-基,チオール基)への親和性が高く,速やかにスルフヒドリル基と結合して,酵素系を阻害する.
- ヒ素(3価)は,肝臓,肺,腎臓,脾臓,消化管粘膜,(毛髪,爪,皮膚などの)ケラチンが豊富な組織,などの蛋白にあるスルフヒドリル基と結合する.
- ヒ酸(5価)は,構造的にも化学的にもリン酸と類似しているため,多くの生化学反応においてリン酸と置換される.これはヒ素解離(arsenolysis)と呼ばれている.安定なリン酸基が,不安定なヒ酸基に置換されると酸化的リン酸化は阻害される.
- ヒ素(3価または5価)は,皮膚や粘膜に対して強い局所刺激作用を発揮する.

　　健常成人の三酸化ヒ素の致死量:100~300 mg

症状

- 初期には,悪心・嘔吐,激しい血性の米のとぎ汁様下痢,疝痛性の腹痛などの消化器症状が生じる.血管透過性の亢進などによる体液の喪失から,低容量性ショック,循環不全が生じる.急性精神病症状,痙攣発作,中毒性心筋炎,全身の皮膚の発疹などが生じる.
- その後,肺水腫,肝機能障害,急性腎不全,白血球減少などの多臓器にわたる症状が生じる.
- 服用後2~8週間で,対称性の感覚運動障害を伴う末梢神経炎が

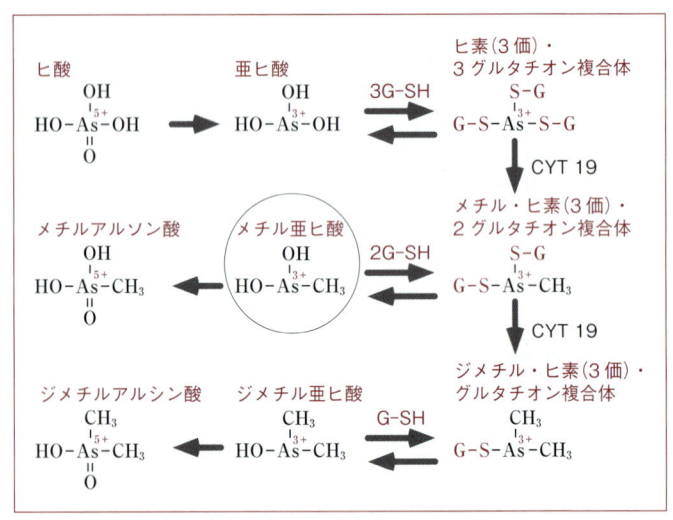

図1 無機ヒ素化合物の代謝経路のモデル

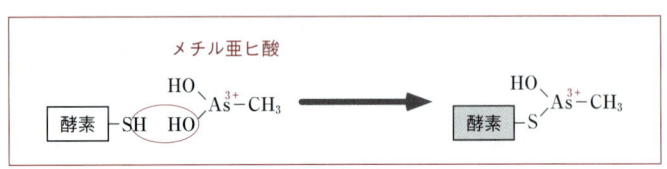

図2 無機ヒ素化合物の毒性のメカニズム

生じるが,ギラン-バレー症候群に類似し,重度の筋力低下が下肢から上行性に急速に進行し,人工呼吸器管理を要することもある.
【消化器症状】ガーリック臭,唾液分泌過多,悪心・嘔吐,血性の米のとぎ汁様下痢,疝痛性の腹痛,嚥下困難,口渇
【精神神経症状】視野障害,複視,脳症,せん妄,昏睡,急性精神病症状,痙攣発作,末梢神経炎,筋痛,脱力
【心循環器症状】血圧低下,頻脈,QT延長症候群,心室性不整脈,低容量性ショック,中毒性心筋炎
【その他】肺水腫,肝機能障害,無尿,血尿,蛋白尿,急性尿細管壊死,急性腎不全,溶血,白血球減少,正球性正色素性貧血,電解質異常,発疹,皮膚の紅斑,色素沈着

治療

- **全身管理** 昏睡には輸液を施行し,必要であれば気管挿管および人工呼吸器管理を施行する(☞p22).痙攣発作が持続していたらジアゼパムの静注,または,ミダゾラムの静注または筋注を施行する.痙攣発作の予防にはフェノバルビタールを筋注する(☞p23).血圧低下には急速輸液を施行し,必要であればカテコラミンの持続静注を施行する(☞p20).高カリウム血症や代謝性アシドーシスを伴う急性腎不全には血液透析法を施行する(☞p52).
- **吸収の阻害** 致死量を服用後1時間以内であれば胃洗浄を考慮する.(活性炭への吸着はあまりよくないが)活性炭を投与する.腹部X線で消化管内にX線不透過像を認めれば腸洗浄を考慮する.腹部X線の撮影を適宜繰り返して除染の効果を確認する.
- **排泄の促進** 有効な方法はない.
- **解毒薬・拮抗薬** 図3に示すように,ジメルカプロール(バル®注)は,隣接する2つのスルフヒドリル基をもち,これらが生体内の酵素系などがもつスルフヒドリル基と競合して,メチル亜ヒ酸のヒ素(3価)と共有結合して安定した5員環を形成する.この複合体は毒性が低く尿中に排泄される.ジメルカプロールは脂溶性で,容易に酸化されるので,筋注のみで投与する.ヒ素中毒の症状があればジメルカプロールを筋注する.

> **ジメルカプロール(バル®注)の投与**:重症度に応じて3〜5 mg/kgを4〜12時間ごとに筋注する.

- **予後** 服用後24時間〜4日で死亡することがあるが,主な死因は,循環不全である.

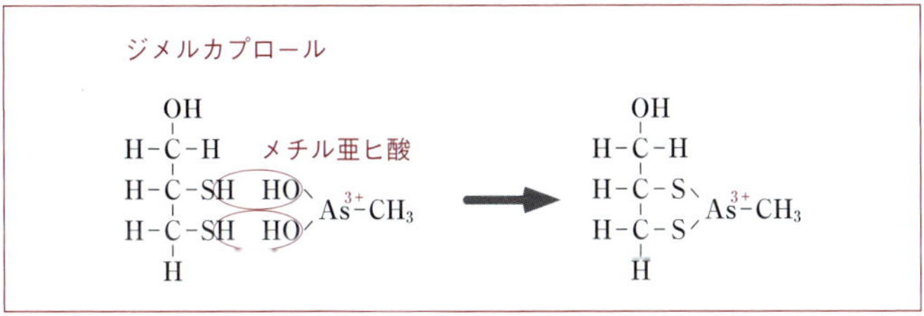

図3 ジメルカプロールの作用のメカニズム

治療フローチャート

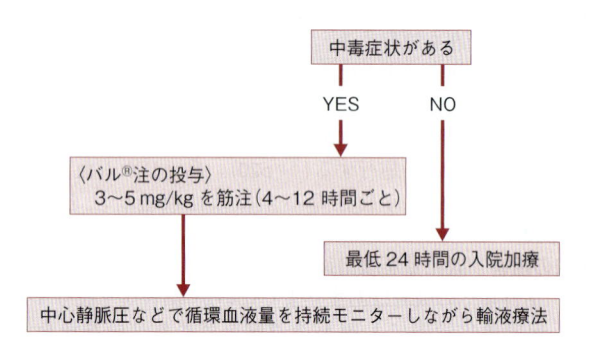

```
            中毒症状がある
           ┌──────┴──────┐
          YES            NO
           ↓              ↓
〈バル®注の投与〉      最低24時間の入院加療
3〜5 mg/kg を筋注（4〜12時間ごと）
           ↓
中心静脈圧などで循環血液量を持続モニターしながら輸液療法
```

参考文献

Hayakawa らによる代謝経路のモデル
1) Hayakawa T, Kobayashi Y, Cui X, et al：A new metabolic pathway of arsenite：Arsenic-glutathione complexes are substrates for human arsenic methyltransferase Cyt 19. Arch Toxicol 79：183-191, 2005.

BAL の有効性
2) 上條吉人, 相馬一亥：2,3-dimercapto-1-propanol（British Anti-Lewisite, BAL）による急性重金属中毒の治療. 低温医学　26：67-71, 2000.
3) Stocken LA, Thompson RHS：British Anti-Lewisite. 2. Dithiol compounds as antidotes for arsenic. Biochem J 40：535-548, 1946.
4) Peters RA, Stocken LA, Thompson RHS：British Anti-Lewisite (BAL). Nature 156：616-619, 1945.
5) Vahidnia A, van der Voet GB, de Wolff FA：Arsenic neurotoxicity-a review. Hum Exp Toxicol 26：823-832, 2007.

ひとことメモ 48　三酸化ヒ素中毒と大量の飲水

　筆者らは，自殺目的で致死量の三酸化ヒ素をカプセルに詰めて服用し，激しい消化器症状が生じてから，死ぬことが怖くなり大量の水を飲み，自ら救急要請して搬送された症例を経験しました．来院時にはすでに消化器症状は軽減していましたが，バル®注の筋注を繰り返しました．その後，肝障害，末梢神経炎が出現したのですが，最終的に軽快退院となりました．大量の飲水が循環不全を防いだ可能性があると考えました．

・Kamijo Y, Soma K, Asari Y, et al：Survival after massive arsenic poisoning self-treated by high fluid intake. J Toxicol Clin Toxicol 36：27-29, 1998.

ミステリ散歩 ⓰　アガサ・クリスティ『葬儀を終えて』

　コーラ・ランスケネの家政婦であったミス・ギルクリストは，郵便受けの中に押し込んであった小さな三角形のこってりした感じのウェディング・ケーキを食べた．そのケーキには，ヒ素を混入したアーモンドペーストに白砂糖(ヒ素？)をまぶしてあった．その晩，彼女は激しい吐き気に襲われ，瀕死の状態となり，救急車で病院に運ばれる．ミス・ギルクリストの枕をそっと持ちあげると，シーツの上には，一片のケーキが，無残な姿で横たわっていて，そのかけらを分析したところヒ素が検出される．

　【解説】「ウェディング・ケーキを枕の下に入れて寝ると，未来の夫の夢を見るという[1]」古い習慣に従って，ミス・ギルクリストがケーキを全部食べなかったのが幸いして一命をとりとめた．

1) 加島祥造訳，p240, ハヤカワ文庫，2004

ミステリ散歩 ⓱　エラリー・クイーン『災厄の町』
（☞ p394 巻末付録）

ミステリ散歩 ⓲　ドロシー・L・セイヤーズ『毒を食らわば』（☞ p394 巻末付録）

ミステリ散歩 ⓳　ジョン・ディクスン・カー『火刑法廷』
（☞ p395 巻末付録）

ミステリ散歩 ⓴　ドロシー・L・セイヤーズ『疑惑』
（☞ p395 巻末付録）

41 鉛

最初の 10 分メモ

含有する製品

- 金属鉛は，加工が容易であることなどから古くから広く用いられてきた．また，快削性を高めるため合金成分として用いられてきた．鉛金属および鉛合金は，鉛蓄電池の電極，釣りの重り，鉛管，はんだ，銃弾，アクセサリーなどに用いられているが，いずれも鉛を含有しないものに置き換えられつつある．無機鉛化合物は，塗料，顔料，鉛ガラス，セラミックなどに用いられている．四エチル鉛は，以前はガソリンのオクタン価を上げる目的で添加されていたが（有鉛ガソリン），現在は，日本を含む先進国では使用が禁止されている．空気，水，食物にも鉛が含まれ，大人は，空気から1日当たり平均 $20\sim40~\mu g$ を吸入し，その $30\sim40\%$ を吸収し，水や食物から1日当たり平均 $300~\mu g$ を摂取し，そのうち $5\sim10\%$ を吸収している．

診断のポイント

- 鉛への曝露歴または曝露が生じる状況がある患者に，腹部疝痛，貧血，下垂手や垂れ足などの神経症状，腎障害，痛風などを認める．
- 小児に，腹部疝痛，易刺激性などの精神症状，痙攣発作などを認める．
- 急性中毒では，腹部X線で消化管内のX線不透過像を認める．
- 慢性中毒では，骨基質の代謝障害によって長幹骨の骨端板などで無機物の沈着や石灰化が亢進するので，長幹骨X線における，骨端板の高密度の線（lead line）を認める．
- 血中鉛濃度の高値を認める．ただし，血中の鉛の99％は，赤血球に濃縮されているので全血中濃度を測定する．
- 鉛によってヘム合成が抑制されると，成熟赤血球は影響されず，新生赤血球が影響されて，鉛の曝露後2～3週間で，赤血球遊離プロトポルフィリン（free erythrocyte protoporphyrin；FEP）および亜鉛プロトポルフィリン（zinc protoporphyrin；ZPP）の上昇（$>35~\mu g/dL$），尿中のコプロポルフィリンおよび δ-アミノレブリン酸（delta-aminolevulinic acid；ALA）の上昇，赤血球 δ-アミノレブリン酸脱水素酵素（ALAD）活性の低下などを認める．

治療のポイント

- 急性中毒による鉛脳症で頭蓋内圧の亢進にはマンニトール（1〜2 g/kg）を点滴静注．
- 鉛脳症などの重篤な症状にはEDTAカルシウム（ブライアン®注）を投与．
- 無症状であっても，小児では血中鉛濃度が45 μg/dL以上，大人では80〜100 μg/dL以上であれば，EDTAカルシウムを投与．

Do & Don't

- 鉛中毒と診断したら，速やかに鉛の曝露源を特定して，それ以上は鉛に曝露されないように対処．
- 腹部X線で消化管内にX線不透過像を認めれば腸洗浄を考慮．

概説

鉛元素（金属鉛）は，青みがかった灰色の金属で，融点が低く，柔らかい（代表的な鉛化合物：表1）．

表1 代表的な鉛化合物

無機鉛化合物	2価	PbO（一酸化鉛） Pb(NO$_3$)$_2$（硝酸鉛） PbSO$_4$（硫酸鉛） PbCrO$_4$（クロム酸鉛）など
	4価	PbO$_2$（二酸化鉛）など
四アルキル鉛		(CH$_3$)$_4$Pb（四メチル鉛） (C$_2$H$_5$)$_4$Pb（四エチル鉛）

無機鉛化合物の多くは，水に難溶性であるが，塩化鉛はわずかに水に溶け，硝酸鉛，塩素酸鉛は水溶性である．四メチル鉛，四エチル鉛などの四アルキル鉛は，脂溶性で，水には溶けず，非常に揮発性が高く，可燃性である．

薬物動態

薬物	鉛
半減期（年）	0.4〜3.6
分布容積（L/kg）	?
蛋白結合率（%）	?

■金属鉛および無機鉛化合物
- 経口摂取による生物学的利用能は，大人より小児の方が高い．
- 小児でよくみられる鉄，カルシウム，亜鉛などの他の金属の欠乏があると吸収が促進される．
- 吸収後に，血液，（肝臓，腎臓，骨髄，中枢神経系などの）軟部組織，（骨や歯などの）石灰質などに分布するが，大人では，ほとんどが石灰質に蓄積される．
- 血中の鉛のほとんどは，赤血球に濃縮される．
- 血中の鉛は，主として尿中に排泄され，1/4 は軟部組織に移行し，わずかに石灰質に沈着する．
- 軟部組織中の鉛は，便中，毛髪，汗，爪に排泄され，一部は血中に移行する．
- 生体では，生後より緩徐に生体内に蓄積され，60 歳の総鉛含有量は 150〜350 mg となる．

■四アルキル鉛
- 経口摂取後に消化管から，吸入により肺から，汚染により皮膚から速やかに吸収される．
- 吸収後に，肝臓，腎臓，脂肪組織など広く生体内に分布するが，脂溶性で電荷をもたないため，容易に血液・脳関門を通過して，中枢神経系にも分布する．
- 四アルキル鉛は，緩徐に脱アルキル化されて，最終的には無機鉛化合物に変換されて，主として尿中に排泄される．
- 脱アルキル化の際に生じる三アルキル鉛が毒性の主体である．

毒性のメカニズム

■金属鉛および無機鉛化合物
- 鉛イオンは，多くの酵素系にあるスルフヒドリル基(SH-基，チオール基)への親和性が高く，速やかにスルフヒドリル基と結合して，酵素系を阻害する．
- さまざまな生理学的機能に不可欠な蛋白などにあるアミノ基，カルボキシル基と結合する．
- 鉄，カルシウム，亜鉛などの陽イオンと相互作用する．
- これらの結果，好気性エネルギー代謝の障害，細胞膜やミトコンドリア膜の形態変化，神経伝達物質の合成および機能障害，ヘムの合成障害，ヌクレオチドの代謝障害などによって毒性を発揮する．

■四アルキル鉛
- 皮膚に対して刺激作用を発揮する．
- 中枢神経系に速やかに移行して中枢神経毒性を発揮する．
    酸化鉛のヒトの経口致死量：15 g
    四エチル鉛のヒトの経口致死量：1 g

症状
- 小児は，大人より体重当たりで吸収される鉛の量が多いため鉛中毒が生じやすい．
- 生後36か月までは，血液・脳関門が未熟で，中枢神経系への鉛の分布が増加するので，中枢神経症状が重症化しやすく非可逆的な経過をとることが多い．
- 大人は，中枢神経障害より末梢神経障害が生じやすく，鉛の摂取が中断されると，可逆的であることが多い．

■金属鉛および無機鉛化合物（急性）
- 短期間に高濃度の鉛に曝露された際に生じる．
- 典型的な3徴は，鉛疝痛（lead colic），鉛脳症（lead encephalopathy），および貧血（anemia）である．

【消化器症状】 金属味，口腔および咽頭部の灼熱感，腹部疝痛，便秘，麻痺性イレウス，黒色便（硫化鉛）

【中枢および末梢神経症状】 傾眠，昏睡，下肢の筋攣縮，筋力低下，異常感覚

【その他】 溶血性貧血

■金属鉛および無機鉛化合物（慢性）
- 長期にわたって排泄量を上回る量の鉛の吸収を繰り返して，鉛が生体内で中毒量まで蓄積して生じる．
- 表2に慢性中毒における血中鉛濃度と臨床症状を示す．金属鉛または無機鉛化合物による慢性中毒では血中の鉛濃度と臨床症状は比較的よく相関する．

【消化器症状】 食欲低下，便秘，消化不良，金属味，腹部疝痛

【中枢神経および末梢神経症状】 視力低下，聴力低下，頭痛，不眠，易疲労感，倦怠感，易刺激性，性欲低下，集中力低下，IQ低下，認知障害，視覚運動協調障害，運動失調，（主として上肢の）ミオクローヌス，（伸筋麻痺による下垂手，垂れ足などの）末梢性運動神経障害

小児：知能障害，神経学的発達異常，発育障害

鉛脳症：間欠的嘔吐，無関心，イライラ，昏迷，記銘力障害，嗜

表2 慢性鉛中毒における血中鉛濃度と臨床症状

血中鉛濃度(μg/dL)	臨床症状
<10	正常値(無症状)
10〜25	胎児や出生児の知能障害,神経学的発達障害,発育障害
25〜60	頭痛,被刺激性亢進,集中力低下,反応性低下 IQ低下,認知障害,貧血
60〜80	悪心,下痢,便秘,軽度の腎障害
80<	腹部疝痛,運動神経障害
80〜100<	せん妄,痙攣発作

眠,傾眠,せん妄,昏睡,振戦,痙攣発作
【造血系障害】 低色素性・正球性貧血,網状赤血球,赤血球中の塩基好性顆粒,小赤血球症
【腎・泌尿器系症状】 蛋白尿,血尿,膿尿,尿の濃縮障害,近位尿細管障害,Fanconi様症状,高尿酸血症,痛風
【口腔】 口内炎,頬部粘膜の灰色の点状斑(gray spots)
【生殖器系症状】
男性:精子減少,異常精子,性機能障害,不妊症
女性:月経周期の異常などの月経障害,不妊症・自然流産・死産率増加,胎児大頭症の発症率増加,妊娠期間減少
胎児:出生時体重減少,発育障害,生後1年以内の死亡
【その他】 関節痛,鉛線(lead line),筋肉痛,高血圧,体重減少

四アルキル鉛

- 摂取して5〜7日の潜伏期の後に,精神症状および神経症状などが発現するが,重症ほど潜伏期は短い.

【精神症状】 不眠や悪夢などの睡眠障害,倦怠感,易疲労感,イライラ,易刺激性,幻覚・妄想,躁状態,せん妄
【神経症状】 頭痛,耳鳴り,脱力,深部腱反射の亢進,ミオクローヌス,下顎反射の異常(abnormal jaw jerk),歩行障害,企図振戦,運動失調,痙攣発作

治療

- **全身管理** 昏睡には輸液を施行し,必要であれば気管挿管および人工呼吸器管理を施行する(☞p22).痙攣発作が持続していたらジアゼパムの静注,または,ミダゾラムの静注または筋注によっ

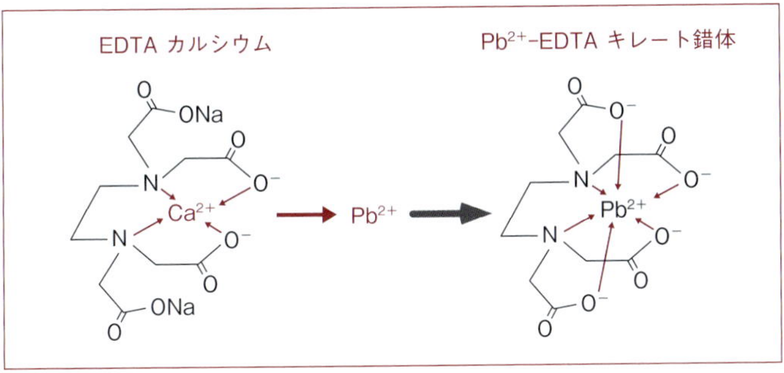

図1 EDTAカルシウムの作用のメカニズム

て痙攣を止める．痙攣発作の予防にはフェノバルビタールを筋注する（☞p23）．急性中毒による鉛脳症で頭蓋内圧の亢進にはマンニトール（1〜2 g/kg）を点滴静注する．

- **吸収の阻害** 鉛中毒と診断したら，速やかに鉛の曝露原を特定して，それ以上は鉛に曝露されないように対処する．急性中毒では，致死量を服用後1時間以内であれば胃洗浄を考慮する．（活性炭への吸着はあまりよくないが）活性炭を投与する．腹部X線で消化管内にX線不透過像を認めれば腸洗浄を考慮する．腹部X線の撮影を適宜繰り返して除染の効果を確認する．
- **排泄の促進** 有効な方法はない．
- **解毒薬・拮抗薬** 図1に示すように，EDTA（エチレンジアミン四酢酸，または，エデト酸）2Na・Ca，通称EDTAカルシウムは，Pb^{2+}を捕集してPb^{2+}-EDTAキレート錯体を形成し，尿中に排泄される．

鉛脳症などの重篤な症状にはEDTAカルシウム（ブライアン®注）を投与する．無症状であっても，小児では血中鉛濃度が45 μg/dL以上，大人では80〜100 μg/dL以上であれば，EDTAカルシウムを投与する．

> EDTAカルシウム（ブライアン®注）の投与：〈大人〉1回1A（1 g）を250〜500 mLの5％グルコース溶液または生理食塩水で希釈して1時間かけて点滴静注する．最初の5日間は1日2回，その後も必要であれば2日間休養してさらに5日間点滴静注する．〈小児〉体重15 kgあたり1/2 A（0.5 g）以上を1日2回点滴静注する．ただし，体重15 kgあたり1日

1 A（1 g）以下であること．

- **予後**　金属鉛および無機鉛化合物（急性）中毒の主な死因は，脳浮腫による脳ヘルニアである．金属鉛および無機鉛化合物（慢性）中毒は，小児で重症化しやすく，鉛脳症による永続的な後遺症，および，死亡の可能性がある．四アルキル鉛中毒の主な死因は，脳浮腫である．

> **ひとことメモ㊾**　**ベートーベンと鉛中毒**
> 　　　　　（☞『臨床中毒学』p370）

> **ミステリ散歩㉑**　**エラリー・クイーン**
> 　　　　　　　　　『ローマ劇場毒殺事件』
>
> 　悪徳弁護士のモンティー・フィールドは上等のウィスキーの中に混入されていた四エチル鉛を飲んで殺害される．
> 　この小説の中で四エチル鉛について「無色透明だ——厳密にいえば，物的外見はクロロホルムに似ている．それが第一点．第二点は——一種の匂いがある——ほんのかすかだが——はっきりとエーテルのように，匂う．第三点は——恐ろしく強力だ．（中略）私は，普通の実験用の健康な兎をつかまえて——いいですか，ただ塗るだけですよ——耳の後ろのやわらかい部分に，薄めないままその毒薬を塗ってみたんです．内服させたのじゃないですよ．ただ，皮膚に塗っただけです．血管に届くまでには，真皮を通して吸収されなければならないんです．そして，私は一時間兎を観察していました——それだけで，あとはもう観察する必要がなくなりました．自然死の兎と同じような状態で死んでいたのです[1]」と解説されている．
> 　**【解説】**死因は四エチル鉛の服用による脳浮腫か？　原作は『ローマ帽子の謎』（井上勇訳，創元推理文庫，1960）としても発刊されている．

1）石川年訳，p214，角川文庫，1963

参考文献
小児の鉛の吸収特性
1) Wright RO, Shannon MW, Wright RJ, et al：Association between iron deficiency and low-level lead poisoning in an urban primary care clinic. Am J Public Health

89：1049-1053, 1999.
2) Lin-Fu J：Undue absorption of lead among children—a new look at an old problem. N Engl J Med 286：702-710, 1972.

鉛による中枢神経毒性
3) White LD, Cory-Slechta DA, Gilbert ME, et al：New and evolving concepts in the neurotoxicology of lead. Toxicol Appl Pharmacol 225：1-27, 2007.
4) Bellinger DC：Lead. Pediatrics 113：1016-1022, 2004.
5) Lidsky TI, Schneider JS：Lead neurotoxicity in children：basic mechanisms and clinical correlates. Brain 126：5-19, 2003.

D ガス

42 一酸化炭素

最初の 10 分メモ

発生する状況
- CO の発生源は，不具合のある暖房設備または給湯設備，火災，木炭や練炭などの不完全燃焼，ガソリン車の排気ガスなどである．

診断のポイント

急性期
- 現場に CO の発生源があり，同じ現場にいた人に頭痛，めまい，嘔気，意識障害などを認める．
- 現場の空気中に高濃度の CO を検出する．
- CO-Hb 濃度の高値を認める．
- 乳酸アシドーシスを認める．
- 図1に示すように，CT または MRI で両側の淡蒼球に異常信号を認める．

遅発性脳症
- 急性期の中枢神経症状が消失，もしくは，部分的に改善してから数日から5～6週間が経過してから，遅発性に精神・神経症状が急速に出現・悪化する．
- 図2に示すように，MRI（T2-強調画像，拡散強調画像，FLAIR 画像）で脳室周囲の大脳白質および半卵円中心に両側，び漫性，合流性の高信号域を認める．

治療のポイント
■急性期
- 患者をベッド上で絶対安静として,酸素要求量および酸素消費量を減らす.
- 常気圧酸素(NBO)療法または高気圧酸素(HBO)療法のいずれかを選択.

■遅発性脳症
- これまでのところエビデンスのある治療法はない.

Do & Don't
- CO-Hb 濃度は,重症度,低酸素ストレスの強さや持続時間を反映しないことに注意.低濃度の CO に長時間曝露された場合では CO-Hb 濃度が 10% 以下でも重症であることがある.
- CO-Hb 濃度は,最終曝露からの時間や病院への搬送中の酸素投与などによって著しく変化することに注意.
- 非喫煙者の CO-Hb 濃度の正常値は 2% 未満であるが,喫煙者の正常値は 5〜13% であることに注意.
- 通常のパルスオキシメータは,比色法を利用した測定法であるが,O_2-Hb と CO-Hb を区別できないために,重症の CO 中毒患者の酸素飽和度を過大評価してしまうことに注意.
- 自殺による場合は,過量服薬との複合自殺であることがあるので注意.
- もともと心疾患がある重症患者は,致死性不整脈や心停止のリスクが高いので注意.

概説
CO は,炭素や炭化水素などの不完全燃焼によって生じる,無色,無臭,無刺激性の気体である.毒性は非常に強い.

薬物動態
- CO のヘモグロビン(Hb)に対する親和性は,酸素の 200〜250 倍である.
- CO は,肺胞より取りこまれ,Hb に結合している酸素と容易に置換し CO-Hb(カルボキシヘモグロビン)を形成する.
- CO-Hb 濃度は,吸入気の CO 濃度,CO への曝露時間,肺胞換気量による.
- CO の胎児 Hb に対する親和性はさらに高いため,胎児の CO-

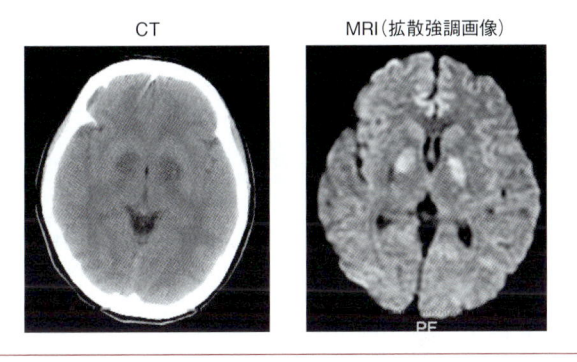

図1 急性期のCTおよびMRI

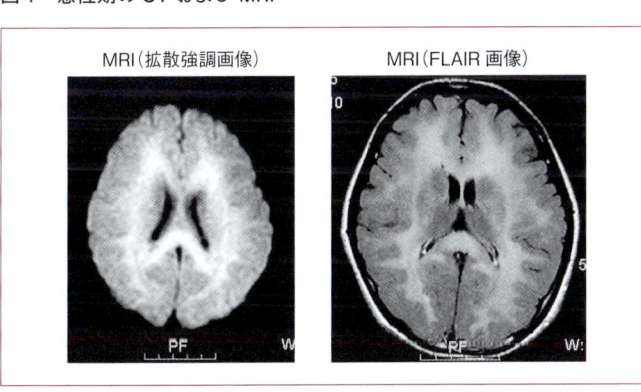

図2 遅発性脳症のMRI

Hb濃度は母体の2倍となる.

毒性のメカニズム

- 図3に示すように,CO-Hb濃度が高くなると血液の酸素運搬能は低下する.
- 図4に示すように,CO-Hbの存在下ではHbの酸素解離曲線は左方移動するため,組織での酸素供給は減少する.
- これらの結果,組織では低酸素ストレスが生じ,酸素を利用してグルコースからエネルギーを産生する好気性代謝が障害されて,代わりに嫌気性代謝が促進されて乳酸が蓄積してアニオンギャップ開大性の代謝性アシドーシスが生じる.

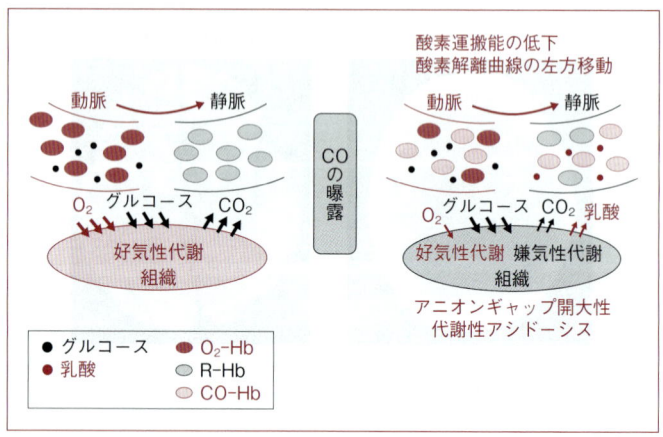

図3 COの毒性のメカニズム

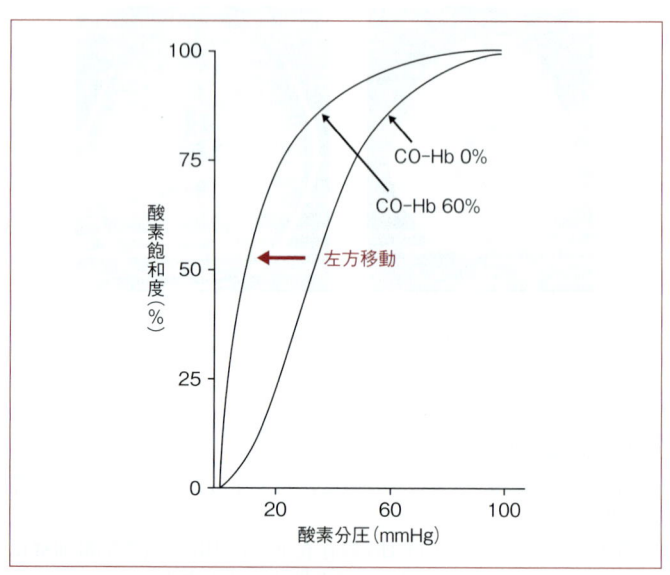

図4 Hbの解離曲線

- 心臓では，COは心筋細胞内の(酸素を貯蔵する働きのある)ミオグロビンにも結合するため，ミトコンドリアへの酸素供給はさらに減少し，心筋の好気性エネルギー代謝は著しく障害される．

表1 CO-Hb濃度と臨床症状

CO-Hb濃度(%)	臨床症状
10<	軽度の頭痛(前頭部の絞扼感など),激しい運動時の息切れ
20<	中等度の頭痛(こめかみの拍動など),めまい,嘔気,頻脈,頻呼吸,中等度の運動時の息切れ
30<	激しい頭痛,視力障害,耳鳴り,難聴,錯乱
40<	意識障害,異常呼吸(浅く不規則)
50<	昏睡,痙攣,Cheyne-Stokes呼吸
60<	昏睡,痙攣,散瞳,対光反射消失,心機能の低下,呼吸抑制
70<	心不全,呼吸不全,死亡

- COの毒性を顕著に受ける臓器はエネルギー代謝速度の大きい中枢神経系および心臓である.

症状

■急性期

- 表1にCO-Hb濃度と臨床症状を示すが,必ずしもこのように相関しない.
- 低酸素ストレスの影響を受けやすい中枢神経系および心臓の症状が中心となる.
- 最もよくみられる症状は頭痛,めまい,嘔気である.
- 意識障害はよくみられるが,多くは一過性で,病院への搬送途中の高濃度酸素投与により回復することが多い.
- CO-Hbは赤色であるため,皮膚の深紅色または静脈血の鮮紅色が見られることがある.

【軽症】 頭痛,めまい,嘔気,嘔吐,認知機能障害(記銘力障害,計算力の低下など),頻脈

【中等症~重症】 運動機能障害(歩行障害,平衡障害),視力障害,耳鳴り,難聴,錯乱,昏睡,痙攣発作,胸痛,虚血性の心電図変化,(徐脈,頻脈,伝導障害,心房細動,心室期外収縮,心室頻拍,心室細動などの)不整脈,心筋逸脱酵素の上昇,トロポニンなどの心筋バイオマーカーの上昇,左室収縮能の障害

■遅発性(間欠型)脳症

- CO中毒による急性期の中枢神経症状が消失,もしくは,部分的に改善して数日から5~6週間が経過してから,遅発性に精神・神経症状が急速に出現・悪化することがある.

- 神経病理学的には oligodendroglia の破壊による脱髄性白質脳症である.
- 危険因子については，年齢が 36 歳以上または曝露時間が 24 時間以上であるとする研究がある.

【精神症状】言語の流暢さ，注意力，集中力，運動能力，学習能力，遂行機能，社会適応などの障害，うつ状態，性格変化，自発性の低下，無為，無表情，失見当識，記銘力障害，精神病症状，重度の認知障害，無言・無動

【神経症状】パーキンソン症候群などの錐体外路症状，腱反射亢進などの錐体路症状，失行，失認，失禁，失外套症候群など

治療

- **全身管理** 昏睡，呼吸不全，（火災などで）気道熱傷には気管挿管して，必要であれば人工呼吸器管理を施行する（☞ p22）．酸・塩基平衡および血清乳酸値を頻回にチェックし，pH＜7.15 には炭酸水素ナトリウムを静脈内投与してアシドーシスを補正する．遅発性脳症によるパーキンソン症候群には L-dopa などの抗パーキンソン薬を投与する.
- **吸収の阻害** 患者を CO の発生源から避難させ高濃度酸素を投与する.
- **排泄の促進および解毒薬・拮抗薬** 酸素療法によって血中の溶解酸素含量が増加すると Hb からの CO の解離が促されるため CO-Hb の半減期が短縮される．その結果，酸素は空いた Hb の結合部位に結合できる．また，急性期の病態は組織の低酸素ストレスによるので，酸素は「解毒薬」にも相当する．酸素療法としては，以下のいずれかを選択する.

〔常気圧酸素（normobaric oxygen；NBO）療法〕
・高流量の 100％酸素を非再呼吸式リザーバーバッグ付きフェイスマスクより投与する.
・NBO 療法によって，CO-Hb の半減期は，室内気の平均 5 時間（2～7 時間）から平均 1 時間（40～80 分）に短縮される.
・CO-Hb 濃度が 5％以下になるまで続ける.

〔高気圧酸素（hyperbaric oxygen；HBO）療法〕
・2～3 ATA で 100％酸素を 70～120 分投与する.
・患者に意識障害があれば鼓膜切開を施行してから行う.
・HBO 療法によって，CO-Hb の半減期は平均 20 分（15～30 分）に短縮される.

- 副作用としては,加圧の際の中耳圧平衡困難,高酸素性痙攣,可逆性の近視,白内障,上気道症状,(中耳,硬膜静脈洞,まれに歯や肺への)気圧性外傷などが生じる.
- HBO療法の適応基準としては,意識消失,意識レベルの低下,頭痛以外の神経学的異常所見,心筋虚血または不整脈,CO-Hb濃度>25~40%,妊婦でCO-Hb濃度>15%,年齢が36歳以上またはCOへの曝露時間が24時間以上でCO中毒による症状がある,NBO療法を4~6時間施行しても症状が持続などである.
- **予後** 遅発性脳症の予後は,完全回復,部分的に回復,永続性な精神・神経症状,進行性に経過して植物状態もしくは死に至るものまでさまざまであるが,患者の60%が1年以内にほぼ完全に回復したとする報告もある.

ひとことメモ 50　遅発性脳症とIL-6

筆者らは,CO最終曝露から24時間以内の髄液中IL-6値が高い患者は,高い頻度で遅発性脳症を発症することを発見しました.CO最終曝露から24時間以内の髄液中IL-6値は,遅発性脳症の予測に有用である可能性があります.

- Ide T, Kamijo Y : The early elevation of interleukin 6 concentration in cerebrospinal fluid and delayed encephalopathy of carbon monoxide poisoning. Am J Emerg Med 27 : 992-996, 2009.

ひとことメモ 51　遅発性脳症と低体温

ところが,深部体温が32℃の低体温症を合併していたCO中毒患者は,CO最終曝露から24時間以内の髄液中IL-6値が異常高値であっても遅発性脳症を発症しませんでした.脳低体温療法は,遅発性脳症の予防に有効かもしれません.

- Kamijo Y, Ide T, Ide A, Soma K : Severe carbon monoxide poisoning complicated by hypothermia : a case report. Am J Emerg Med 29 : 357e5-357e7, 2011.

ひとことメモ 52　遅発性脳症とミエリン塩基性蛋白
(☞『臨床中毒学』p384)

> **ミステリ散歩 ㉜** 雫井脩介『犯罪小説家』
> （☞ p396 巻末付録）

> **ミステリ散歩 ㉝** 今野敏『ST 警視庁科学特捜班　黄の調査ファイル』（☞ p396 巻末付録）

治療フローチャート

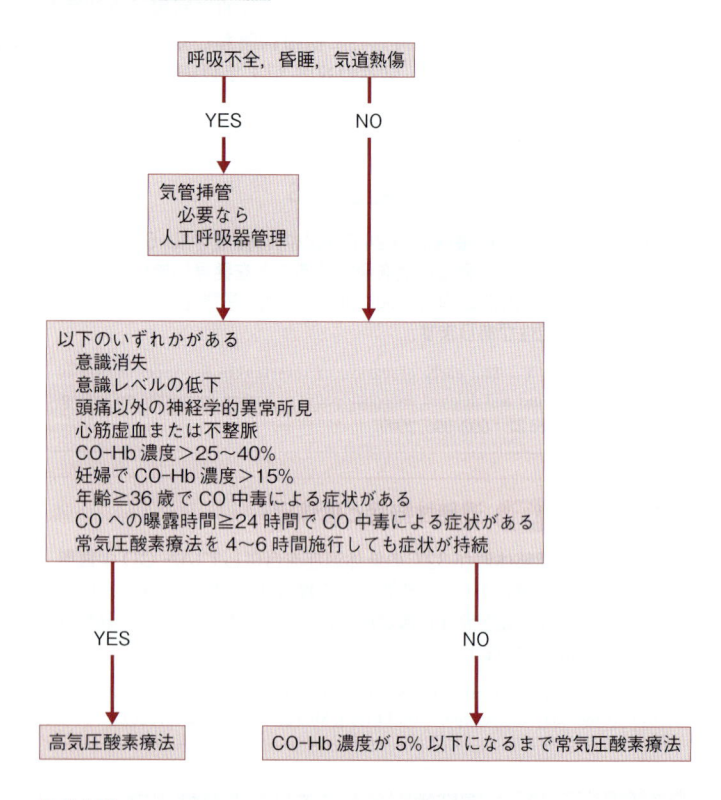

```
呼吸不全，昏睡，気道熱傷
 ├─YES→ 気管挿管 必要なら人工呼吸器管理
 └─NO→
        ↓
以下のいずれかがある
  意識消失
  意識レベルの低下
  頭痛以外の神経学的異常所見
  心筋虚血または不整脈
  CO-Hb 濃度＞25〜40%
  妊婦で CO-Hb 濃度＞15%
  年齢≧36 歳で CO 中毒による症状がある
  CO への曝露時間≧24 時間で CO 中毒による症状がある
  常気圧酸素療法を 4〜6 時間施行しても症状が持続
 ├─YES→ 高気圧酸素療法
 └─NO→ CO-Hb 濃度が 5% 以下になるまで常気圧酸素療法
```

参考文献

HBO 療法の有効性

1) Weaver LK, Hopkins RO, Chan KJ, et al：Hyperbaric oxygen for acute carbon

43 硫化水素

最初の 10 分メモ

発生する状況
- 自然界では，火山，鉱山，硫黄泉，原油や天然ガスの鉱床などで発生する．また，さまざまな産業の副産物として産生されることがあり，石油精製施設，天然ガス精製施設，染料工場などで発生する．さらに，硫黄原子を含む有機物が嫌気性細菌によって分解される過程で産生されることがあり，下水処理場やゴミ処理場などで発生する．下記の化学反応式のように，無機硫化物を含む入浴剤や農薬，および，酸を含む洗浄剤やバッテリー液などを混ぜ合わせると硫化水素が発生する．

  $K_2S + 2HCl \rightarrow H_2S + 2KCl$

診断のポイント
- 現場に硫化水素の発生源があり，同じ現場にいた人およびペットに粘膜刺激作用または細胞呼吸障害による症状を認める．
- 現場で「腐った卵」の臭いを認める．
- 患者の持っている銀製品が，銀から硫化銀への変化によって黒色に変化する．
- チオ硫酸の血中濃度または尿中濃度の高値を認める．もともと生体中のチオ硫酸の含有量はわずかであるので，チオ硫酸は硫化水素曝露の有用な指標となる．

  健常者のチオ硫酸の血中濃度：0.003 mmol/L 以下
  死亡者のチオ硫酸の血中濃度：0.025〜0.143 mmol/L

- 死亡例では，皮膚の緑色への変色を認める．死後にヘモグロビンのポルフィリン環に硫黄原子が組み込まれると明るい緑色のスルフヘモグロビンが産生され，組織が緑色に着色する．

治療のポイント
- チトクローム・オキシダーゼを介さない好気性代謝を促すために 100％酸素を投与．
- 重症例では高気圧酸素療法を考慮．

- 昏睡，痙攣発作などの重篤な症状にはできるだけ速やかに亜硝酸ナトリウムを静注．

Do & Don't
- 救出の際には防護服およびガスマスクを着用して2次被害に十分に注意．
- 亜硝酸塩を投与する際にはメトヘモグロビン濃度を適宜測定して30%以上にならないように注意．

概説

硫化水素は，無色透明，可燃性，脂溶性，刺激性の気体で，毒性が非常に強い．低濃度では「腐った卵」の臭いがするが，濃度が高くなると嗅覚神経麻痺が生じるため臭いを感知できなくなる．硫化水素は，空気に対する比重が1.19で，空気より重いため，窪地や地下などの低い所に溜まることがある．

薬物動態

- 生体内でも，硫黄原子を含む蛋白質などの有機物が分解される過程で硫化水素などの硫化物が産生されるため，生体は，もともと，硫化水素に対して解毒能を有している．
- 硫化水素は，低濃度であれば肺より速やかに吸収されて，主として3つの代謝経路でさまざまな酸化反応を受けて，チオ硫酸，硫酸，ポリスルフィド(polysulfides)などの毒性の低い物質に変化して，尿中に排泄される．

毒性のメカニズム

- 硫化水素は，粘膜刺激作用を発揮する．
- 硫化水素は，生体内で弱酸として一部が解離し，水素イオン(H^+)とスルフヒドリル・イオン(sulfhydryl ion, HS^-)になるが，HS^-は，3価の鉄イオン(Fe^{3+})に強い親和性がある．
- 図1に示すように，硫化水素は，低濃度では上記の代謝経路で解毒されるが，高濃度ではこの代謝経路が飽和するため，HS^-は細胞内ミトコンドリアにあるチトクローム・オキシダーゼの活性中心にあるヘム鉄(Fe^{3+})と結合して，この酵素を失活させる．
- この結果，酸素を利用してグルコースからエネルギー源であるATPを大量に産生する好気性代謝(細胞呼吸)が障害されて，細胞内のATPは，急速に枯渇する．

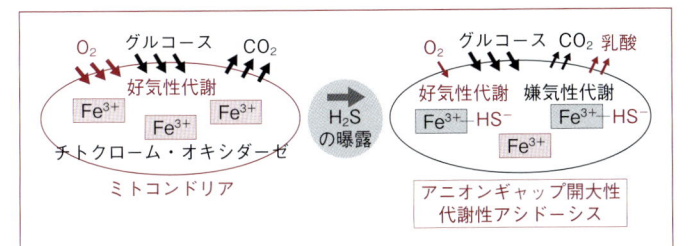

図1 硫化水素の毒性のメカニズム

表1 硫化水素濃度と臨床症状

H_2S 濃度 (ppm)	臨床症状
0.025〜100	「腐った卵」の臭い
100〜150	嗅覚神経麻痺
50<	〈粘膜刺激作用〉
50〜200	角結膜炎(gas eye), 鼻炎, 咽頭炎, 気管支炎
200<	〈細胞呼吸障害〉
200<	頭痛, 悪心・嘔吐, 健忘, 失見当識, せん妄, 錯乱, 傾眠
300〜500	急性肺障害(ALI)/急性呼吸促迫症候群(ARDS)
500<	痙攣発作, 昏睡, 呼吸停止, 循環不全, 死
750〜1,000	ノックダウン現象：数回以内の呼吸で昏睡, 呼吸停止, 死

- 代償的に嫌気性代謝が促進されてわずかな ATP を産生する一方で, 乳酸が蓄積してアニオンギャップ開大性の代謝性アシドーシスが生じる.
- 硫化水素の毒性を顕著に受ける臓器はエネルギー代謝速度の大きい中枢神経系および心臓である.

症状

- 表1に硫化水素濃度と臨床症状を示す.
- 低濃度に長時間曝露されると粘膜刺激作用による局所症状が生じる.
- 高濃度に曝露されると短時間の内に細胞呼吸障害による全身症状が生じる.

【100〜150 ppm】 嗅神経が麻痺するので特徴的な臭いは感じられず, 硫化水素ガスへの曝露があっても気づかない.

【50〜200 ppm】 長時間曝露されると, 粘膜刺激作用による局所

症状が生じる．
【200 ppm 以上】 細胞呼吸障害による全身症状が生じる．
【500 ppm 以上】 致死的となる．

治療

- **全身管理** チトクローム・オキシダーゼを介さない好気性代謝（細胞呼吸）を促すために100％酸素を投与する．昏睡には輸液を施行し，必要であれば気管挿管および人工呼吸器管理を施行する（☞p22）．痙攣発作が持続していたらジアゼパムの静注，または，ミダゾラムの静注または筋注によって痙攣を止める．痙攣重積発作にはミダゾラムまたはプロポフォールの持続静注を施行する．痙攣発作の予防にはフェノバルビタールを筋注する（☞p23）．呼吸抑制，呼吸停止，ALI/ARDSなどによる呼吸不全には速やかに気管挿管および人工呼吸器管理を施行する（☞p18）．ALI/ARDSには酸素化に応じて呼気終末期陽圧（PEEP）を調節する．硫化水素の粘膜刺激作用による気管支攣縮を改善するためにイプラトロピウム臭化物（アトロベント®）などによるネブライザー治療を施行する．低血圧には急速輸液を施行し，必要であればカテコラミンの持続静注を施行する（☞p20）．
- **吸収の阻害** 新鮮な空気のある場所に移動し，100％酸素を投与する．
- **排泄の促進** 有効な方法はない．
- **解毒薬・拮抗薬** 曝露後に，できるだけ速やかに亜硝酸アミルをかがせ，さらに，亜硝酸ナトリウムを緩徐に静注してメトヘモグロビン血症を誘導する．ただちに亜硝酸ナトリウムが投与できれば亜硝酸アミルは不要である．

・亜硝酸塩

図2に示すように，赤血球のヘモグロビンの2価の鉄イオン（Fe^{2+}）を亜硝酸アミルや亜硝酸ナトリウムなどの亜硝酸塩によって3価の鉄イオン（Fe^{3+}）に酸化するとメトヘモグロビンが産生される．チトクローム・オキシダーゼと結合していたHS^-は解離して，より親和性の高いメトヘモグロビンと結合して毒性の低いスルフメトヘモグロビンを産生する．この結果，チトクローム・オキシダーゼは活性を取り戻す．

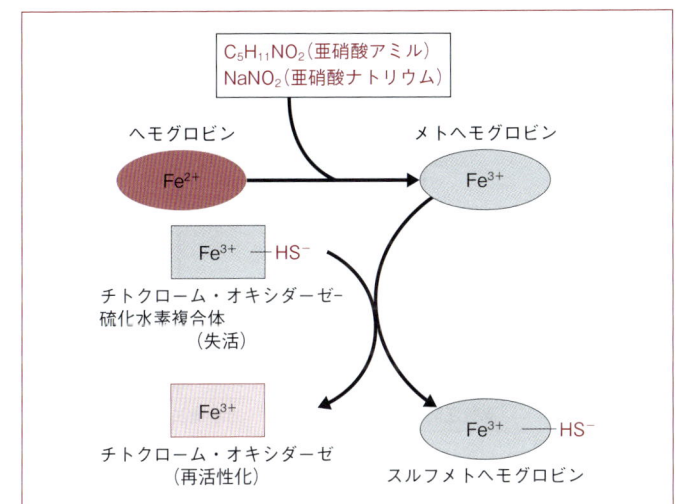

図2 亜硝酸塩による解毒のメカニズム

亜硝酸アミル(亜硝酸アミル®液)の投与:亜硝酸ナトリウムの静注が可能になるまでの間,アンプルの内容物を専用の布に湿らせて,マスクの中,または,鼻や口の前において15秒間吸入させて,15秒間中断して酸素を投与する.この操作を繰り返し,3分ごとに新しいアンプルを用いる(☞p56).

亜硝酸ナトリウムの投与:3%亜硝酸ナトリウム(院内調製)300 mg(10 mL),小児では6 mg/kg(0.2 mL/kg)(ただし10 mLを超えない)を5分かけて静注する.メトヘモグロビン濃度を適宜測定して20〜25%にする.効果が十分でなければ,30分ごとに半量ずつ追加投与する.ただし,メトヘモグロビン濃度を適宜測定して30%以上にならないように注意する(☞p56).

- **予後** 生存例の予後は完全回復から重度の神経学的後遺症までさまざまである.

治療フローチャート

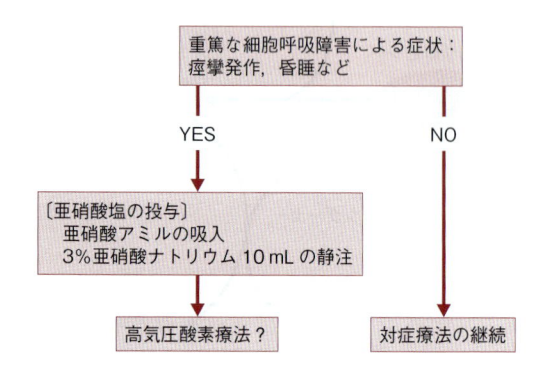

```
        重篤な細胞呼吸障害による症状:
         痙攣発作,昏睡など
              │
        ┌─────┴─────┐
       YES          NO
        │            │
   〔亜硝酸塩の投与〕        │
    亜硝酸アミルの吸入       │
  3%亜硝酸ナトリウム10mLの静注   │
        │            │
   高気圧酸素療法?      対症療法の継続
```

ひとことメモ 53　硫黄泉での硫化水素中毒事故
（☞『臨床中毒学』p392）

ひとことメモ 54　家庭用品の混合による硫化水素中毒自殺
（☞『臨床中毒学』p392）

参考文献

致死例の報告

1) Ago M, Ago K, Ogata M：Two fatalities by hydrogen sulfide poisoning：Variation of pathological and toxicological findings. Leg Med 10：148-152, 2008.
2) Christia-Lotter A, Bartoli C, Piercecchi-Marti MD, et al：Fatal occupational inhalation of hydrogen sulfide. Forensic Sci Int 169：206-209, 2007.
3) Kage S, Ikeda H, Ikeda N, et al：Fatal hydrogen sulfide poisoning at a dye works. Leg Med 6：182-186, 2004.
4) Kage S, Kashimura S, Ikeda H, et al：Fatal and nonfatal poisoning by hydrogen sulfide at an industrial waste site. J Forensic Sci 47：652-655, 2002.

硫化水素中毒の診断におけるチオ硫酸の有用性

5) Kage S, Takekawa K, Kurosaki K, et al：The usefulness of thiosulfate as an indicator of hydrogen sulfide poisoning：three cases. Int J Legal Med 110：220-222, 1997.

44 水溶性の高い刺激性ガス

最初の10分メモ

発生する状況

■二酸化硫黄
- 自然界では,温泉や火山などで発生する.また,硫黄を含む化石燃料などを燃焼すると発生し,自動車,工場,精錬所などから排出される.窒素酸化物とならぶ大気汚染物質で,光化学スモッグや酸性雨の原因となる.下記の化学反応式のように,硫黄の完全燃焼によって二酸化硫黄は発生する.

$$S + O_2 \rightarrow SO_2$$

■塩化水素
- 自然界では,火山などで発生する.化学工業では,強酸として需要が高い.また,家庭用品では,酸性洗浄剤に含有されている.下記の化学反応式のように,水素と塩素から発生する.

$$H_2 + Cl_2 \rightarrow 2HCl$$

■アンモニア
- 化学工業では,ナイロンやレイヨンなどの合成繊維,硝酸,トリニトロトルエンなどの爆薬,染料,プラスチックなどの化学物質の製造に用いられている.農業では,肥料のなかで最も重要な窒素源として用いられている.

診断のポイント
- 現場に二酸化硫黄,塩化水素,アンモニアの発生源があり,同じ現場にいた人およびペットに急激に発症する眼・鼻・口咽頭・喉頭症状,上気道症状を認める.
- 患者が,「刺激臭がした」と訴える.

治療のポイント
- 喉頭浮腫,喉頭蓋浮腫,喉頭攣縮,上気道浮腫,上気道閉塞には気管挿管,または,気管挿管ができなければ輪状甲状靱帯切開術により気道を確保し,必要に応じて人工呼吸器管理.

Do & Don't
- 眼症状があれば眼科専門医にコンサルト.
- 高齢者,気管支喘息またはCOPDの患者は重症になりやすいので注意.

概説

■二酸化硫黄（亜硫酸ガス）
　無色透明の，特有の刺激臭のする気体で，水によく溶け，刺激性が高い．沸点は，-10℃である．空気より2倍重い．

■塩化水素（塩酸ガス）
　無色透明の，刺激臭のする気体で，水によく溶け，刺激性が高い．沸点は，-85℃である．

■アンモニア
　無色透明の，特有の強い刺激臭のする気体で，水によく溶け，刺激性が高く，可燃性である．沸点は，-33.34℃である．

薬物動態

■二酸化硫黄（亜硫酸ガス）
- 曝露されると，湿った粘膜に速やかに吸収されて，亜硫酸となり，以下のように電離して酸性を示す．

　　$SO_2 + H_2O \rightarrow H_2SO_3 \rightarrow 2H^+ + SO_3^{2-}$

■塩化水素（塩酸ガス）
- 曝露されると，湿った粘膜に速やかに吸収されて，塩酸となり，ほぼ完全に以下のように電離して酸性を示す．

　　$HCl \rightarrow H^+ + Cl^-$

■アンモニア
- 曝露されると，湿った粘膜に速やかに吸収されて，溶解熱を生じながら水酸化アンモニウムとなり，一部は以下のように電離して，塩基性を示す．

　　$NH_3 + H_2O \rightarrow NH_4OH \rightarrow NH_4^+ + OH^-$

毒性のメカニズム

- 図1に示すように，水溶性の高い刺激性ガスは，曝露後に，大部分は，眼・鼻・口咽頭・喉頭および上気道の粘膜に速やかに吸収されて，急速に刺激性を発揮する．
- 曝露濃度が高い場合，または，曝露濃度が低くても長期曝露では，気管支，細気管支，肺胞などの下気道まで達して刺激性を発揮する．
- 曝露後に不快な症状がただちに生じる，すなわち，「警告特性（warning property）」があるので，素早く逃避できる状況であれば，長期曝露を回避できる．

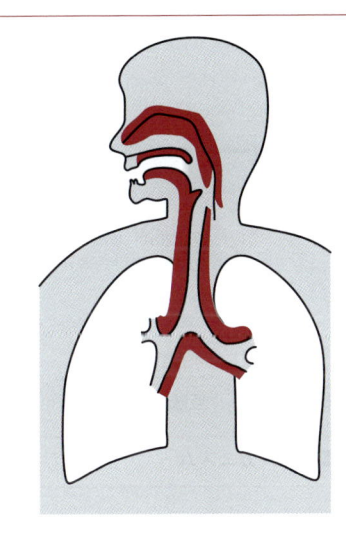

- 眼・鼻・口咽頭・喉頭，上気道＞下気道
- 急速に刺激性を発揮

図1 水溶性の高い刺激性ガスの障害部位

■二酸化硫黄
- 図2に示すように，湿った粘膜に速やかに吸収されて，亜硫酸となり，酸として刺激性を発揮する．

■塩化水素
- 図3に示すように，湿った粘膜に速やかに吸収されて，そのもの自体が酸として刺激性を発揮する．

■アンモニア
- 図4に示すように，湿った粘膜に速やかに吸収されて，水酸化アンモニウムとなり，アルカリとして刺激性を発揮する．局所での傷害の強さは水酸イオン(OH^-)濃度に相関する．局所では鹸化による融解壊死が生じて，傷害は深達する．

症状
- 重症度は，刺激性ガスの曝露の強さ(曝露濃度および曝露時間)による．
- 曝露後にただちに，眼・鼻・口咽頭・喉頭症状および上気道症状

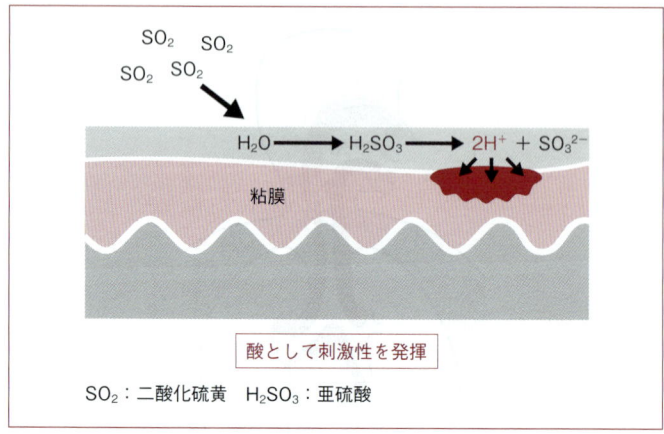

図2 二酸化硫黄の毒性のメカニズム

（図中）SO$_2$：二酸化硫黄　H$_2$SO$_3$：亜硫酸
H$_2$O → H$_2$SO$_3$ → 2H$^+$ + SO$_3^{2-}$
酸として刺激性を発揮

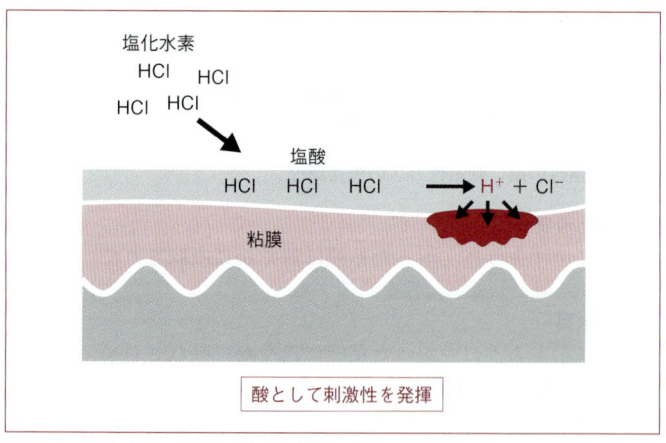

図3 塩化水素の毒性のメカニズム

（図中）塩化水素 HCl → 塩酸 HCl → H$^+$ + Cl$^-$
酸として刺激性を発揮

が生じる．
- 曝露濃度が高い場合，または，曝露濃度が低くても長期曝露では，気管支，細気管支，肺胞などの下気道まで達して化学性肺炎，ALI/ARDS が生じる．

【眼症状】眼の灼熱痛，流涙，羞明，眼瞼浮腫，眼瞼痙攣，結膜炎，角膜混濁，角膜潰瘍，角膜壊死，失明

【鼻・口咽頭・喉頭症状】鼻・口咽頭・喉頭の灼熱痛，鼻汁，鼻

```
         NH₃   NH₃
     NH₃    NH₃
              ↓
    H₂O ⟶ NH₄OH ⟶ NH₄⁺ + OH⁻
                                    ↓↓↓
    粘膜

    アルカリとして刺激性を発揮
```

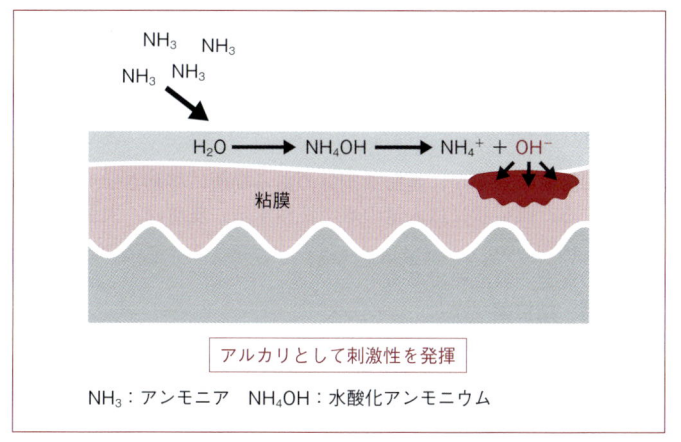

NH₃：アンモニア　NH₄OH：水酸化アンモニウム

図4　アンモニアの毒性のメカニズム

炎，咽頭炎，喉頭炎，喉頭および喉頭蓋浮腫，嗄声，喉頭攣縮
【呼吸器症状】 咳嗽，くしゃみ，窒息感，呼吸困難，チアノーゼ，上気道浮腫，上気道閉塞，気管炎，気管支炎，喀血，気管支攣縮，喘鳴，胸痛，化学性肺炎，ALI/ARDS，呼吸停止
【その他】 悪心・嘔吐，下痢，頭痛，疲労感，スルフヘモグロビン血症（二酸化硫黄）

治療

- **全身管理**　酸素投与し酸素化を維持する．鼻炎にはステロイドを経鼻投与する．著しい咳嗽にはコデインリン酸塩などの鎮咳薬を投与する．喘鳴には $β_2$ アドレナリン受容体刺激薬を投与する．喉頭浮腫，喉頭蓋浮腫，喉頭攣縮，上気道浮腫，上気道閉塞には気管挿管または気管挿管ができなければ輪状甲状靱帯切開術により気道を確保し，必要に応じて人工呼吸器管理を施行する．ALI/ARDS には気管挿管および人工呼吸器管理を施行し，酸素化に応じて呼気終末期陽圧（PEEP）を調節する（☞ p18）．ALI/ARDS に対するステロイドの有効性については明確なエビデンスはないが，いくつかの症例報告では，低酸素血症や予後を改善した．

$β_2$ アドレナリン受容体刺激薬の投与：0.5% 硫酸サルブタモー

ル(0.5%ベネトリン®吸入液)2.5 mg(0.5 mL)を吸入させる.
アミノフィリンの投与：β_2アドレナリン受容体刺激薬が無効であればアミノフィリン(ネオフィリン®注)300 mg(12 mL)を静注する.

- **吸収の阻害** 速やかに新鮮な空気のある場所に移動させ，酸素を投与する．眼症状には大量の水で洗浄する．皮膚は，大量の水と石鹸で洗浄する．
- **排泄の促進** 無意味である．
- **解毒薬・拮抗薬** なし．
- **予後** 上気道閉塞などによる窒息や，(高濃度曝露や長期曝露では)ARDSなどが生じて死亡することがある．

ひとことメモ 55　四日市喘息（☞『臨床中毒学』p396）

ミステリ散歩 24　バーバラ・ポール『気ままなプリマドンナ』

　フランスのバリトン歌手であるフィリップ・デュションは，スプレー壜に入れられていたアンモニアを喉に噴霧して声帯を損傷して歌手生命を断たれる．その様子は「デュションが目を皿のように見開いたまま立っていた．苦しそうに顔を歪め，片手で喉を押さえて喘いでいる．(中略)彼の大きな体がわたしにおおいかぶさり，ぴくぴく痙攣している[1]」と描写されている．この本のなかでアンモニアについては，「喉スプレーに入っていたのは普通のアンモニアですが，喉の粘膜をただれさせ，声帯へとしたたり落ちていくには量，強さとも充分なものでした．アンモニアはスプレー壜にきっちり詰めこまれていたので臭いがあまりせず，デュションも気づかなかったのでしょう[2]」と解説されている．

　【解説】アンモニアは，湿った粘膜に曝露されるとアルカリとして刺激性を発揮するので，局所では鹸化による融解壊死が生じ，傷害は深達する．局所での傷害の強さは水酸イオン(OH^-)濃度に相関するので，高濃度のアンモニアを喉に噴霧すると，歌手生命を断たれるほどの声帯の損傷が生じてもおかしくない．

1)中川法江訳, p184-185, 扶桑社ミステリー, 1991　2)同 p193-194

参考文献

二酸化硫黄による肺障害と治療

1) Hanley Q, Koenig J, Larson T, et al：Response of young asthmatic patients to inhaled sulfuric acid. Am Rev Respir Dis 145：326-331, 1992.
2) Knapp M, Bunn W, Stave G：Adult respiratory distress syndrome from sulfuric acid fume inhalation. South Med J 84：1031-1033, 1991.
3) Charan NB, Myers CG, Lakshminarayan S, et al：Pulmonary injuries associated with acute sulfur dioxide inhalation. Am Rev Respir Dis 119：555-560, 1979.

45 水溶性の中等度の刺激性ガス

最初の 10 分メモ

発生する状況

■塩素

- 多くの金属や有機物と反応して塩化物を産生するため化学工業で広く用いられている．また，強い漂白作用や殺菌作用をもつため脱色剤やプールの消毒剤としても用いられているが，気体での扱いは困難なため，水酸化ナトリウムを安定化剤として次亜塩素酸ナトリウムの形で用いられている．下記の化学反応式のように，家庭用の次亜塩素酸を含む漂白剤やカビ取り剤と塩酸などの強酸を含む洗浄剤を混合すると塩素ガスが発生する．

  $NaClO + 2HCl \rightarrow Cl_2 + NaCl + H_2O$

診断のポイント

- 現場に塩素ガスの発生源があり，同じ現場にいた人およびペットに眼・鼻・口咽頭・喉頭症状，上気道症状，下気道症状を認める．
- 患者が，「刺激臭がした」と訴える．

治療のポイント

- 上気道閉塞には気管挿管または気管挿管ができなければ輪状甲状靱帯切開術により気道を確保し，必要に応じて人工呼吸器管理．

Do & Don't

- 眼症状があれば眼科専門医にコンサルト．
- 高齢者，気管支喘息またはCOPDの患者は重症になりやすいので注意．

概説

■塩素

黄緑色の,特有な刺激臭のする,非常に反応性の高い気体で,水に中等度に溶け,刺激性が高い.沸点は,-34.04℃である.空気より2.5倍重い.

薬物動態

■塩素ガス

- 曝露されると,湿った粘膜に中等度に吸収されて,塩酸および次亜塩素酸となる.塩酸は,以下のように電離して酸性を示す.塩素のオキソ酸である次亜塩素酸は,酸素フリーラジカルによる強い酸化作用をもつ.

  $Cl_2 + H_2O \Rightarrow HCl + HClO$
  $HCl \Rightarrow H^+ + Cl^-$
  $HClO \Rightarrow HCl + (O)$

毒性のメカニズム

- **図1**に示すように,水溶性の中等度の刺激性ガスは,曝露後に,眼・鼻・口咽頭・喉頭,上気道の粘膜,ばかりでなく,気管支,細気管支,肺胞などの下気道の粘膜にも広範囲に吸収されて刺激性を発揮する.
- 低濃度では曝露に気づかれずに長期曝露となりやすい.

■塩素

- **図2**に示すように,湿った粘膜に中等度に吸収されて,塩酸および次亜塩素酸となる.塩酸は酸として刺激性を発揮する.次亜塩素酸は酸素フリーラジカルによって,強い酸化作用を発揮する.

症状

- 重症度は,刺激性ガスの曝露の強さ(曝露濃度および曝露時間)による.
- 症状は広範囲に生じ,眼・鼻・口咽頭・喉頭症状や上気道症状,のみならず,気管支,細気管支,肺胞などの下気道症状が生じる.

【眼症状】 眼の灼熱痛,流涙,結膜炎,角膜混濁,角膜潰瘍,角膜壊死,失明

【鼻・口咽頭・喉頭症状】 鼻・口咽頭・喉頭の灼熱痛,鼻炎,口咽頭乾燥感,嗄声

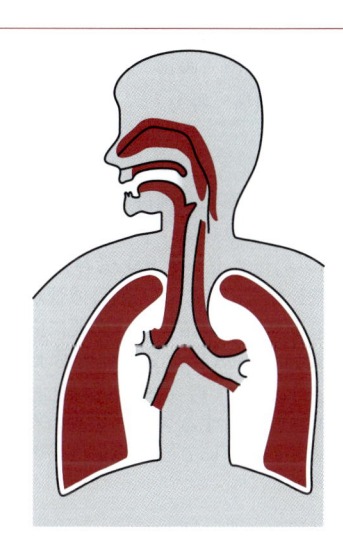

- 眼・鼻・口咽頭・喉頭，上気道＝下気道
- 広範囲に刺激性を発揮

図1 水溶性の中等度の刺激性ガスの障害部位

Cl_2　Cl_2
Cl_2　Cl_2

$H_2O \rightarrow HCl$　$HClO \rightarrow H^+ + Cl^-$　$HCl + (O)$

粘膜

塩酸は酸として刺激性を発揮
次亜塩素酸は強い酸化作用を発揮

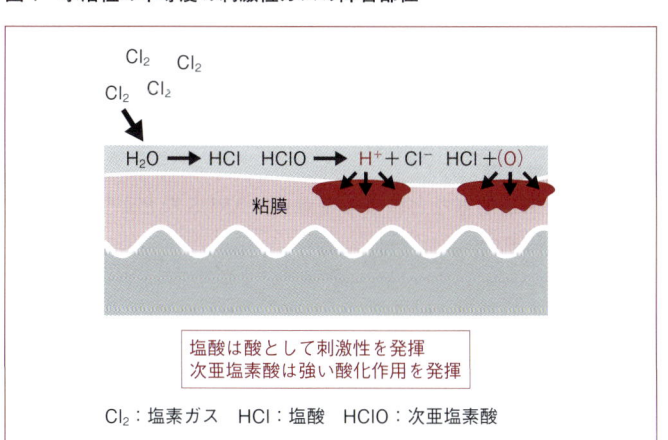

Cl_2：塩素ガス　HCl：塩酸　$HClO$：次亜塩素酸

図2 塩素の毒性のメカニズム

【呼吸器症状】 クループ様咳嗽，呼吸困難，上気道閉塞，気管炎，気管支炎，気管支攣縮，喘鳴，胸痛，化学性肺炎，ALI/ARDS
【その他】 悪心・嘔吐，頭痛，脱力

治療

- **全身管理** 酸素投与し酸素化を維持する．鼻炎にはステロイドを経鼻投与する．著しい咳嗽にはコデインリン酸塩などの鎮咳薬を投与する．喘鳴にはβ_2アドレナリン受容体刺激薬を投与する．上気道閉塞には気管挿管，または，気管挿管ができなければ輪状甲状靱帯切開術により気道を確保し，必要に応じて人工呼吸器管理を施行する．ALI/ARDSには気管挿管および人工呼吸器管理を施行し，酸素化に応じて呼気終末期陽圧（PEEP）を調節する（☞p18）．ALI/ARDSに対するステロイドの有効性については明確なエビデンスはないが，いくつかの症例報告では，低酸素血症や予後を改善した．

> **β_2アドレナリン受容体刺激薬の投与**：0.5％硫酸サルブタモール（0.5％ベネトリン®吸入液）2.5 mg（0.5 mL）を吸入させる．
> **アミノフィリンの投与**：β_2アドレナリン受容体刺激薬が無効であればアミノフィリン（ネオフィリン®注）300 mg（12 mL）を静注する．

- **吸収の阻害** 速やかに新鮮な空気のある場所に移動させ，酸素を投与する．眼症状には大量の水で洗浄する．皮膚は，大量の水と石鹸で洗浄する．
- **排泄の促進** 無意味である．
- **解毒薬・拮抗薬** なし．
- **予後** 上気道閉塞などによる窒息や，ARDSなどが生じて死亡することがある．

参考文献

塩素による肺障害と治療

1) Bosse G：Nebulized sodium bicarbonate in the treatment of chlorine gas inhalation. J Toxicol Clin Toxicol 32：233-242, 1994.
2) Heidemann SM, Goetting MG：Treatment of acute hypoxemic respiratory failure caused by chlorine exposure. Pediatr Emerg Care 7：87-88, 1991.

> **ひとことメモ 56** 家庭用品の混合による塩素ガス中毒
> （☞『臨床中毒学』p399）

46 水溶性の低い刺激性ガス

最初の 10 分メモ

発生する状況

■窒素酸化物
- 自然界では，土壌微生物によって発生する．また，自動車，工場，燃焼施設などから排出される．二酸化硫黄とならぶ大気汚染物質で，光化学スモッグや酸性雨の原因となる．

■ホスゲン
- 自然界には存在しない．ポリウレタンなどの合成樹脂やイソシアネートなどの化学物質の原料として広く化学工業で用いられている．また，四塩化炭素，トリクロロエチレンや塩化メチレンなどのハロゲン化炭化水素類，フロン類などの加熱によって発生する．

診断のポイント
- 現場に窒素酸化物，ホスゲンの発生源があり，同じ現場にいた人およびペットに下気道症状を認める．

治療のポイント
- ALI/ARDS には気管挿管および人工呼吸器管理を施行し，酸素化に応じて呼気終末陽圧（PEEP）を調節．
- メトヘモグロビン濃度＞30%であれば，メチレンブルーを静注．

Do & Don't
- 症状のある患者は，曝露後に最低 24 時間は入院として，パルスオキシメータなどによって呼吸状態を持続モニター．
- 高齢者，および，気管支喘息または COPD の患者は重症になりやすいので注意．

概説

■一酸化窒素（NO），二酸化窒素（NO_2）

NO は無色，無臭の気体で，水には溶けにくい．沸点は，−151.7℃である．生体内でも産生されて強い血管拡張作用を発揮する．下記

の化学反応式のように、酸素に触れると、ただちに酸化されてNO_2となる。

$$2NO + O_2 \rightarrow 2NO_2$$

NO_2は、赤褐色の、刺激臭のある液体または気体で、水には溶けにくい。沸点は、21.2℃である。気体は空気より重い。強い酸化作用をもち窒素酸化物のなかで最も毒性が強い。

■ホスゲン

ホルムアルデヒドの水素原子を塩素原子で置換した化学構造をもち、二塩化カルボニルとも呼ばれている。無色透明の、液体または気体で、水には溶けにくい。気体は、低濃度では刈り取ったばかりの干し草臭（freshly mown hay odor）が、高濃度では刺激臭がある。沸点は、8℃である。気体は空気より重い。

薬物動態

■二酸化窒素（NO_2）

- 曝露されると、湿った粘膜に緩徐に吸収・蓄積されて、亜硝酸および硝酸となり、以下のように電離して酸性を示す。

$$2NO_2 + H_2O \rightarrow HNO_2 + HNO_3$$
$$HNO_2 \rightarrow H^+ + NO_2^-$$
$$HNO_3 \rightarrow H^+ + NO_3^-$$

■ホスゲン

- 曝露されると、湿った粘膜に緩徐に吸収・蓄積されて、二酸化炭素および塩酸となる。塩酸は、以下のように電離して酸性を示す。

$$COCl_2 + H_2O \rightarrow CO_2 + 2HCl$$
$$HCl \rightarrow H^+ + Cl^-$$

毒性のメカニズム

- 図1に示すように、水溶性の低い刺激性ガスは、曝露後に、眼・鼻・口咽頭・喉頭、および、上気道の粘膜にはほとんど吸収されず、気管支、細気管支、肺胞などの下気道の粘膜に緩徐に吸収・蓄積されて、遅延性に刺激性を発揮する。
- 曝露後に不快な症状がただちに生じない、すなわち、「警告特性（warning property）」が乏しいので、曝露に気づかれずに長期曝露となりやすい。

■二酸化窒素（NO_2）

- 図2に示すように、湿った粘膜に緩徐に吸収・蓄積されて、亜硝酸および硝酸となり、酸として刺激性を発揮する。

- 眼・鼻・口咽頭・喉頭，上気道＜下気道
- 遅延性に刺激性を発揮

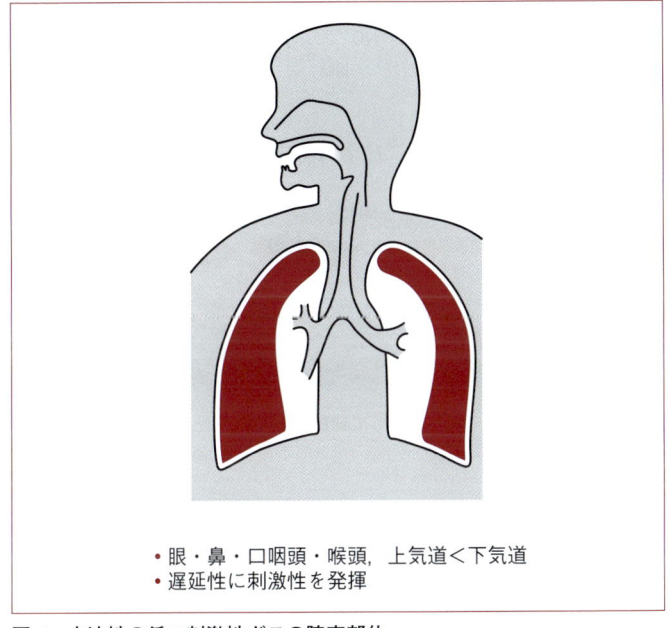

図1 水溶性の低い刺激性ガスの障害部位

- 強い酸化作用を発揮して，肺の脂質を過酸化して破壊性の高いフリーラジカルを産生する．
- 肺胞より吸収されると，強い酸化作用を発揮してヘモグロビンの Fe^{2+} を酸化して Fe^{3+} として，ヘモグロビンからメトヘモグロビンを産生する．
- 血管平滑筋に直接作用して血管拡張作用を発揮する．
    NO_2 の中毒濃度：10 ppm 以上
    NO_2 の致死濃度：50 ppm

■ホスゲン
- 図3に示すように，湿った粘膜に緩徐に吸収・蓄積されて，二酸化炭素および塩酸となり，塩酸は酸として刺激性を発揮する．
    中毒濃度：3 ppm 以上
    致死濃度：30分で 25 ppm 以上，数分で 50 ppm 以上

症状

- 初期には，易疲労感や咳嗽などの軽度の症状であっても，遅発性

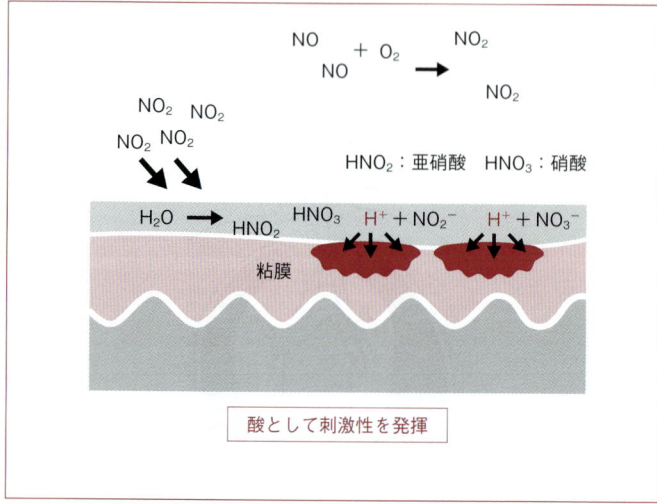

図2 窒素酸化物の毒性のメカニズム

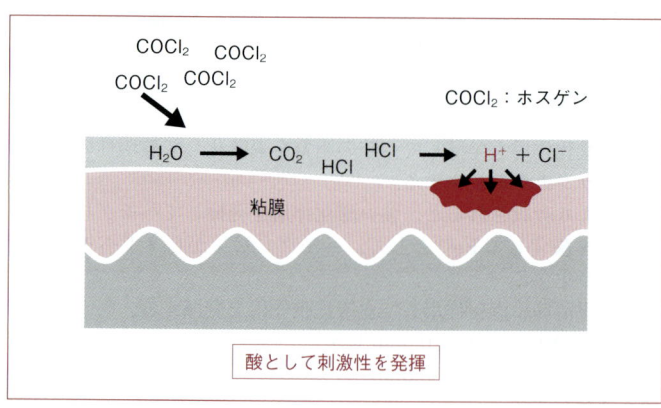

図3 ホスゲンの毒性のメカニズム

- に，気管支，細気管支，肺胞などの下気道症状が生じる．
- 急性化学性肺炎から回復した後に，あるいは，低濃度に長時間曝露された後に，不可逆的な閉塞性または拘束性肺障害が生じることがある．
- 重症度は，刺激性ガスの曝露の強さ（曝露濃度および曝露時間）によるが，初期症状が軽度であるため，長時間曝露されても気付か

れずに重症化しやすい．
【急性症状】曝露後1～2時間以上経過してから出現する．

悪心・嘔吐，頭痛，易疲労感，イライラ，不安，錯乱，眼・咽頭痛，咳嗽，頻呼吸，呼吸困難，気管支攣縮，喘鳴，胸痛，頻脈，チアノーゼ

【遅発症状】曝露後4～24時間で出現する．急性症状の重症度と相関しない．

突然の悪寒・発熱，咳嗽，頻呼吸，呼吸困難，気管支炎，細気管支炎，化学性肺炎，ALI/ARDS

【その他の症状】低血圧(窒素酸化物)，メトヘモグロビン血症(窒素酸化物)

【後遺症】閉塞性細気管支炎，肺線維症

治療

- **全身管理**　酸素投与し酸素化を維持する．喘鳴にはβ_2アドレナリン受容体刺激薬を投与する．ALI/ARDSには気管挿管および人工呼吸器管理を施行し，酸素化に応じて呼気終末期陽圧(PEEP)を調節する(☞p18)．ALI/ARDSに対するステロイドの有効性については明確なエビデンスはないが，いくつかの症例報告では，低酸素血症や予後を改善した．

> β_2アドレナリン受容体刺激薬の投与：0.5%硫酸サルブタモール(0.5%ベネトリン®吸入液)2.5 mg(0.5 mL)を吸入させる．
>
> アミノフィリンの投与：β_2アドレナリン受容体刺激薬が無効であればアミノフィリン(ネオフィリン®注)300 mg(12 mL)を静注する．

- **吸収の阻害**　速やかに新鮮な空気のある場所に移動させ，酸素を投与する．眼症状には大量の水で洗浄する．皮膚は，大量の水と石鹸で洗浄する．
- **排泄の促進**　無意味である．
- **解毒薬・拮抗薬**　メチレンブルー(還元型)は，メトヘモグロビンからヘモグロビンへの変換を促進してメチレンブルー(酸化型)となるが，NADPH-メトヘモグロビン還元酵素はメチレンブルー(酸化型)からメチレンブルー(還元型)を再び産生する(☞p62)．メトヘモグロビン濃度＞30%であれば，メチレンブルーを静注．

> メチレンブルーの投与：1%メチレンブルー溶液 0.1〜0.2 mL/kg（1〜2 mg/kg）を5分以上かけて静注する．

- **予後**　ARDS などにより死亡する．

> **ひとことメモ 57**　**化学兵器としての塩素ガスとホスゲン**
> （☞『臨床中毒学』p403）

参考文献
窒素酸化物による肺障害と治療
1) Qureshi MA, Shah NJ, Hemmen CW, et al：Exposure of intensive care unit nurses to nitric oxide and nitrogen dioxide during therapeutic use of inhaled nitric oxide in adults with acute respiratory distress syndrome. Am J Crit Care 12：147-153, 2003.
2) Weinberger B, Laskin DL, Heck DE, et al：The toxicology of inhaled nitric oxide. Toxicol Sci 59：5-16, 2001.

E　その他

47　シアン化合物

最初の 10 分メモ

含有する製品
■ **シアン化カリウム（青酸カリ），シアン化ナトリウム（青酸ソーダ）**
- 金や銀と反応して錯塩を形成することから，冶金に用いられている．その他にも金属メッキ，貴金属製造，車体修理，化学合成，分析試薬などに用いられている．

■ **シアン化水素（青酸）**
- プラスチックやポリウレタンなどのポリマー，ナイロンやアクリル繊維などの合成繊維，絹，洋毛などの窒素を含む有機物の燃焼などによって発生する．火災の被害者の血液からは，しばしば中毒濃度から致死濃度のシアン化合物が検出される．

診断のポイント
- シアン化合物への曝露歴または曝露をきたす状況がある患者に，

急速な症状の進行，著しいアニオンギャップ開大性の代謝性アシドーシス，静脈血の酸素飽和度の上昇，皮膚の鮮紅色，（眼底鏡検査で）網膜静脈の鮮紅色，チアノーゼを伴わない低酸素症状などを認める．
- 患者の呼気または胃内容物に「苦いアーモンド臭」を認める．
- 血中の乳酸値は，シアン化合物中毒の重症度の指標となる．
- 全血中シアン化合物濃度の高値を認める．血中のシアン化合物は，赤血球内に濃縮されているので全血中濃度を測定する．
  全血中シアン化合物の中毒濃度：0.5〜1.0 mg/L
  全血中シアン化合物の致死濃度：2.5〜3.0 mg/L

治療のポイント
- シアン化合物中毒に，高気圧酸素療法が有効だとするエビデンスはないが，火災などで一酸化炭素中毒を合併していれば考慮．
- シアン化合物中毒が疑われたら，診断を待たずに，速やかにヒドロキソコバラミンを投与，または，亜硝酸塩およびチオ硫酸ナトリウムを投与．
火災によるシアン化合物中毒が疑われたら，ヒドロキソコバラミンを投与するが，チオ硫酸ナトリウムを併用してもよい．

Do & Don't
- 呼気の「苦いアーモンド臭」を知覚するのに必要な遺伝子の欠損のために，最大50%のヒトは，この臭いを知覚できないことに注意．
- シアン化合物は，急速に代謝され，血液試料中では不安定である上に，全血中のシアン化合物濃度の測定は，さまざまな要因による干渉を受けやすいので，速やかに採血して，注意深く保存・測定．
- 胃内容物は，シアン化水素ガスを発生している可能性があるので，胃洗浄は行わない．
- 亜硝酸塩を投与する際には，メトヘモグロビン濃度を適宜測定して30%以上にならないように注意．

概説

シアン化カリウム（青酸カリ），シアン化ナトリウム（青酸ソーダ）
いずれも白色または無色の，結晶または粉末で，水溶性である．下記の化学反応式のように，酸性の溶液中に入るとシアン化水素（青酸）ガスを発生する．

$$\text{KCN} + \text{HCl} \rightarrow \text{HCN} + \text{KCl}$$

■ **シアン化水素（青酸）**

　無色透明の液体で，揮発性がある．沸点は，26℃である．気体は，1 ppm 以上の濃度で，特徴的な「苦いアーモンド臭」がある．

薬物動態

薬物	シアン化水素
半減期（時間）	0.7〜2.1（全血中）
分布容積（L/kg）	1.5
蛋白結合率（％）	60

- 図1に示すように，シアン化カリウムおよびシアン化ナトリウムは，服用すると胃の中で胃酸と反応してシアン化水素となり，消化管より速やかに吸収される．
- シアン化水素は，吸入により肺からも吸収される．
- 吸収されたシアン化水素のおよそ80％は，肝臓でロダネーゼ（rhodanase）によって，チオ硫酸塩と反応して，毒性の低いチオシアン酸塩（thiocyanate）に変換されて，尿中に排泄される．
- 残りは，未変化体として呼気・尿・汗中に排泄される，または，ヒドロキソコバラミンに取り込まれてシアノコバラミンに変換さ

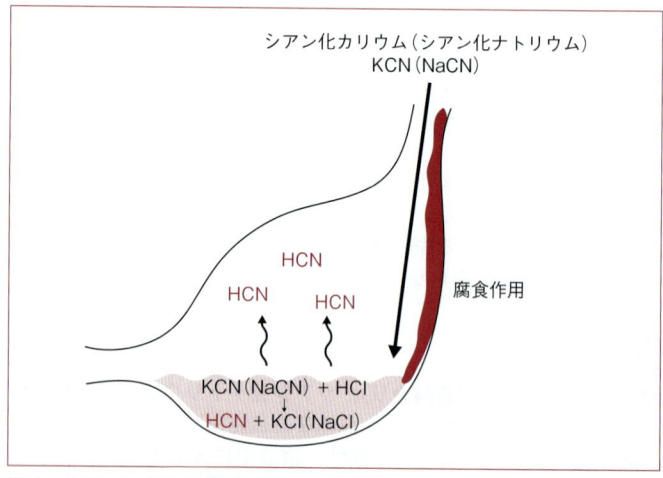

図1　シアン化合物の毒性のメカニズム（その1）

れて尿中に排泄される，または，酸化されて蟻酸や二酸化炭素に変換される．

毒性のメカニズム

- 図1に示すように，シアン化カリウムおよびシアン化ナトリウムは，強アルカリであるので食道や胃に腐食作用を発揮する．
- 吸収されたシアン化水素は，弱酸として一部が解離し，水素イオン(H^+)とシアン化物イオン(CN^-)になるが，CN^-は，3価の鉄イオン(Fe^{3+})に強い親和性がある．
- 図2に示すように，CN^-は細胞内ミトコンドリアにあるチトクローム・オキシダーゼの活性中心にあるヘム鉄(Fe^{3+})と結合して，この酵素を失活させる．
- この結果，酸素を利用してグルコースからエネルギー源であるATPを大量に産生する好気性代謝(細胞呼吸)が阻害されて，細胞内のATPは，急速に枯渇する．
- 代償的に嫌気性代謝が促進されてわずかなATPを産生する一方で，乳酸が蓄積してアニオンギャップ開大性の代謝性アシドーシスが生じる．
- 細胞が利用できる酸素およびATPの減少，および，酸血症は，細胞機能障害や細胞死の原因となる．
- 細胞は動脈血から酸素を取り込むことができないので静脈血の酸素飽和度は上昇する．
- シアン化合物の毒性を顕著に受ける臓器はエネルギー代謝速度の

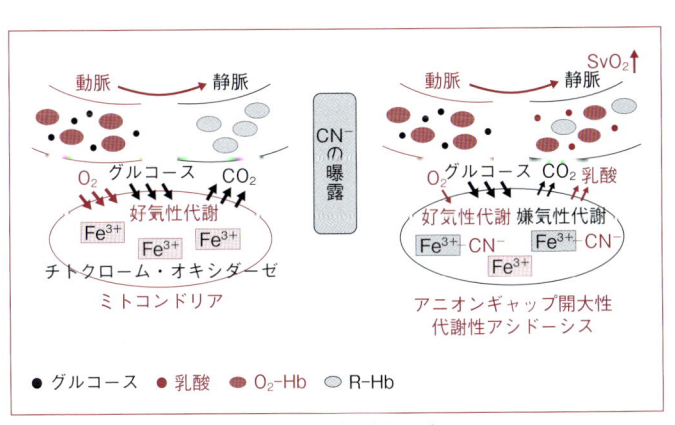

図2 シアン化合物の毒性のメカニズム(その2)

大きい中枢神経系および心臓である.
- シアン化カリウムの経口摂取によるヒトの最低致死量：200 mg
- シアン化水素(液体)の経口摂取によるヒトの最低致死量：50 mg
- シアン化水素(気体)の中毒濃度：50 ppm
- シアン化水素(気体)の致死濃度：150～200 ppm

症状

- 初発症状は，中枢神経系，呼吸器系，心循環器系が組織低酸素を克服しようとする反射的な反応として，頭痛，過換気，呼吸促迫，動悸，頻脈，高血圧などが生じる.
- 続発症状は，中枢神経系，呼吸器系，心循環器系が組織低酸素を代償できなくなって，昏迷，昏睡，痙攣発作，下顎呼吸，呼吸停止，循環不全，心停止などが生じる.
- 静脈血の酸素飽和度が上昇しているので，低酸素症状は，チアノーゼを伴わない.
- 静脈血の酸素飽和度が上昇しているので，皮膚の鮮紅色や(眼底鏡検査で)網膜静脈の鮮紅色が生じる.

【軽症～中等症】
悪心・嘔吐，腹痛，頭痛，めまい，不安，錯乱，脱力，過換気，動悸

【重症】
初発症状：口腔や咽頭の灼熱感，紅潮，激しい頭痛，めまい，胸部苦悶感，過呼吸，頻呼吸，過換気，呼吸促迫，動悸，頻脈，高血圧
続発症状：イライラ，失神，昏迷，昏睡，痙攣発作，呼吸困難，呼吸抑制，下顎呼吸，低換気，呼吸停止，肺水腫，徐脈，低血圧，循環不全，心停止，アニオンギャップ開大性の代謝性アシドーシス，乳酸アシドーシス
慢性症状：記銘力障害，パーキンソン様症状など

治療

- **全身管理** チトクローム・オキシダーゼを介さない好気性代謝(細胞呼吸)を促すために100%酸素を投与する．昏睡には輸液を施行し，必要であれば気管挿管および人工呼吸器管理を施行する(☞p22)．痙攣発作が持続していたらジアゼパムの静注，または，ミダゾラムの静注または筋注によって痙攣を止める．痙攣重

積発作にはミダゾラムまたはプロポフォールの持続静注を施行する．痙攣発作の予防にはフェノバルビタールを筋注する（☞p23）．低血圧には急速輸液を施行し，必要であればエピネフリンなどのカテコラミンの持続静注を施行する（☞p20）．心肺機能停止状態には ACLS に従って蘇生する．代謝性アシドーシスには炭酸水素ナトリウムを静脈内投与して補正する．

- **吸収の阻害** 眼は大量の水で洗浄する．皮膚や粘膜が汚染されていれば大量の水と石鹸で洗浄する．シアン化合物は，活性炭にあまり吸着されないが，100〜500 mg 程度であれば吸着されるので活性炭を投与する．汚染された衣類は取り除き，2次被害を予防するために大きなビニール袋に入れて密封する．
- **排泄の促進** 有効な方法はない．
- **解毒薬・拮抗薬** ヒドロキソコバラミンが第1選択である．その他に，亜硝酸塩およびチオ硫酸ナトリウムがある．シアン化合物による中毒が疑われたら，診断を待たずに，速やかにヒドロキソコバラミンを投与する．または，亜硝酸塩およびチオ硫酸ナトリウムを投与する．火災によるシアン化合物中毒が疑われたら，ヒドロキソコバラミンを投与するが，チオ硫酸ナトリウムを併用してもよい．

・ヒドロキソコバラミン

図3に示すように，ヒドロキソコバラミン分子中のコバルトイオン（Co^+）は，ヘム鉄（Fe^{3+}）よりも CN^- に対する親和性が高い．したがって，ヒドロキソコバラミンは，ヘム鉄（Fe^{3+}）と結合している CN^- と，Co^+ と結合している水酸イオン（OH^-）を置換して結合し，無毒なシアノコバラミン（ビタミン B_{12}）となって尿中に排泄される．この結果，チトクローム・オキシダーゼは活性を取り戻す．

> **ヒドロキソコバラミンの投与**・シアノキット®注射用セットを利用して，ヒドロキソコバラミン・バイアル（2.5 g）2バイアルを生理食塩水 200 mL に溶解して，15分以上かけて点滴静注する（☞p57）．

・亜硝酸塩

図4に示すように，赤血球のヘモグロビンの2価の鉄イオン（Fe^{2+}）を亜硝酸アミルや亜硝酸ナトリウムなどの亜硝酸塩によって3価の鉄イオン（Fe^{3+}）に酸化するとメトヘモグロビンが産生される．チトクローム・オキシダーゼと結合していた CN^-

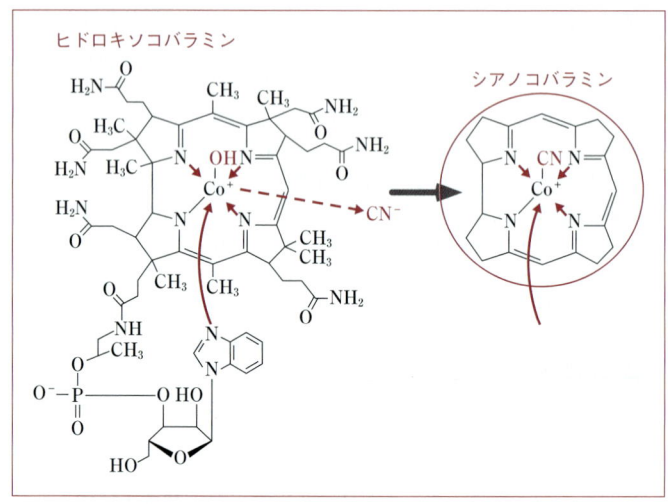

図3　ヒドロキソコバラミンによる解毒のメカニズム

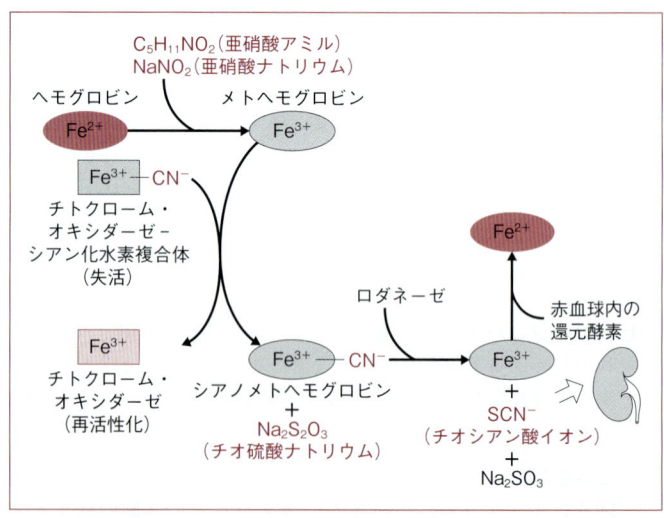

図4　亜硝酸塩およびチオ硫酸ナトリウムによる解毒のメカニズム

は解離して，より親和性の高いメトヘモグロビンと結合してシアノメトヘモグロビンを産生する．この結果，チトクローム・オキシダーゼは活性を取り戻す．

亜硝酸アミル(亜硝酸アミル®液)の投与：亜硝酸ナトリウムの静注が可能になるまでの間，アンプルの内容物を専用の布に湿らせて，マスクの中，または，鼻や口の前において15秒間吸入させて，15秒間中断して酸素を投与する．この操作を繰り返し，3分ごとに新しいアンプルを用いる(☞p56)．

亜硝酸ナトリウムの投与：3％亜硝酸ナトリウム(院内調整)300 mg(10 mL)，小児では6 mg/kg(0.2 mL/kg)(ただし10 mLを超えない)を5分かけて静注する．メトヘモグロビン濃度を適宜測定して20～25％にする．効果が十分でなければ，30分ごとに半量ずつ追加投与する．ただし，メトヘモグロビン濃度を適宜測定して30％以上にならないように注意する(☞p56)．

・チオ硫酸ナトリウム

図4に示すように，CN⁻は，ロダネーゼ(rhodanese)の作用でチオ硫酸ナトリウムと反応して，ほとんど毒性のないチオシアン酸イオン(SCN⁻)に変換され，速やかに尿中に排泄される．

チオ硫酸ナトリウムの投与：10％チオ硫酸ナトリウム(デトキソール®注)125 mL(12.5 g)を静注する．効果がみられなければ30分ごとに半量ずつ追加投与する．

● **予後** 吸入や経口摂取によって大量に摂取すると，ただちに著しい症状が生じて，数分で死に至る．生存しても，中枢神経系の後遺症を残すことがある．

参考文献

火災でのシアン化水素中毒
1) Walsh DW, Eckstein M：Hydrogen cyanide in fire smoke：an under appreciated threat. Emerg Med Serv 33：160-163, 2004.
2) Baud F, Barriot P, Toffis V：Elevated blood cyanide concentrations in victims of smoke inhalation. N Engl J Med 325：1761-1766, 1991.

亜硝酸塩の有効性
3) Daskin SI, Horowitz AM, Nealley EW：The antidotal action of sodium nitrite and sodium thiosulfate against cyanide poisoning. J Clin Pharmacol 32：368-375, 1992.

チオ硫酸塩およびヒドロキソコバラミンの有効性
4) Kerns II W, Beuhler M, Tomaszewski C, et al：Hydroxocobalamin versus thiosulfate for cyanide poisoning. Ann Emer Med 51：338-339, 2008.
5) Hall AH, Dart R, Bogdan G：Sodium thiosulfate or hydroxocobalamin for the empiric treatment of cyanide poisoning? Ann Emerg Med 49：806-813, 2007.
6) Fortin JL, Ruttiman M, Domanski L, et al：Hydroxycobalamin：treatment for smoke inhalation-associated cyanide poisoning. Meeting the needs of fire victims. JEMS 29(Suppl)：18-21, 2004.

治療フローチャート

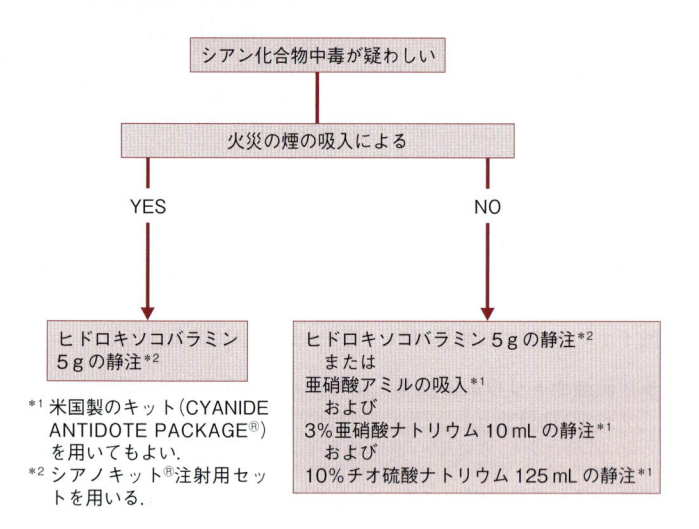

```
          シアン化合物中毒が疑わしい
                    │
          火災の煙の吸入による
           ┌────────┴────────┐
          YES               NO
           │                 │
   ヒドロキソコバラミン    ヒドロキソコバラミン 5g の静注[*2]
   5g の静注[*2]            または
                           亜硝酸アミルの吸入[*1]
                             および
                           3％亜硝酸ナトリウム 10 mL の静注[*1]
                             および
                           10％チオ硫酸ナトリウム 125 mL の静注[*1]
```

[*1] 米国製のキット（CYANIDE ANTIDOTE PACKAGE®）を用いてもよい．
[*2] シアノキット®注射用セットを用いる．

ミステリ散歩 ㉕　アガサ・クリスティ『そして誰もいなくなった』

U. N. オーエンと名乗る富豪からインディアン島に招待された10人が童謡のとおりに，一人また一人と殺されていく．そのうち，アンソニー・マーストンは青酸カリが混入されたウイスキーの入ったグラスを一息に飲みほしたところ一瞬のうちに亡くなった．その様子は，「酒がのどにつかえて─苦しそうにむせた．顔が紫色になった．そして，あえぐように呼吸をすると，椅子からすべり落ち，グラスが彼の手から床に転がった[1]」と描写されている．さらに，エミリー・ブレントは青酸カリを首の右側に皮下注射されて死亡しているところを

発見された．その様子は「血の気がなく，唇は真っ青になって，じっと目をすえていた[2]」と描写されている．

この本のなかで青酸カリについて「すぐ，反応があらわれる猛毒です[3]」「青酸カリは蜂を殺す薬品として手に入れることができる[4]」と解説されている．

【解説】シアン化合物中毒は，チアノーゼを伴わない低酸素症状が特徴であるが，「顔が紫色になった」「唇は真っ青になって」と表現されているようにアンソニー・マーストンにもエミリー・ブレントにもチアノーゼが生じた．

1)清水俊二訳, p100, ハヤカワ文庫, 2003 2)同 p248 3)同 p103 4)同 p355

ミステリ散歩 26 アガサ・クリスティ『秘密機関』

密かにクーデターを画策していた秘密機関の首謀者である「ブラウン氏」は，大きな認印つき指輪の中に仕込まれていた青酸カリを服用して自殺する．その様子は，「やがて，彼の顔色が変わった．そして長い痙攣を起こすと，空気中に青酸カリ特有のにがいアーモンドの匂いをただよわせながら，前に倒れた[1]」と描写されている．

【解説】「アーモンドの匂い」とは，青酸カリが胃酸と反応して生じたシアン化水素(青酸)ガスの臭いである．

1)田村隆一訳, p487-488, ハヤカワ文庫, 2003

ミステリ散歩 27 FW クロフツ『クロイドン発 12 時 30 分』
(☞ p397 巻末付録)

ミステリ散歩 28 ジョン・ディクスン・カー『緑のカプセルの謎』(☞ p397 巻末付録)

ミステリ散歩 29 ヘレン・マクロイ『幽霊の 2/3』
(☞ p397 巻末付録)

ミステリ散歩 30 アントニイ・バークリー『ピカデリーの殺人』(☞ p398 巻末付録)

> **ミステリ散歩 ㉛** シャーロット・マクラウド『水の中の何か』（☞ p398 巻末付録）

> **ミステリ散歩 ㉜** 宮部みゆき『名もなき毒』（☞ p399 巻末付録）

> **ミステリ散歩 ㉝** 小林久三『五万人の死角』（☞ p399 巻末付録）

> **ミステリ散歩 ㉞** 津村秀介『毒殺連鎖』（☞ p400 巻末付録）

48 フッ化水素酸

最初の 10 分メモ

含有する製品
- フッ化水素酸は，半導体，ハイオクガソリン，プラスチック，染料などの製造やガラスの食刻，電気メッキ，皮なめしなどに用いられている．また，さび取り剤の主要成分としても用いられている．下記の化学反応式のように，フッ化カルシウム（CaF_2）を主成分とする蛍石と濃硫酸を混ぜ合わせると無水フッ化水素酸（フッ化水素）が発生する．

$$CaF_2 + H_2SO_4 \rightarrow 2HF + CaSO_4$$

診断のポイント
- フッ化水素酸への曝露歴または曝露が生じる状況がある患者に，皮膚汚染では，拍動性の激しい疼痛などを，吸入では，眼痛，鼻炎，咳嗽，呼吸困難などを，経口摂取では，嚥下痛，前胸部痛，心窩部痛などを認める．
- いずれの経路の曝露でも低カルシウム血症，低マグネシウム血症，高カリウム血症などの電解質異常を認める．
- 曝露されたフッ化水素酸の濃度，曝露された時間および持続時間，曝露様式，現場での応急処置などの情報は，重症度や予後の評価に重要である．

治療のポイント
- 低カルシウム血症が生じる可能性のある患者には血清電解質濃度の結果を待たずにグルコン酸カルシウムを投与.

■皮膚汚染
- 手指や足趾などの四肢末端の化学熱傷には,グルコン酸カルシウムを動注.
- 爪下の傷害には,抜爪を施行.
- 壊死した皮膚はデブリードマンし,さらなる傷害の深達,および,F^-の吸収による体循環への移行を防ぐ.

Do & Don't
- 2次被害の予防のために,ラテックスまたはビニール手袋,および,プラスチックエプロンなどを装着してから治療.ディスポーザブルの手袋を使うのであれば,二重にして使用.

■皮膚汚染
局所の曝露であっても,低カルシウム血症,低マグネシウム血症,高カリウム血症,および,電解質異常による心電図異常や心室性不整脈などの全身症状が生じるので,血清カルシウム,マグネシウム,カリウム濃度を適宜チェックし,心電図を持続モニター.
- 外見上は局所の化学熱傷による傷害は軽度でも,深部組織の傷害は重度で拍動性の激しい疼痛が生じることもあるので注意.
- 疼痛に局所麻酔薬やモルヒネなどの鎮痛薬を投与すると,カルシウム塩の効果がマスクされるので推奨されない.
- 塩化カルシウムは浸透圧が高く,血管攣縮や組織壊死を生じることがあるので使用しない.

■経口摂取
- 内視鏡を施行して食道,胃などの傷害の有無を確認.
- 催吐および胃洗浄は禁忌.
- 活性炭には吸着されないので,活性炭の投与はしない.

概説

フッ化水素は,無水フッ化水素酸とも呼ばれている.フッ化水素酸は,フッ化水素の水溶液である.ここでは,両者を合わせてフッ化水素酸と呼ぶ.無水フッ化水素酸(>99%)は,無色の,強い刺激臭のある気体または液体である.沸点は,19.54℃である.フッ化水素酸は,塩酸などの他のハロゲン化水素の水溶液と異なり,フッ

素イオン(F^-)の電気陰性度が高く，水素・フッ素の結合エネルギーが大きく，塩酸の1/1,000しか解離しないため，弱酸性である．いずれも，発煙性があり，フュームが生じる．

薬物動態

- 吸入によって肺から，皮膚汚染によって皮膚から，経口摂取によって消化管から吸収されて，体循環に入ると血中のカルシウムイオン(Ca^{2+})およびマグネシウムイオン(Mg^{2+})と結合して，フッ化カルシウム(CaF_2)やフッ化マグネシウム(MgF_2)の結晶となって沈澱する．

毒性のメカニズム

- フッ化水素酸は，弱酸性であるが，浸透性が高く，容易に脂肪膜(lipid membrane)を通過し，曝露された組織に深く浸透して拡散する．
- 図1に示すように，2段階のメカニズムで組織に傷害を及ぼす．
- 第1に，弱酸として水素イオン(H^+)を放出して，皮膚や粘膜の表面に比較的弱い刺激作用を発揮する．
- 第2に，組織に深達してから解離して，反応性が強くCa^{2+}およびMg^{2+}に強い親和性のあるF^-となり，細胞内および細胞外のCa^{2+}およびMg^{2+}と結合して，フッ化カルシウムやフッ化マグネ

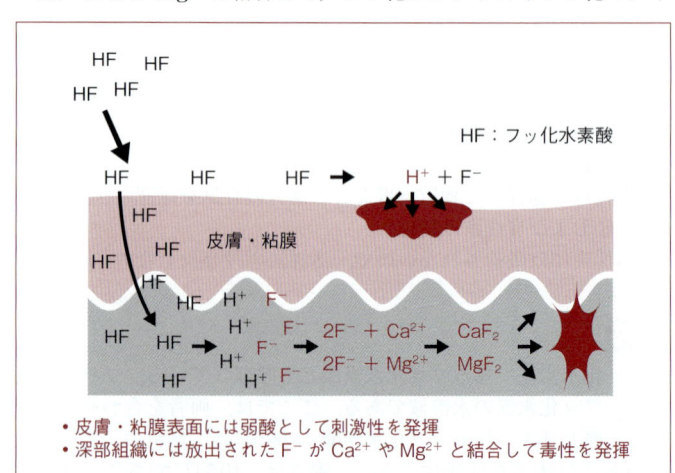

図1 フッ化水素酸の毒性メカニズム

シウムの結晶となって沈澱して細胞壊死をもたらす.
- 細胞内の Ca^{2+} が低下するとカリウムイオン(K^+)の細胞膜の透過性が亢進して K^+ は細胞外に流出し,神経細胞の脱分極が生じて,激しい疼痛をもたらす.
- 皮膚内の傷害された血管を経由して F^- が吸収されて体循環に入ると血中の Ca^{2+} および Mg^{2+} と結合して,フッ化カルシウムやフッ化マグネシウムの結晶となって沈澱する.

　　無水フッ化水素酸フュームの中毒濃度:20 ppm 以上
　　無水フッ化水素酸フュームの致死濃度:5分で 50〜250 ppm 以上
　　無水フッ化水素酸の経口摂取によるヒトの致死量:1.5 g,または,20 mg/kg

症状

■皮膚汚染

- 表1に示すように,高濃度のフッ化水素酸の曝露ではただちに疼痛を伴う化学熱傷が生じるが,低濃度の曝露では遅延性に疼痛を伴う化学熱傷が生じる.
- 広範または高濃度のフッ化水素酸の曝露では,低カルシウム血症,低マグネシウム血症,広範な細胞壊死による高カリウム血症が生じる.
- 表2に低カルシウム血症が生じる可能性のある化学熱傷面積とフッ化水素酸濃度を示す.

表1 フッ化水素酸濃度と化学熱傷の発症時間

フッ化水素酸濃度(%)	発症時間(時間)
>50	ただちに
20〜50	1〜 8
<20	12〜24

表2 低カルシウム血症が生じる可能性のあるフッ化水素酸の曝露

化学熱傷面積(%)	フッ化水素酸濃度(%)
>1	>50
>5	あらゆる濃度
その他	
あらゆる濃度のフッ化水素酸の服用または吸入	

表3 致死的な電解質異常が生じる可能性のあるフッ化水素酸の曝露

化学熱傷面積(%)	フッ化水素酸濃度(%)
1	>99（無水フッ化水素酸）
5	>70
7	50〜70
10	20〜50
20	<20
その他	
長時間の曝露，または，治療開始の遅延 >5%のフッ化水素酸の服用または吸入	

- 電解質異常により，QT時間の延長や尖性T波などの心電図変化，および，心室細動やトルサード・ド・ポアンツなどの心室性不整脈が生じる．
- **表3**に致死的な電解質異常が生じる可能性のある化学熱傷面積とフッ化水素酸濃度を示す．

【皮膚症状】拍動性の激しい疼痛，発赤，腫脹，皮膚蒼白，水泡形成，腱鞘炎，骨破壊．

【その他】低カルシウム血症，低マグネシウム血症，高カリウム血症，QT時間の延長，尖性T波，心室細動やトルサード・ド・ポアンツなどの心室性不整脈．

■吸入

- 低濃度のフッ化水素酸フュームの吸入では，数時間〜2日後に，遅延性に呼吸器症状が生じる．
- 吸入したフッ化水素酸フュームの濃度に関わらず低カルシウム血症などの全身症状が生じる．

【眼，鼻，口咽頭・喉頭，呼吸器症状】眼痛，角膜炎，鼻炎，口咽頭・喉頭痛，咽頭攣縮，咽頭浮腫，咳嗽，呼吸困難，喘鳴，気管支攣縮，気管支炎，細気管支炎，化学性肺炎，ALI/ARDS.

【その他】低カルシウム血症，低マグネシウム血症，高カリウム血症，QT時間の延長，尖性T波，心室細動やトルサード・ド・ポアンツなどの心室性不整脈．

■経口摂取

- 経口摂取したフッ化水素酸の濃度に関わらず低カルシウム血症などの全身症状が生じる．

【口咽頭・喉頭，および，消化器症状】口咽頭・喉頭の疼痛，嚥下痛，嚥下障害，呼吸困難，前胸部痛，心窩部痛，腹痛，腐食性食

道・胃炎，食道または胃穿孔，吐血．
【その他】低カルシウム血症，低マグネシウム血症，高カリウム血症，QT時間の延長，尖性T波，心室細動やトルサード・ド・ポアンツなどの心室性不整脈

治療

- **全身管理** 低カルシウム血症などの電解質異常には適宜補正する．ただし，重症患者では，血清カルシウム濃度の低下速度は非常に早く，ひとたび低カルシウム血症が生じると補正は非常に困難であるので，表2に示すように，低カルシウム血症が生じる可能性のある患者には血清電解質濃度の結果を待たずに，8.5％グルコン酸カルシウム20 mLを緩徐に静注し，同量を1Lの輸液にインボトルして点滴静注する．その後は，血清カルシウム濃度を適宜チェックしながらグルコン酸カルシウムを持続静注する．結果的に大量のグルコン酸カルシウムを要することが多い．心室性不整脈にはリドカインなどの抗不整脈薬を静注する（☞p21）．

■眼球汚染
・眼球汚染が疑われればただちに眼科専門医にコンサルトする．

■皮膚汚染
・表2および3を用いて，化学熱傷面積および曝露されたフッ化水素酸濃度を評価して，低カルシウム血症が生じる可能性，または，致死的な電解質異常が生じる可能性を評価する．疼痛はF^-の活性に相関するので，後述する解毒薬・拮抗薬であるカルシウム塩の効果の指標となる．したがって，疼痛に局所麻酔薬やモルヒネなどの鎮痛薬を投与すると，カルシウム塩の効果がマスクされるので推奨されない．爪下の傷害には抜爪が推奨されている．壊死した皮膚はデブリードマンし，さらなる傷害の深達，および，F^-の吸収による体循環への移行を防ぐ．

■吸入
・パルスオキシメータなどによって呼吸状態を持続モニターする．酸素投与し酸素化を維持する．鼻炎にはステロイドを経鼻投与する．著しい咳嗽にはコデインリン酸塩などの鎮咳薬を投与する．喘鳴があればβ_2アドレナリン受容体刺激薬を投与する．ALI/ARDSには気管挿管および人工呼吸器管理を施行し，酸素化に応じて呼気終末期陽圧（PEEP）を調節する（☞p18）．

> **$β_2$アドレナリン受容体刺激薬の投与**：0.5%硫酸サルブタモール（0.5%ベネトリン®吸入液）2.5 mg（0.5 mL）を吸入させる．
> **アミノフィリンの投与**：$β_2$アドレナリン受容体刺激薬が無効であればアミノフィリン（ネオフィリン注®）300 mg（12 mL）を静注する．

■経口摂取
- 輸液を施行し消化管からの水分や電解質の喪失を補い，尿量を維持する．食道または胃穿孔には消化器外科専門医にコンサルトして外科的治療を施行する．内視鏡を施行して食道，胃などの傷害の有無，部位，範囲，重症度を評価する．

● **吸収の阻害**
■眼球汚染
- 眼球への曝露が疑われたら生理食塩水で30分間洗浄する．繰り返しの洗浄や長時間の洗浄は損傷を促進する可能性がある．

■皮膚汚染
- 大量の水で20～30分間洗浄する．

■吸入
- 速やかに新鮮な空気のある場所に移動させ，酸素を投与する．

■経口摂取
- 催吐および胃洗浄は禁忌である．活性炭には吸着されないので，活性炭の投与はしない（☞p31）．

● **排泄の促進** 症例報告では，尿のアルカリ化がフッ化物イオンの排泄の促進に有効であった．血液透析法は，排泄の促進には無効であるが，電解質異常の補正には有効な可能性がある．

● **解毒薬・拮抗薬** カルシウム塩を投与して，遊離F^-をCa^{2+}と速やかに結合させて沈殿・除去することによって不活性化する．

■眼球汚染
- 8.5%グルコン酸カルシウム（カルチコール®注）を蒸留水で希釈して1%グルクロン酸カルシウム溶液として，2時間ごとに1～2滴を点眼する．

■皮膚汚染
- 患部にグルコン酸カルシウムか炭酸カルシウムを含むゲルを塗布して皮下に浸潤させる．水溶性軟膏基剤を用いた2.5%グルコン酸カルシウムゲルが推奨され，曝露後3時間以内に塗布すると最も有効である．皮下への浸潤を促進するためにラテックスの手袋やプラスチックラップで患部を覆う．15～30分以内

に疼痛の改善が認められなければ、グルコン酸カルシウムの皮下注または動注を、疼痛が改善するまで施行する．特に，手指や足趾などの四肢末端の化学熱傷では，皮下注は圧壊死（pressure necrosis）が生じる可能性があるので，細胞レベルでカルシウムを分配するのにも優れている，グルコン酸カルシウムの動注が推奨されている．グルコン酸カルシウムの皮下注または動注でも，疼痛が改善しなければ傷害部位のデブリードマンを考慮する．

> **Ca剤の投与**：〈皮下注〉8.5％グルコン酸カルシウム（カルチコール®注）を5％グルコース溶液または生理食塩水で希釈して5％グルクロン酸カルシウム溶液として，27ゲージ，または，30ゲージの針を用いて汚染部位に，0.5 mL/cm² 以内を皮下注する．〈動注〉8.5％グルコン酸カルシウム（カルチコール®注）を5％グルコース溶液または生理食塩水で希釈して2％グルクロン酸カルシウム溶液として，曝露部位に応じて，橈骨動脈，尺骨動脈，上腕動脈，腋窩動脈，大腿動脈などにカテーテルを挿入し，疼痛が消失するまで持続動注する，または，8.5％グルコン酸カルシウム（カルチコール®注）を5％グルコース溶液または生理食塩水で希釈して4％グルクロン酸カルシウム溶液として，50 mLを4時間かけて動注し，疼痛が消失するまで12時間ごとに繰り返し投与する．

■ **吸入**
・ネブライザーによって3％グルコン酸カルシウムを吸入させる．

■ **経口摂取**
・炭酸カルシウム溶液や牛乳などのカルシウム含有物，または，硫酸マグネシウム溶液（Epsom塩溶液）や水酸化マグネシウム溶液などのマグネシウム含有物を服用させる．

● **予後**　局所の曝露であっても，低カルシウム血症などの電解質異常やそれに続発する心室細動やトルサード・ド・ポアンツなどの心室性不整脈により死亡することがある．フッ化水素酸濃度が高くなる，または，化学熱傷面積が大きくなると重症度および致死率が著しく上昇する．高濃度のフッ化水素酸に曝露されて，化学熱傷面積が20％を超えると致死率はほぼ100％となる．

治療フローチャート

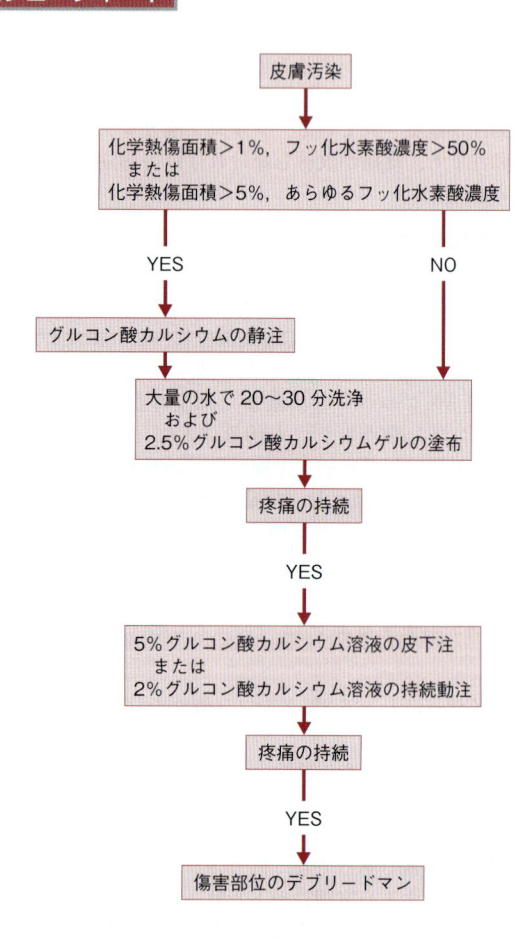

```
皮膚汚染
  ↓
化学熱傷面積＞1％，フッ化水素酸濃度＞50％
または
化学熱傷面積＞5％，あらゆるフッ化水素酸濃度
  ├─ YES →  グルコン酸カルシウムの静注
  │              ↓
  └─ NO  →  大量の水で20〜30分洗浄
             および
             2.5％グルコン酸カルシウムゲルの塗布
                ↓
             疼痛の持続
                ↓ YES
             5％グルコン酸カルシウム溶液の皮下注
             または
             2％グルコン酸カルシウム溶液の持続動注
                ↓
             疼痛の持続
                ↓ YES
             傷害部位のデブリードマン
```

参考文献

カルシウムの動注療法の有効性

1) Dunser MW, Ohlbauer M, Rieder J, et al：Critical care management of major hydrofluoric acid burns：a case report, review of the literature, and recommendations for therapy. Burns 30：391-398, 2004.
2) Hojer J, Personne M, Hulten P, et al：Topical treatment for hydrofluoric acid

burns : a blind controlled, experimental study. J Toxicol Clin Toxicol 40 : 861-866, 2002.
3) Kirkpatrick JJR, Burd DAR : An algorithmic approach to the treatment of hydrofluoric acid burn. Burns 21 : 495-499, 1995.
4) Sheridan RL, Ryan CM, Quinby Jr. WC, et al : Emergency management of major hydrofluoric acid exposures. Burns 21 : 62-64, 1995.
5) Vance MV, Curry SC, Kunkel DB, et al : Digital hydrofluoric acid burns : treatment with intraarterial calcium infusion. Ann Emerg Med 15 : 890-896, 1986.
6) Pegg SP, Siu S, Gillett G : Intra-arterial infusions in the treatment of hydrofluoric acid burns. Burns 11 : 440-443, 1985.

第6章 生物毒

A 植物

49 ドクツルタケ類
―ファロトキシン，アマトキシン含有キノコ

最初の 10 分メモ

含有する生物

- ドクツルタケは，日本では夏から秋にかけて普通にみられ，広葉樹林および針葉樹林の林内の地上に点々と発生する(図1)．傘は白色かつ平滑で粘性があり，5〜15 cm の径がある．ヒダはやや密で柄に離生している．柄は白色で，15〜25 cm の長さがあるが，上部に膜質のツバがあり，それより下は繊維状のササクレに覆われていて，根元はふくらんで大きな袋状のツボがある．
- シロタマゴテングタケは，日本では夏から秋にかけて普通にみられ，広葉樹林および針葉樹林の林内の地上に生える．傘は白色かつ平滑で，5〜10 cm の径がある．ヒダはやや密で柄に離生している．柄は白色で，7〜10 cm の長さがあるが，上部に膜質のツバがあり，根元はふくらんで袋状のツボがある．
- タマゴテングタケは，ヨーロッパでは夏から秋にかけてよくみられ，日本では北海道で発見されることがあるが，本州以南で見つかることは稀である．傘は淡緑黄色で中央に向かって暗くなるが，乾燥して光沢があり，5〜15 cm の径がある．ヒダはやや密で柄に離生している．柄は白色で，8〜15 cm の長さがあるが，上部に膜質のツバがあり，根元はふくらんで袋状のツボがある．

診断のポイント

- キノコを経口摂取して 6 時間以上の潜伏期を経てから消化器症状を認める．
- キノコを経口摂取して 24 時間以上経過してから，肝障害，腎障害などの臓器障害を認める．
- 摂取後 48 時間までの尿で，α-アマニチンなどのアマトキシン

が検出される．アマトキシンは速やかに血清から消失するので，分析には血清より尿を用いるのが望ましい．
- 患者の食べ残したキノコ，または，患者が摂取したものと同じキノコによる Meixner 試験が陽性である．

【Meixner 試験】
- この定性試験によって 0.2 mg/mL 以上の濃度のアマトキシンを検出できる．キノコから得られた液体を，新聞紙のすみのプリントのされていない部分を短冊状に切り取ったものなどのリグニン(lignin)を含んだ紙に広げて浸みこませる．紙が乾いたら濃塩酸(10～12 N)を1滴加える．アマトキシンが存在すれば2分以内に青色が発現する．

治療のポイント
- 激しい胃腸炎の症状には循環血液量および尿量をモニターして，脱水および血圧低下には大量輸液を施行．電解質異常には輸液療法によって補正．
- 肝不全には低蛋白食，新鮮冷凍血漿の輸血，血漿交換などを施行．
- 肝性脳症，高ビリルビン血症，10％以下のプロトロンビン時間(％)を認めるような肝不全には肝移植を考慮．
- 急性腎不全には血液透析法を施行．

Do & Don't
- ドクツルタケ類のキノコの摂取が疑われれば，無症状であっても，摂取後6～12時間は観察．
- 症状のある患者は早めに血漿交換および肝移植の可能な施設に転院．
- ドクツルタケ類のキノコを摂取した患者はすべて Stage Ⅲ への移行の有無を確認するまで入院．
- 激しい胃腸炎の症状が落ち着いても，油断せずに肝・腎機能の経過を見守る．

概説

テングタケ属のキノコであるドクツルタケ(図1)，シロタマゴテングタケ，タマゴテングタケは，致死率の最も高い猛毒キノコとして知られ，世界中のキノコ中毒による死亡事故のおよそ 90％ の原因となっている．これらのキノコは，7個のアミノ酸からなる環状ペプチド毒であるファロトキシン(phallotoxin)，および，8個のアミノ酸からなる環状ペプチド毒であるアマトキシン(amatoxin)を

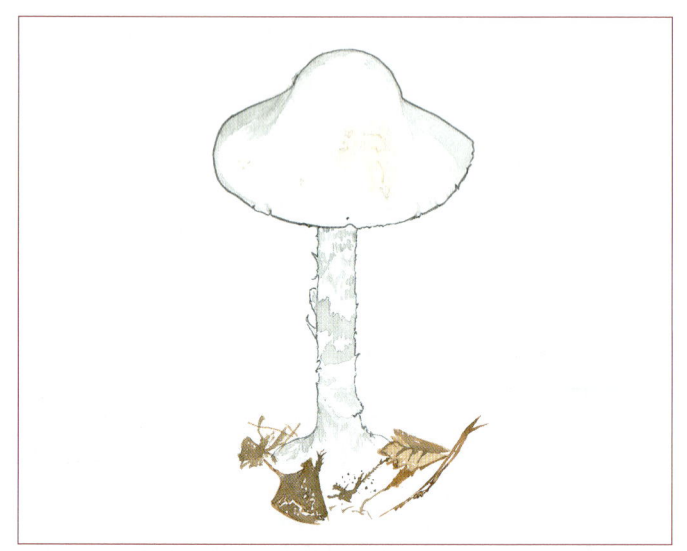

図1 ドクツルタケ

含有している．これらの毒素は，熱を加えても，乾燥しても安定していて，活性を維持する．ファロトキシンは，ファロイジン，ファロインなどの化合物からなる．アマトキシンは，α-アマニチン，β-アマニチン，γ-アマニチンなど少なくとも9種類の化合物からなる（α-アマニチンの化学構造：**図2**）．

薬物動態

- ファロトキシンは一部が消化管から吸収される．
- 消化管より吸収されたアマトキシンの大部分は48時間以内に尿中に排泄されるが，一部は胆汁中に分泌された後に腸肝循環する．

毒性のメカニズム

- ファロトキシンは，小腸粘膜細胞に吸収されてアクチンの重合-脱重合サイクルを阻害することによって細胞膜の機能を障害するため，摂取後6〜12時間で消化管毒性を発揮する．
- **図3**に示すように，DNAメッセージは，RNAポリメラーゼⅡ（RNAPⅡ）によってヌクレオシド三リン酸が次々に重合してできるmRNAに伝えられるが，アマトキシンは，RNAポリメラー

α-アマニチン

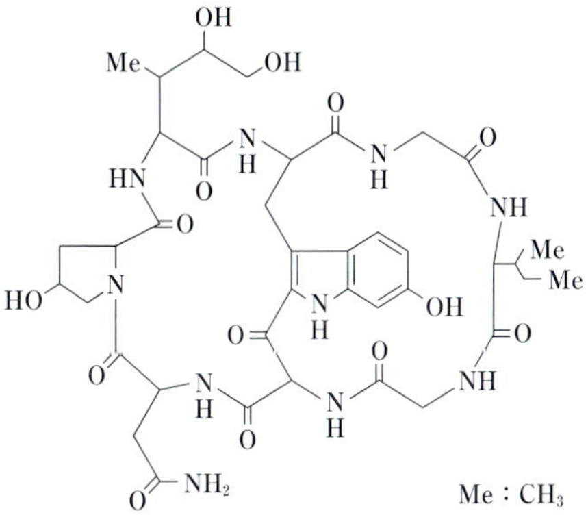

1 g の生のタマゴテングタケは，およそ 0.2〜0.4 mg の α-アマニチンを含有している．

図2　α-アマニチンの化学構造

ゼⅡと非可逆的に結合してこの酵素を失活させて，DNA から mRNA への転写を阻害することによって蛋白合成を障害する．
- アマトキシンは，肝臓および腎臓などの細胞代謝回転 (cell turnover) 速度が大きく，蛋白合成の比率の高い臓器に影響を及ぼすため，摂取後 24〜48 時間で肝毒性および腎毒性を発揮する．
- 肝臓は，胆道系および腸肝循環を通じて高濃度のアマトキシンに曝露されるばかりでなく，アマトキシンを肝細胞に取り込むために影響は大きい．

　　α-アマニチンの健常成人の致死量：0.1 mg/kg

症状

- 症状は 3 段階に分けられる．

〔Stage Ⅰ（摂取後 6〜12 時間）〕　悪心・嘔吐，水様性下痢，激しい腹痛，発熱，顕微鏡的血尿，低血糖，酸・塩基平衡異常，電解質異常（低カリウム血症，低ナトリウム血症，低クロール血症）などが突然に生じる．肝機能検査は正常である．これらの消化器症状から脱水が生じて，2 次的に，頻脈，血圧低下，低容量性ショック，循環不全，乏尿，急性腎不全が生じる．

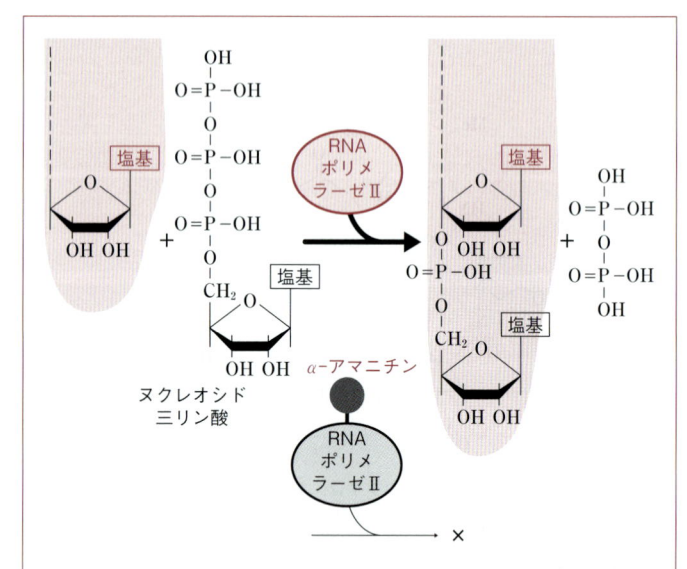

図3 アマトキシンの毒のメカニズム

α-アマニチンはRNAポリメラーゼⅡ(RNAPⅡ)と結合してこの酵素を失活させるためmRNAの合成が阻害される．

〔Stage Ⅱ（摂取後24〜48時間）〕 消化器症状は改善するが，肝機能障害(血清アミノトランスフェラーゼ，LDH，ビリルビン値などの上昇)，腎機能障害が生じる．

〔Stage Ⅲ（摂取後2〜6日）〕 急性肝不全，肝性脳症，凝固障害(PT時間，aPTT時間の延長)，黄疸，出血傾向，出血性ショック，傾眠，イライラ，錯乱，昏睡，痙攣発作，無尿，急性腎不全，心筋症，ARDS，多臓器不全などが生じる．

治療

- **全身管理** 激しい胃腸炎の症状には循環血液量および尿量をモニターして，脱水および血圧低下には大量輸液を施行し，電解質異常には輸液療法によって補正する．肝不全には低蛋白食，新鮮冷凍血漿の輸血，血漿交換法などを施行する．肝性脳症，高ビリルビン血症，10％以下のプロトロンビン時間（％）を認めるような肝不全には肝移植を考慮する．急性腎不全には，血液透析法を施行

- **吸収の阻害** 摂取後1時間以内であれば胃洗浄を考慮する．ただし，実際にはドクツルタケ類のキノコを摂取した患者のほとんどは，摂取後6時間以上経って消化器症状が生じてから受診するので，胃洗浄の適応がないことがほとんどである．活性炭を投与する．
- **排泄の促進** アマトキシンの一部は腸肝循環するので，活性炭の繰り返し投与が有効な可能性がある．
- **解毒薬・拮抗薬** なし．
- **予後** 経口摂取後1〜2日の主な死因は，低容量性ショック，循環不全である．経口摂取後6〜16日の死亡が最も多く，主な死因は，肝不全，腎不全，多臓器不全である．プロトロンビン時間（％）はもっとも予後を反映し，10％以下であれば致死率が高い．

ミステリ散歩 35　柴田よしき『ゆきの山荘の悲劇』

この小説の中では，ドクツルタケによる中毒事故が起こるが，ドクツルタケについて「ドクツルタケ．死の天使，と異名をとる猛毒キノコがあるんや．外観は白くて華奢でとても美しい．そやけど，小指1本分も食べたら確実に死ぬ．いうおっそろしい猛毒や．そのキノコの毒の効き方には大きな特徴が2つある．ひとつは，その症状が段階的に推移すること．最初は嘔吐，下痢から始まってコレラのようなひどい有り様になる．だが不思議なことに，大抵の場合は一度持ち直すんや．そこそこ元気になって意識もはっきりして，もう回復するんかな，と安心したところで，容態が急変する．内臓をやられ，血反吐を大量に吐き，苦しさでのたうち回りながらやがて意識不明の重体になって…死ぬ[1]」と解説されている．

【解説】3段階の経過をとるドクツルタケ中毒の臨床症状を見事に表現している．

1) p248, 角川文庫, 2000

ミステリ散歩 36　ピーター・ラヴゼイ『ポメラニアン毒殺事件』（☞ p400 巻末付録）

治療フローチャート

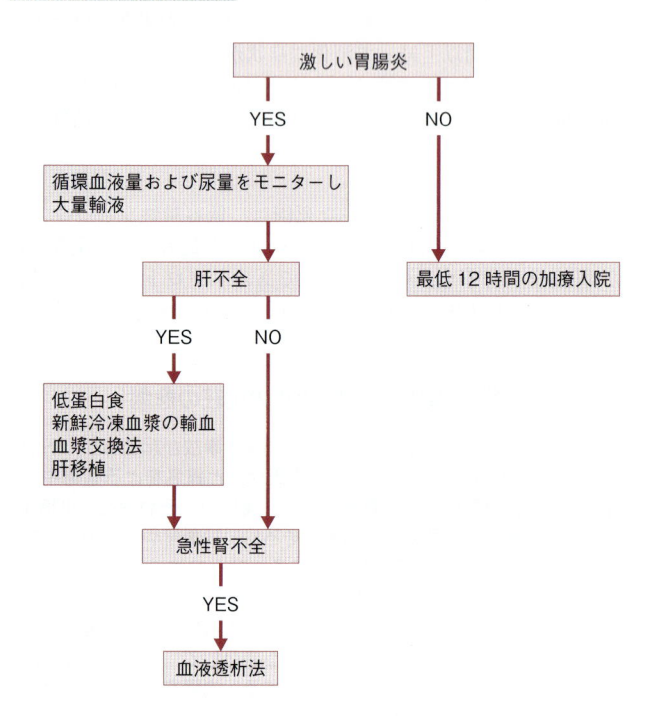

```
激しい胃腸炎
├─ YES → 循環血液量および尿量をモニターし大量輸液
│         ↓
│         肝不全
│         ├─ YES → 低蛋白食
│         │        新鮮冷凍血漿の輸血
│         │        血漿交換法
│         │        肝移植
│         │        ↓
│         └─ NO → 急性腎不全
│                  ↓ YES
│                  血液透析法
└─ NO → 最低12時間の加療入院
```

参考文献

尿中のアマニチン濃度測定の有用性
1) Butera R, Locatelli C, Coccini T, et al：Diagnostic accuracy of urinary amanitin in suspected mushroom poisoning：a pilot study. J Toxicol Clin Toxicol 42：901-912, 2004.

肝移植の適応
2) Ganzert M, Felgenhauer N, Zilker T：Indication of liver transplantation following amatoxin intoxication. J Hepatol 42：202-209, 2005.

> **ミステリ散歩 ㊲** アガサ・クリスティ
> 『パディントン発4時50分』
>
> アルフレッド・クラッケンソープは，マッシュルーム入りのカレーを食べて中毒症状をおこし症状がいったん回復するが，看護師の運んできたグルコース入りのお茶を飲んで死亡する．実際はヒ素が混入されていたのだが，ドクター・クリンバーは「〔犯人はマッシュルームのなかに混ざっていた毒キノコ（おそらくはタマゴテングタケ？）による中毒を装って〕食中毒の症状が出る程度の量（のヒ素）をカレーに混ぜておくつもりだったんでしょう—そうすれば，たぶんマッシュルームが悪いということになる．みんなキノコは中毒するものだと思い込んでいますからね．すると，おそらく1人の病状が悪化して，彼は死ぬ[1]」と推理している．
>
> 【解説】アルフレッド・クラッケンソープの実際の死因は，ヒ素中毒による循環不全．犯人は，ヒ素を2度用いて，症状が3段階に分かれるタマゴテングタケ中毒に見せかけた．
>
> 1) 松下祥子訳，p324，ハヤカワ文庫，2003

50 トリカブト
—アコニチン類含有植物

最初の ❿ 分メモ

含有する生物

- トリカブトは，キンポウゲ科・トリカブト属の多年草である．草丈は30〜150 cmで，夏から秋にかけて青や紫の美しい花を咲かせる．日本では約30種類が自生しているが，北海道を中心に自生するエゾトリカブト，東北地方を中心に自生するオクトリカブト，本州を中心に自生するヤマトリカブトなどがある．ちなみに，図1に示すのが，ヤマトリカブトである．トリカブトが含有している毒素であるアコニチン類の種類やそれぞれの濃度は，植物の部位，自生地，季節，生育状況，種類によってさまざまである．植物の部位では，最も濃度が高いのは根で，茎の約10倍，葉の約300倍である．
- 図2に示すように，トリカブトの根塊は三角錐の形状で，秋には親根の脇に子根がつく．漢方では，親根は「烏頭（うず）」，

子根は「附子(ぶし，ぶす)」と呼ばれている．「烏頭」の語源は親根の形がカラスの頭に似ていることに由来し，「附子」の語源は親根の脇に「付いた(若い)子」という意味に由来する．漢方では，トリカブトの根は，「修治」と呼ばれる弱毒処理により，アコニチン類を加水分解して毒性の低いベンゾイルアコニン類およびアコニン類に変化させてから，強心作用，鎮痛作用，解熱作用，利尿作用のある漢方薬として煎じて利用されている．ところが，弱毒処理が不適切である，または，煎じずにそのまま服用すると，トリカブト中毒が生じる．

診断のポイント
- 山菜，野草，漢方を摂取した患者に，口唇などの灼熱感やしびれ感，脱力，不整脈などを認める．
- 血液中または尿中にトリカブト・アルカロイドが検出される．

治療のポイント
- 呼吸筋麻痺による呼吸困難・呼吸停止には速やかに気管挿管および人工呼吸器管理を施行．
- 徐脈性不整脈(洞性徐脈，高度房室ブロック，洞進出ブロック)にはアトロピン硫酸塩を静注．
心室性不整脈にはアミオダロン硫酸塩またはフレカイニド酢酸塩を静注．
- 心室性不整脈が難治性であれば経皮的心肺補助法(PCPS)を施行．

Do & Don't
- 酸素飽和度および心電図を持続モニター．
- 重症患者は，集中治療室に入院させて，換気不全，心循環器症状を適切に管理．

概説

トリカブトは猛毒植物として知られ，アコニチン類，ベンゾイルアコニン類，アコニン類といったトリカブト・アルカロイドを含有している．アコニチン類はアコニチン，ヒパコニチン，ジェサコニチン，メサコニチンといった化合物からなるが，これらの毒性は他のトリカブト・アルカロイドよりもはるかに強い(アコニチンの分子構造：図3)．

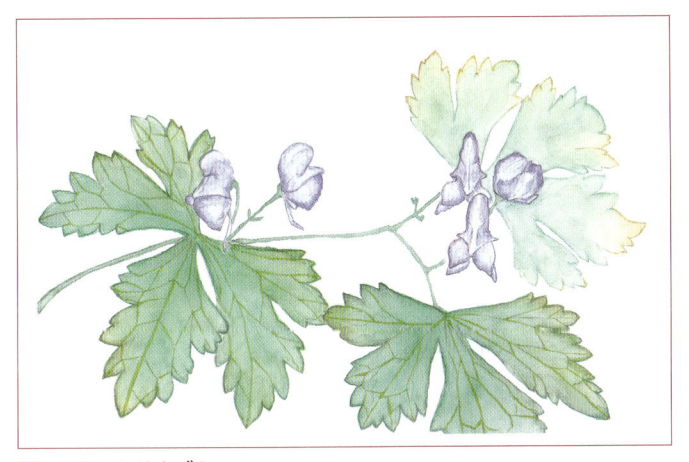

図1 ヤマトリカブト

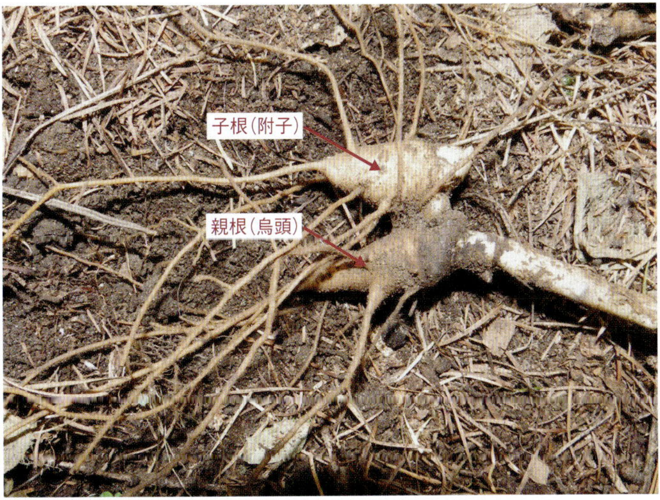

図2 ヤマトリカブトの根

(ラベル: 子根（附子）, 親根（烏頭）)

薬物動態

- アコニチン類の消失半減期は3〜16時間で，1〜3日でほとんどが血中から消失する．

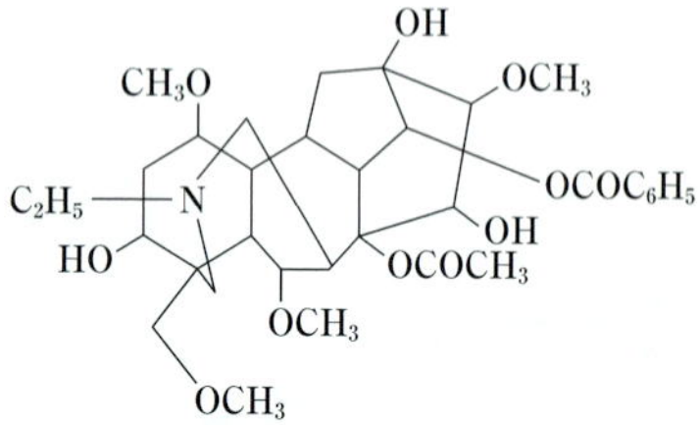

図3 アコニチンの化学構造

- アコニチン類の主要な代謝経路は腎臓で,尿中に高濃度で検出され,血中から消失した後も持続的に検出される.
- 腎機能が悪化すれば,アコニチン類の排泄は遅延し,半減期は延長する.

毒性のメカニズム

- **図4**に示すように,アコニチン類は高い親和性で心臓,神経,筋肉などの興奮性細胞にあるNa^+-チャネル(voltage-sensitive Na^+ channel)のレセプターサイトⅡに作用し,Na^+-チャネルの活動を持続させる.その結果,ゲートは開放したままとなり,Na^+の流入が維持されるため,膜の興奮は促進されるが,再分極が延長する.
- 心筋細胞では早期興奮が誘発されるが,神経では興奮伝導が抑制されて麻痺が生じる.

 ヒトのトリカブトの根の致死量:1 g
 ヒトのアコニチン類の致死量:2 mg

症状

- トリカブトを経口摂取してから通常は2時間以内に中毒症状が生じる.

【神経症状】めまい,(口唇周囲,舌,口腔内,指,つま先の)灼熱感または痺れ感,異常感覚,強い痛み,縮瞳または散瞳,複視,かすみ目,筋線維束攣縮,脱力,発語困難,嚥下困難,骨格筋麻痺,(呼吸筋麻痺による)呼吸困難・呼吸停止,強直間代性痙攣
【循環器症状】胸部絞扼感,胸痛,動悸,血圧低下,徐脈,頻脈,

アコニチン類は興奮性細胞にある Na⁺ チャネルの
ゲートの開放を維持する.

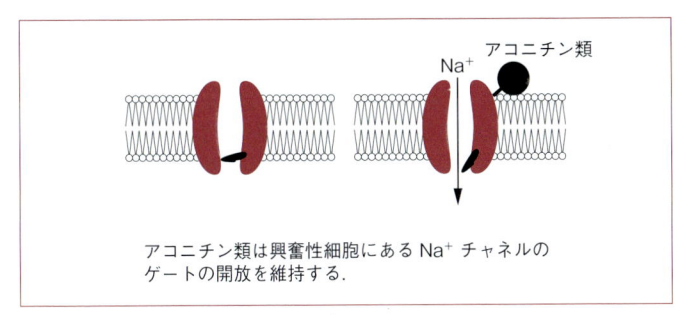

図4 アコニチンの毒性のメカニズム

(心室性期外収縮, 二段脈, 頻脈性心室調律, 心室細動, 心室頻拍, 多源性心室頻拍, トルサード・ド・ポアンツなどの)心室性不整脈, 心停止, 肺水腫など
【消化器症状】流涎, 腹痛, 激しい嘔吐, 疝痛性下痢
【その他】強い頭痛, イライラ, 過換気, 呼吸性アルカローシス

治療

- **全身管理** 呼吸筋麻痺による呼吸困難・呼吸停止には速やかに気管挿管および人工呼吸器管理を施行する(☞p18). 徐脈性不整脈(洞性徐脈, 高度房室ブロック, 洞通出ブロック)にはアトロピン硫酸塩を静注する. アトロピン硫酸塩に反応せずに臓器循環が保てなければ, 一時的に経静脈的ペースメーカーを挿入する. 心室性不整脈にはリドカイン塩酸塩のような標準的な抗不整脈薬, 電気的除細動, 抗頻拍ペーシングは無効なことが多い. 心室性不整脈にはアミオダロン硫酸塩またはフレカイニド酢酸塩を静注する. 硫酸マグネシウムの静注が有効だったとする報告もある. 心室性不整脈が難治性であれば経皮的心肺補助法(PCPS)を施行する(☞p21).
- **吸収の阻害** 致死量を服用して, 1時間以内なら胃洗浄を考慮する. 活性炭を投与する.
- **排泄の促進** アコニチン類は, 脂溶性で, 分布容積が大きいので有効な方法はない.
- **解毒薬・拮抗薬** なし.
- **予後** 主な死因は, 心室細動などの心室性不整脈による心停止, または, 呼吸筋麻痺による呼吸停止である.

ミステリ散歩 ㊳ 二階堂黎人『吸血の家』

　昭和20年に八王子の《久月》という館で，刃にトリカブトの毒であるアコニチンをたっぷり塗られた短剣で井原一郎という脱走兵が頸部を刺されて死亡する．この事件の前の昭和19年より《久月》の周辺の農家で飼われている犬や猫などのペットや馬などの家畜，鶏やスズメなどの鳥，沼や水田にいる魚が殺される事件が起こる．再び，昭和44年に《久月》で，霊能力者の大権寺瑛華（だいごんじえいか）は，トリカブトを塗られた短剣で頸部を刺されて死亡する．やはりこの事件の直前には後ろ足の傷からアコニチンが入って死んだ犬や注射器でアコニチンを注入されて死んだカケスが発見される．

　この小説の中では，トリカブトの毒について「昔はよく毒矢に使われていた．またその根は，烏頭（うず），附子（ぶし）などと呼ばれ，古くから薬用にもなっている[1]」と解説されている．

　【解説】トリカブトの根は，かつては矢毒として用いられていたことがトリカブトを塗られた短剣による殺害のヒントになっている．ただし，大権寺瑛華の死因は頸動脈切断からの出血性ショックであった可能性もある．

1) p391，講談社文庫，1999

ミステリ散歩 ㊴ エリス・ピーターズ『修道士の頭巾』

　モーリリーの荘園主であったジャーヴァス・ボーネルは，修道士カドフェルの作ったトリカブトの根をすりつぶしてからし油と亜麻仁油でといた塗り薬が混入された料理を食べて殺害される．その様子は「唇，口，のどがひりひりしたといいます．その後その部分に硬直が来てものが飲みこめなくなり，呼吸も自由に出来なくなり，つぎに全身が硬直して，心臓が衰弱しました．目は大きく見開いていました[1]」と描写されている．また，この小説の中では，トリカブトについて「毒の名はトリカブト―花の形から〈修道士の頭巾〉と呼ばれることもあります．その根をすりこむと痛みを取るのに効き目がありますが，飲みこめば，強力な毒です[2]」と解説されている．

　【解説】ボーネルの死因はトリカブト中毒による呼吸筋麻痺または心室性不整脈．

1) 岡本浜江訳，p64，光文社文庫，2003　2) 同 p65

治療フローチャート

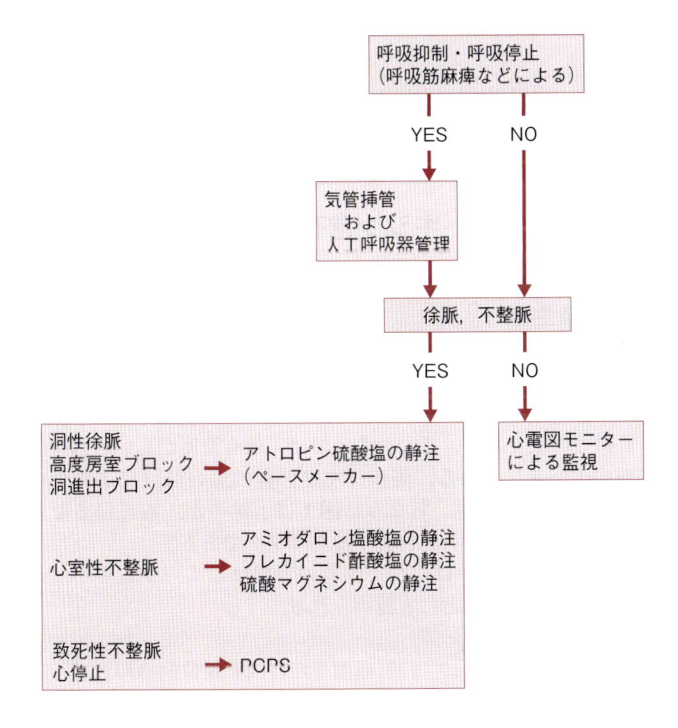

```
呼吸抑制・呼吸停止
(呼吸筋麻痺などによる)
    │
 YES├──────NO──┐
    ↓          │
気管挿管        │
および         │
人工呼吸器管理   │
    │          │
    └────→ 徐脈, 不整脈
           │
        YES├──────NO──→ 心電図モニター
           ↓                による監視
```

洞性徐脈 高度房室ブロック 洞進出ブロック	→	アトロピン硫酸塩の静注 (ペースメーカー)
心室性不整脈	→	アミオダロン塩酸塩の静注 フレカイニド酢酸塩の静注 硫酸マグネシウムの静注
致死性不整脈 心停止	→	PCPS

参考文献

アコニチン類の毒性のメカニズム

1) Friese J, Gleitz J, Gutser UT, et al：Aconitum sp. Alkaloids：the modulation of voltage-dependent Na^+-channels, toxicity and antinociceptive properties. Eur J Pharmacol 337：165-174, 1997.
2) Catterall WA：Structure and function of voltage-sensitive ion channels. Science 242：50-61, 1988.
3) Catterall WA：Neurotoxins that act on voltage-sensitive sodium channels in excitable membranes. Annu Rev Pharmacol Toxicol 2：15-43, 1980.

心室性不整脈の治療

4) Smith SW, Shah RR, Hunt JL, et al：Bidirectional ventricular tachycardia resulting from herbal aconitine poisoning. Ann Emerg Med 45：100-101, 2005.
5) Lin CC, Chan TYK, Deng JF：Clinical features and management of herb-induced aconitine poisoning. Ann Emerg Med 43：574-579, 2004.

6) Yeih D-F, Chiang F-T, Huang SKS：Successful treatment of aconitine induced life threatening ventricular tachyarrhythmia with amiodarone. Heart 84：e8, 2000.
7) Imazio M, Belli R, Pomari F, et al：Malignant ventricular arrhythmia due to Aconitum napellus seeds. Circulation 23：2907-2908, 2000.

B 動物

51 フグ
―テトロドトキシン含有魚介類

最初の10分メモ

含有する生物
- フグ目の魚の多くは，テトロドトキシンを含有しているが，テトロドトキシンの濃度は魚の種類，魚の部位，季節，産地，個体によって大きく異なる．魚の部位では，最も濃度が高いのは肝臓と卵巣である．また，季節では，最も濃度が高いのは産卵期の12～6月である．表1にマフグ科の魚の部位による毒の強さの比較を示す．ちなみに図1に示すのが，あらゆる部位にテトロドトキシンを含有するクサフグである．
- テトロドトキシンは，フグ固有の毒ではなく，ツムギハゼ，ヒョウモンダコなどにも認められる．

診断のポイント
- 魚を摂取した患者に，口唇周囲または四肢遠位端の痺れ感，異常感覚を認める．
- 残った魚，患者の血清または尿からテトロドトキシンが検出される．特に，尿中には長時間検出されるので，入院後の24時間蓄尿でテトロドトキシンを分析する．

治療のポイント
- 進行性の呼吸器症状には速やかに気管挿管および人工呼吸器管理を施行．

Do & Don't
- Ⅰ度の患者は，症状のピークを過ぎるまでは入院させて観察．
- Ⅱ度以上の患者は，集中治療室に入院させて，換気不全，心循環器症状を適切に管理．
- 麻痺があっても通常は意識が保たれているので，患者の状態に対してコメントする際には注意．また，反応できないことに対

して極度の苦痛を感じていることが多いので，適切に鎮静．

概説

　フグは，猛毒魚介類として知られ，テトロドトキシンという強力な神経毒を含有している．テトロドトキシンは，ビブリオ属，シュードモナス属，アルテロモナス属などの海洋細菌によって産生され，これらの海洋細菌がさまざまな生物に寄生または共生し，生物濃縮することによって蓄積されて，その生物を毒化すると考えられている．テトロドトキシンは水溶性，弱塩基性である．また，熱安定性で，冷凍しても加熱しても不活化されない（テトロドトキシンの化学構造：図2）．

薬物動態

- テトロドトキシンは腸管から速やかに吸収され，尿中に排泄される．

表1　マフグ科の魚の部位による毒の強さの比較

種類	肝臓	卵巣	腸	皮	肉	(精巣)
トラフグ	++	++	+	-	-	-
ショウサイフグ	+++	+++	++	++	+	-
アカメフグ	++	++	+	++	-	-
マフグ	+++	+++	++	++	-	-
クサフグ	+++	+++	+++	++	+	+
キタマクラ	+	-	+	+++	-	-

+++：猛毒，++：強毒，+：弱毒，-：無毒

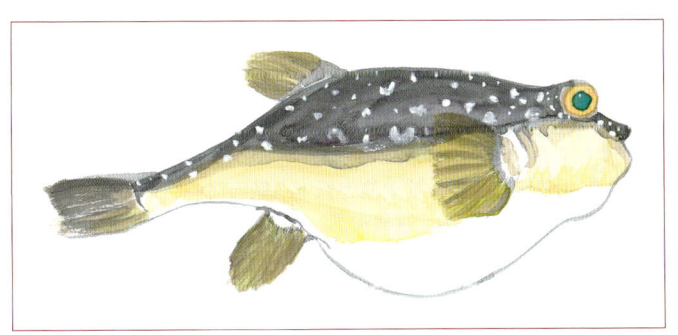

図1　クサフグ

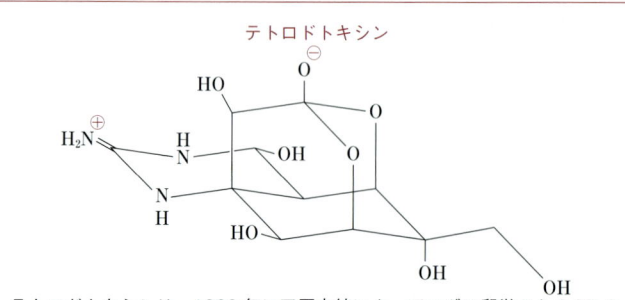

図2 テトロドトキシンの化学構造

テトロドトキシンは，1909年に田原良純によってフグの卵巣から0.2%の純度で単離され，1964年に津田恭介らによって化学構造式（分子量319）が発表された．

- テトロドトキシンの血中濃度は急速に低下し，摂取後12〜24時間で検出できなくなるが，尿中には摂取後5日まで検出される．

毒性のメカニズム

- 図3に示すように，末梢神経のランヴィエ絞輪（Ranvier's nodes）に高い密度で存在するNa^+-チャネル（voltage-sensitive Na^+ channel）の外孔部分は負電荷であるが，ここにあるレセプターサイトⅠにテトロドトキシンの陽電荷の部分が細胞外から結合する．この結果，外孔が塞がれてNa^+の流入が妨げられるため，活動電位の発生および興奮伝導が抑制される．

 ヒトの成人の経口致死量：1〜2 mg

症状

- 表2にフグ中毒の重症度分類を示す．フグ中毒の重症度および発症速度はテトロドトキシンの摂取量による．

 〔Ⅰ度（軽症）〕 感覚症状のみか，悪心・嘔吐などの消化器症状を伴う感覚症状が生じる．

 〔Ⅱ度（中等症）〕 遠位筋の筋力低下，顔面筋の筋力低下，球麻痺が生じ，その後に，運動失調，協調運動障害が生じる．ただし，腱反射は正常である．

 〔Ⅲ度（重症）〕 全身の弛緩性麻痺，換気不全，失声，眼球の固定または散瞳が生じる．急速に進行して弛緩性麻痺に至ることが多い．ただし，患者の意識は保たれる．

テトロドトキシンは Na⁺ チャネルの外孔を塞ぎ Na⁺ の流入を妨げる.

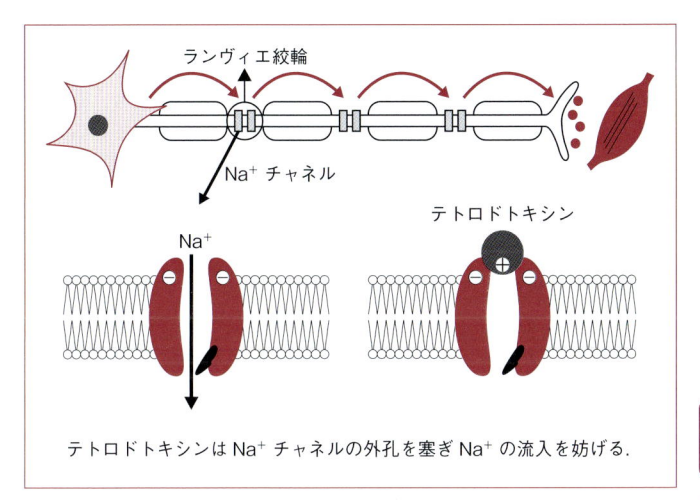

図3 テトロドトキシンの毒性のメカニズム

表2 フグ中毒の重症度分類

重症度	徴候および症状	発症時間
I度	口唇周囲の痺れ感や異常感覚 悪心などの消化器症状を伴うこともある.	5～45分
II度	舌の痺れ感，顔面および四肢遠位端の痺れ感 初期の運動麻痺および協調運動障害 言語のもつれ 反射は正常である.	10～60分
III度	全身の弛緩性麻痺，換気不全，失声 眼球の固定または散瞳 意識は保たれている.	15分～数時間
IV度	重症換気不全および低酸素血症 徐脈，血圧低下，不整脈 意識障害を伴うこともある.	15分～24時間

〔IV度（最重症）〕 換気不全に加えて，徐脈，血圧低下，不整脈などの心循環器症状，および，昏睡が生じる．

治療

- **全身管理** 換気不全には気管挿管および人工呼吸器管理を施行する（☞ p18）．人工呼吸器管理は24～72時間必要になることが多

い．徐脈にはアトロピン硫酸塩を投与する．血圧低下には輸液療法による容量負荷を施行する（☞p20）．容量負荷に反応しない場合はドパミンを持続静注する．患者は，麻痺があっても，意識は保たれ，反応できないことに対して極度の苦痛を感じていることが多いので，適切に鎮静する．
- **吸収の阻害** 摂取後1時間以内であれば胃洗浄を考慮する．活性炭を投与する．
- **排泄の促進** 有効な方法はない．
- **解毒薬・拮抗薬** なし．
- **予後** 主な死因は，呼吸筋麻痺による換気不全である．摂取後4〜6時間で死亡することが多い．早期の気管挿管および人工呼吸器管理が生命予後を改善する．

ミステリ散歩 ㊵ 今野敏
『ST 警視庁科学特捜班　毒物殺人』

渋谷を根城にする不良グループの一人であった杉田英吉と女子アナ専門のゴシップ・カメラマンであった笹本雅彦はフグの卵巣やキモから抽出したテトロドトキシンを飲まされて殺害される．ST警視庁科学特捜班は，SCアカデミーの会長の白鷺勇一郎がテトロドトキシンを用いて死人を生き返らせて見せることでカリスマ性を得ていたことをつきとめる．

この小説の中では，テトロドトキシンについて「テトロドトキシンは，致死量に至らず重症の中毒に陥った場合，呼吸の麻痺，心拍数の減少や脳の反射の微弱が起き，仮死状態になるのです．そして，致死量に至らない場合は，自然に代謝されてまったく無毒化する性質を持っているのです．つまり，時間が経てば，毒ではなくなってしまうのです．それ故に，テトロドトキシンによって仮死状態になった人も，回復すればまったく後遺症なく生活することができるのです[1]」と解説されている．

【解説】ハイチのボコールと呼ばれるブードゥー教の神官が死者をよみがえらせる儀式に用いているゾンビパウダーからテトロドトキシンが検出されたことがヒントになっている．

1) p302, 講談社文庫, 2002

治療フローチャート

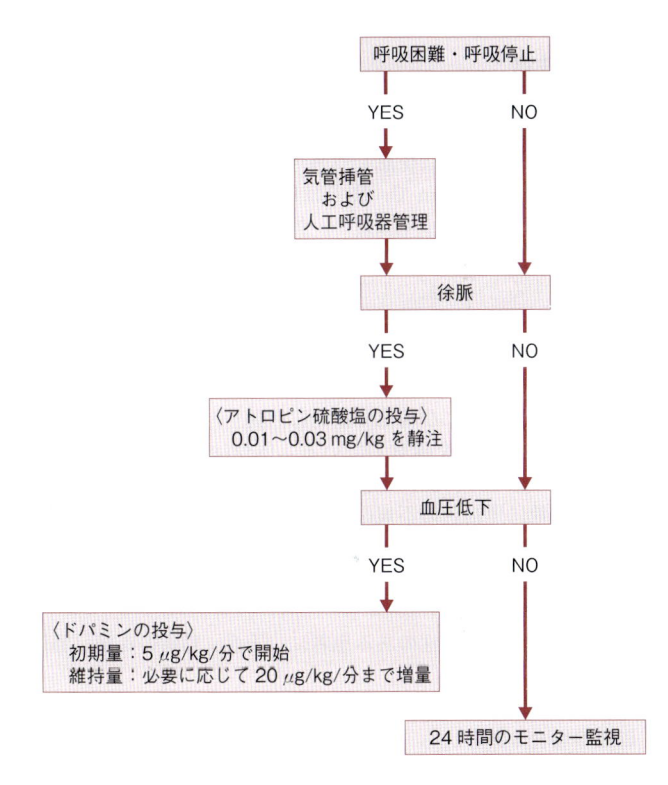

```
呼吸困難・呼吸停止
  │
  ├─ YES → 気管挿管および人工呼吸器管理 →┐
  │                                    │
  └─ NO ──────────────────────────────→┤
                                       ▼
                                     徐脈
                                       │
          ┌─ YES → 〈アトロピン硫酸塩の投与〉
          │        0.01〜0.03 mg/kg を静注 →┐
          │                                │
          └─ NO ──────────────────────────→┤
                                           ▼
                                         血圧低下
                                           │
   ┌─ YES → 〈ドパミンの投与〉              │
   │        初期量：5 μg/kg/分で開始       │
   │        維持量：必要に応じて            │
   │              20 μg/kg/分まで増量      │
   │                                       │
   └─ NO ─────────────────────────────→ 24 時間のモニター監視
```

参考文献

テトロドトキシンの毒性のメカニズム

1) How CK, Chern CH, Huang YC, et al：Tetrodotoxin poisoning. Am J Emerg Med 21：51-54, 2003.
2) Isbister GK, Son J, Wang F, et al：Puffer fish poisoning：a potentially life-threatening condition. Med J Aust 177：650-653, 2002.
3) Cestele S, Catterall WA：Molecular mechanisms of neurotoxin action on voltage-gated sodium channels. Biochimie 82：883-892, 2000.

52 毒ヘビ（マムシ，ハブ）咬傷

最初の 10 分メモ

含有する生物

■マムシ

- マムシは，奄美大島以北の日本全土の平地から山地の森林，田畑の周辺，やぶなどに生息し，ネズミや小鳥などを捕食している．体長は 45〜75 cm で，頭部は幅広く三角形で，頸部は細くくびれ，胴は太く，尾は短い．体色は茶褐色から赤褐色まで変異が多く，背には暗褐色の銭型斑紋を有する．マムシは，外敵が接近すると，体長の1/3を伸ばして攻撃する．

■ハブ

- ハブは，奄美群島および沖縄群島に生息している．夜行性で，日中は岩の穴や割れ目，木の根元の穴，石垣，古墳のなかに潜み，夜間は地上および樹上で活発に活動し，ネズミ，小鳥，トカゲ，カエルなどを捕食している．体長は 1〜2.2 m で，頭部は三角形で大きく，頸部は細く，胴は長い．体色は黄褐色または白色の地に黒褐色の不規則な斑紋がある．ハブは，外敵が接近すると，普通は体長の1/3程度，興奮すると2/3を伸ばして素早く攻撃し，口を開くと同時に，毒牙が立ち上がる．

診断のポイント

- ヘビに咬まれた可能性のある患者に，牙痕，局所の疼痛，腫脹を認める．
- 牙痕は，通常は2個であるが，1個のみの場合，および，3個以上の場合もある．
- 咬傷後1〜2時間経っても局所の疼痛や腫脹が生じなければ，咬まれてもマムシ毒またはハブ毒が注入されない，無毒咬傷である可能性が高い．
- ヘビを目撃している場合は，図鑑などを見せてマムシまたはハブかどうかを確認する．

治療のポイント

■マムシ咬傷

- 軽症ではセファランチンの投与が推奨．
- **表1**にマムシ咬傷による腫脹の Grade 分類を示す．受傷後6時間以内に Grade Ⅲ以上となれば抗毒素の投与が推奨．

■ハブ咬傷
- 疼痛および腫脹が咬傷部位に限局せずに拡がる，もしくは，症状が進行性であれば抗毒素の投与が推奨．

Do & Don't
- 四肢の径を測定し，腫脹の拡がりを油性マジックで印し，腫脹の進展の度合いを評価．
- 咬傷部より中枢部の緊縛，局所の切開・吸引，冷却は予後を改善するエビデンスがない上に，緊縛は循環障害および組織の壊死が，局所の切開・吸引は創傷治癒の遅延が，冷却は局所の循環障害が生じる可能性があるので施行しない．

概説

■マムシ毒
マムシは，上顎の先端に2本の長い毒牙をもち，歯根部にある側孔から毒液を注入する．毒牙は注射針と同様の構造の管牙で，毒牙に繋がっている毒腺は，両頬部に一対ある．マムシ毒は，多種類の蛋白質からなる．

■ハブ毒
ハブは，上顎の先端に2本の長い毒牙をもち，先端から数mm上方にあるスリット状の側孔から毒液を注入する（図1）．毒牙は注射針と同様の構造の管牙で，毒牙に繋がっている毒腺は，両眼の後方に一対ある．ハブ毒は，多種類の蛋白質からなる

薬物動態

- マムシ毒およびハブ毒は，咬傷部に注入された後にリンパ管を介して緩徐に吸収される．

表1 マムシ咬傷による腫脹のGrade分類

Grade	所見
Grade Ⅰ	咬まれた局所のみの発赤，腫脹
Grade Ⅱ	手関節または足関節までの発赤，腫脹
Grade Ⅲ	肘関節または膝関節までの発赤，腫脹
Grade Ⅳ	1肢全体に及ぶ発赤，腫脹
Grade Ⅴ	それ以上の発赤，腫脹

（崎尾秀彦，横山孝一，内田朝彦，他：当院におけるマムシ咬傷について．臨外 40：1295-1297，1985）

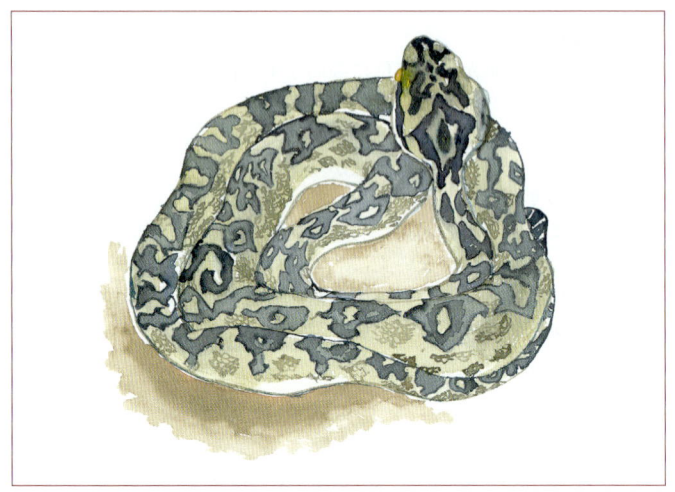

図1 ハブ

- 稀に,血管内に直接注入されることがある.

毒性のメカニズム

- マムシ毒およびハブ毒は,多種類の蛋白質からなり,それぞれが異なる作用を発揮する.これらの蛋白質の複合作用によって,腫脹作用,出血作用,壊死作用,血液凝固促進作用または抑制作用,神経毒性などを発揮する.

　　マムシ毒のLD_{50}:1.5 mg/kg(腹腔),1.55 mg/kg(静脈内),
　　20.0 mg/kg(皮下)
　　ハブ毒のLD_{50}:3.42 mg/kg

症状

- 咬傷後ただちに局所の激しい疼痛が生じる.
- 咬傷部の壊死および筋肉壊死が生じる.
- 咬傷後30分前後で腫脹がはじまり,徐々に体幹方向に拡大する.
- 腫脹の拡がりと重症度は比較的相関している.
- 腫脹が著しくなるとコンパートメント症候群が生じる.

【局所症状】疼痛,壊死,腫脹,コンパートメント症候群
【その他】昏睡,視力低下,外眼筋麻痺による複視,眼瞼下垂,チアノーゼ,血圧低下,悪心・嘔吐,溶血,ヘモグロビン尿,ミオグ

ロビン尿，乏尿，無尿，急性腎不全

治療

- **全身管理** 輸液を施行し，腫脹や血管透過性亢進による体液の喪失を補い，尿量を維持する．急性腎不全には血液透析法を施行する．コンパートメント症候群には整形外科または形成外科専門医にコンサルトして緊急筋膜切開（減張切開）術を施行する．沈降破傷風トキソイドおよび抗破傷風免疫グロブリン，広域抗菌薬を予防投与する．
- **吸収の阻害** 咬傷部を中心に生理食塩水を用いて十分に洗浄する．
- **排泄の促進** 筋膜切開（減張切開）術を考慮する．筋膜切開（減張切開）術は，マムシ毒およびハブ毒の体外への排出を促進するだけでなく，コンパートメント（筋区画）内圧の減少によって血流障害を改善させて，後述の抗毒素のマムシ毒およびハブ毒への到達を容易にすると考えられている．牙痕を長軸方向に，皮下の筋膜を切開する．
- **解毒薬・拮抗薬** 抗毒素の投与を考慮する．ただし，抗毒素の副作用として，アナフィラキシーショック，血清病が生じるので，すべての症例に投与するのではなく，重症例にのみ使用すべきという考えが主流である．軽症のマムシ咬傷では，セファランチンの投与が推奨されている．

  ・マムシ咬傷

  受傷後6時間以内に，腫脹のGrade分類でGrade Ⅲ以上となれば抗毒素の投与が推奨されている．

  > **マムシ抗毒素の投与**：乾燥まむし抗毒素®初回6,000単位を添付の溶剤20 mLに希釈して緩徐に静注する．症状に改善が認められない，または，全身症状が進行すれば，さらに2〜8時間後に3,000〜6,000単位を希釈して緩徐に静注．
  > **セファランチンの投与**：セファランチン®注1〜10 mgを1日1回静注．

  ・ハブ咬傷

  疼痛および腫脹が咬傷部位に限局せずに拡がる，または，症状が進行性であれば抗毒素の投与が推奨されている．

> **ハブ抗毒素の投与**：乾燥はぶ抗毒素®初回 6,000 単位を添付の溶剤 20 mL に希釈して緩徐に静注する．症状に改善が認められず，全身症状が進行すれば，30 分後に反復投与する．

- **予後** 一般に予後は良好である．稀に，重篤な合併症が生じる，または，死亡する．

参考文献

筋膜切開（減張切開）術の有効性

1) 根本充，青柳和也，杉本孝之，他：ヘビ咬傷によるコンパートメント症候群について．日手会誌 23：154-157, 2006.

抗毒素の有効性

2) 内藤宏道，長江正晴，笠井慎也，他：マムシ咬傷―抗毒素の使用施設の立場から―．中毒研究 20：217-221, 2007.
3) Yamashita S, Nakamura M, Tokeshi Y, et al：Effect of Habu (*Trimeresurus flavoviridis*) antivenom on changes of hemostatic parameters following administration of crude venom from *T. flavoviridis* in rabbits. Toxicon 34：893-902, 1996.
4) 川村善治，沢井芳男：セファランチン及び抗毒素血清のマムシ毒に対する抗毒作用について．Snake 20：114-116, 1988.

セファランチンの有効性

5) 矢口直，上田善彦，石飛文雄：マムシ毒の腎障害に関する臨床病理的検討とセファランチンの効果．獨協医誌 11：127-141, 1996.
6) 阿部岳，稲村伸二，赤須通範：ニホンマムシ（Agkistrodon halys blomhoffi）毒による致死および循環器系障害に対する Cepharanthin の作用．日薬理誌 98：327-336, 1991.

マムシ咬傷による腫脹の Grade 分類

7) 崎尾秀彦，横山孝一，内田朝彦，他：当院におけるマムシ咬傷について．臨外 40：1295-1297, 1985.

付録1
ミステリ散歩

❻ アガサ・クリスティ『ヒッコリー・ロードの殺人』

　ヒッコリー・ロード26番地にある寮の経営者であるニコレティス夫人は，酒石酸モルヒネを混入されたブランデーを飲んでしばらくしてすっかり元気を取り戻した．幸せな気分になって，バーを出て歩き出したが，路上で亡くなっているところを発見される．

　この小説の中では，酒石酸モルヒネについて「酒石酸モルヒネより塩酸モルヒネのほうが多く使われているらしいのです．薬にも流行みたいなものがあるようですね．酒石酸モルヒネを使う処方は，もうずっと以前から忘れられているのですよ．必要なときか，あるいは在庫を調べるときでなきゃ，その瓶がなくなっていることに気がつかないわけです[1]」という記述がある．

　【解説】ニコレティス夫人の死因はモルヒネ中毒による呼吸停止．殺人に利用された酒石酸モルヒネの粉末の入った瓶はセント・キャサリン病院の薬室の劇薬棚に保管されていた（[20]オピオイド類 ☞p189）．

1) 高橋豊訳，p134-135，ハヤカワ文庫，2004

❼ アガサ・クリスティ『満潮に乗って』

　ゴードン・クロードの若い未亡人であるロザーリン・クロードは，箱の底のほうに忍ばせてあった睡眠薬に使われていたブロマイド包みとすりかえられていた相当大量のモルヒネを飲んで殺害される．

　この小説の中では，戦争中の過労から重い神経痛にかかってモルヒネを常用するようになった医師のライオネル・クロードについて「クロード医師は疲労困憊の態だった．そのうす青い瞳の瞳孔は針の尖ほどに狭まっていたが，あてもなくうろうろとその視線をうごかしている[1]」という記述がある．

　【解説】ロザーリン・クロードの死因はモルヒネ中毒による呼吸停止．針の目縮瞳（針穴縮瞳）は典型的なモルヒネ中毒の症状（[20]オピオイド類 ☞p189）．

1) 恩地三保子訳，p299-300，ハヤカワ文庫，2004

❽ アガサ・クリスティ『アクロイド殺し』

アクロイド家の家政婦であるミス・ラッセルの息子のチャールズ・ケントは，アクロイド家の東屋でガチョウの羽根の羽軸に入れてあったヘロインを鼻から吸入していたことが明らかになる．

この小説の中では，ヘロインについて「ヘロイン（塩酸ジアセチルモルヒネ），いわゆる「スノウ」です．麻薬常習者は管状になった羽軸にヘロインを入れて持ち歩き，鼻から吸いこむのです．（中略）こうして鼻から吸引する方法は，アメリカ大陸では広く行われています[1]」という記述がある．

【解説】ヘロインはモルヒネから半合成されるが，モルヒネより脂溶性が高く中枢神経系に移行しやすいため，モルヒネよりもはるかに力価が高く，依存性もあらゆる薬物のなかで最強（㉒ オピオイド類 ☞ p189）．

[1] 羽田詩津子訳，p238，ハヤカワ文庫，2003

⓱ エラリー・クイーン『災厄の町』

ジム・ハイトの妹としてライツヴィルの町にやってきたローズマリー・ハイトは新年のお祝いのパーティでヒ素が混入されたカクテルをぐっと一息に飲みほして殺害される．

毒物について医者のマイロ・ウイロビー博士は「三酸化ヒ素あるいは酸化第一ヒ素です．俗に白ヒというやつです．これは通例，おもに体質変換薬または強壮剤として薬の中に混ぜるのです．治療用薬剤の中には10分の1グレイン（1グレインは0.064g）以上を処方することは絶対にありません．むろんグラスに残ったカクテルからは―すくなくとも正確には―判断できませんが，毒物が効いた速度から考えて，あのグラスには3グレインから4グレインくらいはいっていたらしいです[1]」と述べている．

【解説】当時はまだバル®は開発されていなかったため，この作品のなかではヒ素中毒の解毒薬として「水酸化第二鉄」や「マグネシア乳剤」が用いられている（㊵ 無機ヒ素化合物 ☞ p305）．

[1] 青田勝訳，p156-157，ハヤカワ文庫，1977

⓲ ドロシー・L・セイヤーズ『毒を食らわば』

作家のフィリップ・ボーイズはヒ素を混入されたオムレツを食べて殺害される．

この作品のなかでヒ素について「ヒ素の性質として，体内を極めて短時間で通過するというものがあります．ヒ素が内臓の内側の膜を刺激し，排泄を促進するからです．通過速度は粉末の状態より，液体と一緒に摂取されたほうが速くなります．食事中，もしくは食後ただちに摂取された場合

には，症状が始まって24時間以内にほとんどすべて排泄されてしまいます[1]」「人間がヒ素を摂取すると，ある程度の割合が皮膚，爪，そして毛髪に沈澱します．毛髪では毛根に沈澱し，毛が伸びるにつれて先端へ移動していくので，毛髪中のヒ素の位置によって，いつ頃から摂取されていたのか，おおまかな見当がつくというわけです[2]」と解説されている．

【解説】フィリップ・ボーイズは激しい消化器症状から次第に衰弱して死亡．死因はヒ素中毒による循環不全（㊵無機ヒ素化合物 ☞ p305）．

1)浅羽莢子訳, p34, 創元推理文庫, 1995　2)同 p37

ⓘ ジョン・ディクスン・カー『火刑法廷』

デスパード荘の主人であったマイルズ・デスパードは，ミルクとポートワインでつくった飲み物を飲んで殺害されるが，この飲み物にはヒ素を混入した卵が含まれていた．

この小説の中では，ヒ素について化学薬品業者誌の編集者ヘンリー・T・F・ローズ氏の言明したこととして「毒薬としてヒ素が依然として用いられているのは，今日なおこれが最も安全に使用できる毒薬だという理由による．まず第一に，医師は何か疑惑をもつ理由がないかぎり，ヒ素による毒殺と診断するのはきわめて困難である．注意ぶかく分量を増やして投与すれば，その徴候は胃腸炎のそれに酷似している[1]」と解説されている．

【解説】この小説の背景にあるのは，ヒ素や水銀によって父親や兄を含めた多くの人を殺害し1676年に打ち首にされ，死体を火あぶりにされたブランヴィリエ侯爵夫人の物語（☞『臨床中毒学』p355）（関連物質は㊵無機ヒ素化合物 ☞ p305）．

1)小倉多加志訳, p27, ハヤカワ文庫, 1976

ⓘ ドロシー・L・セイヤーズ『疑惑』

アンドリューズ夫人は，父親，夫，彼女を料理女として雇った家の主人を次々とヒ素中毒により殺害して逃走中であったが，ママリイ氏は，妻のエセルがサットン夫人という料理女を雇ってから，たびたび激しい腹の痛みに襲われるようになる．ある日，夜遅く帰宅した際に用意されていたココアをひと口飲むと舌を刺すような味がし，さらに，植木小屋にしまっておいた「除草用，ヒ素剤，劇薬」と印刷してある貼紙のある除草剤の缶の栓がゆるんでいることに気づいてからサットン夫人に疑惑を抱く．化学者のディムソープ氏にココアの分析を依頼したところ，マーシュ・テストで驚くほど多量の砒素が検出されたが，アンドリューズ夫人はまったく別の所で逮捕される．

【解説】三酸化ヒ素は透無味・無臭であるが，ココアには三酸化ヒ素以外

の無機ヒ素化合物が混入されていたのか(⑳無機ヒ素化合物 ☞ p305).

・レイモンド・T・ボンド編『毒殺ミステリ傑作選』に収載,宇野利泰訳,創元推理文庫,1977

㉒ 雫井脩介『犯罪小説家』

　練炭による集団自殺をコーディネートする「落花の会」の幹部であった「コスモス」こと市村千秋は,シェイクスピアが好きでロミオとジュリエットばりの悲劇的な心中に憧れていたが,自宅マンションの風呂場で練炭自殺する.バスタブには練炭が置いてあり,換気扇や排水口はテープでふさがれていたが,何故か風呂場の戸はテープで目張りされず,ドアには鍵がかかっていなかった.

　千秋の友人の大江早智子は,発見時の様子について「一人で行って,一人で発見したから大変でしたよ.お風呂場で倒れてる千秋に駆け寄って,身体を揺すりながら呼びかけてたら,急に気分が悪くなって……危うく千秋の道連れになるところでした[1]」と,千秋について「彼女のようなタイプって,慢性的に自殺願望を抱えてるわけなんだけど,それにもバイオリズムみたいな波があって,それと環境的な条件が一緒にそろわないと,なかなか実行に踏み切れないみたいなんですよ[2]」と話している.

　【解説】千秋の死因は練炭自殺による CO 中毒.最後に,千秋を練炭心中に誘った意外な犯人が明らかになる(㊷一酸化炭素 ☞ p319).

[1] p298-299,双葉文庫,2011　[2] 同 p302

㉓ 今野敏『ST 警視庁科学特捜班　黄の調査ファイル』

　「苦楽苑」という名の宗教法人を主催している阿久津昇観が分院として所有していたマンションの一室で,20 歳前後の女性 2 人,男性 2 人は遺体で発見される.部屋の中に木炭を燃やした痕のある七輪があり,窓の内側からガムテープで目張りがされ,ドアの新聞受けにもタオルが詰めてあった.遺体の様子は「どの遺体もまるで生きてるみたいにピンク色だ.唇の色も赤い[1]」と描写されている.この小説の中では,一酸化炭素中毒について「一酸化炭素中毒だったら,それほど苦しまずに死ねただろう.視野狭窄,意識の混濁,やがて意識を失い,死に至る[2]」と解説されている.

　【解説】4 人の死因は CO 中毒.実は集団自殺を装った殺人事件であった(㊷一酸化炭素 ☞ p319).

[1] p16,講談社文庫,2006　[2] 同 p18

㉗ FW クロフツ『クロイドン発 12 時 30 分』

　チャールズ・スウィンバーンは，錠剤に青酸カリを仕込んで，叔父のアンドリュウ・クラウザーを殺害する．

　この小説の中では，青酸カリについて「それは固い白色の物質で，化学者の知るかぎりでは，もっとも恐るべき毒薬の1つであり，5グレイン（1グレインは 0.064 g）を服用すれば3分間で致命的であることが判明しており，死にいたるまでは数分かかるかもしれないが，感覚は通常数秒間で失われる．それは神経系統および心臓を麻痺させることによって人を死にいたらしめる[1]」「青酸カリは，一般に知られている毒薬のなかでも，もっとも致命的で迅速な作用をもつ毒物であります[2]」などと解説されている．

　【解説】チャールズ・スウィンバーンの死因は，中枢神経系および心臓の細胞呼吸障害による呼吸停止または心停止（**47** シアン化合物 ☞ p348）．

1) 大久保康雄訳，p142，創元推理文庫，1959　2) 同 p210

㉘ ジョン・ディクスン・カー『緑のカプセルの謎』

　富豪のマーカス・チェズニイはヒマシ油を入れて飲むのに利用されている緑色をした大きなカプセルに注入されていた青酸を飲んで殺害される．

　ウェスト博士は，「注入しすぎさえしなければ，ジェラチン膜とヒマシ油が青酸を包み込んでおくはずです．臭いや味がごまかされますから．無水青酸でしたら，10分の9グレインが致死量です．10秒以内に徴候があらわれるのがふつうですが，カプセルの場合は，ジェラチン膜の溶ける時間がありますし，ヒマシ油が毒物の吸収をおくらせることも考慮にいれなければなりませんので，判然とした徴候があれわれるまで，だいたい2分とみなさなければならんでしょう．それにひきつづいて，極度の衰弱状態が訪れまして，完全に死亡するまでに，ほぼ3分，ときとして，30分以上かかる場合もあるようです[1]」と解説している．

　【解説】シアン化水素（液体）が毒物として用いられているが，経口摂取による最低致死量はここに記述されているように10分の9グレイン（60 mg 弱）（**47** シアン化合物 ☞ p348）．

1) 宇野利泰訳，p148-149，創元推理文庫，1961

㉙ ヘレン・マクロイ『幽霊の 2/3』

　アルコール依存症と脳震盪が重なって記憶喪失にかかっていた人気作家のエイモス・コットルは，出版社社長のアントニー・ケインの邸宅で開かれたパーティーで泥酔し，その後の余興として催された「幽霊の 2/3」というゲームの最中に，スコッチグラスに入れられた氷のカプセルに詰められ

た青酸化合物によって殺害される．その様子は，「空っぽのグラスが彼の手から滑って床に落ちた．彼は椅子にだらしなく腰をかけたまま，がっくりうなだれた．エイモスはぴくりともしない．エイモスの頭がぐらりと傾いた．目は閉じ，口は開いていた[1)]」と描写されている．

　【解説】青酸化合物は，摂取してからほんの数秒で効果がでる速効性の毒物とされているが，胃内で酸と反応して青酸となってから毒性を発揮するので数秒は大げさである（**47** シアン化合物 ☞ p348）．

1)駒月雅子訳，p100-101，創元推理文庫，2009

㉚ アントニイ・バークリー『ピカデリーの殺人』

　資産家の老婦人であったミス・シンクレアはピカデリー・パレス・ホテルのラウンジで老婦人の大好きなリキュールであるキルシュ酒に混入された青酸によって殺害される．その様子は，「頭が不自然な角度で片方の肩へとがっくりかしぎ，両手が膝の上から腋に垂れさがって，老婦人は椅子にぐんなりと沈みこむように見えた．老婦人から立ち上ってくる強い苦扁桃の臭いとで．老婦人は死んでいた[1)]」と描写されている．

　この小説の中では，テーラーの『法医学』から「英国薬局方による青酸2分の1オンス以上の分量を服用せる場合，標準致死時間は2分から10分と見てさしつかえない」「投与量が致死量ぎりぎりである場合にかぎって，それ以上生きのびる例がある[2)]」という部分を引用し，青酸が速効性の毒薬であることを解説している．

　【解説】シアン化水素（液体）が毒物として用いられているが，ミス・シンクレアが発していたのは服用したシアン化水素そのものの臭い（**47** シアン化合物 ☞ p348）．

1)真野明裕訳，p26，創元推理文庫，1984　2)同 p222

㉛ シャーロット・マクラウド『水の中の何か』

　さまざまな悪事により嫌われ者だったジャスパー・フロッジは，ブライト・インという宿屋の食堂でゴムバンドのパチンコで飛ばされて見事に真ん中に命中された青酸カリの錠剤の入ったチキン・ポット・パイをがつがつ食べて殺害される．その様子は，「フロッジは，半分も食べおえないうちにとつぜん，音も前兆もなくぐらりとまえにのめり，顔から皿につっぷした．はずみでいっぽうの手が伸び，水のはいったコップを床に落とした．目は半開きになっていて，まぶたはぴくりとも動かなかった[1)]」と描写されている．

　【解説】ジャスパー・フロッジをみた若い女性の救護員のシンシアは「顔がひどく土気色になってるわ」とチアノーゼをほのめかすが，シアン化合

物中毒はチアノーゼを伴わない低酸素症状が特徴（**47** シアン化合物 ☞ p348）．

1)高田恵子訳，p12-13，創元推理文庫，1995

㉜ 宮部みゆき『名もなき毒』

　古屋明俊（67歳）は散歩の途中にコンビニで購入した紙パックに入ったウーロン茶を飲んだ後に死亡する．パックの上部に注入針の痕跡があり，ウーロン茶には青酸カリが混入されていた．その様子は，「倒れていた．そして転げ回っていた．唸りながら口から白い泡を噴き，手足をばたばたさせていた．歩道の上で悶絶している．白目を剥き出し，今や海老のように反り返って，背骨が折れてしまいそうだ．歩道でのたうちまわっていた彼は，そのとき絶命した．抱き上げた作業員は，末期の痙攣の波を，腕に感じた．その死に顔は穏やかには程遠く，苦悶に歪み，血走った目は飛び出しそうなほどに見開かれていた[1]」と描写されている．

　この小説の中では，青酸カリについて「青酸カリは，密封しておかないと炭酸ガスを吸って炭酸カリに変化してしまい，毒性が薄れると同時に，それを飲んだ者に嘔吐をもよおさせるようになる．だから青酸カリを飲んでも，稀にではあるが助かるケースもあるのだ[2]」と解説されている．

【解説】この小説の背景にあるのは，インターネットが広範に普及し，相応の金を用意できて，ちょっと慎重に検索，取引すればどんな毒物だろうが脱法ドラッグであろうが手に入れることができる現代の世の中（**47** シアン化合物 ☞ p348）．

1)p6-7，幻冬舎，2006　2)同 p303

㉝ 小林久三『五万人の死角』

　プロ野球の東京エレファンツのエースである森岡孝投手は，5万人の大観衆が見守るなかで，大阪ジャガーズの3番打者マーク・ダカスコス選手との対戦中に青酸カリを飲んで殺害される．森岡投手が，甘い内角高目のボールを大ファールさせて，球場全体の目が打球を追っている隙にマウンドの土を球の片側になすりつけるマッドボールやつばをボールにぬるスピットボールという禁止球を使うことを殺人のトリックに利用していた．その様子は，「投げ終わった瞬間，不意に森岡の上体が前のめりになり，そのまま頭から突っこむように崩れ落ちたのだ．グラウンドにうつ伏せに倒れた森岡は，そのままじっと動こうとしなかった．大滝がマスクをかなぐり捨てて，森岡のそばに走り寄り，ひざまずくや，彼の肩を荒く揺すった．反応はなかった　彼は，ぴくりとも動こうとしない[1]」と描写されている．

　この小説の中では，青酸カリについて「青酸カリは，速効性の猛毒で，

致死量は 0.15 g といわれています[2]」と解説されている.

【解説】青酸カリの最低致死量である 200 mg を超える量をボールに付着させて摂取させるのは困難（**47** シアン化合物 ☞ p348）.

1) p13, 光文社, 1999 2) 同 p18

㉞ 津村秀介『毒殺連鎖』

「坂野信用金庫」厚木支店の副長であった笠原宏次と高木文也は 2 日連続して東海道新幹線上りの最後尾車両（1 号車）の最後部の席で青酸ソーダ入りの缶コーヒーを飲んで殺害される. 笠原宏次の死体の発見の様子は,「窓に寄りかかるようにして背を丸めていたが, 車掌が肩を叩くと, がくんと横に倒れた. 両目は虚ろに開かれており, 口元からは血が流れている[1]」と描写されている.

この小説の中では, シアン化合物について「一般に青酸と呼ばれるシアン化合物の致死量は, もちろん個人差があるけれど, 青酸カリは 0.1～0.3 g, 青酸ソーダは 0.05 g. 絶命までの時間は 5 分以内と言われている[2]」と解説されている.

【解説】1998 年 8 月 31 日に長野県須坂市のスーパーマーケットで購入した缶のウーロン茶を飲んだ男性が突然死し, 缶のなかからシアン化カリウムが検出されたが, この小説はこの事件をヒントにしている可能性はどうか（**47** シアン化合物 ☞ p348）.

1) p11, 祥伝社, 1999 2) 同 p18

㊱ ピーター・ラヴゼイ『ポメラニアン毒殺事件』

駆け出しの作家のフェリシティは, キッシュの中にタマゴテングタケを混ぜて, ローズバッド出版社の社長であるフランクを殺害する.

フェリシティが恋人のトリストラムに宛てた手紙の中では, タマゴテングタケについて「アマニタ・ファロイデス, 通称,「タマゴテングタケ」, または,「破壊の天使」. 食べると死んじゃうから, マッシュルームと間違えないようにって書いてあるわ. ここからたった 5 分のとこにある樫の木の下に, それが小さな群れをつくってるの[1]」と記述されている.

【解説】フランクの死因は, 肝不全をはじめとする多臓器不全. ところが, フランクは, 死亡するまで 1 週間もかかったため, 警察に自分の疑惑を告げ, トリストラムは逮捕されて, 裁判で懲役 30 年の判決を受けた（**49** ドクツルタケ類 ☞ p368）.

1) 山本やよい訳, p78, ハヤカワ文庫, 1989

付録 2-1
向精神薬の識別コード一覧（英数字）

*識別コード　商品名　掲載頁の順に記載

A

AK229　ロラメット錠 1 mg　**113**
ALP　アゾリタン錠 0.4 mg　**112**
AML RIS 0.5　リスペリドン錠 0.5 mg　**81**
AML RIS1　リスペリドン錠 1 mg　**81**
AML RIS2　リスペリドン錠 2 mg　**81**
AML RIS3　リスペリドン錠 3 mg　**81**
AML RIS OD1　リスペリドン OD 錠 1 mg　**81**
AML RIS OD2　リスペリドン OD 錠 2 mg　**81**

B

BT　ブロチゾラム錠 0.25 mg　**114**

C

CF　エバミール錠 1 mg　**113**
CG 213　テグレトール錠 100 mg　**102**
CG 214　テグレトール錠 200 mg　**102**
ch16　ブロチゾラム錠 0.25 mg　**114**
ch84　セデコパン錠 0.5 mg　**114**
ch85　セデコパン錠 1 mg　**114**
ch101　リスペリドン錠 1 mg　**81**
ch102　リスペリドン錠 2 mg　**81**
ch189　リスペリドン錠 3 mg　**81**
CHJS（包装）　アサシオン 0.25 mg　**113**
CLOZ 25　クロザリル錠 25 mg　**81**
CLOZARIL 100　クロザリル錠 100 mg　**81**

D

D7　デムナット錠 0.5 mg　**114**
D15　デムナット錠 1 mg　**114**
DS032　ロナセン錠 2 mg　**81**
DS033　ロナセン錠 4 mg　**81**
DS035　ロナセン錠 8 mg　**81**
DS059　ルーラン錠 16 mg　**81**
DZ0.5　デゾラム錠 0.5 mg　**114**
DZ1　デゾラム錠 1 mg　**114**

E

EE01　トリアゾラム錠 0.125 mg　**113**
EE025　フルボキサミンマレイン酸塩錠 25 mg　**98**
EE04　トリアゾラム錠 0.5 mg　**113**
EE050　フルボキサミンマレイン酸塩錠 50 mg　**98**
EE075　フルボキサミンマレイン酸塩錠 75 mg　**98**
EE13　ブロチゾラム M 錠 0.25 mg　**114**
EE26　トリアゾラム錠 0.25 mg　**113**
EE28　エチゾラム錠 1 mg　**113**
EISAI SL001　サイレース錠 1 mg　**113**
EISAI SL002　サイレース錠 2 mg　**113**

F

FF11　フルボキサミンマレイン酸塩錠 25 mg　**98**
FF12　フルボキサミンマレイン酸塩錠 50 mg　**98**
FF13　フルボキサミンマレイン酸塩錠 75 mg　**98**
FU 1　フルトラース錠 1 mg　**113**
FU 2　フルトラース錠 2 mg　**113**
FY102　ハルラック錠 0.125 mg　**113**
FY103　ハルラック錠 0.25 mg　**113**

G

GS FC1　パキシル錠 10 mg　**98**
GS FE2　パキシル錠 20 mg　**98**
GS TEZ　パキシル錠 5 mg　**98**

H

HD-209 パールキット錠 2 mg **113**
HD-210 パールキット錠 5 mg **113**
HD-271 プロゾーム錠 0.25 mg **114**
HRS-5 ヒルスカミン錠 5 mg **113**

I

IC-465 ペルサール錠 10 mg **113**
IC-466 ペルサール錠 20 mg **113**

J

JG 12 ミルナシプラン塩酸塩錠 12.5 mg **98**
JG 15 ミルナシプラン塩酸塩錠 15 mg **98**
JG 25 ミルナシプラン塩酸塩錠 25 mg **98**
JG 50 ミルナシプラン塩酸塩錠 50 mg **98**
JG 51 フルボキサミンマレイン酸塩錠 25 mg **98**
JG 52 フルボキサミンマレイン酸塩錠 50 mg **98**
JG 53 フルボキサミンマレイン酸塩錠 75 mg **98**
JG C11 クラソパン錠 50 mg **113**
JG C21 トリアゾラム錠 0.125 mg **113**
JG C22 トリアゾラム錠 0.25 mg **113**
JG C23 ブロチゾラム錠 0.25 mg **114**
JG C24 ブロチゾラム OD 錠 0.25 mg **114**
JG C30 ニトラゼパム錠 5 mg **113**
JG C31 ニトラゼパム錠 10 mg **113**
JK101 リスパダール錠 1 mg **81**
JK102 リスパダール錠 2 mg **81**
JK103 リスパダール錠 3 mg **81**
JP107 リスパダール OD 錠 1 mg **81**
JP108 リスパダール OD 錠 2 mg **81**
JP113 リスパダール OD 錠 0.5 mg **81**

K

KH105 ベノジールカプセル 10 mg **113**
KH106 ベノジールカプセル 15 mg **113**
KL160 1 セニラン錠 1 mg **113**
KL160 2 セニラン錠 2 mg **113**
KL160 3 セニラン錠 3 mg **113**
KL160 5 セニラン錠 5 mg **113**
KN107 トリアラム錠 0.25 mg **113**
KN112 アミプリン錠 10 mg **87**
KN114 アモバンテス錠 7.5 mg **114**
KN116(包装) 塩酸クロルプロマジン錠 25 mg **72**
KN117(錠) 塩酸クロルプロマジン錠 50 mg **72**
KN119 コバンダキシン錠 50 mg **113**
KN123 エチゾラン錠 0.5 mg **114**
KN321 アモバンテス錠 10 mg **114**
KN334 トリアラム錠 0.125 mg **113**
KN344 エチゾラン錠 1 mg **114**
KRM119 フルボキサミンマレイン酸塩錠 25 mg **98**
KRM120 フルボキサミンマレイン酸塩錠 50 mg **98**
KRM121 フルボキサミンマレイン酸塩錠 75 mg **98**
KSK121 リスペリドン錠 0.5 mg **81**
KSK122 リスペリドン錠 1 mg **81**
KSK123 リスペリドン錠 2 mg **81**
KSK125 リスペリドン錠 3 mg **81**
KT2 ☆ ORGANON レスタス錠 2 mg **113**
KTB 41 カムリトン錠 0.25 mg **113**
KW F フルボキサミンマレイン酸塩錠 25 mg **98**
KW F50 フルボキサミンマレイン酸塩錠 50 mg **98**
KW F75 フルボキサミンマレイン酸塩錠 75 mg **98**
Kw HP0.75 レモナミン錠 0.75 mg **77**
Kw HP1 レモナミン錠 1 mg **77**
Kw HP1.5 レモナミン錠 1.5 mg **77**
Kw HP2 レモナミン錠 2 mg **77**
Kw HP3 レモナミン錠 3 mg **77**
Kw PEE ペロスピロン塩 16 mg **81**

向精神薬の識別コード一覧

- Kw PEE 4 ペロスピロン塩酸塩錠 4 mg **81**
- Kw PEE 8 ペロスピロン塩酸塩錠 8 mg **81**
- KW087 エスタゾラム錠 1 mg **113**
- KW088 エスタゾラム錠 2 mg **113**
- KW091 エチセダン錠 0.5 mg **113**
- KW092 エチセダン錠 1 mg **113**
- KW127 カームダン錠 0.4 mg **112**
- KW156 カームダン錠 0.8 mg **112**
- KW161 CBZ100 カルバマゼピン錠 100 mg **102**
- KW162 CBZ200 カルバマゼピン錠 200 mg **102**
- KW168 クアゼパム錠 15 mg **113**
- KW169 クアゼパム錠 20 mg **113**
- KW231 ジアゼパム錠 2 mg **113**
- KW232 ジアゼパム錠 5 mg **113**
- KW236 セルマニル錠 0.5 mg **77**
- KW237 セルマニル錠 1 mg **77**
- KW238 セルマニル錠 3 mg **77**
- KW252 スローハイム錠 7.5 mg **114**
- KW253 スローハイム錠 10 mg **114**
- KW276 ソフミン錠 25 mg **72**
- KW277 ソフミン錠 50 mg **72**
- KW323 ダルメートカプセル 15 mg **113**
- KW352 トリラホン錠 2 mg **72**
- KW353 トリラホン錠 4 mg **72**
- KW355 トリラホン錠 8 mg **72**
- KW370 100 炭酸リチウム錠 100 mg **106**
- KW371 200 炭酸リチウム錠 200 mg **106**
- KW565 フルニトラゼパム錠 1 mg **113**
- KW566 フルニトラゼパム錠 2 mg **113**
- KW671 ミルナシプラン塩酸塩 15 mg **98**
- KW672 ミルナシプラン塩酸塩 25 mg **98**
- KW673 ミルナシプラン塩酸塩 12.5 mg **98**
- KW675 ミルナシプラン塩酸塩 50 mg **98**
- KW829 ルナプロン錠 1 mg **77**
- KW830 ルナプロン錠 3 mg **77**
- KW831 ルナプロン錠 6 mg **77**
- KW871 ロンフルマン錠 0.25 mg **114**

L

- LILLY 4112 ジプレキサ錠 2.5 mg **81**
- LILLY 4115 ジプレキサ錠 5 mg **81**
- LILLY 4117 ジプレキサ錠 10 mg **81**
- LL145 アモキサンカプセル 10 mg **93**
- LL146 アモキサンカプセル 25 mg **93**
- LL147 アモキサンカプセル 50 mg **93**

M

- M107 ミルナシプラン塩酸塩錠 15 mg **98**
- M108 ミルナシプラン塩酸塩錠 25 mg **98**
- M125 ミルナシプラン塩酸塩錠 12.5 mg **98**
- M130 ミルナシプラン塩酸塩錠 50 mg **98**
- M688 ブロメトン錠 0.25 mg **114**
- M905 リスペリドン錠 1 mg **81**
- M906 リスペリドン錠 2 mg **81**
- M914 リスペリドン錠 3 mg **81**
- MI-504 バランス錠 5 mg **113**
- MI-505 バランス錠 10 mg **113**
- MK07 塩酸リルマザホン錠 1 mg **113**
- MK08 塩酸リルマザホン錠 2 mg **113**
- MK21 リスペリドン錠 1 mg **81**
- MK22 リスペリドン錠 2 mg **81**
- MK23 リスペリドン錠 3 mg **81**
- MN113 クアゼパム錠 15 mg **113**
- MN114 クアゼパム錠 20 mg **113**
- MO 110 グランダキシン錠 50 mg **113**
- MS25 デプロメール錠 25 mg **98**
- MS50 デプロメール錠 50 mg **98**
- MS75 デプロメール錠 75 mg **98**
- MSM18 メイラックス錠 1 mg **113**
- MSM19 メイラックス錠 2 mg **113**

N

- N3 ナオリーゼ錠 5 mg **113**

N7 ナオリーゼ錠 10 mg **113**
n032 ミルナシプラン塩酸塩錠 15 mg **98**
n034 ミルナシプラン塩酸塩錠 25 mg **98**
n035 クアゼパム錠 15 mg **113**
n037 クアゼパム錠 20 mg **113**
n038 ミルナシプラン塩酸塩錠 12.5 mg **98**
n039 ミルナシプラン塩酸塩錠 50 mg **98**
n335 リスペリドン錠 3 mg **81**
n693 ブロチゾラン錠 0.25 mg **114**
n710 ミンザイン錠 0.125 mg **113**
n711 ミンザイン錠 0.25 mg **113**
n894 フルボキサミンマレイン酸塩錠 25 mg **98**
n895 フルボキサミンマレイン酸塩錠 50 mg **98**
n896 フルボキサミンマレイン酸塩錠 75 mg **98**
n931 リスペリドン錠 1 mg **81**
n933 リスペリドン錠 2 mg **81**
NF 131 ノクスタール錠 0.25 mg **114**
NF 212 ミルナシプラン塩酸塩錠 15 mg **98**
NF 213 ミルナシプラン塩酸塩錠 25 mg **98**
NF 217 ミルナシプラン塩酸塩錠 50 mg **98**
NF 221 ミルナシプラン塩酸塩錠 12.5 mg **98**
NF 326 アナフラニール錠 10 mg **87**
NF 327 アナフラニール錠 25 mg **87**
NF 332 トフラニール錠 10 mg **87**
NF 333 トフラニール錠 25 mg **87**
NMB23 トリプタノール錠 10 mg **87**
NMB45 トリプタノール錠 25 mg **87**
NP-003 ミルナシプラン塩酸塩錠 15 mg **98**
NP-013 ミルナシプラン塩酸塩錠 25 mg **98**
NP-022 ミルナシプラン塩酸塩錠 12.5 mg **98**
NP-023 ミルナシプラン塩酸塩錠 50 mg **98**
NP-25 フルボキサミンマレイン酸塩錠 25 mg **98**
NP-50 フルボキサミンマレイン酸塩錠 50 mg **98**
NP-75 フルボキサミンマレイン酸塩錠 75 mg **98**
NP-155 リスペリドン錠 3 mg **81**
NP-351 リスペリドン錠 0.5 mg **81**
NP-352 リスペリドン錠 1 mg **81**
NP-353 リスペリドン錠 2 mg **81**
NP-537 ブロゾーム錠 0.125 mg **114**
NP-557 エチゾラム錠 0.5 mg **113**
NP-577 エチゾラム錠 1 mg **113**
NS/0.5 ノンネルブ錠 0.5 mg **114**
NS112 アスコマーナ錠 0.25 mg **113**
NS116 アムネゾン錠 0.25 mg **114**
NS173 アスコマーナ錠 0.125 mg **113**
NS194/1 ノンネルブ錠 1 mg **114**

O

O.S-A0.5 アロファルム錠 0.5 mg **113**
O.S-A1.0 アロファルム錠 1 mg **113**
OH-51 カプセーフ錠 0.5 mg **114**
OH-52 カプセーフ錠 1 mg **114**
OH-53 トフィール錠 1 mg **113**
OH-54 レドルパー錠 0.25 mg **114**
OH-60 リスペリドン錠 1 mg **81**
OH-61 リスペリドン錠 2 mg **81**
OH-62 リスペリドン錠 3 mg **81**

P

P312 セレネース錠 0.75 mg **77**
P313 セレネース錠 1.5 mg **77**
P317 セレネース錠 1 mg **77**
P318 セレネース錠 3 mg **77**
P502 ノリトレン錠 10 mg **87**
P503 ノリトレン錠 25 mg **87**
PAL 3 インヴェガ錠 3 mg **81**
PAL 6 インヴェガ錠 6 mg **81**
PAL 9 インヴェガ錠 9 mg **81**
Pfizer・ZLT25 ジェイゾロフト錠 25 mg **98**

向精神薬の識別コード一覧

Pfizer・ZLT50 ジェイゾロフト錠 50 mg **98**
PH102 マイロニン錠 50 mg **113**
PH124 ドパリール錠 7.5 mg **114**
PH125 ドパリール錠 10 mg **114**

R

RL-1 ロンラックス錠 1 mg **113**
RL-2 ロンラックス錠 2 mg **113**
ROCHE/1 レキソタン錠 1 mg **113**
ROCHE/2 レキソタン錠 2 mg **113**
ROCHE/5 レキソタン錠 5 mg **113**
ROCHE171 ロヒプノール錠 1 mg **113**
ROCHE172 ロヒプノール錠 2 mg **113**
RY アモバン錠 7.5 mg **114**

S

SANKYO 106 セレナール錠 5 mg **113**
SANKYO 107 セパゾン錠 10 mg **113**
SANKYO 116 ネルボン錠 5 mg **113**
SANKYO 117 ネルボン錠 10 mg **113**
SANKYO 131 メレックス錠 0.5 mg **113**
SANKYO 132 メレックス錠 1 mg **113**
SEROQUEL 25 セロクエル錠 25 mg **81**
SEROQUEL 100 セロクエル錠 100 mg **81**
SEROQUEL 200 セロクエル錠 200 mg **81**
SRP 1 リスペリドン錠 1 mg **81**
SRP 2 リスペリドン錠 2 mg **81**
SRP 3 リスペリドン錠 3 mg **81**
SS 515 ドラール錠 15 mg **113**
SS 520 ドラール錠 20 mg **113**
SW 021 ジアゼパム錠 2 mg **113**
SW 025 メデポリン錠 0.8 mg **112**
SW 026 メデポリン錠 0.4 mg **112**
SW 027 ノーマルン錠 10 mg **87**
SW 028 ノーマルン錠 25 mg **87**
SW 037 メディピース錠 0.5 mg **114**
SW 038 メディピース錠 1 mg **114**
SW 57 ミルナシプラン塩酸塩錠 12.5 mg **98**
SW 212 メデタックス錠 1 mg **113**
SW 213 メデタックス錠 2 mg **113**
SW 352 トフィス錠 50 mg **113**
SW 390 イソクリン糖衣錠 5 mg **113**
SW 391 イソクリン糖衣錠 10 mg **113**
SW 396 ユーパン錠 0.5 mg **113**
SW 397 ユーパン錠 1 mg **113**
SW 731 ゾピクール錠 7.5 mg **114**
SW 732 ゾピクール錠 10 mg **114**
SW 733 レンデム錠 0.25 mg **114**
SW 751 クアゼパム錠 15 mg **113**
SW 752 クアゼパム錠 20 mg **113**
SW COM コレミナール錠 4 mg **113**
SW FV1 フルボキサミンマレイン酸塩錠 25 mg **98**
SW FV2 フルボキサミンマレイン酸塩錠 50 mg **98**
SW FV3 フルボキサミンマレイン酸塩錠 75 mg **98**
SW LND レンデム D 錠 0.25 mg **114**
SW ML15 ミルナシプラン塩酸塩錠 15 mg **98**
SW ML25 ミルナシプラン塩酸塩錠 25 mg **98**
SW ML50 ミルナシプラン塩酸塩錠 50 mg **98**
SW RP 1 リスペリドン錠 1 mg **81**
SW RP 2 リスペリドン錠 2 mg **81**
SW RP 3 リスペリドン錠 3 mg **81**
SW RP 5 リスペリドン OD 錠 1 mg **81**
SW RP 6 リスペリドン OD 錠 2 mg **81**
SW RP 7 リスペリドン OD 錠 3 mg **81**

T

t ノイクロニック錠 5 mg **113**
t13 ミルナシプラン塩酸塩錠 15 mg **98**
t14 ミルナシプラン塩酸塩錠 25 mg **98**
t16 パルレオン錠 0.25 mg **113**
t17 パルレオン錠 0.125 mg **113**
t22 ミルナシプラン塩酸塩錠 12.5 mg **98**
t28 ミルナシプラン塩酸塩錠 50 mg **98**
T33 フルボキサミンマレイン酸塩錠 25 mg **98**

T34 フルボキサミンマレイン酸塩錠 50 mg **98**
T35 フルボキサミンマレイン酸塩錠 75 mg **98**
t71 ブロチゾラム OD 錠 0.25 mg **114**
t76 リスペリドン錠 1 mg **81**
T226 トルバナシン錠 50 mg **113**
T276 ソレントミン錠 0.25 mg **114**
T462 ミルナシプラン塩酸塩錠 12.5 mg **98**
T463 ミルナシプラン塩酸塩錠 15 mg **98**
T464 ミルナシプラン塩酸塩錠 25 mg **98**
T465 ミルナシプラン塩酸塩錠 50 mg **98**
T702 リーマス錠 100 mg **106**
T703 リーマス錠 200 mg **106**
t707 リスペリドン錠 2 mg **81**
t708 リスペリドン錠 3 mg **81**
TA123 ラボナ錠 50 mg **120**
TC2 ジアパックス錠 2 mg **113**
TC5 ジアパックス錠 5 mg **113**
TG53 ハロペリドール錠 0.75 mg **77**
TG54 ハロペリドール錠 1 mg **77**
TG55 ハロペリドール錠 1.5 mg **77**
TG56 ハロペリドール錠 3 mg **77**
TG57 エマンダキシン錠 50 mg **113**
TG71 フルボキサミンマレイン酸塩錠 25 mg **98**
TG72 フルボキサミンマレイン酸塩錠 50 mg **98**
TG73 フルボキサミンマレイン酸塩錠 75 mg **98**
TG77 トリアゾラム錠 0.125 mg **113**
TG78 トリアゾラム錠 0.25 mg **113**
TKS70 バイダキシン錠 50 mg **113**
TP-110 グベリース錠 0.5 mg **114**
TP-172 ハイミジン錠 50 mg **113**
TSU-222(包装) コンスーン錠 5 mg **113**
TSU-223(包装) コンスーン錠 10 mg **113**
TSU301 セエルカム錠 2 mg **113**
TSU302 セエルカム錠 5 mg **113**
TSU303 セエルカム錠 10 mg **113**
TSU367 チスボン錠 5 mg **113**
TSU368 チスボン錠 10 mg **113**
TSU569 ハロペリドール錠 1.5 mg **77**
TSU740(包装) メダゼパム錠 2 mg **113**
TSU741(包装) メダゼパム錠 5 mg **113**
TSU904(包装) レボホルテ錠 25 mg **72**
TTS-156 フルボキサミンマレイン酸塩錠 25 mg **98**
TTS-157 フルボキサミンマレイン酸塩錠 50 mg **98**
TTS-158 フルボキサミンマレイン酸塩錠 75 mg **98**
TTS-520 リスペリドン OD 錠 1 mg **81**
TTS-521 リスペリドン OD 錠 2 mg **81**
TTS-522 リスペリドン OD 錠 3 mg **81**
TTS-523 リスペリドン OD 錠 0.5 mg **81**
Tu 005 ネルロレン錠 5 mg **113**
Tu 25 フルボキサミンマレイン酸塩錠 25 mg **98**
Tu 50 フルボキサミンマレイン酸塩錠 50 mg **98**
Tu 75 フルボキサミンマレイン酸塩錠 75 mg **98**
Tu-BA 001 ビビットエース錠 1 mg **113**
Tu-BA 002 ビビットエース錠 2 mg **113**
Tu-MR 7.5 メトローム錠 7.5 mg **114**
Tu-MR 10 メトローム錠 10 mg **114**
Tu-MZ 050 モーズン錠 0.5 mg **114**
Tu-MZ 100 モーズン錠 1 mg **114**
Tu-NS ネスゲン錠 0.25 mg **113**
Tu-NT 0.25 ネストローム錠 0.25 mg **114**
Tw ゾピクロン錠 7.5 mg **114**
Tw 242 クロチアゼパム錠 10 mg **113**
Tw DP2 ジアゼパム錠 2 mg **113**
Tw DP5 ジアゼパム錠 5 mg **113**
Tw LO クロチアゼパム錠 5 mg **113**
Tw013 リスペリドン錠 1 mg **81**
Tw014 リスペリドン錠 2 mg **81**
Tw015 リスペリドン錠 3 mg **81**
Tw030 ミルナシプラン塩酸塩錠 12.5 mg **98**
Tw031 ミルナシプラン塩酸塩錠 15 mg **98**

向精神薬の識別コード一覧

Tw032 ミルナシプラン塩酸塩錠 25 mg **98**
Tw037 ミルナシプラン塩酸塩錠 50 mg **98**
Tw103 アルプラゾラム錠 0.4 mg **112**
Tw116 スカルナーゼ錠 1 mg **113**
Tw118 ゼストロミン錠 0.25 mg **114**
Tw147 クアゼパム錠 15 mg **113**
Tw148 スカルナーゼ錠 2 mg **113**
Tw149 アルプラゾラム錠 0.8 mg **112**
Tw170 クアゼパム錠 20 mg **113**
Tw327 ゾピクロン錠 10 mg **114**
Tw352 リスペリドン OD 錠 3 mg **81**
Tw355 リスペリドン OD 錠 1 mg **81**
Tw357 リスペリドン OD 錠 2 mg **81**
Tw371 フルボキサミンマレイン酸塩錠 25 mg **98**
Tw372 フルボキサミンマレイン酸塩錠 50 mg **98**
Tw373 フルボキサミンマレイン酸塩錠 75 mg **98**
Tw771 エチカーム錠 0.5 mg **113**
Tw772 エチカーム錠 1 mg **113**
TwGP グランパム錠 50 mg **113**
TwNT ニトラゼパム錠 5 mg **113**

U

UPJOHN 10 ハルシオン錠 0.125 mg **113**
UPJOHN 17 ハルシオン錠 0.25 mg **113**
UPJOHN 72 ソラナックス 0.4 mg **112**
UPJOHN 91 ソラナックス 0.8 mg **112**

Y

Y-CO12.5 コントミン糖衣錠 12.5 mg **72**
Y-CO25 コントミン糖衣錠 25 mg **72**
Y-CO50 コントミン糖衣錠 50 mg **72**
Y-CO100 コントミン糖衣錠 100 mg **72**
YD 11 フルボキサミンマレイン酸塩錠 25 mg **98**
YD 12 フルボキサミンマレイン酸塩錠 50 mg **98**
YD 13 フルボキサミンマレイン酸塩錠 75 mg **98**
YD 528 ブロチゾラム錠 0.25 mg **114**
YD 550 クアゼパム錠 15 mg **113**
YD 551 クアゼパム錠 20 mg **113**
Y-DP0.5 デパス錠 0.5 mg **114**
Y-DP1 デパス錠 1 mg **114**
Y-FL0.25 フルメジン糖衣錠 0.25 mg **72**
Y-FL0.5 フルメジン糖衣錠 0.5 mg **72**
Y-FL1 フルメジン糖衣錠 1 mg **72**
Y-GD グッドミン錠 0.25 mg **114**
Y-IM10 イミドール糖衣錠 10 mg **87**
Y-IM25 イミドール糖衣錠 25 mg **87**
Y-IP1 インプロメン錠 1 mg **77**
Y-IP3 インプロメン錠 3 mg **77**
Y-IP6 インプロメン錠 6 mg **77**
Y-LI100 炭酸リチウム錠 100 mg **106**
Y-LI200 炭酸リチウム錠 200 mg **106**
Y-LT0.75 リントン錠 0.75 mg **77**
Y-LT1.5 リントン錠 1.5 mg **77**
Y-LT2 リントン錠 2 mg **77**
Y-LT3 リントン錠 3 mg **77**
Y-LV5 レボトミン錠 5 mg **72**
Y-LV25 レボトミン錠 25 mg **72**
Y-LV50 レボトミン錠 50 mg **72**
Y-PZ2 ピーゼットシー糖衣錠 2 mg **72**
Y-PZ4 ピーゼットシー糖衣錠 4 mg **72**
Y-PZ8 ピーゼットシー糖衣錠 8 mg **72**
Y-R05 リスペリドン錠 0.5 mg **81**
Y-R1 リスペリドン錠 1 mg **81**
Y-R2 リスペリドン錠 2 mg **81**
Y-R3 リスペリドン錠 3 mg **81**
Y-RZ5 リーゼ錠 5 mg **113**
Y-RZ10 リーゼ錠 10 mg **113**
Y-TE テレスミン錠 200 mg **102**
Y-TF2.5 トリフロペラジン糖衣錠 2.5 mg **72**
Y-TF5 トリフロペラジン糖衣錠 5 mg **72**

Z

ZC アモバン錠 10 mg **114**

付録 2-2
向精神薬の識別コード一覧（ロゴ）

＊製薬会社名の五十音順に掲載
＊識別コード　商品名　掲載頁の順に記載

（旭化成）
101　セレナミン錠 2 mg　**113**
102　セレナミン錠 5 mg　**113**
111　トレドミン錠 15 mg　**98**
113　トレドミン錠 25 mg　**98**
115　トレドミン錠 50 mg　**98**
117　トレドミン錠 12.5 mg　**98**

（アステラス）
510　ホリゾン錠 2 mg　**113**
511　ホリゾン錠 5 mg　**113**
601　マイスリー錠 5 mg　**114**
631　マイスリー錠 10 mg　**114**

（アボット）
L25　ルボックス錠 25 mg　**98**
L50　ルボックス錠 50 mg　**98**
L75　ルボックス錠 75 mg　**98**

（エーザイ）
311　ルネスタ錠 1 mg　**114**
312　ルネスタ錠 2 mg　**114**
313　ルネスタ錠 3 mg　**114**

（塩野義）
003 5　ヒルナミン錠 5 mg　**72**
004 25　ヒルナミン錠 25 mg　**72**
005 50　ヒルナミン錠 50 mg　**72**
021:2　ベンザリン錠 2 mg　**113**
022:5　ベンザリン錠 5 mg　**113**
023:10　ベンザリン錠 10 mg　**113**
024:1　リスミー錠 1 mg　**113**
025:2　リスミー錠 2 mg　**113**
031:20　サインバルタ 20 mg　**98**
031:30　サインバルタ 30 mg　**98**
051:1　ハロステン錠 1 mg　**77**
052:2　ハロステン錠 2 mg　**77**
081 5　ニューレプチル錠 5 mg　**72**
081 10　ニューレプチル錠 10 mg　**72**
081 25　ニューレプチル錠 25 mg　**72**
082 10　スルモンチール錠 10 mg　**87**
082 25　スルモンチール錠 25 mg　**87**
083 2　レスミット錠 2 mg　**113**
083 5　レスミット錠 5 mg　**113**
090 12.5　ウインタミン 12.5 mg　**72**
090 25　ウインタミン 25 mg　**72**
090 50　ウインタミン 50 mg　**72**
090 100　ウインタミン 100 mg　**72**
096　ベゲタミン-A 配合錠　**72, 120**
097　ベゲタミン-B 配合錠　**72, 120**

（第一三共）
125　トロペロン錠 0.5 mg　**77**
126　トロペロン錠 1 mg　**77**
127　トロペロン錠 3 mg　**77**

（大日本住友）
017　エリスパン錠 0.25 mg　**113**
057　ルーラン錠 4 mg　**81**
058　ルーラン錠 8 mg　**81**

（武田）
107(表)5(裏)　コントール錠 5 mg　**113**
108　コントール錠 10 mg　**113**
110　セルシン錠 2 mg　**113**
111　セルシン錠 5 mg　**113**

112 セルシン錠 10 mg **113**	
141(表)1(裏) ユーロジン錠 1 mg **113**	
142 ユーロジン錠 2 mg **113**	
147 コンスタン錠 0.4 mg **112**	
148 コンスタン錠 0.8 mg **112**	

◐ （日医エファーマ）

1CL リリフター錠 5 mg **113**
11L リリフター錠 5 mg **113**
11T トロンヘイム錠 50 mg **113**
11X ジメトックス錠 1 mg **113**
11Y ジメトックス錠 2 mg **113**

◢◣ （ファイザー）

WPA(表)0.5(裏) ワイパックス錠 0.5 mg **113**
WPA(表)1.0(裏) ワイパックス錠 1 mg **113**

◇ （藤永）

L1 リチオマール錠 100 mg **106**
L2 リチオマール錠 200 mg **106**
L100 レキシン錠 100 mg **102**
L200 レキシン錠 200 mg **102**
PG0.5 パルギン錠 0.5 mg **114**
PG1 パルギン錠 1 mg **114**

⛰ （ベーリンガー）

13C レンドルミンD錠 0.25 mg **114**
13A レンドルミン錠 0.25 mg **114**

欧文索引

ギリシャ文字・数字

β遮断薬　159
──の薬理作用と中毒症状　164
1%ディプリバン®注　20, 22, 23, 25
2HCl　333
3%亜硝酸ナトリウム注（院内調製）　56
3As　23
4-ヒドロキシクマリン誘導体　246
5-MeO-DIPT　196, 197
5Ws & past history，急性中毒の　30
10%チオ硫酸ナトリウム　61
50%クレゾール石鹸液®　274

A

A FICKLE，活性炭に吸着されない薬毒物　32, 35
AB & 3Cs，急性中毒における全身管理　18
AChE阻害薬　214
airwayの管理　18
AIUEO TIPS　2
ALIで疑う薬毒物　9
Alkaline Piss，尿のアルカリ化の適応のある薬毒物　40
AMP, Triage DOA®　15
anion gap　5
ARDSで疑う薬毒物　9

B

BAR, Triage DOA®　15
BPD　65
BPMC　220
breathingの管理　18
BZO, Triage DOA®　15

C

Ca拮抗薬　168
──の相対的な力価　172
CASH，横紋筋融解症　7
CAT，血液灌流法の適応のある薬毒物　50
CAT-MEAL，血液灌流法および血液透析法の適応のある薬毒物　44
CHEMIST，アニオンギャップ　5
circulationの管理　20
Cl_2　339
CNSの管理　22
CO　319
COC, Triage DOA®　15
complicationsの管理　23
CYAP　212

D

DCMU　242
DDVP　212
DEP　212
DMTP　212
DON'T　3

E・F

ECP　212
Ecstasy　182
EDDP　212
EPN　213
EPN®　213
EUS画像，胃の　254
FDLカテーテル　44

G

$GABA_A$受容体・複合体　117, 122
GAME，浸透圧ギャップ　6

GlySH **231**
GlySH 中毒の重症度分類 **233**

H

H₂S **327**
Hart らのノモグラム **238**

I

IBP **213**
Ice **182**
IPC **242**

L

LPG（LP ガス） **263**
LSD **196, 198**

M

MARTA **81**
MDMA **182**
MEAL，血液透析法の適応のある薬毒物 **52**
Meixner 試験 **369**
MEP **213**
Meth **182**
MIPC **220**
MPP **213**
MS コンチン **189**
MS ツワイスロン® **190**

N

NAC **220**
NO **343**
NO₂ **343**

O

OPI, Triage DOA® **15**
Osborn（J）波 **26**
osmolal gap **6**

P・R

PAM の作用 **218**
PAP **213**
PCP, Triage DOA® **15**
PCPS による呼吸の管理 **19**
PCPS による循環の管理 **22**
Proudfoot らのノモグラム **238**
Rumack & Matthew のノモグラム **133**

S

S **182**
Sawada らのパラコート中毒の重症度指数 **239**
SDA **81**
SIP，腸洗浄の適応のある薬毒物 **36**
SNRI **98**
SO₂ **333**
Speed **182**
SSRI **98**
Sternbach によるセロトニン症候群の診断基準 **100**

T

T-7.5 バイセフト® **213**
TCA
── , Triage DOA® **15**
── , 第 1 世代 **87**
── , 第 2 世代 **93**
TD® **212**
THC, Triage DOA® **15**
THIN FOG **3**
Triage DOA® **13**
── によって検出できる薬物 **15**
── の手順 **14**

V・X

VC® **212**
Vd の計算式 **49**
vitamin B₁，意識障害の鑑別 **4**
VP® **212**
VP スモーク **212**
XTC **182**

和文索引

あ

アーチスト® 160
アイス 182
アイスノンソフト® 284
アオバ® 212
アクテリック® 212
アコニチン類含有植物 375
アサシオン® 113
アシッド 196
アスコマーナ® 113
アスピリン 136
アセタノール® 160
アセチルシステイン 60
アセトアミノフェン 126
アセトアミノフェン中毒 60
アセフェート 212
アセプトロール 160
アゼルニジピン 168
アゾリタン® 112
アダム 182
アダラート® 20, 168
アダラート CR® 168
アダラート L® 168
アテノロール 159
アテレック® 168
アトロピン硫酸塩 21, 54
アトロピン硫酸塩®注 21, 54
アドバンテージ® 220
アナフラニール® 87
アニオンギャップ 5
　── の計算式 5
アニオンギャップ開大性代謝性アシドーシスを生じる薬毒物 5
アニリン系除草剤 242
アネキセート®注 54
アマトキシン含有キノコ 368

アミトリプチリン 87
アミプリン® 87
アムネゾン® 114
アムロジピン 168
アムロジン® 168
アモキサピン 93
アモキサン® 93
アモスラロール 160
アモバン 114
アモバンテス® 114
アラクロール 242
アラニカルブ 220
アラニジピン 168
アルコール依存症 65
アルコール関連疾患，意識障害 2
アルコール類 278
アルシンガス 305
アルプラゾラム 112
アルプラゾラム® 112
アルマール® 160
アレビアチン®注 21
アロチノロール 160
アロファルム® 113
アンモニア 333
亜硝酸アミル 56
亜硝酸アミル®アンプル 56
亜硝酸ナトリウム 56
亜硫酸ガス 334

い

イージー・ラボ® 34
イオン・トラッピング 40
イソキサチオン 212
イソクリン® 113
イソプロテレノール塩酸塩 21, 22
イノバン®注 21
イミドール® 87

イミプラミン 87
インヴェガ® 81
インクレミン 292
インスリン，意識障害 2
インデラル® 160
インデラル®注 20
インデラル LA 160
インプロメン® 77
胃洗浄 31
　── の合併症 32
　── の禁忌 32
　── の方法 33
胃洗浄キット，閉鎖回路による 34
胃内のX線不透過像，ブロムワレリル尿素による 143
胃の EUS 画像 254
異常体温，急性中毒の合併症 24
意識障害の鑑別 2
　──，薬物投与による 3
　── に用いられる薬物 4
著しい発汗で疑う薬毒物 12
一酸化炭素 319
一酸化炭素中毒 64
一酸化窒素 343

う

ウインタミン® 72
ウット® 142
ウブレチド® 221
うつ病 65, 87, 93, 98

え

エカチン TD® 212
エキセドリン A® 136
エキセドリン A 錠® 126
エクスタシー 182
エス 182
エスゾピクロン 114
エスタゾラム 113
エスタゾラム® 113
エスレル® 212
エゾトリカブト 375
エタノール 60
エチカーム® 113
エチセダン® 113
エチゾラム 113
エチゾラム 113
エチゾラン 114
エチルチオメトン 212
エチルモルヒネ 190
エチルモルヒネ塩酸塩水和物 190
エチレングリコール 284
エチレングリコール中毒 61
エックス 182
エテホン 212
エバミール® 113
エマンダキシン® 113
エリジャン® 242
エリスパン® 113
エルサン® 213
エンセダン® 212
液化石油ガス 263
液状フェノール 274
塩化水素 333
塩酸 252
塩酸ガス 334
塩酸クロルプロマジン® 72
塩酸リルマザホン® 113
塩素 339

お

オキサゾラム 113
オキサミル 220
オキシコドン 190
オキシコンチン® 190
オキノーム® 190
オクトリカブト 375
オピオイド類 189
オピオイド類中毒 54
オプソ® 189
オランザピン 81
オリオン® 220
オルトラン® 212
オンコル® 220
横紋筋融解症 7
　── を生じる薬毒物 8

か

カーバメート 220
カーバメート中毒 55
カームダン® 112
カーメックスD® 242
カズサホス 212
カディアン® 189
カビキラー® 252
カプセーフ® 114
カムリトン® 113
カルシウム拮抗薬 168
カルスロット® 168
カルテオロール 160
カルナクス® 231
カルバマゼピン 102
カルバマゼピン® 102
カルバン® 160
カルビスケン® 160
カルブロック® 168
カルベジロール 160
カルホス® 212
カルボスルファン 220
カロナール錠200® 126
カロナール錠300® 126
ガードホープ® 212
ガゼット® 220
ガソリン 263
ガットキラー® 213
ガットサイドS® 213
過呼吸で疑う薬毒物 9
界面活性剤含有除草剤 231
解離性障害 65
外傷, 意識障害 2
覚醒剤 182
硬い手段 65
活性炭
　── に吸着されない薬毒物 32
　── の繰り返し投与 42
　── の適応のある薬毒物 44
　── の投与 35
　── の方法 36
合併症の管理 23

換気不全, 薬毒物による 19
間接的交感神経興奮作用 186
感情障害 87, 93, 107
感染症, 意識障害 2

き

キシレン 267
キシロカイン®注 21
キタジンP® 213
気道の管理 18
気分障害 87, 93, 107
拮抗薬, 急性中毒治療の原則 54
吸収の阻害, 急性中毒治療の原則 31
急性アセトアミノフェン中毒の症状の経過 131
急性中毒と「死へのエネルギー」 66
急性中毒の重要な合併症 24
救急医療と関係の深い精神障害 65
強力デスモア® 246
強力ローダン® 246
境界性パーソナリティ障害 65

く

クアゼパム 113
クアゼパム® 113
クエン酸第一鉄ナトリウム 292
クサウロン® 242
クサトリキング® 231
クラソパン® 113
クラック 200
クレゾール 274
クレマート® 212
クロキサゾラム 113
クロザリル® 81
クロチアゼパム 113
クロチアゼパム® 113
クロミプラミン 87
クロルジアゼポキシド 113
クロルピリホス 212
クロルピリホスメチル 212
クロルプロマジン 72, 120
クロルプロマジン含有合剤 72
クロロIPC® 242

グッドミン® 114
グペリース® 114
グラス 207
グラモキソン 236
グランダキシン® 113
グランパム® 113
グリコール類 278
グリホサート 231
グリホサート・アンモニウム塩 231
グリホサート・イソプロピルアミン塩 231
グリホサート・カリウム塩 231
グリホサート・トリメシウム塩 231
グルホシネート 226
グルホシネート含有除草剤 226
草枯らし MIC® 231
草当番® 231
「腐った卵」の臭い 327

け

ケルロング® 159
ゲル化エチレングリコール 284
解毒薬，急性中毒治療の原則 54
経皮的心肺補助法による呼吸の管理 19
経皮的心肺補助法による循環の管理 22
痙攣，薬毒物による 23
痙攣発作で疑う薬毒物 12
傾眠，薬毒物による 22
傾眠で疑う薬毒物 11
血液灌流法
　── と蛋白結合率 50
　── の適応 50
　── のメカニズム 46
血液吸着法の適応 50
血液吸着法のメカニズム 46
血液浄化法 44
　── と薬毒物動態 48
血液透析法と蛋白結合率 51
血液透析法のメカニズム 46
幻覚性キノコ 196
原因不明の意識障害 2
原因薬毒物の推定 2

こ

コーラ 200
コカイン 200
コデイン 190
コデインリン酸塩 190
コニール® 168
コバンダキシン® 113
コレミナール® 113
コンスーン® 113
コンスタン 112
コントール® 113
コントミン® 72
小山らのノモグラム 227
呼気のガーリック臭 305
呼吸の管理 18
固形チューモア1号® 246
固形チューモア2号® 246
固形ラテミン® 246
誤嚥性肺炎，急性中毒の合併症 23
向精神薬 72
抗凝固薬の選択，血液浄化法 47
後方施設へのトリアージ 67
高血圧，薬毒物による 20
高血圧で疑う薬毒物 10
高体温，急性中毒の合併症 24
高体温で疑う薬毒物 12
興奮，薬毒物による 22
興奮で疑う薬毒物 11
昏睡，薬毒物による 22
昏睡で疑う薬毒物 11

さ

サイアノックス® 212
サイレース® 113
サインバルタ 98
サッチューコートS® 213
サプレスタ® 168
サリチル酸 136
サンケイクマリン® 246
リンスモーツ® 212
サンドノーム® 160
サンボール® 252

殺鼠剤　246
殺虫剤　212, 220
三環系抗うつ薬，第1世代　87
三環系抗うつ薬，第2世代　93
三共の草枯らし®　231
三叉神経痛　102
散瞳で疑う薬毒物　13
酸・塩基性家庭用品　252
酸素　63
　——，意識障害の鑑別　4

し

シアノキット®注射用セット　57
シアン化カリウム　348
シアン化合物　348
シアン化合物中毒　56, 57
シアン化水素　348
シアン化ナトリウム　348
シナロング®　168
シャブ　182
シュガー　190
ショットガン®　212
シルニジピン　168
シロシビン　198
シロシン　198
シロタマゴテングタケ　368
シンナー　267
ジアゼパム　23, 113
ジアゼパム®　113
ジアパックス®　113
ジウロン®　242
ジェイゾロフト®　98
ジェットVP®　212
ジギタリス　152
ジクワット・パラコート　236
ジゴキシン　152
ジゴキシン「AFP」®　152
ジゴキシン KY®　152
ジゴシン®　152
ジスチグミン臭化物　221
ジフェチアロン　246
ジフェンヒドラミン　147
ジフェンヒドラミン塩酸塩　147

ジフェンヒドラミンサリチル酸塩　147
ジプレキサ®　81
ジプレキサザイディス®　81
ジメトエート　212
ジメトエート®　212
ジメトックス®　113
ジメルカプロール　59
ジルチアゼム　168
「死へのエネルギー」の評価，急性中毒治療
　の原則　64
歯科用フェノール・カンフル®　274
次亜塩素酸ナトリウム　252
自殺企図　65
自傷行為　65
失神，意識障害　3
縮瞳で疑う薬毒物　13
循環の管理　20
徐呼吸で疑う薬毒物　9
徐脈，薬毒物による　21
徐脈で疑う薬毒物　10
除草剤　226
情報収集，急性中毒治療の原則　18
情報収集，急性中毒の　30
心疾患　152, 160, 168
心室性不整脈，薬毒物による　21
心室性不整脈で疑う薬毒物　10
浸透圧ギャップ　6
浸透圧ギャップ開大を生じる薬毒物　6
新セデス錠®　126

す

スーパーデスモア®　246
スーパーワルファリン　246
スカルナーゼ®　113
スノウ　190
スピード　182
スプラサイド　212
スプレンジール®　168
スマック　190
スミチオン®　213
スミフェート®　212
スルモンチール®　87
スローハイム®　114

スロービッド® 176
スローフィー® 292
水銀元素 297
水銀中毒 59
水酸化ナトリウム 252
水溶性
　── の高い刺激性ガス 333
　── の中等度の刺激性ガス 339
　── の低い刺激性ガス 343
水溶性ラテミン錠® 246
錐体外路系 186

せ

セエルカム® 113
セデコバン® 114
セニラン 113
セパゾン® 113
セパミット® 168
セパミット-R® 168
セビモール® 220
セビン® 220
セリプロロール 160
セルシン® 113
セルシン®注 23
セルトラリン 98
セルマニル® 77
セレカル® 160
セレクトール® 160
セレナール® 113
セレナミン® 113
セレネース® 77
セレネース®注 22
セロクエル® 81
セロケン® 159
セロケンL® 159
セロトニン・ドパミン拮抗薬 82
セロトニン症候群の診断基準，Sternbach による 100
セロトニン類似物質 196
ゼストロミン® 114
青酸 348
青酸カリ 348
青酸ソーダ 348

精神科施設へのトリアージ 67
精神科病床でのトリアージ 68
精神障害 114, 120, 142
　──，意識障害 2
　── と「死へのエネルギー」 65
石油製品 263
洗浄剤 252
全血灌流カラム 47
全身管理，急性中毒治療の原則 18
喘息 176

そ

ソタコール® 160
ソタロール 160
ソフミン® 72
ソラナックス® 112
ソルネット® 242
ソレントミン® 114
ゾピクール® 114
ゾピクロン® 114
ゾピクロン 114
ゾルピデム 114
双極性感情障害 102, 107
側頭葉てんかん 102

た

タイレノールA® 126
タイレノールFD® 126
タッチダウン 231
タッチダウンAL® 231
タッチダウンiQ® 231
タバコ 258
タフラー® 212
タブレット 196
タマ 182
タマゴテングタケ 368
ダーズバン® 212
ダイアジノン 212
ダイアジノン® 212
ダイシストン® 212
ダイロン® 242
ダルメート® 113
多元受容体作用抗精神病薬 82

大麻　207
第1世代三環系抗うつ薬　87
第2世代三環系抗うつ薬　93
第3世代抗うつ薬　98
炭化水素　263
炭酸リチウム　106
炭酸リチウム®　106

ち

チアミン，意識障害の鑑別　4
チエノジアゼピン誘導体　113
チオジカルプ　220
チオ硫酸ナトリウム　62
チスボン®　113
チミペロン　77
チューモア「コンク」®　246
チョコ　207
チリソロール　160
窒素酸化物　343
中枢神経系の管理　22
中等症低体温で生じる Osborn (J) 波を伴う徐脈性心房細動　26
腸肝循環　43
腸洗浄　36
　── の適応のある薬毒物　37
　── の方法　38

つ・て

ツルベール®　113
テオドール®　176
テオフィリン　176
テオロング®　176
テグレトール®　102
テツクール®　292
テトロドトキシン　382
テトロドトキシン含有魚介類　382
テノーミン®　159
テレスミン®　102
ディプテレックス®　212
デス　212
デスフェラール®注　59
デスモアプロ®　246
デスモアプロ・ブロック®　246
デゾラム®　114
デトキソール®注　61
デナポン®　220
デパス®　114
デフェロキサミンメシル酸塩　59
デプロメール®　98
デムナット®　114
デュアール®　242
デュロキセチン　98
てんかん，意識障害　2
低血圧，薬毒物による　20
低血圧で疑う薬毒物　10
低酸素症，薬毒物による　19
低体温，急性中毒の合併症　25
低体温の重症度分類　25
適応障害　65
鉄化合物　292
鉄化合物中毒の臨床経過　295
鉄中毒　59
天然ガス成分　263

と

トクチオン®　212
トフィール®　113
トフィス®　113
トフィソパム　113
トフィルシン®　113
トフラニール®　87
トラベルミン®　147
トランデート®　160
トリアージ，急性中毒治療の原則　64
トリアゾラム　113
トリアゾラム　113
トリアラム®　113
トリカブト　375
トリフロペラジン　72
トリフロペラジン　72
トリプタノール®　87
トリミプラミン　87
トリラホン®　72
トルエン　267
トルバナシン®　113
トレドミン®　98

トロペロン® 77
トロンヘイム® 113
ドクツルタケ(類) 368
ドパミン 21
ドパリール® 114
ドラール® 113
ドラゴン 196
ドリエル® 147
ドルミカム®注 20, 22, 23, 25
吐根シロップによる催吐 38
灯油 263
統合失調症 65, 72, 77, 81
毒ヘビ咬傷 388

な

ナオリーゼ® 113
ナック® 220
ナディック® 160
ナドロール 160
ナフサ 263
ナロキソン，意識障害の鑑別 4
ナロキソン塩酸塩 54
ナロキソン塩酸塩®注 54
鉛 312

に

ニカルジピン 20, 168
ニコチン 259
ニコデール® 168
ニコデール LA 168
ニソルジピン 168
ニトラゼパム 113
ニトラゼパム® 113
ニトレンジピン 168
ニバジール® 168
ニフェジピン 20, 168
ニプラジロール 160
ニホジピン 168
ニューレプチル 72
ニルバジピン 168
二酸化硫黄 333
二酸化窒素 343
臭いで疑う薬毒物 13

苦いアーモンド臭 349
日農ディプテレックス乳剤® 278
尿毒症，意識障害 2
尿のアルカリ化 40
　――の適応のある薬毒物 41
尿のスクリーニング検査 13

ね

ネオカリン® 212
ネオスチグミン 221
ネオナイス® 252
ネキリトン® 212
ネキリトン K® 212
ネスゲン® 113
ネストローム® 114
ネマトリン® 212
ネマノーン® 212
ネマバスター® 212
ネルボン® 113
ネルロレン® 113

の

ノーシン錠® 126
ノーズキャンディ 200
ノーベルバール® 120
ノーマルン® 87
ノイクロニック® 113
ノクスタール® 114
ノリトレン® 87
ノルアドレナリン®注 21
ノルエピネフリン 21
ノルトリプチリン 87
ノルバスタ® 168
ノンネルブ® 114
脳症，意識障害 2

は

ハーフジゴキシン KY® 152
ハイター® 252
ハイドロサルファイト反応 237
ハイバンール® 160
ハイミジン® 113
ハシッシュ 207

ハッパ 207
ハブ咬傷 388
ハヤブサ® 226
ハルシオン® 113
ハルラック® 113
ハロステン 77
ハロペリドール 22, 77
ハロペリドール® 77
バイアスピリン100® 136
バイジット® 213
バイダキシン® 113
バイデート® 220
バイミカード® 168
バイロテンシン® 168
バスタ® 226
バッサ® 220
バツ 182
バファリン81mg® 136
バファリン330mg® 136
バファリンA 136
バファリンプラスS® 127, 136
バランス® 113
バル®注 59
バルニジピン 168
パールキット® 113
パイプユニッシュ 252
パウダー 200
パキシル® 98
パシーフ® 189
パビナール® 190
パブロンゴールド錠® 126
パブチオン® 213
パム®注 57
パラコート 236
パラゼット® 236
パリペリドン 81
パルギン® 114
パルレオン® 113
パロキセチン 98
排泄の促進, 急性中毒治療の原則 40
白灯油 263

ひ

ヒ素中毒 59
ヒドロキソコバラミン 57
ヒノクロア® 242
ヒノザン® 212
ヒポカ® 168
ヒルスカミン® 113
ヒルナミン® 72
ヒロポン® 182
ビソプロロール 159
ビッグ・エイチ 190
ビビットエース® 113
ビーガード® 190
ビーゼットシー PZC® 72
ピラクロホス 212
ピリドスチグミン臭化物 221
ピリミホスメチル 212
ピンドロール 160
非可逆的アセチルコリンエステラーゼ阻害薬 214
非外傷性コンパートメント症候群, 急性中毒の合併症 28
非外傷性挫滅症候群, 急性中毒の合併症 28
非定型抗精神病薬 81
非ベンゾジアゼピン系睡眠薬 114
貧血 292
頻呼吸で疑う薬毒物 9
頻脈で疑う薬毒物 10

ふ

ファインケムB® 213
ファロトキシン 368
フェニトイン 21
フェニトロチオン 213
フェノール 274
フェノール・亜鉛華リニメント® 274
フェノチアジン誘導体 72
フェノバール® 120
フェノバール®注 23
フェノバルビタール 23, 72, 120
フェノバルビタール含有合剤 120

フェノバルビタール® 120
フェルム® 292
フェロ・グラデュメット® 292
フェロジピン 168
フェロミア® 292
フェントラミン 20
フェンメディファム 242
フォクシー 196
フグ 382
フッ化水素酸 358
フマル酸第一鉄 292
フルジアゼパム 113
フルタゾラム 113
フルトプラゼパム 113
フルトラース® 113
フルニトラゼパム 113
フルフェナゼパム® 113
フルフェナジン 72
フルボキサミン 98
フルマゼニル 54
　——，意識障害の鑑別 4
フルメジン® 72
フルラゼパム 113
ブタクロール 242
ブタミホス 212
ブタン 263
ブチロフェノン誘導体 77
ブドウ糖，意識障害の鑑別 4
ブラウン 190
ブロクリンL® 160
ブロゾーム® 114
ブロチゾラム 114
ブロチゾラム® 114
ブロチゾラン® 114
ブロナンセリン 81
ブロバリン® 142
ブロマゼパム 113
ブロムペリドール 77
ブロムワレリル尿素 142
ブロムワレリル尿素® 142
ブロメトン® 114
ブロモバレリル尿素 142
ブロンコ® 231

プラリドキシムヨウ化物 57
プリグロックスL® 236
プリンドリル® 77
プレチラクロール 242
プロタノール®注 21, 22
プロチオホス 212
プロパン 263
プロフェノホス 212
プロプラノロール 20, 160
プロペリシアジン 72
プロポフォール 20, 22, 23, 25
プロメタジン 72, 120
不安障害 98
不穏，薬毒物による 22
不穏で疑う薬毒物 11
粉末ラテミン 246
分布容積の計算式 49

ヘ

ヘルベッサー® 168
ヘルベッサーR® 168
ヘルラート® 168
ヘルラート・ミニ® 168
ヘロイン 190
ベータプレシン® 160
ベゲタミンA® 72, 120
ベゲタミンB® 72, 120
ベタキソロール 159
ベタナール® 242
ベック® 168
ベナ® 147
ベニジピン 168
ベノジール® 113
ベパントロール 160
ベプリコール® 168
ベプリジル 168
ベラパミル 168
ベンザリン® 113
ベンジン 263
ベンゾジアゼピン誘導体 112
ベンゾジアゼピン類 112
ベンゾジアゼピン類中毒 54
ベンフラカルブ 220

ペーパー 196
ベルサール® 113
ペルジピン 168
ペルジピン®注 20
ペルジピンLA® 168
ペルフェナジン 72
ペロスピロン 81
ペントバルビタール・カルシウム 120
ペンブトロール 160
閉鎖回路による胃洗浄キット 34

ほ

ホサロン 212
ホスゲン 343
ホスチアゼート 212
ホスビット 212
ホリゾン® 113
ホリゾン®注 23
ボピンドロール 160
ボルテージ 212
ポラリス® 231
ポン 182
保冷剤 284
芳香族化合物 263
房室ブロック，薬毒物による 21
房室ブロックで疑う薬毒物 10

ま

マーシェット® 242
マイスリー 114
マイゼット® 236
マイロニン 113
マグネゾール®注 22
マジックマッシュルーム 196
マニジピン 168
マムシ咬傷 388
マラソン 212
マラソン® 212
マリファナ 207
麻薬 182

み

ミクロデナポン® 220

ミケラン® 160
ミケランLA® 160
ミダゾラム 20, 22, 23, 25
ミブシン® 220
ミルナシプラン 98
ミンザイン® 113

む

ムノバール® 168
無機水銀化合物 297
無機ヒ素化合物 305
無呼吸で疑う薬毒物 9

め

メイラックス® 113
メインテート® 159
メキサゾラム 113
メス 182
メスチノン® 221
メスルフェンホス 212
メソミル 220
メタノール 278
―― の解毒薬・拮抗薬 282
メタノール中毒 61
メタンフェタミン 182
メダゼパム 113
メダゼパム® 113
メチレンジオキシメタンフェタミン 182
メチレンブルー 62
メディピース® 114
メデタックス® 113
メデポリン® 112
メトプロロール 159
メトヘモグロビン血症 63
メトヘモグロビン濃度と症状 244
メトラクロール 242
メトローム® 114
メフェナセット 242
メリーネコ３号® 246
メリーネコクマリン® 246
メレックス® 113

も

モーズン® 114
モルヒネ 189
モルヒネ塩酸塩 189

や

ヤソール® 246
ヤマトリカブト 375
薬物投与による意識障害の鑑別 3
軟らかい手段 65

ゆ

ユーパン® 113
ユーロジン® 113
有機リン 212
有機リン系農薬 278
有機リン中毒 54, 58

よ

ヨトーダン® 212
溶性ピロリン酸第二鉄 292

ら

ラービン® 220
ラウンドアップ® 231
ラウンドアップハイロード® 231
ラウンドアップマックスロード® 231
ラグビーMC® 212
ラッソー® 242
ラテミンコンク® 246
ラピック® 212
ラベタロール 160
ラボナ® 120
ランデル 168
ランネート® 220
ランブリン® 220

り

リーゼ® 113
リーマス® 106
リスパダール® 81
リスペリドン 81
リスペリドン® 81
リスミー® 113
リチウム 106
リチオマール® 106
リドカイン 21
リニュロン 242
リリバー® 113
リリフター® 113
リルマザホン 113
リントン® 77
硫化水素 327
硫化水素中毒 56
硫酸鉄水和物 292
硫酸マグネシウム 22

る

ルーラン® 81
ルナプロン® 77
ルネスタ® 114
ルビトックス® 212
ルピアール® 120
ルボックス® 98

れ

レキシン 102
レキソタン® 113
レギチーン® 20
レスタス® 113
レスタミンコーワ 147
レスミット® 113
レドルパー® 114
レボトミン 72
レボトミン®注 ??
レボホルテ® 72
レボメプロマジン 22, 72
レモナミン® 77
レルダン® 212
レンデム® 114
レンドルミン® 114

ろ

ローガン® 160
ロナセン® 81

ロヒプノール® 113
ロフラゼプ酸エチル 113
ロプレソール® 159
ロプレソール SR® 159
ロラゼパム 113
ロラメット® 113
ロルメタゼパム 113
ロロックス® 242
ロンフルマン® 114
ロンラックス® 113

わ

ワーファリン® 246
ワイパックス® 113
ワコビタール® 120
ワゴスチグミン® 221
ワソラン® 168
ワルファリン 246